# 实用**外科疾病**
## 临床诊疗

王永会 张 斌 吴建苓 徐冰冰 林逢源 王永强◎主编

长江出版传媒 🅚 湖北科学技术出版社

图书在版编目(CIP)数据

实用外科疾病临床诊疗 / 王永会等主编. — 武汉：
湖北科学技术出版社，2023.9
ISBN 978-7-5706-2808-7

Ⅰ. ①实… Ⅱ. ①王… Ⅲ. ①外科-疾病-诊疗
Ⅳ. ①R6

中国国家版本馆CIP数据核字(2023)第147144号

责任编辑：郑　灿　　　　　　　　　　　　封面设计：喻　杨

出版发行：湖北科学技术出版社　　　　　　电话：027-87679468

地　　址：武汉市雄楚大街268号　　　　　邮编：430070

　　　　　（湖北出版文化城B座13-14层）

网　　址：http://www.hbstp.com.cn

印　　刷：湖北星艺彩数字出版印刷技术有限公司　　　邮编：430070

787×1092　　　1/16　　　　　　　　　20.25印张　476千字

2023年9月第1版　　　　　　　　　　　2023年9月第1次印刷

　　　　　　　　　　　　　　　　　　　定价：88.00元

# 《实用外科疾病临床诊疗》
# 编委会

**主　编**

| | |
|---|---|
| 王永会 | 临沂市人民医院 |
| 张　斌 | 山东第一医科大学第一附属医院 |
| 吴建苓 | 梁山县人民医院 |
| 徐冰冰 | 安丘市人民医院 |
| 林逢源 | 国药同煤总医院 |
| 王永强 | 宁阳县妇幼保健院 |

**副主编**

| | |
|---|---|
| 邹　浅 | 淄博丽美整形美容医院有限公司 |
| | 张店丽美医疗美容门诊部 |
| 何大香 | 雅安市中医医院 |
| 林德重 | 日照市中医医院 |
| 褚　旭 | 自贡市第四人民医院 |
| 熊先泽 | 四川大学华西医院 |
| 郝　炜 | 内蒙古自治区肿瘤医院 |
| 张子忠 | 武城县人民医院 |
| 田洪森 | 同济大学附属东方医院胶州医院 |
| 史金龙 | 荆州市第一人民医院 |
| 刘启华 | 同济大学附属东方医院胶州医院 |
| 吕永亮 | 同济大学附属东方医院胶州医院 |
| 韩　岳 | 章丘区人民医院 |
| 齐英涛 | 淄博市市立医院 |
| 徐传熙 | 临沂市中医医院 |

**编　委**

| | |
|---|---|
| 李涵泊 | 山东中医药大学附属医院 |
| 李会含 | 山东中医药大学附属医院 |

# 前　言

　　近年来，随着卫生事业的蓬勃发展，外科领域有了突飞猛进的飞跃，涌现出很多新理论、新观点、新技术和新疗法。外科学已经是临床不可或缺的一部分，特别是医疗制度的全面推进，需要医疗技术不断加强和完善。为实现外科疾病的研究高速发展，使外科工作者不断更新知识，提高自身专业水平，更好地服务于临床，为此参阅了大量的国内外文献资料，编写了此书。

　　本书综合了国内外先进的研究成果，内容具有科学性、实用性和先进性，从各个方面讲述了外科常见疾病，主要包括神经外科疾病、肛肠外科疾病、胃肠外科疾病、心胸外科疾病等。从临床实际出发，内容丰富，重点突出，可作为一本对各级医务人员、医学院校教师和相关科研工作者提供帮助的参考读物。

　　由于时间紧张，本书在编写过程中难免有错误和不妥之处，希望广大读者给予批评和指教，我们将虚心接受并加以改正。

编　者

# 目　　录

# 第一章　胃肠外科疾病

## 第一节　胃十二指肠溃疡

胃十二指肠溃疡是极为常见的疾病。它的局部表现是位于胃十二指肠壁的局限性圆形或椭圆形的缺损。患者有周期性上腹部疼痛、返酸、嗳气等症状。本病易反复发作,呈慢性经过。有胃及十二指肠溃疡 2 种。十二指肠溃疡较胃溃疡多见,据统计前者约占 70％,后者约占 25％,两者并存的复合性溃疡约占 5％。

### 一、胃溃疡

溃疡病或消化性溃疡是一种常见的消化道疾病,可发生于食管、胃或十二指肠,也可发生于胃－空肠吻合口附近或含有胃黏膜的 Meckel 憩室内,因为胃溃疡和十二指肠溃疡最常见,故一般所谓的消化性溃疡是指胃溃疡和十二指肠溃疡。它之所以称之为消化性溃疡,是因为既往认为胃溃疡和十二指肠溃疡是由于胃酸和胃蛋白酶对黏膜自身消化所形成的,事实上胃酸和胃蛋白酶只是溃疡形成的主要原因之一,还有其他原因可以形成消化性溃疡。由于胃溃疡和十二指肠溃疡的病因和临床症状有许多相似之处,有时难以区分是胃溃疡还是十二指肠溃疡,因此往往诊断为消化性溃疡,或胃十二指肠溃疡。如果能明确溃疡在胃或十二指肠,那就可直接诊断为胃溃疡或十二指肠溃疡。

#### (一)诊断

**1.上腹部疼痛**

疼痛多在餐后 0.5～1 小时发生,但如溃疡位置靠近十二指肠,上腹部痛的症状可以被食物或抗酸剂缓解,性质亦与十二指肠溃疡相同。如溃疡位置距幽门管较远,则服用抗酸药或食物不仅不能缓解,有时还可加重。

**2.上消化道钡餐**

可见龛影。

**3.窥镜**

可见溃疡,可直观溃疡的形态,并可做组织学检查证实。

#### (二)治疗

**1.非手术治疗**

与十二指肠溃疡原则相同,应反复行内镜检查,观察溃疡愈合情况,亦可检测血清中幽门螺杆菌抗体来验证疗效。

**2.手术治疗**

对久治无效或反复发作的胃溃疡,可行远端半胃切除(包括溃疡)。如患者身体状况较差,估计难以承受胃切除手术时,可行迷走神经切断＋幽门成形术。

## 二、十二指肠溃疡

十二指肠溃疡是我国人群中常见病、多发病之一，是消化性溃疡的常见类型。好发于气候变化较大的冬春两季。男性发病率明显高于女性。与胃酸分泌异常、幽门螺杆菌感染、非甾体抗感染药(NSAID)、生活及饮食不规律、工作及外界压力、吸烟、饮酒以及精神心理因素密切相关。十二指肠溃疡多发生在十二指肠球部(95%)，以前壁居多，其次为后壁、下壁、上壁。

### (一)病因

#### 1.遗传基因

遗传因素对本病的易感性起到较重要的作用，患者家族发病率比一般人群高 2.6 倍。

#### 2.胃酸分泌过多

胃酸是十二指肠溃疡发生的决定性因素。

#### 3.十二指肠黏膜防御机制减弱

患者胃排空加速、抑制胃酸的作用减弱，使十二指肠球部腔内酸负荷量加大，造成黏膜损害致溃疡形成。

#### 4.幽门螺杆菌感染

Marshall 和 Warren 因 1983 年成功培养出幽门螺杆菌，并提出其感染在消化性溃疡发病中起作用而获得 2005 年度诺贝尔医学奖。大量研究充分证明，幽门螺杆菌感染是消化性溃疡复发的重要原因，并形象地比喻为"无 pH(酸)无溃疡，无 HP 无复发"，但是确切的机制仍待进一步证实。

### (二)临床表现

主要临床表现为上腹部疼痛，可为钝痛、灼痛、胀痛或剧痛，也可表现为仅在饥饿时隐痛不适。典型者表现为轻度或中度剑突下持续性疼痛，可被制酸剂或进食缓解。临床上约有 2/3 的疼痛呈节律性：早餐后 1～3 小时开始出现上腹痛，如不服药或进食则要持续至午餐后才缓解。食后 2～4 小时又痛，进餐后可缓解。约半数患者有午夜痛，患者常可痛醒。节律性疼痛大多持续几周，随着缓解数月，可反复发生。

### (三)治疗

#### 1.非手术疗法

(1)目的：①缓解症状；②促进溃疡愈合；③预防并发症；④预防复发。

(2)常用药物：为抗酸药和抗分泌药，抗酸药主要是碳酸氢钠、碳酸钙、氢氧化铝；抗分泌药有西咪替丁、法莫替丁、雷尼替丁等，近年来新药奥美拉唑的应用，使绝大部分溃疡患者仅用药物就能治愈。如幽门螺杆菌阳性，需用抗生素 3 周左右，仅在出现并发症才需手术治疗。

#### 2.手术疗法

(1)迷走神经切断术，阻断了迷走神经头相的分泌。

(2)迷走神经切断＋胃窦切除术，阻断了头相和胃相。

(3)胃次全切除术：可切除大部分壁细胞。

## 三、胃、十二指肠溃疡的鉴别诊断

### (一)与腹部其他疾病的鉴别

#### 1.慢性胆囊炎

口服胆囊造影可显示胆囊无功能或胆囊内有结石，B超可证实。但应注意，慢性胆囊炎、胆石症与溃疡病并存。

**2.急性胰腺炎**

血、尿淀粉酶升高。

**3.慢性胰腺炎**

ERCP 显示主胰管异常。

**4.功能性消化不良**

内镜及 X 线显示胃十二指肠正常。

**5.不完全性食管裂孔疝**

X 线钡餐可明确。

**6.萎缩性胃炎**

内镜可见。

**(二)胃良性溃疡与恶性溃疡的鉴别**

**1.临床特征**

已经证实为良性溃疡的患者,如果症状性质发生变化或者与进长有关的节律性消失,应考虑到恶性溃疡的可能。

**2.X 线检查**

(1)良性溃疡多为圆形、椭圆形或线性,边缘光滑整齐,而恶性溃疡形状多不规则,边缘不整齐。

(2)良性溃疡底部常常平滑,而恶性溃疡底部可呈结节状。

(3)良性溃疡多突出于胃壁轮廓以外,而恶性溃疡多在胃壁轮廓以内。

(4)良性溃疡周围黏膜水肿范围小,突入胃腔不深,形成边缘光滑而对称的充盈缺损,而恶性溃疡是在癌瘤的基础上产生溃疡,溃疡周围充盈缺损范围广,突入胃腔较深,表面凹凸不平,虽结节状形态。

(5)良性溃疡的胃皱襞放射至溃疡口部,而恶性溃疡可以没有放射状皱襞,或皱襞中断或边缘变钝。

(6)良性溃疡周围胃壁柔软,蠕动正常,而恶性溃疡周围胃壁僵硬,蠕动消失。

**3.内镜检查及活组织检查**

(1)良性溃疡多为圆形,椭圆形或线形,而恶性溃疡形状多不规则。

(2)良性溃疡基底平滑,有灰白或黄白苔覆盖,而恶生溃疡的基底多凹凸不平,由于有坏死组织块和出血而显得颜色污秽。

(3)良性溃疡周边多有充血红晕,略显肿胀,但柔软、平滑,无糜烂和结节状改变,而恶性溃疡周边多呈结节状隆起,僵硬,可有糜烂。

(4)如有出血,良性溃疡多来自底部,而恶性溃疡多来自边缘。在直视下做活组织检查可明确诊断。

**4.胃酸检查**

如有真性耐组胺或五肽胃泌素的胃酸缺乏,则不管是否有其他指标,胃癌诊断不能除外。反之,如胃酸存在,要看其他指标。

5.粪潜血检查

经严格抗溃疡治疗 2 周后,粪潜血仍经常阳性,则恶性可能性大。

# 第二节  胃十二指肠溃疡并发症

## 一、急性穿孔

急性穿孔是胃十二指肠溃疡严重并发症,为常见的外科急腹症。起病急、病情重、变化快,需要紧急处理,若诊治不当可危及生命。十二指肠溃疡穿孔男性患者较多,胃溃疡穿孔多见于老年女性。绝大多数十二指肠溃疡穿孔发生在球部前壁,胃溃疡穿孔 60% 发生在胃小弯。我国南方发病率高于北方,城市高于农村。可能与饮食、工作环境等因素有关。秋冬、冬春之交是高发季节。

### (一)病因与病理

胃十二指肠溃疡在活动期,病变可由黏膜侵蚀到肌层,并穿透胃壁全层进入腹腔。十二指肠溃疡穿孔部位,大多数在十二指肠球部前壁,胃溃疡穿孔部位,多在小弯和胃窦部。急性穿孔后,胃酸、胆汁、胰酶等消化液和食物溢入腹腔,引起化学性腹膜炎,6~8 小时后形成细菌性腹膜炎。病原菌以大肠埃希菌、链球菌为多见。如患者体质弱,穿孔大,又饱食后穿孔,弥散性腹膜炎,病情较重,易形成水电解质紊乱和酸碱平衡失调、感染性休克、麻痹性肠梗阻等。

如穿孔较小,穿孔周围粘连闭合,腹膜吸收后可以痊愈,也可发展成膈下或肠间脓肿。

### (二)诊断

1.病史

多数有溃疡病史,近期内症状加重,骤然发生剧烈刀割样上腹部疼痛,并迅速向全腹扩散。

2.早期休克表现

如面色苍白、出冷汗、脉搏快、呼吸急促、血压下降等。

3.黏膜刺激症状

全腹尤其是上腹部有明显压痛和反跳痛,腹肌紧张呈板状。

4.肝浊音界缩小或消失

约 70% 的患者在直立位或左侧卧位腹部 X 线片显示膈下游离气体。另外,有 20% 的患者穿孔后无气腹表现。

5.腹腔穿刺

可抽出脓性液体。

### (三)鉴别诊断

1.急性阑尾炎

溃疡穿孔后胃十二指肠内容物可延伸结肠旁沟或小肠系膜根部流至右下腹,引起右下腹膜炎症状和体征,易被误诊为阑尾炎穿孔。仔细询问病史可发现急性阑尾炎开始发病时,上腹部痛不十分剧烈,而阑尾穿孔时腹痛加重以及腹膜炎体征以右下腹明显。

**2.急性胰腺炎**

该病与溃疡病穿孔都是上腹部突然受到强烈化学刺激而致的急腹症,临床上有很多相似之处,较易混淆。但是胰腺炎的腹痛发作不如溃疡病穿孔急骤,疼痛部位趋向于上腹偏左及背部,腹肌紧张程度也略轻,血、尿和腹腔渗出液中淀粉酶含量增高明显。

**3.急性胆囊炎、胆石症**

常有胆系感染的病史,腹痛为阵发性为主,压痛较局限于右上腹。另外,腹肌紧张程度也较轻。B超可见肿大胆囊和胆石。

**4.胃癌**

穿孔胃癌穿孔的病理生理变化、症状和体征与溃疡病穿孔相同,术前难以鉴别。对中、老年患者,无溃疡病史而近期有上腹不适或消化不良或消瘦、体力差的症状,当出现溃疡病穿孔的症状和体征时,应考虑到胃癌穿孔的可能,如术中仍不能明确,应做术中冰冻病理检查明确,切勿延误治疗。

**(四)治疗**

**1.非手术治疗**

适用于十二指肠穿孔小,腹腔污染轻,症状和体征都较轻或穿孔已超过24小时,腹膜炎已局限者。应用胃肠减压、抗生素、抗酸药物及输液等治疗。同时,密切观察病情,如未见好转或加重,应及时手术。

**2.手术治疗**

(1)单纯穿孔修补术:适应证:穿孔时间超出8小时,腹腔内污染严重,脓液多,无出血和梗阻等并发症,年老体弱不能耐受胃切除手术者。

(2)根治溃疡的手术:

适应证:①胃穿孔在8小时内,或超过5小时,但腹腔污染不严重;②慢性溃疡病史经内科治疗无效或治疗期间穿孔;③十二指肠溃疡穿孔修补术后再穿孔或合并出血、梗阻。方法:胃溃疡行胃次全切除术,对十二指肠溃疡穿孔者可选用迷走神经切断术和胃窦部切除术或穿孔修补术后行高度选择性迷走神经切断术。

**二、瘢痕性幽门梗阻**

幽门梗阻是由于幽门附近的胃十二指肠溃疡愈合后的瘢痕挛缩所致。临床突出的症状是严重的呕吐,为隔餐宿食,不含胆汁,可导致患者严重营养不良和水电解质紊乱。幽门梗阻发生率约为10%。多见于十二指肠溃疡患者,早期常以幽门痉挛、炎症为主,经内科治疗可缓解,后期呈永久性狭窄必须手术治疗。

**(一)病因与病理**

幽门梗阻有痉挛、水肿和瘢痕三种病理改变,水肿和痉挛是暂时性的,可逐渐缓解,而瘢痕是永久性的。初期时胃壁肌肉肥厚,胃轻度扩大,蠕动增强。后期时胃蠕动减弱至消失,失去张力,高度扩大,出现胃内容物潴留、呕吐、水电解质失衡、酸碱代谢失调。胃黏膜呈糜烂、充血、水肿和溃疡。

**(二)诊断**

(1)长期溃疡症状多次发作的病史。

（2）上腹部饱胀或沉重感，进食后加重。

（3）呕吐：多发生在下午或晚间，呕吐量大，有隔夜食物伴酸臭味，呕吐量大、一般不含胆汁，患者常自行诱吐，呕吐后症状消失。

（4）查体可见上腹部膨隆，可见胃型及蠕动波，有震水音。

（5）X线：腹部X线片示胃泡扩大，有气体和液平面。钡餐见胃张力降低，高度扩大，正常时胃内钡剂4小时内即排空，如6小时后仍有25％钡剂残留，甚至24小时胃内仍有钡剂，证明胃潴留。

（6）胃镜：可明确梗阻，同时可明确诊断梗阻原因。

### (三)鉴别诊断

1.幽门痉挛和水肿

幽门梗阻为间歇性，呕吐症状虽剧烈，但无胃扩张，很少有隔夜食物潴留。经内科治疗后，梗阻缓解。

2.胃幽门部硬癌

该病无黏膜溃疡，胃扩张程度小，胃蠕动差，钡餐可见幽门窦部充盈缺损，胃镜及活检可确诊。

3.成人幽门肌肥厚症

罕见，为先天性，钡餐时见幽门管细小而光滑，十二指肠部有凹形阴影。

4.十二指肠球部以下的梗阻性病变

如十二指肠肿瘤、肠系膜上动脉压迫综合征、淋巴结结核及胰腺体部肿瘤等均可引起十二指肠梗阻，与幽门梗阻症状有相似之处，但呕吐物中含有大量胆汁。钡餐可见梗阻不在幽门部。

### (四)治疗

经术前准备后应行胃大部切除术，也可采用迷走神经干切断＋胃窦切除术，对全身状况，差的患者，可做胃空肠吻合术或加做迷走神经干切断术。

## 三、胃十二指肠溃疡大出血

胃十二指肠溃疡出血，是上消化道大出血中最常见的原因，约占50％以上。患者有呕血、柏油样黑便，引起红细胞、血红蛋白和血细胞比容明显下降，脉率加快，血压下降，出现休克前期症状或休克状态。治疗原则是补充血容量，防治失血性休克，尽快明确出血部位并采取有效止血措施。

### (一)病因

溃疡基底血管被侵袭导致破裂出血，大多为动脉出血。大出血的溃疡一般位于胃小弯或十二指肠后壁，因此，胃溃疡出血的来源常为胃左右动脉及其分支，而十二指肠溃疡出血多来自胰十二指肠上动脉或胃十二指肠动脉及其分支。

### (二)诊断

1.病史

有典型的胃或十二指肠溃疡病史及服用水杨酸制剂或激素制剂的病史。

**2.失血**

大量呕血或黑便,患者有失血时的临床表现,短期内失血量超过 600mL,并可出现休克症状。

**3.急诊内镜检查**

可迅速明确出血部位和大部分病因。需要鉴别的疾病有:食管静脉曲张出血,贲门黏膜撕裂综合征(Md—lory—Weiss 征)胃炎、胃癌和应激性溃疡等,内镜检查可明确 80% 的出血原因。如疑有胆道出血,可行选择性动脉造影检查。

**(三)治疗**

**1.紧急处理**

首先复苏、输血、补液、监测生命体征,维持循环功能。

**2.内镜治疗**

内镜不仅可以明确出血的原因,而且可以用来治疗出血。如在溃疡内注入肾上腺素、硬化剂等,亦可用电凝止血或激光等。

**3.插胃管**

内镜治疗后,置入胃管,可用冰盐水＋去甲肾上腺素灌注止血以巩固内镜的疗效,同时,也可用来观测是否已达到止血目的。

**4.急诊手术**

(1)适应证:①出血速度快,短期内出现休克或较短时间内需要输入＞800mL 血液才能维持血压和血细胞比容,说明较大血管出血或出血仍在继续;②正在进行药物治疗或伴有上腹部痛的患者,说明溃疡在活动期;③年龄 60 岁以上伴动脉硬化者;④胃溃疡出血,不易自行止血,且易复发再出血;⑤内镜发现有动脉搏动性出血;⑥曾有过出血或同时伴有急性穿孔或幽门梗阻者。

(2)手术方法:①首先应明确出血部位,全面检查胃及十二指肠。对远端胃和十二指肠球部溃疡,可做胃大部切除术;②十二指肠溃疡切除困难时,应做旷置,但在溃疡内用不吸收缝线缝扎出血的血管;③对不能切除的高位胃溃疡,可以行局部切除加迷走神经切断术。

# 第三节　先天性肥厚性幽门狭窄

先天性肥厚性幽门狭窄是新生儿期幽门肥大增厚而致的幽门机械性梗阻,是新生儿器质性呕吐最常见的原因之一,男女之比为 4:1。其确切病因不明,可能与幽门肌层中肌间神经丛阙如、血中促胃液素水平增高,以及幽门肌持续处于紧张状态有关。

## 一、病理

肉眼观幽门部形似橄榄状,长为 2～2.5cm,直径为 0.5～1.0cm,质地硬如软骨,表面光滑呈粉红或苍白色,有弹性。幽门环形肌肥厚增大,达 0.4～0.6cm,幽门管因肌层压迫而延长,狭细,与十二指肠界限明显,镜下见黏膜充血、水肿,肌纤维层厚,平滑肌增生,排列紊乱。

## 二、临床表现

此病多在出生后 1～3 周内出现典型的表现。吸乳后几分钟发生呕吐,呕吐物为不含胆汁的胃内容物,最初是回奶,接着发展为喷射状呕吐,呕吐的频率和强度呈进行性加重。上腹部见有胃蠕动波,剑突与脐之间触到橄榄状的肥厚幽门,是本病的典型体征。患儿可有脱水、低钾性碱中毒,体重减轻,最终导致营养不良。

## 三、诊断与鉴别诊断

根据患儿典型的喷射状呕吐,见有胃蠕动波,以及扪及幽门肿块,即可确诊。超声检查探测幽门肌层厚度≥4mm、幽门管长度≥16mm、幽门管直径≥14mm,提示本病;X 线钡餐示胃扩张、蠕动增强、幽门管腔细长、幽门口呈"鸟喙状",通过受阻、胃排空延缓。

应与可以导致婴儿呕吐的其他疾病相区别,如喂养不当、感染、颅内压增高、胃肠炎等。幽门痉挛的新生儿也可有出现间歇性喷射状呕吐,但腹部不能触及幽门肿块;钡餐检查有助于区别肠旋转不良、肠梗阻、食管裂孔疝等。

## 四、治疗

幽门环肌切开术是治疗本病的主要方法,手术可开腹施行也可经腹腔镜施行。手术前需纠正脱水及电解质紊乱,营养不良者给予静脉营养,改善全身情况。手术在幽门前上方血管稀少区沿纵轴切开浆膜与幽门环肌层,切口远端不超过十二指肠,近侧应超过胃端,使黏膜自由向切开处膨出。术中应注意保护黏膜、避免损伤,必要时予以修补。术后当日禁食,术后 12 小时可进糖水,24～48 小时恢复喂奶。术后早期呕吐与黏膜水肿有关,数日后可逐渐好转。

# 第四节　十二指肠憩室

十二指肠憩室是部分肠壁向腔外凸出所形成的袋状突起。直径从数毫米至数厘米,多数发生于十二指肠降部,可单发也可多发。75％的憩室位于十二指肠乳头周围 2cm 范围之内,故有乳头旁憩室之称。十二指肠憩室发病率随年龄而增加,上消化道钡餐检查发现率为 6％,尸检检出率可达 10％～20％。

## 一、病理

绝大部分十二指肠憩室是由于先天性十二指肠局部肠壁肌层缺陷所致,憩室壁由黏膜、黏膜下层与结缔组织构成,肌纤维成分很少,称为原发性或假性憩室。由于十二指肠乳头附近是血管、胆管、胰管穿透肠壁的部位,肌层薄弱,肠腔内压力增高,黏膜可通过薄弱处向外突出形成憩室。憩室壁有肠壁全层构成,因周围组织炎症粘连,瘢痕牵拉十二指肠壁而形成的憩室称为继发性或真性憩室,临床上少见。当憩室颈部狭小时,食物一旦进入,不易排出,憩室内可形成肠石;因引流不畅、细菌繁殖可引起憩室炎,形成溃疡,导致出血甚至穿孔。壶腹周围憩室患者胆道结石发生率高,也可能压迫胆总管和胰管,致胆管炎、胰腺炎发作。

## 二、临床表现

绝大多数十二指肠憩室无临床症状,仅 5％的患者出现症状。表现为上腹疼痛、恶心、嗳气、在饱食后加重等。并发憩室炎时有中上腹或脐部疼痛,可放射至右上腹或后背,伴恶心、发热、白细胞计数增加,体检有时可有上腹压痛。十二指肠降部憩室穿孔至腹膜后可引起腹膜后严重感染。乳头附近的憩室可并发胆道感染、胆石症、梗阻性黄疸和胰腺炎而出现相应的症状。

### 三、诊断

多数十二指肠憩室无特异性症状,仅靠临床表现很难做出诊断。X线钡餐检查特别是低张性十二指肠造影,可见圆形或椭圆形腔外光滑的充盈区,立位可见憩室内呈气体、液体及钡剂三层影。纤维十二指肠镜检查诊断率比较高,可对憩室的部位、大小做出判断。超声与CT可发现位于胰腺实质内的十二指肠憩室,因憩室内常含气体、液体与食物碎屑,有时会误诊为胰腺假性囊肿或脓肿。

### 四、治疗

无症状的憩室不需治疗。如确认症状由憩室引起,可采用调节饮食、抗感染、抗酸、解痉等治疗。十二指肠憩室的手术并非简单,手术适应证应严格掌握:憩室穿孔合并腹膜炎;憩室大出血、憩室内异物形成;因憩室引发胆管炎、胰腺炎;内科治疗无效,确有憩室症状者。常用的术式有憩室切除术、憩室较小者可行憩室内翻缝合术,乳头旁憩室或多个憩室切除困难时可行消化道转流手术,常用毕Ⅱ式胃部分切除术旷置十二指肠。

# 第五节　应激性溃疡

应激性溃疡泛指休克、创伤、手术后和严重全身性感染时发生的急性胃炎,多伴有出血症状,是一种急性胃黏膜病变。应激性溃疡的发病率近年来有增高的趋势,主要原因是重症监护的加强,生命器官的有效支持,以及抗感染药物的更新,增加了发生应激性溃疡的机会。

### 一、病因
应激状态下胃十二指肠黏膜缺血,胃黏膜屏障功能减弱。

### 二、临床表现
临床上本病不严重时无上腹痛和其他胃部症状,常被忽视,明显的症状是呕血和排柏油样便;大出血可导致休克;反复出血可导致贫血。胃十二指肠发生穿孔时即有腹部压痛、肌紧张等腹膜炎表现。

此外,必须注意有无合并的肺、肾等病变(即MODS)的表现。

### 三、诊断
(1)经受应激刺激的患者出现上腹痛及上消化道出血。

(2)内镜可见到胃黏膜广泛性糜烂,多发性黏膜溃疡,浅表,0.5~1.0cm,水肿不明显。

(3)腹腔动脉或肠系膜上动脉造影可见胃黏膜区域多个造影剂外渗影像。

### 四、治疗

**(一)非手术治疗**

(1)置胃管引流、冲洗,用冰盐水洗胃,同时将去甲肾上腺素 8mg 加入冰生理盐水 100mL 中注入胃管内,使胃内小血管收缩达到止血目的。

(2)静脉内用 $H_2$ 受体阻滞剂,如西咪替丁、法莫替丁和奥美拉唑等,胃管内可用氢氧化铝凝胶灌注。

(3)全身应用止血药物,如酚磺乙胺、氨甲苯酸和巴曲酶等。

(4)动脉内治疗:选择性腹腔动脉及分支胃左动脉造影,除能发现出血部位外,还可给予栓塞和血管收缩性药物如垂体后叶素等,疗效较好。

(5)内镜查出病变部位,同时予以电凝或激光凝固止血。

**(二)手术治疗**

(1)手术指征:①经多种非手术疗法后出血仍在继续或血止住后又复发;②出血量大或出血合并穿孔;③胃镜发现溃疡较深,难以愈合或发现有活动性出血灶。

(2)手术方式:应根据患者的全身状况,主要病变部位及病因,尤其是内镜检查时发现的病变情况,全面综合考虑。常用方式有如下几种:①迷走神经切断加幽门成形术,同时缝扎出血点;②迷走神经切断和胃次全切除术;③胃次全切除术;④全胃切除术。

### 五、预防

对经受严重应激反应的患者,预防性应用 $H_2$ 受体拮抗剂,可降低应激性溃疡的发病率。

常用药物为雷尼替丁 150mg,1/12h,或法莫替丁 20mg,1/12h,经胃管给药或口服。

# 第六节　胃内异物

胃内异物分为外源性、内源性,及在胃内形成的异物即胃石症。临床上常见柿石、毛发石及咽下的各种异物。胃镜及 X 线检查有助确诊。

### 一、病因

外源性异物系吞食异物入胃,异物多种多样,常见的有纽扣、义齿、钱币、动物骨刺等。

内源性异物系通过幽门通行穿入的如蛔虫团,胆囊穿孔入十二指肠使胆结石移入胃内。胃石按成分不同可分为植物性、动物性、药物性和混合性。临床以进食柿子、黑枣、山楂等而致的植物性胃石多见。

### 二、临床表现

若咽下异物较小而不锐利(纽扣、贝壳),可从肛门随粪便排出,无任何症状。有些异物可能较长时间存留于胃内,且不伴有症状,有些异物易嵌在回盲部可致肠梗阻。较大的异物或一次吞下大量异物,常在胃内滞留,可有恶心、上腹痛和饱胀等症状,有时可在上腹部触及肿块。锐利的异物(如针、钉、有角的物体),因损伤胃壁,可引起胃内出血、炎症、穿孔和炎性包块,也可因异物穿透胃壁而发生腹膜炎。

### 三、诊断

#### (一)误咽的异物

多有将物品放入口中意外咽下的病史,但小孩及精神失常或企图自杀者。

#### (二)X 线检查

如为金属或 X 线不能透过的异物可用腹部 X 线片即可诊断清楚。如有腹膜炎体征,摄片还可检查膈下有无游离气体。如异物能被 X 线透过,可行胃肠钡餐,缓慢吞入造影剂,可确定异物存在的部位、形状和胃内有无损害。

#### (三)内镜检查

既可以明确诊断,又可将较小的异物经内镜取出。

### 四、治疗

#### (一)非手术疗法

小的异物可自然排出,或立即食含有大量纤维及淀粉的食物如韭菜、马铃薯、山芋等,可将异物包裹,既可促进排泄,又可防止异物排泄过程中对肠道的损伤。应每日检查大便看有无异物排出。

#### (二)内镜

在直视下将大部分异物取出,如异物过大并尖锐不需勉强。

#### (三)手术

过大或尖锐的物体需剖腹手术取出。如异物嵌顿在回盲部,可行阑尾切除,同时取出异物。

# 第七节　胃憩室

胃憩室是指胃壁的局限性袋状扩张或囊样突出。大多数患者无症状,仅在做胃部钡餐检查或做胃镜时发现,临床主要表现为上腹剑下钝痛、胀痛及烧灼感,或有阵发性加剧,可伴有恶心、呕吐甚至吞咽困难。可发生于任何年龄,以 40～60 岁多见,男女性别比例差别不大。

### 一、分类

#### (一)真性憩室

憩室壁包含有胃壁完整的各层组织,而且无任何形成憩室病因的器质病变,为先天性,大部分发生在胃后壁近贲门区。

#### (二)继发性憩室

憩室壁虽包含胃壁完整的各层组织,但有造成憩室病因的器质性病变。又可分为两种。

(1)内压性憩室:是由于胃内压力增高形成,如幽门梗阻、咳嗽、妊娠和长期便秘等用力过大而致。

(2)牵引性憩室:是由胃外邻近组织、器官病变粘连、牵拉而致。如囊腺、胆囊、脾等炎症粘连。

### (三)假性憩室

胃壁肌层或黏膜下层因病变而变薄或破裂,使该处胃壁逐渐薄弱而向外形成憩室。如胃壁的创伤、炎症、肿瘤以及溃疡等病变而造成胃壁的薄弱或缺损,再加上胃内压力增高形成。憩室大部分为单发,偶有 2 个以上同时存在。憩室多为 2～4cm 直径,亦有报道达 10cm 者。胃憩室入口较小,可通过一手指。因口小底大,故容易食物潴留,发生憩室炎、出血及穿孔,少数患者可有恶性变。

### 二、临床表现

大多数患者无症状,仅在做胃部钡餐检查或做胃镜时发现,部分胃憩室的患者又可同时合并其他胃肠道病变。主要表现为上腹剑下钝痛、胀痛及烧灼感,或有阵发性加剧,可伴有恶心、呕吐甚至吞咽困难。发生于剑下的餐后 1～2 小时内的钝痛,卧位加重,立位或坐位减轻为本病特点。症状的产生可能由于食物进入憩室内使其膨胀所致,当某种体位有利于憩室排空时,疼痛可缓解。也有学者认为,症状产生是由于食物或胃液潴留在憩室腔内引起憩室炎。有时症状类似溃疡病或胆囊疾病。

### 三、诊断

#### (一)病史

有进食后上腹部胀痛,体位变化而缓解的病史。

#### (二)X 线钡餐

可见胃底或贲门附近有圆形或椭圆形囊袋,边缘光滑,轮廓清楚,可见胃黏膜伸入其内。如憩室有狭小颈部时,可见胃周围憩室如悬挂的圆底烧瓶或囊袋状透亮区,立位可见液平。

#### (三)内镜

憩室口呈边缘清楚的圆洞形,憩室内可见正常胃黏膜皱襞。憩室有炎症时,憩室内黏膜充血、水肿,甚至糜烂。穿透性溃疡:溃疡的胃黏膜已被破坏,故在钡餐时溃疡内看不到胃黏膜,服用药物后,溃疡愈合、囊袋消失。而憩室内有胃黏膜组织,多次检查,形态较为一致。

### 四、治疗

无症状者不需治疗。轻度症状者可用非手术治疗,服用制酸和解痉药物,自己摸索合适的体位,做体位引流,可减轻症状。

症状重者可行手术治疗,根据憩室的部位,决定切除的范围:①贲门部憩室:切除憩室;②幽门部憩室:可行憩室切除,必要时做胃部分切除;③合并出血、穿孔者应及时手术止血或憩室切除。

# 第八节　胃癌

胃癌在我国是最常见的恶性肿瘤之一,病死率居恶性肿瘤首位。胃癌多见于男性,男女之比约为 2∶1。平均死亡年龄为 61.6 岁。世界范围中,胃癌的发病率存在明显的地区差异。日本、中国、俄罗斯、南美及东欧等为高发区,而北美、西欧、澳大利亚及新西兰等为低发区。高、低发区之间的发病率可相差 10 倍以上。胃癌发病率存在性别差异,男性约为女性 2 倍。胃癌病死率在我国居恶性肿瘤之首,但地区差异明显。从西北黄土高原向东至东北辽东半岛,沿海南下胶东半岛至江、浙、闽地区为高发地带,而广东、广西等省区的发病率很低。

从 20 世纪 60～70 年代以来,胃癌的发病率在日本、美国等一些国家开始下降。十余年来我国的胃癌发病率也呈一定下降趋势,其中上海市胃癌发病率有明显下降。上海市区 1972 年胃癌年龄调整发病率男性为 62/10 万,女性为 24/10 万,1995 年男性降至 36/10 万,女性降至 18/10 万,发病率的下降以男性尤为明显。进一步分析发现,下降的主要是胃窦部癌,而胃体上部和贲门部癌并未下降。

## 一、解剖生理

### (一)外科解剖

胃大部分位于腹腔的左上方。胃的位置取决于人的姿势、胃和小肠的充盈程度、腹壁的张力和人的体型。胃有两个开口,上端开口与食管相连,称贲门,是胃唯一的相对固定点,位于中线的左侧,相当于第 10 或 11 胸椎水平;下端开口与十二指肠相连,称之幽门,位置相当于第一腰椎下缘的右侧。胃有前后二壁,其前壁朝前上方,与肝、膈肌和前腹壁相邻;胃后壁朝向后下方,构成网膜囊前壁的一部分,与脾、胰腺、横结肠及系膜和膈肌脚等相邻,这些器官共同构成了所谓的胃床。胃分上下二缘,上缘偏右,凹而短,称胃小弯;下缘偏左,凸而长,称胃大弯。

**1.分部**

胃有贲门口、幽门口共两个开口,有胃大弯、胃小弯共两个弯曲以及前(前上面)、后(后下面)共两个壁。常将胃分成以下几个区域。

(1)贲门部:贲门是胃的入口,上接腹段食管的下端。贲门口和切牙之间的距离为 40cm,这一数值在判断胃管等器械是否已到达胃腔时有重要的参考意义。在内镜下,食管和贲门黏膜的交界处呈锯齿状,常以此锯齿状线作为胃和食管的分界。而在外形上是从贲门切迹向右至胃与食管右缘连续处做一水平线,并以此作为胃与食管之分界。

(2)胃底部:指贲门切迹平面以上的部分。因腔内常有咽下的空气,故又称为"胃泡"。

(3)胃体部:是胃的主要部分,上接胃底,下方以胃小弯角切迹和胃大弯的连线与幽门部分界。

(4)幽门部:由左侧份的幽门窦和右侧份的幽门管两部分组成。幽门管的终末处环形肌层增厚形成幽门括约肌环。幽门前静脉和幽门括约肌环是临床判断幽门管和十二指肠球部分界的标志。

**2.胃壁**

分四层:黏膜层、黏膜下层、肌层和浆膜层。黏膜层位于胃壁最内层,幽门与胃窦部黏膜较厚,胃底部黏膜较薄。胃排空时,胃黏膜形成许多不规则的皱襞,其中在胃小弯有 4～5 条沿胃纵轴排列的皱襞,称为胃道。胃病变时黏膜皱襞常发生形态上的变化。胃黏膜表面有许多小凹,通过胃腺与下方的肌纤维相通,形成黏膜肌层。胃腺由功能不同的细胞构成:①主细胞,分泌胃蛋白酶原和凝乳酶原;②壁细胞,分泌盐酸和抗贫血因子;③黏液细胞,分泌碱性黏液;④胃泌素细胞,分泌胃泌素;⑤嗜银细胞,功能不明。一般情况下,主细胞、壁细胞和黏液细胞分布于胃底和胃体,而胃窦则只含有黏液细胞和胃泌素细胞。此外,胃底尚含有少量的嗜银细胞。黏膜下层是由疏松结缔组织和弹力纤维构成的,由于此层的存在,可使黏膜层在肌层上滑动。黏膜下层有供应黏膜层的血管、淋巴管和神经网。肌层由三层走向不同的肌纤维构成:内层是斜行纤维,与食管的环行纤维相连,在贲门处最厚并渐之变薄;中层是环行纤维,在幽门处最厚并形成了幽门括约肌;外层是纵行纤维,在胃大、小弯侧最厚。肌层内有神经网。浆膜层即腹膜脏层,在胃大、小弯处与大、小网膜相连。

**3.胃的毗邻关系及胃周韧带**

胃通过韧带与邻近器官相联系。胃小弯及十二指肠第一段与肝之间有肝胃韧带和肝、十二指肠韧带。贲门及胃底、胃体后壁有胃膈韧带与膈肌相连,此韧带为一腹膜皱襞,其内常有胃后动、静脉通过。在肝胃韧带的后方胃小弯的较高处有胃胰皱襞,即胃胰韧带,内有胃左动、静脉及迷走神经后干的腹腔支。胃大弯与横结肠之间有胃结肠韧带,属大网膜一部分。大网膜由前后两层腹膜构成,但两者已相互愈合,不易再分离。胃大弯上部与脾之间称胃脾韧带,其中有胃短动、静脉。

**4.胃的血管**

胃的血运极为丰富,其动脉血液主要源于腹腔动脉干。胃的动脉组成了两条动脉弧,分别沿胃小弯和胃大弯走行。胃小弯动脉弧由胃左动脉(源于腹腔动脉)和胃右动脉(源于肝总动脉)组成。胃大弯动脉弧由胃网膜左动脉(源于脾动脉)和胃网膜右动脉(源于胃、十二指肠动脉)组成。此外,胃底部还有胃短动脉(源于脾动脉)和左膈下动脉(源于腹腔动脉或胃左动脉)供应。除上述主要动脉外,胰、十二指肠前上动脉、胰、十二指肠后上动脉、十二指肠上动脉、胰背动脉、胰横动脉等也参与胃的血液供应。胃大、小弯侧的这些动脉在胃壁上发出许多小分支进入肌层,然后由这些小分支发出众多血管并互相吻合成网。所以胃手术时即便结扎了大部分主要动脉,胃壁仍然不会发生缺血坏死。同理,在胃外结扎胃的动脉也不会有效地控制胃内病变所引起的胃出血。胃的静脉与同名动脉伴行。胃左静脉直接或通过脾静脉汇入门静脉,胃右静脉直接汇入门静脉,胃短静脉和胃网膜左静脉均汇入脾静脉,胃网膜右静脉汇入肠系膜上静脉。

**5.胃的淋巴回流**

胃的毛细淋巴管在黏膜层、黏膜下层和肌层间有广泛的吻合,经过浆膜引流到胃周围淋巴结,再汇入腹腔淋巴结,经乳糜池和胸导管入左颈静脉,因此晚期胃癌可在左锁骨上窝触到肿大的淋巴结。胃淋巴管与胃动脉相平行,因此胃周淋巴结分布与相应动脉有关。根据胃淋巴的流向,将胃周淋巴分为四组:①腹腔淋巴结,主要沿胃左动脉分布,收集胃小弯上部的淋巴液;②幽门上淋巴结,沿胃右动脉分布,收集胃小弯下部的淋巴液;③幽门下淋巴结,沿胃网膜右动脉分布,收集胃大弯右侧的淋巴液;④胰脾淋巴结,沿脾动脉分布,收集胃大弯上部的淋巴液。胃和其他器官一样,癌发生时可因淋巴管阻塞而改变正常的淋巴流向,以致在意想不到的部位出现淋巴结转移。由于胃淋巴管网在胃壁内广泛相通,因此无论哪一部位的胃癌,其癌细胞最终均有可能侵及胃任何一组的淋巴结。贲门下部黏膜下层淋巴网与食管黏膜下层淋巴网充分相通,胃与十二指肠黏膜下层淋巴网无明显分界,在行胃癌手术时应考虑到这些特点。

**6.胃的神经支配**

胃由交感神经和副交感神经支配。交感神经源于第6～9胸椎神经内的交感神经纤维,组成内,脏大神经并终止于半月神经节,后者发出纤维至腹腔神经节,再分支到胃。交感神经的作用是抑制胃的运动、减少胃液分泌和传出痛觉。副交感神经纤维来自左、右迷走神经,作用为促进胃的运动、增加胃液分泌。在胃壁黏膜下层和肌层内交感神经和副交感神经组成神经网,协调胃的运动和胃液分泌功能。迷走神经在进入腹腔时集中为左、右二主干。左迷走神经干由左上走向右下,故也称之为迷走神经前干。前干在贲门水平又分为二支,一支向肝门,称肝支;另一支沿胃小弯下行,称胃前支。右迷走神经位于食管的右后方,也称迷走神经后干。后干在贲门稍下方又分为腹腔支和胃后支。胃前、后支在胃角切迹附近分别发出3~4支鸦爪形分支,分布于胃窦部负责调控幽门的排空功能。

### (二)胃的生理

#### 1.胃液分泌

胃液是一种无色的酸性液,正常成人每日分泌量1 500~2 500mL。胃液除含水外,主要成分包括:①无机物,如盐酸、钠、钾、氯等;②有机物,如黏蛋白、胃蛋白酶、内因子等。胃液中的电解质成分随分泌的速率而有变化,分泌速率增加时,氢离子浓度增高,钠离子浓度下降,而钾和氯的浓度几乎保持不变。胃液的酸度取决于氢离子和钠离子的比例,并与胃液分泌速率,及胃黏膜血流速度有关。

胃液分泌分为基础分泌(消化间期分泌)和餐后分泌(消化期分泌)。基础分泌是指消化间期无食物刺激的自然分泌,分泌量较少且个体差异大,调节基础分泌的因素可能是迷走神经的兴奋程度和自发性小量胃泌素的释放。食物是胃液分泌的自然刺激物,餐后胃液分泌量明显增多。参与餐后分泌的主要因素有乙酰胆碱、胃泌素和组胺。餐后分泌分为三相。

(1)头相:是食物对视觉、嗅觉和味觉的刺激,通过大脑皮层和皮层下神经中枢兴奋,经迷走神经传导至胃黏膜和胃腺体,促使乙酰胆碱的释放,引起大量胃液分泌,这种胃液含酸和蛋白酶都较多。血糖低于2.8mmol/L时也可以刺激迷走神经中枢,引起头相分泌。

(2)胃相:食物入胃后对胃产生机械性和化学性两种刺激,前者是指食物对胃壁的膨胀性刺激,后者是指胃内容物对胃黏膜的刺激。两种刺激促进迷走神经兴奋释放乙酰胆碱或刺激胃窦部G细胞产生胃泌素,引起胃液分泌增多。胃相的胃液酸度较高,当胃窦部pH达到1.5时则会对胃液分泌起负反馈抑制作用,此时胃泌素释放停止,使胃液酸度维持在正常水平。

(3)肠相:包括小肠膨胀和食糜刺激十二指肠和近段空肠产生肠促胃泌素,促进胃液分泌。十二指肠内酸性食糜还能通过刺激促胰液素、胆囊收缩素、抑胃肽等抑制胃酸的分泌。

胃液有如下生理功能:①消化功能通过胃液和胃的蠕动将食物研磨搅拌成半液体状食糜。胃酸可以软化食物中的纤维,唾液淀粉酶对淀粉有分解消化作用,胃蛋白酶原在胃酸的作用下转变成胃蛋白酶对蛋白质有分解作用,但对脂肪基本无消化作用;②灭菌作用,正常情况下胃液是无菌的,这对预防胃肠道疾病有重要作用;③保护胃黏膜作用,胃内大量的黏蛋白对消化酶有抵抗作用;④血液再生作用,胃液中所含内因子对红细胞的正常成熟有重要作用,缺乏内因子可导致贫血;⑤钙和铁的吸收作用,胃酸作为一种酸性媒介有助于钙和铁的吸收。

#### 2.胃的运动

胃有两种运动方式。

(1)紧张性收缩,也称慢缩。这种收缩使胃壁经常处于一种部分紧张状态。胃通过这种状态调节胃内的压力变化,使之进食时胃内压力不致过高,空腹时胃内压力不致过低。此外,这种压力有助于胃液渗入食物、食糜入十二指肠及保持胃的形态。

(2)蠕动:食物入胃后约5分钟胃开始蠕动,胃的蠕动从胃底开始并向幽门方向进行。胃的蠕动促进食物与胃液充分混合,同时也将食物磨碎,达到初级消化作用。在禁食情况下,胃有短暂的节律性收缩,在一定的时期内,胃底部出现较强烈的收缩,谓之"饥饿性收缩"。进食后胃蠕动增强,使胃起到搅拌、研磨器的作用。如幽门关闭,食物在胃内往返运动;如幽门开放,十二指肠松弛,则允许一小部分食糜进入十二指肠。胃的运动由迷走神经和交感神经共同调节,迷走神经通过乙酰胆碱与激肽的释放刺激平滑肌运动;迷走神经的内脏感觉纤维使胃在进食时产生容受性舒张。交感神经主要通过减少胆碱能神经元释放神经递质,或直接作用于平滑肌细胞来抑制平滑肌运动。

## 二、病因

病因尚不十分清楚,与以下因素可能有关。

### (一)地域环境及饮食生活因素

胃癌发病有明显的地域性差别,在我国的西北与东部沿海地区胃癌发病率比南方地区明显为高。长期食用熏烤、盐腌食品的人群中胃远端癌发病率高,与食品中亚硝酸盐、真菌毒素、多环芳烃化合物等致癌物或前致癌物含量高有关;吸烟者的胃癌发病危险较不吸烟者高50%。

### (二)幽门螺杆菌感染

我国胃癌高发区成人 Hp 感染率在60%以上。幽门螺杆菌能促使硝酸盐转化成亚硝酸盐及亚硝胺而致癌;Hp 感染引起胃黏膜慢性炎症加上环境致病因素加速黏膜上皮细胞的过度增生,导致畸变致癌;幽门螺杆菌的毒性产物 CagA、VacA 可能具有促癌作用,胃癌患者中抗 CagA 抗体检出率较一般人群明显为高。

### (三)癌前病变

胃疾病包括胃息肉、慢性萎缩性胃炎及胃部分切除后的残胃,这些病变都可能伴有不同程度的慢性炎症过程、胃黏膜肠上皮化生或非典型增生,有可能转变为癌。癌前病变系指容易发生癌变的胃黏膜病理组织学改变,是从良性上皮组织转变成癌过程中的交界性病理变化。胃黏膜上皮的异型增生属于癌前病变,根据细胞的异型程度,可分为轻、中、重三度,重度异型增生与分化较好的早期胃癌有时很难区分。

### (四)遗传和基因

遗传与分子生物学研究表明,胃癌患者有血缘关系的亲属其胃癌发病率较对照组高4倍。胃癌的癌变是一个多因素、多步骤、多阶段发展过程,涉及癌基因、抑癌基因、凋亡相关基因与转移相关基因等的改变,而基因改变的形式也是多种多样的。

### (五)饮食因素

绝大多数学者认为,胃癌病因主要与某些致癌物质通过人们的饮食、不良饮食习惯和方式不断侵袭人体有关。食物与胃癌病死率的相对研究揭示出众多饮食危险因素,综合分析与胃癌相关的饮食结构有以下几个基本特点:高盐、高淀粉、低脂、低(动物)蛋白、少食新鲜蔬菜及水果。

1.高盐饮食

已有比较充足的证据说明,胃癌与高盐饮食及盐渍食品摄入量多有关。我国河南省一项调查显示,食盐消费量与胃癌病死率呈显著性正相关。相关系数在男性为0.63,女性为0.52。

2.多环芳烃化合物

致癌物可污染食品或在加工过程中形成,熏制食品中有较多的多环芳烃化合物。近30年来,冰岛居民食用新鲜食品增加,熏制食品减少,胃癌发病率呈下降趋势。日本调查资料显示,有20%的家庭经常食用烤鱼,食用量水平与胃癌病死率正相关。蛋白和氨基酸高温下的分解物具有致突变作用,推测这些地区胃癌高发与上述因素有关。

3.高糖类伴低蛋白饮食

高糖类伴低蛋白饮食是胃癌发生的危险因素,其作用机制有认为是高糖类饮食可损伤胃黏膜,增加对致癌物的吸收,关键在于其所伴随的低蛋白饮食使胃黏膜损伤后的修复功能减弱,或者使胃液内分解硝酸盐和亚硝酸盐的酶类物质减少之故。

4.不良饮食习惯

饮食习惯不良(三餐不定时、暴饮暴食、进食快、喜烫食等)为胃癌的危险因素。

**(六)其他**

1.吸烟

大多数研究表明吸烟与胃癌呈正相关。烟草中含有多种致癌物质和促癌物质,如苯并芘、酚类化合物等。其他严重有害物质包括尼古丁、一氧化碳,近年研究还发现烟草烟雾中含有自由基可通过破坏遗传基因、损伤细胞膜和降低免疫功能促使组织癌变。

2.饮酒

研究发现,不同类型的酒与胃癌的联系程度不尽相同,一般认为饮烈性酒的危险高于饮啤酒等低度酒。国内研究表明,绿色蔬菜摄入减少、饮酒和吸烟3个因素构成了黑龙江省胃癌发病的主要危险因素。

## 三、发病机制

Hp感染可普遍引起慢性浅表性胃炎。一些毒力较强的Hp菌株感染后,在环境因素和遗传因素的协同作用下,部分个体发生胃黏膜萎缩和肠化。胃黏膜萎缩导致胃内微环境改变:胃酸分泌减少,胃内pH升高使胃内细菌过度繁殖,细菌将食物中摄入的硝酸盐还原成亚硝酸盐,后者与食物中的二级胺结合,生成N-亚硝基化合物。亚硝基化合物是致癌物,它一方面加重胃黏膜萎缩,形成所谓"恶性循环",另一方面可损伤胃黏膜上皮细胞DNA,诱发基因突变。

此外,Hp感染可引起胃黏膜上皮细胞增生和凋亡水平失衡,炎症产生的氧自由基也可损伤细胞DNA,诱发基因突变。在这些因素的长期作用下,导致某些癌基因激活、抑癌基因失活和DNA错配修复基因突变。这些分子改变事件的逐步累积,使细胞异型性(异型增生)不断增加,最终发生胃癌。

## 四、病理

**(一)肿瘤位置**

1.初发胃癌

将胃大、小弯各等分三份,连接其对应点,可分为上1/3(U)、中1/3(m)和下1/3(1)。每个原发病变都应记录其二维的最大值。如果一个以上的分区受累,所有的受累分区都要按受累的程度记录,肿瘤主体所在的部位列在最前如 LM 或 UML 等。如果肿痛侵犯了食管或十二指肠,分别记为 E 或 D。胃癌一般以 L 区最为多见,约占半数左右,其次为 U 区,M 区较少,广泛分布者更少。

2.残胃癌

肿瘤在吻合口处(A)、胃缝合线处(S)、其他位置(O)、整个残胃(T)、扩散至食管(E)、十二指肠(D)、空肠(J)。

### (二)大体分型

1.早期胃癌

指病变仅限于黏膜和黏膜下层,而不论病变的范围和有无淋巴结转移。癌灶直径 10mm 以下称小胃癌,5mm 以下称微小胃癌。早期胃癌分三型:Ⅰ型:隆起型;Ⅱ型:表浅型,包括三个亚型,Ⅱa 型:表浅隆起型、Ⅱb 型:表浅平坦型和Ⅱc 型:表浅凹陷型;Ⅲ型:凹陷型。如果合并两种以上亚型时,面积最大的一种写在最前面,其他依次后排。如Ⅱc+Ⅲ。Ⅰ型和Ⅱa 型鉴别如下:Ⅰ型病变厚度超过正常黏膜的 2 倍,Ⅱa 型的病变厚度不到正常黏膜的 2 倍。

2.进展期胃癌

指病变深度已超过黏膜下层的胃癌。按 Bormann 分型法分四型,Ⅰ型:息肉(肿块)型;Ⅱ型:无浸润溃疡型,癌灶与正常胃界限清楚;Ⅲ型:有浸润溃疡型,癌灶与正常胃界限不清楚;Ⅳ型:弥散浸润型。

### (三)组织学分型

WHO(1990 年)将胃癌归类为上皮性肿瘤和类癌两种,其中前者又包括:①腺癌(包括乳头状腺癌、管状腺癌、低分化腺癌、黏液腺癌及印戒细胞癌);②腺鳞癌;③鳞状细胞癌;④未分化癌;⑤不能分类的癌。

日本胃癌研究会(1999 年)分为以下三型:①普通型,包括乳头状腺癌、管状腺癌(高、中分化型)、低分化性腺癌(实体型和非实体型癌)、印戒细胞癌和黏液细胞癌;②特殊型,包括腺鳞癌、鳞癌、未分化癌和不能分类的癌;③类癌。

### (四)转移扩散途径

1.直接浸润

是胃癌的主要扩散方式之一。当胃癌侵犯浆膜层时,可直接浸润侵入腹膜、邻近器官或组织,主要有胰腺、肝、横结肠及其系膜等。也可借黏膜下层或浆膜下层向上浸润至食管下端、向下浸润至十二指肠。

2.淋巴转移

是胃癌主要转移途径,早期胃癌的淋巴转移率近 20%,进展期胃癌的淋巴转移率高达 70%左右。一般情况下按淋巴流向转移,少数情况下也有跳跃式转移。

3.血行转移

胃癌晚期癌细胞经门静脉或体循环向身体其他部位播散,常见的有肝、肺、骨、肾、脑等,其中以肝转移最为常见。

4.种植转移

当胃癌浸透浆膜后,癌细胞可自浆膜脱落并种植于腹膜、大网膜或其他脏器表面,形成转移性结节,黏液腺癌种植转移最为多见。若种植转移至直肠前凹,直肠指诊可能触到肿块。胃癌卵巢转移占全部卵巢转移癌的 50% 左右,其机制除上述外,也可能是经血行或淋巴逆流所致。

5.胃癌微转移

是近几年提出的新概念,定义为治疗时已经存在但目前病理学诊断技术还不能确定的转移。

## 五、临床分期

国际抗癌联盟(UICC)1987 年公布了胃癌的临床病理分期,尔后经多年来的不断修改已日趋合理。

### (一)肿瘤浸润深度

肿瘤浸润深度用 T 来表示,可以分为以下几种情况:$T_1$:肿瘤侵及黏膜和(或)黏膜肌(M)或黏膜下层(SM),SM 又可分为 SM1 和 SM2,前者是指癌肿越过黏膜肌不足 0.5mm,而后者则超过了 0.5mm;$T_2$:肿瘤侵及肌层(MP)或浆膜下(SS);$T_3$:肿瘤浸透浆膜(SE);$T_4$:肿瘤侵犯邻近结构或经腔内扩展至食管、十二指肠。

### (二)淋巴结转移

无淋巴结转移用 $N_0$ 表示,其余根据肿瘤的所在部位,区域淋巴结分为三站,即 $N_1$、$N_2$、$N_3$。超出上述范围的淋巴结归为远隔转移(M)。与此相应地淋巴结清除术分为 $D_0$、$D_1$、$D_2$ 和 $D_3$。

### (三)远处转移

$M_0$ 表示无远处转移,$M_1$ 表示有远处转移。

### (四)胃癌分期

在临床上,胃癌的分期标准常常是根据国际 TNM 的分期标准来进行。这种分期标准主要是根据原发病灶的大小、浸润深度、淋巴结转移的情况以及有无远处器官转移等条件进行的分期,按照这个分期标准,胃癌可分为Ⅰ期、Ⅱ期、Ⅲ期、Ⅳ期,具体分期如下:

1.Ⅰ期

对于没有淋巴结转移或者仅有邻近,第一站淋巴结转移的早期胃癌就属于Ⅰ期。

2.Ⅱ期

如果胃癌的癌症侵及肌层或者浆膜,病变范围没有超过一个分区,或者仅有邻近第一站淋巴结转移,就是Ⅱ期的胃癌。

3.Ⅲ期

不论肿瘤大小,凡是有远隔部位的第一站淋巴结转移或临近第二站淋巴结转移,以及虽然仅有邻近第一站淋巴结转移,但是癌肿 E 经超超一个分区,而且浸润已经超越黏膜下层,就属于期。

4.Ⅳ期

Ⅳ期的胃癌主要指的是不论肿瘤大小,凡是有远处转移或者有肝十二指肠韧带、腹主动脉旁、肠系膜根部、结肠中动脉周围等第三站淋巴结转移的情况。

## 六、临床表现

早期胃癌多数患者无明显症状，少数人有恶心、呕吐或是类似溃疡病的上消化道症状。疼痛与体重减轻是进展期胃癌最常见的临床症状。患者常有较为明确的上消化道症状，如上腹不适、进食后饱胀，随着病情进展上腹疼痛加重，食欲下降、乏力。根据肿瘤的部位不同，也有其特殊表现。贲门胃底癌可有胸骨后疼痛和进行性吞咽困难；幽门附近的胃癌有幽门梗阻表现；肿瘤破坏血管后可有呕血、黑便等消化道出血症状。腹部持续疼痛常提示肿瘤扩展超出胃壁，如锁骨上淋巴结肿大、腹腔积液、黄疸、腹部包块、直肠前凹扪及肿块等。晚期胃癌患者常可出现贫血、消瘦、营养不良甚至恶病质等表现。胃癌的扩散和转移有以下途径。

### (一)直接浸润

贲门胃底癌易侵及食管下端，胃窦癌可向十二指肠浸润。分化差浸润性生长的胃癌突破浆膜后，易扩散至网膜、结肠、肝、胰腺等邻近器官。

### (二)血行转移

发生在晚期，癌细胞进入门静脉或体循环向身体其他部位播散，形成转移灶。常见转移的器官有肝、肺、胰、骨骼等处，以肝转移为多。

### (三)腹膜种植转移

当胃癌组织浸润至浆膜外后，肿瘤细胞脱落并种植在腹膜和脏器浆膜上，形成转移结节。直肠前凹的转移癌，直肠指检可以发现。女性患者胃癌可发生卵巢转移性肿瘤。

### (四)淋巴转移

是胃癌的主要转移途径，进展期胃癌的淋巴转移率高达70％左右，早期胃癌也可有淋巴转移。胃癌的淋巴结转移率和癌灶的浸润深度呈正相关。胃癌的淋巴结转移通常是循序逐步渐进，但也可发生跳跃式淋巴转移，即第一站无转移而第二站有转移。终末期胃癌可经胸导管向左锁骨上淋巴结转移，或经肝圆韧带转移至脐部。

### (五)其他症状

患者有时可因胃酸缺乏胃排空加快而出现腹泻，有的可有便秘及下腹不适，也可有发烧。某些患例甚至可以先出现转移灶的症状，如卵巢肿块、脐部肿块等。由于进食减少及癌肿毒素的吸收，患者还可出现低热、贫血及恶病质等。

## 七、诊断

胃镜和X线钡餐检查仍是目前诊断胃癌的主要方法，胃液脱落细胞学检查现已较少应用。此外，利用连续病理切片、免疫组化、流式细胞分析、RT－PCR等方法诊断胃癌微转移也取得了一些进展。

### (一)纤维胃镜

纤维胃镜的优点在于可以直接观察病变部位，且可以对可疑病灶直接钳取小块组织做病理组织学检查。胃镜的观察范围较大，从食管到十二指肠都可以观察及取活检。检查中利用刚果红、亚甲蓝等进行活体染色可提高早期胃癌的检出率。若发现可疑病灶应进行活组织检查，为避免漏诊，应在病灶的四周钳取4～6块组织，不要集中一点取材或取材过少。

**(二)X线钡餐检查**

该项检查通过对胃的形态、黏膜变化、蠕动情况及排空时间的观察确立诊断,痛苦较小。近年随着数字化胃肠造影技术逐渐应用于临床使影像更加清晰,分辨率大为提高。因此,X线钡餐检查仍是目前胃癌的主要诊断方法之一。其缺点是不能取活检做组织学检查,且不如胃镜直观,对早期胃癌诊断较为困难。进展期胃癌X线钡餐检查所见与Bormann分型一致,即表现为肿块(充盈缺损)、溃疡(龛影)或弥散浸润(胃壁僵硬、胃腔狭窄等)三种影像。早期胃癌常需借助于气钡双重对比造影。

**(三)影像学检查**

常用的有腹部超声、超声内镜(EUS)、多层螺旋CT(MSCT)等。这些影像学检查除了能了解胃腔内和胃壁本身(如超声内镜将胃壁分为五层,可对浸润深度做出判断)的情况外,主要用于判断胃周淋巴结,胃周器官肝、胰及腹膜等部位有无转移或浸润,是目前胃癌术前TNM分期的首选方法。分期的准确性中普通腹部超声为50%,EUS与MSCT相近,在76%左右,但MSCT在判断肝转移、腹膜转移和腹膜后淋巴结转移等方面优于EUS。此外,MSCT扫描三维立体重建模拟内镜技术近年也开始用于胃癌的诊断与分期,但尚需进一步积累经验。

**(四)胃癌微转移的诊断**

主要采用连续病理切片、免疫组化、反转录聚合酶链反应(RT-PCR)、流式细胞术、细胞遗传学、免疫细胞化学等先进技术,检测淋巴结、骨髓、周围静脉血及腹腔内的微转移灶,阳性率显著高于普通病理检查。胃癌微转移的诊断可为医生判断预后、选择术式、确定淋巴结清扫范围、术后确定分期及建立个体化的化疗方案提供依据。

## 八、鉴别诊断

胃癌须与胃溃疡、胃内单纯性息肉、良性肿瘤、肉瘤、胃内慢性炎症相鉴别,有时尚需与胃皱襞肥厚、巨大皱襞症、胃黏膜脱垂症、幽门肌肥厚和严重胃底静脉曲张等相鉴别,鉴别诊断主要依靠x线钡餐造影、胃镜和活组织病理检查。

**(一)胃溃疡**

胃溃疡和溃疡型胃癌常易混淆,应精心鉴别,以免延误治疗。

**(二)胃结核**

胃结核多见于年轻患者,病程较长,常伴有肺结核和颈淋巴结核。胃幽门部结核多继发于幽门周围淋巴结核,X线钡餐检查显示幽门部不规则充盈缺损。十二指肠也常被累及,而且范围较广,并可见十二指肠变形。纤维胃镜检查时可见多发性匍行性溃疡,底部色暗,溃疡周围有灰色结节,应取活检确诊。

**(三)胰腺癌**

胰腺癌早期症状为持续性上腹部隐痛或不适,病程进展较快,晚期腹痛较剧,自症状发生至就诊时间一般平均为3~4个月。食欲减低和消瘦明显,全身情况短期内即可恶化。而胃肠道出血的症状则较少见。

**(四)胃恶性淋巴瘤**

胃癌与胃恶性淋巴瘤鉴别很困难,但鉴别诊断有一定的重要性。因胃恶性淋巴瘤的预后较胃癌好,所以更应积极争取手术切除。胃恶性淋巴瘤发病的平均年龄较胃癌早些,病程较长而全身情况较好,肿瘤的平均体积一般比胃癌大,幽门梗阻和贫血现象都比较少见,结合 X 线、胃镜及脱落细胞检查可以帮助区别。但最后常需病理确诊。

### (五)胃息肉

与隆起型胃癌有相似之处,但其病程长,发展缓慢,表面光滑,多有蒂或亚蒂,X 线检查及胃镜检查容易区别,但须注意息肉癌变之可能,应通过组织活检判断。

### (六)胃皱襞巨肥症

可能与浸润性胃癌混淆,但其胃壁柔软。可以扩展,在 X 线或胃镜检查下,肥厚的皱襞当胃腔充盈时可摊平或变薄。

## 九、治疗

由于诊断水平的不断提高,早期胃癌发现率的上升,加之外科手术方法的不断改进,以及化疗、放疗、生物制剂的配合应用,近年来胃癌治疗的总体水平有了明显提高。据近年资料,日本和西方国家早期胃癌的 5 年生存率几乎均可达 90%以上,日本总体胃癌术后 5 年生存率也已达 60%以上。早期胃癌的术后复发率,日本报道不到 5%,西方国家一般在 5%~10%。

### (一)外科治疗

外科手术仍然是目前治疗胃癌的主要方法,也是治疗胃癌的主要手段。长期以来,由于发现胃癌较晚,大多数属于晚期肿瘤,手术疗效欠佳,术后 5 年生存率一直维持在 30%左右,因此,必须加强对早期胃癌症状的重视及高危人群的监测,提高早期胃癌的检出率。近年来由于麻醉和手术切除前后处理的进步,使手术的安全性得以提高,同时目前也缺乏能在手术前正确判断胃癌切除可能性的诊断方法,因此只要患者全身情况许可,又无明确的远处转移,均应予以手术探查争取切除。至于术式的选择,需根据肿瘤的临床病理分期和术中探查发现,包括胃癌的部位、肿瘤大小、浸润的深度及淋巴结肿大情况,决定不同的手术方式。随意地扩大或缩小手术切除范围,造成脏器功能的过度破坏或术后肿瘤复发,均是不适当的。

外科手术可分为根治性切除术和姑息性手术两大类。现代胃癌手术治疗的发展趋势是进展期胃癌的手术范围趋于扩大,可施行扩大或超扩大手术,而早期胃癌的手术范围则趋于缩小,可做切除范围 5%左右的各式手术。具体手术方式的选择倾向于"量体裁衣",依据患者的一般状态及癌的病理生理情况选择适宜的术式。

#### 1.根治性切除术

根治性切除术的基本要求是彻底切除胃癌原发灶、转移淋巴结及受浸润的组织。关于胃切断线的确定现已趋向一致,即要求离肿瘤肉眼边缘不得少于 5cm,远侧部癌切除十二指肠第一部为 3~4cm,近侧部癌应切除食管下段 3~4cm。为了彻底清除区域淋巴结,常须在根部切断胃各供应动脉,全部动脉皆被切断后,势必做全胃切除,而且也常须将胰体、胰尾和脾一并切除。所以,目前一般采用两种术式,即根治性次全胃切除及根治性全胃切除。全胃切除虽可有利于淋巴结的彻底清除及防止胃残端因切除不彻底而复发,但在手术病死率高、术后并发症及远期营养障碍后遗症多等缺点,且术后 5 年生存率并不能明显提高。因此,根治性次全胃切除和根治性全胃切除两种术式的选择仍有分歧,目前一般主张应根据肿瘤的部位、浸润的范围及医院的技术条件等具体情况而定,原则上是既能彻底地切除肿瘤,又要避免不必要扩大手术范围。

至于根治性切除术的淋巴结清扫范围,在实际工作中可以有很大差别。凡淋巴结清扫范围超越淋巴结实际受累范围者为绝对性根治性切除术,而只清除实际受累的淋巴结者为相对性根治切除术。总结国内近年来有关资料,在胃癌的手术治疗方面存在两个值得注意的问题:一是全胃切除的病例较少,一般仅占全部切除病例的5%左右;另一是不少单位目前的根治术仅是R1术式,而国内目前医院住院病例中Ⅲ、Ⅳ期胃癌达56%~90%。显然,不少病例的手术切除范围是不够的,由于手术的根治性不足,有肿瘤病灶残存,以致影响疗效。据国内外经验,实际工作中根治术式的选择和淋巴结清扫范围的确定可依据以下具体情况进行。

(1)根治性切除术在有技术条件的单位应积极而慎重地扩大全胃切除的病例。手术适应证应严格控制在:①浸润性胃癌;②有浆膜浸润和淋巴结转移的胃体癌;③恶性程度较高,已有第二站淋巴结转移或已侵及胃体的胃远端或近侧部癌。凡已不能根治或全身条件不允许者不做全胃切除。

(2)早期胃癌的治疗应依其病变大小和浸润深度选择不同的方法。早期胃癌以往均主张做R2术式,随着经验的积累,发现单发病变的早期胃癌不但术后生存率高,复发率低(2.8%),而且复发病例均是病变侵入黏膜下层伴有淋巴转移者,复发的形式也多是经血行转移至肺及肝。而病变仅限于黏膜层的早期胃癌,即使已有第一站淋巴结转移,不论是单发或多发病变其生存率均可达100%。此外,凡息肉状的黏膜内癌(Ⅰ和Ⅱa)均无淋巴结转移,且术后全部存活。因此认为早期胃癌的手术方式应予以修正。 般而言,黏膜内癌宜做R1手术,黏膜下癌宜做R2手术。<2cm的息肉状黏膜内癌,做肿瘤局部切除或R0术式已完全足够。由于直径<2cm的无溃疡或仅有溃疡瘢痕的早期胃癌基本上无淋巴转移,故可施行内镜下激光治疗,对<1cm的病变,更可用电刀做黏膜局部切除。

(3)凡不属于上述两类情况的可根治性病例,以做R2为主的术式为宜。曾有报道比较Ⅲ期胃癌分别做R1及R2根治术式的疗效,结果R2术式的5年生存率明显高于R1术式者。

(4)胃癌直接侵犯到邻近组织与器官时,如有可能应争取与胃根治性切除同时做整块切除,仍有治愈的机会。有报道附加脏器切除的疗效,仅次于胃远侧部癌,而较近侧切除及全胃切除佳。因此只要没有远处转移,仍不应放弃可争取的根治机会。一般以合并脾、胰体、胰尾、横结肠或肝左叶切除的为多,合并胰头及十二指肠切除的手术病死率相当高,而5年生存率也最差(5%),故不应轻易为之。

2.姑息性手术

姑息性手术包括两类:一类是不切除原发病灶的各种短路手术,另一类是切除原发病灶的姑息性切除术。第一类虽手术较小,但一般并不能改变胃癌的自然生存曲线,仅能起到解除梗阻、缓解部分症状的效果。而第二类则有一定的5年生存率。根据北京市肿瘤防治研究所的资料,单纯剖腹探查病例的平均生存时间为(5.31+0.6)个月,姑息性短路手术为(7.66+0.75)个月,而姑息性切除术后3年和5年生存率则可达13.21%及7.09%。所以,只要全身情况许可,而又无广泛远处转移,凡局部解剖条件尚能做到胃大部切除的,应力争将其原发病灶切除。做姑息性胃大部切除术,不但可以消除肿瘤出血、穿孔等危及生命的并发症,而且在配合药物治疗后,有的仍可获较长的生存期。

3.内镜黏膜切除术

在内镜下做肿瘤切除能否成功的关键取决于病变早期、无淋巴转移且能在内镜下将病变完全切除。目前尚缺乏术前正确判断淋巴结是否有转移的方法,因此只能从对早期胃癌淋巴转移规律的认识,结合内镜下所见的病变加以判断。下列情况下的早期胃癌一般不会有淋巴转移:①直径<5mm 的早期胃癌;②直径<2.5cm 的隆起型早期胃癌;③直径<2cm 的无溃疡凹陷型早期胃癌;④直径<1.5cm 的混合型早期胃癌;⑤某些有手术禁忌证的早期胃癌或患者坚决拒绝手术者。

早期胃癌的内镜治疗包括切除法及非切除法,后者包括光敏治疗、激光治疗、局部注射法及组织凝固法。切除法可获得切下的黏膜标本,以供病理检查。该法先将内镜注射针经胃镜活检孔插入胃内达到病变边缘,向黏膜下注射含肾上腺素的生理盐水,使局部病变隆起,便于圈套,同时也可将病变与肌层隔离开来,保护肌层不受电凝损伤并防止出血,切下标本必须经病理检查,切端无癌细胞为完全切除,术后随访 2 年无复发可列为治愈。一般认为内镜下黏膜病变的完全切除率约 70%。如切下标本发现切除不完全则可改用内镜下激光治疗,以消除残余癌灶,也可考虑手术,大部分病例在改用激光治疗后病变消失而痊愈。

4.腹腔镜下局部切除

随着腔内外科及微创手术的发展,早期胃癌经腹腔镜下的全层切除部分胃壁已成可能。由于此手术可不开腹,即将胃壁病变做全层切除,切除范围也远较内镜下黏膜切除为广,且可将邻近胃癌病灶周围的淋巴结一并切除,如活检发现有癌转移时可即中转剖腹做根治手术。患者术后早期可进食,住院期短,因此有其优越性,切除范围较内镜为广。该手术一般宜于胃前壁的病变,如病变位于后壁或近侧,则需经胃腔内将病变部位黏膜切除或手术切除。

(二)化学药物治疗

我国胃癌总的手术切除率为 50%～77%,仍有相当部分病例发现时已失去手术切除机会,即使早期胃癌,也有 2%～5%的患者存在淋巴结转移,至于有微小转移者为数更多,胃癌根治术性切除后,仍有不少患者死于局部复发和远处脏器转移。因此,对失去手术切除时机、术后复发转移及发生残胃癌者均需进行化疗。另一方面,手术作为一种局部的治疗手段也有不足之处:①对术时病期已较晚,已有远处转移或局部病变有广泛浸润并累及邻近重要脏器的患者,单纯手术疗效不佳;②手术难以发现与处理潜在的亚临床转移灶;③手术操作本身也有可能会促使癌细胞的扩散和转移。有鉴于此,为了提高手术治疗的疗效,也需要施行与化疗相结合的综合治疗,以弥补单纯手术治疗之不足。据估计,约 2/3 的胃癌患者在疾病的不同阶段有化疗的指征,更有人建议,对所有胃癌患者均应辅以化疗。

对术前估计肿瘤不能根治性切除者,可考虑行术前化疗(包括动脉插管介入化疗),以缩小原发病灶和转移病灶、抑制肿瘤进展,使手术切除成为可能;对术中发现有或可能有肝转移、腹膜转移者,可在肿瘤供应 d 血管或腹腔内给予化疗;术后针对手术残留的肉眼看不见的肿瘤细胞进行化疗,预防肿瘤复发。此外,针对术前肿瘤细胞已有腹腔种植或术中腹腔播种,目前临床已在开展腹腔内化疗、腹腔温热灌注化疗;针对肿瘤淋巴转移的特点,正在试行淋巴系统内化疗。

近十年来,胃癌化疗的研究十分活跃,除了沿用传统的术前、术中及术后化疗方法外,近年提出了术后早期腹腔内化疗(EPIC)和持续性腹腔内温热灌注化疗(CHPP)的新方法。EPIC 能根除腹腔内的微小癌灶,可预防腹腔内复发,减少肝脏转移。CHPP 能使胃癌根治术后的复发率进一步降低,生存期进一步延长,并可改善已有腹膜种植转移的晚期胃癌患者的预后。因此,目前 EPIC 和 CHPP 疗法颇受重视。

1.常用的化疗药物

(1)氟尿嘧啶(5-Fu):自 1958 年应用于临床以来,已成为国内外治疗胃癌的首选和基本药物。5-Fu 为细胞周期特异性药物,在体内转变为 5-氟-2'-脱氧尿苷单磷酸,后者抑制胸腺:嘧啶核苷酸合成酶,阻止尿嘧啶脱氧核苷酸转变为胸腺嘧啶脱氧核苷酸,影响细胞 DNA 的生物合成,从而导致细胞损伤和死亡。总有效率为 20% 左右,有效期短,一般平均 4～5 个月。该药可静脉应用或口服。

(2)替加氟:为 1966 年合成的氟尿嘧啶(5-Fu)衍生物,在体内经肝脏的细胞色素 p-450 微粒体酶及局部组织的可溶性酶转变为 5-Fu 而发挥作用。由于该药毒性低,比 5-Fu 小 6 倍,化疗指数为氟尿嘧啶(5-Fu)的 2 倍,且口服和直肠给药吸收良好,因而成为近年治疗胃癌的常用药物。治疗胃癌的总有效率为 31%。

(3)丝裂霉素(MMC):为日本 1955 年、国内 1965 年研制成功的含烷化基团的细胞周期非特异性药物,其作用与烷化剂相似,可与 DNA 发生交连,使 DNA 解聚,从而影响增生细胞的 DNA 复制。总有效率为 10%～15%,反应期短,平均约 2 个月。 般采用每次 4～10mg 的间隙大剂量静脉给药,每周用药 2 次。由于该药对血液系统的毒性反应较大,缓解期较短,故常在联合用药(MFC)方案中应用。

(4)司莫司汀(甲基环已亚硝脲):为亚硝脲类烷化剂,属广谱的细胞周期非特异性药物,对胃癌有一定疗效,有效率一般为 10%～20%,有效期为 2～3 个月。

(5)多柔比星(阿霉素):为蒽环类抗肿瘤抗生素,属细胞周期非特异性药物,临床使用已有二十多年,诱导缓解迅速,但持续时间不长,总有效率为 21%～31%。本品对心脏有较强毒性。

(6)顺铂(CCDP):本品作为新型的无机抗癌铂类化合物于 20 世纪 70 年代初开始用于临床,研究表明本品与多种抗癌药物联合应用有协同作用,并且无明显交叉耐药性,因而在联合化疗中得到广泛应用。

(7)依托泊苷(鬼臼乙叉甙):是四十余种常用化疗药物中颇受青睐且较年轻的品种,属细胞周期特异性药物,作用于 S 末期,机制是切断拓扑异构酶结合的 DNA 双链,并能阻碍核苷通过胞浆膜,使之不能进入胞核内参与 DNA 复制。文献报道,单用对中晚期胃癌的有效率为 21%,联合化疗的有效率可达 60%～70%,完全缓解率可达 20%。

2.联合化疗方案

胃癌单一药物化疗的缓解率一般仅 15%～20%,应用联合化疗后可提高缓解率、延长生存期。近年报道的 EAP 和 ELF 联合化疗方案,不但对胃癌的缓解率(CRPR)可达 50% 以上,完全缓解率也达 10% 以上,且中位生存期可延长至 9～18 个月,从而使胃癌的化疗有明显的改观。

3.给药途径

(1)静脉滴注:仍是目前晚期胃癌化疗的主要途径。但由于静脉化疗时,抗癌药物随血液分散至全身组织,而肿瘤局部药物浓度有限,毒副作用大,疗效不佳。临床上决定化疗方案时,首先要考虑肿瘤的病理组织类型、部位、病期等因素。胃癌多属腺癌,常多选用氟尿嘧啶(5-Fu)、丝裂霉素(MMC)、多柔比星(阿霉素)、司莫司汀药物。如属早期胃癌而无淋巴结转移,经彻底手术切除者,可不加化疗;晚期胃癌采用化疗为主,或系手术后辅助化疗,一般需持续 1.5～2 年,在术后 3～4 周开始。

目前胃癌的化疗多采用联合方案,有效率达 40％,其中以 FAM 方案的疗效最好(氟尿嘧啶＋多柔比星＋丝裂霉素),一个疗程总量以氟尿嘧啶(5-Fu)10g,丝裂霉素(MMC)40mg,多柔比星(ADM)不得超过 550mg,有心力衰竭史者禁用,肝功能障碍者多柔比星(ADM)用量减半。在用药期间应测肝肾功能、心电图和白细胞计数,如白细胞计数低于 $3.5×10^9/L$ 和血小板计数低于 $70×10^9/L$ 者,应暂停药。

1)MFC 方案:

丝裂霉素(MMC)$3mg/m^2$,静脉注入。

氟尿嘧啶(5-Fu)$300mg/m^2$,静脉滴注。

阿糖胞苷(Ara-C)$30mg/m^2$,静脉滴注。

最初两周,2 次/周,以后 1 次/周,8～10 次为 1 个疗程;或丝裂霉素(MMC)每周 1 次,氟尿嘧啶(5-Fu)及阿糖胞苷(Ara-C)每周 2 次,6 周为 1 个疗程。

本方案以 VCR 代替阿糖胞苷(Ara-C),用量 $1.0mg/m^2$,静脉注入,1 次/周,称为 MFV方案。

2)UFTM 方案:

优福定片(UFT)2～3 片/次,口服,3 次/天。

丝裂霉素(MMC)$6mg/m^2$,静脉注射,1 次/周,共 6 次。

优福定片(UFT)总量 30g(以 FT-207 量计算)

3)FAM 方案:

氟尿嘧啶(5-Fu)$600mg/m^2$,静脉滴注,第 1、2、5、6 周。

多柔比星(ADM)$30mg/m^2$,静脉注入,第 1、5 周。

丝裂霉素(MMC)$10mg/m^2$,静脉注入,第 1 周。

如用表柔比星代替多柔比星(ADM),用量每次 50mg/m,余同前。

4)FAP 方案:

氟尿嘧啶(5-Fu)$600mg/m^2$,静脉滴注,第 1 天。

多柔比星(ADM)$30mg/m^2$,静脉注入,第 1 天。

顺铂(DDP)$20mg/m^3$,静脉滴注,第 1～5 天。

每 3 周为一周期,可重复使用 3 次。

5)CMU 方案:

卡铂 300～400mg/次,静脉滴注,每隔 3 周用 1 次。

丝裂霉素(MMC)6～10mg/次,静脉注射,1 次/周。

优福定片(UFT)400mg/d,口服。

术后 2～4 周开始化疗,每 3 周为 1 周期。

6)EAP 方案:

依托泊苷(Vp－16)120mg/m²,静脉滴注,第 4、5、6 天。

多柔比星(ADM)20mg/m²,静脉注射,第 1、7 天。

顺铂(DDP)40mg/m²,静脉滴注,第 2、8 天。

60 岁以上老人依托泊苷(Vp－16)改为 70mg/m²,每 3～4 周重复。

7)ELF 方案:

亚叶酸钙(甲酰四氢叶酸)300mg/m²,2 小时点滴结束后,依托泊苷(Vp－16)120mg/m²和氟尿嘧啶(5－Fu)500mg/m²,静脉滴注。连用 3 天,1 个月后重复。

8)FAMTX 方案:

氟尿嘧啶(5－Fu)、多柔比星(ADM)与 FAM 方案用法相同,而甲氨蝶呤(MTX)在用氟尿嘧啶(5－Fu)前 3 小时以上给药。甲氨蝶呤(MTX)量 100mg/m²,每 4 周重复(需水化)。

9)PMUE 方案:

顺铂(DDP)75mg/m²,静脉滴注,第 1 天(水化)。

丝裂霉素(MMC)10mg,静脉注射,第 1 天。

依托泊苷(Vp－16)50mg/m²,静脉滴注,第 3、4、5 天。

优福定片(UFT)400mg/d,口服。

3 周为一周期。用于高度进展型胃癌,有效率为 54.8%。

注:优福定(UFT)、依托泊苷(Vp－16)、顺铂(DDP)、丝裂霉素(MMC)、氟尿嘧啶(5－Fu)、多柔比星(ADM)。

(2)腹腔灌注:直接向腹腔内灌注化疗药物治疗胃癌已有近 40 年的历史,但到近年才真正认识到其价值。其原理是增加药物与腹膜的接触面,形成全身的低浓度和局部的高浓度,使肿瘤组织直接浸泡在高浓度的药液中,延长作用时间,从而提高了疗效,减少或降低了药物的全身毒副作用。本法用于胃癌手术切除术后或已合并腹腔内其他部位有转移的患者。由于灌注的药物通过门静脉系统进入肝脏和全身组织,故对防治胃癌伴肝转移尤为合适。

具体方法:将化疗药物充分溶于 500～1 000mL 生理盐水中,通过腹腔穿刺或术中直接倒入腹腔(有腹腔积液者,尽可能先抽去腹腔积液)。然后不断变换患者体位,或做深呼吸运动、腹部按摩,以便使药物充分作用于腹腔各处。一般 2～4 周为 1 个疗程。一般采用氟尿嘧啶(5－Fu)、丝裂霉素(MMC)、多柔比星(ADM)、依托泊苷(Vp－16)、甲氨蝶呤(MTX)等,以顺铂(CDDP)最为常用。最近发现高温与腹腔化疗有协同作用,43℃的高温能增强化疗药物对肿瘤细胞的杀伤活性。据报道含化疗药物的 41～43℃灌注液约 5 000mL,腹腔循环灌注 120分钟能有效提高穿透浆膜的胃癌或腹腔脱落细胞阳性患者的生存率。

(3)导管注射经外科手术安置的药泵导管或放射学介入导管向胃动脉或腹腔注射抗癌药物,近年发展较快。抗癌药物的细胞杀伤作用呈浓度依赖性,药物浓度比作用时间更加重要,局部浓度增加 1 倍,杀灭癌细胞作用可增加 10 倍左右,此为胃癌的导管化疗提供了理论依据。已有大量临床经验表明,腹腔动脉导管灌注化疗,可明显提高胃癌供瘤动脉及肿瘤的药物浓度,因而具有较好疗效,并大大降低了药物的全身毒副反应。与静脉全身化疗相比,动脉导管化疗总有效率及生存期均明显增加,特别对伴有远处转移、术后复发、年老体弱和全身情况差的胃癌患者尤为适应。

(4)胃癌的淋巴系统内化疗:术前或术中经癌灶、癌旁黏膜下或胃周淋巴结等部位注入携带高浓度抗癌药物的载体,使药物在淋巴系统内扩散、杀死淋巴系统内转移癌细胞的一种局部化疗方法。淋巴化疗的优点是局部用药浓度高、药物有效浓度维持时间长、药物作用直接、全身不良反应轻微。淋巴化疗药剂的选择应是:对淋巴系统有高趋向性;具有缓慢释放特性;对消化道肿瘤细胞有肯定疗效的抗癌药物。淋巴化疗不仅对进展期胃癌可以辅助清扫术治疗淋巴结转移,对早期癌经内镜(激光、高频、电灼)等治疗时,经癌灶内或癌周注入抗癌药物对防治壁内或区域淋巴结癌转移也有一定价值。常用的有乳剂、脂质体、胶体、炭粒、油剂等。

4.化疗方法

(1)术前化疗:术前化疗的目的在于使病灶局限,为手术创造条件,以提高手术切除率,并减少术中播散和术后复发的机会,消灭潜在的微小转移灶,提高手术治愈率。胃癌术前化疗,以往多主张经静脉给予单一化疗药物,近年来导管给药、腹腔给药及联合用药增多。不少研究认为,不论从手术切除率、手术治愈率、淋巴结转移率、癌肿局部浸润程度、切除标本的组织学改变,以及术时腹腔冲洗液及胃引流静脉血中的癌细胞数及其活力等方面与对照组相比,都说明术前化疗有明显的疗效,而且可延长生存期。国内王小平等报道20例晚期胃癌患者术前行腹腔动脉灌注化疗,术后随访3~5年并与同期30例晚期胃癌对照组进行对比分析,发现术前行动脉灌注化疗者,其手术切除率及生存率均明显高于对照组,术后病理检查发现术前灌注治疗组的肿瘤组织有坏死、大量炎细胞浸润、纤维组织增生及肉芽组织形成等改变。王娟等对进展期胃癌术前化疗不同给药途径的药代动力学进行了对比研究,与静脉给药组相比,发现腹腔给药组的癌组织、癌旁组织、大网膜、腹膜及转移淋巴结中聚积较高的药物浓度,其中腹膜最高,超出静脉给药组近4倍,腹腔液、门静脉及外周血超出静脉给药组13倍、3倍及1.5倍,故认为腹腔给药可提高腹膜、肿瘤组织内化疗药浓度,延长药物作用时间,比静脉给药更具优越性。但术前化疗的研究还不够,所用药物、方法均不一致,也缺乏大样本的长期对比观察,以致对术前化疗的评价也有不同的看法,有人认为术前化疗可增加手术并发症,抑制机体免疫功能,影响伤口愈合,易并发感染。因此,胃癌的术前化疗有待于进一步研究。

(2)术中化疗:术中化疗的目的在于消灭残存病灶,减少术中癌细胞播散、种植的机会,以降低术后复发率。目前方案尚不统一,多采用在清洗腹腔后、关腹前,向腹腔内注入氟尿嘧啶(5-Fu)等抗癌药物的方法。

(3)术后化疗:作为术后的巩固治疗措施,控制可能存在的残存病灶,防止复发和转移,提高生存率。术后化疗可延长生存期,并对预防肝转移有明显的作用。根据日本的经验,术后给予中等剂量的丝裂霉素(每周4mg,总量40mg),对Ⅱ期胃癌有效,并对预防肝转移有明显作用。国内协和医院报道胃癌术后辅助化疗的5年生存率为45.4%,而未加化疗者为29.8%。一般认为术后用药的原则为:①Ⅰ期胃癌做根治性手术切除后一般不需化疗。因为多数临床实践已证明,该类患者术后给药并不能提高疗效。②其他各类根治性胃切除术者,术后均应给予化疗,可采用单一药物化疗,药物一般选用氟尿嘧啶、丝裂霉素,或替加氟,也可采用联合化疗。③凡未做根治性切除的术后患者,均应给予联合化疗。④各种化疗一般均在术后 2～4 周开始,视患者一般情况及术后饮食恢复情况而定。用药剂量的大小以不引起明显的不良反应为原则。应用化学药物的同时须结合应用中药。

(4)术后早期腹腔内化疗:在进展期胃癌患者中,尤其是浆膜受侵犯者,约半数可发生腹膜种植转移,导致术后复发。此外,在手术过程中,被切断的组织间隙中的淋巴管、毛细血管及胃腔内的癌细胞均有可能溢入腹腔,加之手术机械性损伤使腹膜内皮下结缔组织裸露,以及全身免疫功能减退,都可能造成癌细胞的种植。术后早期腹腔内化疗(EPIc)的目的就在于配合手术治疗,防止术后腹膜癌的种植与复发。由于 EPIC 具有腹腔内药物浓度高,作用持续时间长,且由于药液能与已种植于腹膜表面或脱落在腹腔内的癌细胞直接接触,因此可大大提高化疗药物对癌细胞的毒性作用,又由于血浆药物浓度相对较低,可减轻全身化疗的毒副作用。EPIC 疗法于胃癌切除术后的当天开始,先用灌注液(腹膜透析液、生理盐水或平衡液)反复冲洗腹腔,清除腹腔内残留的血液或组织碎片,将化疗药物(常用有多柔比星、表柔比星、氟尿嘧啶、丝裂霉素、顺铂等)灌注液中,预热至 37℃,通过灌注导管装置在 15～30 分钟内输入腹腔,灌注液量每次 1～2L,在腹腔内保留 12～24 小时后更换 1 次,连续使用 3～7 天。韩国学者 Yu 等报道一组进展期胃癌,认为 EPIC 疗法可降低腹膜癌种植的发生率,提高远期生存率。EPIC 疗法多数患者能够耐受,但也可出现一些并发症,常见的有切口出血、切口感染、腹膜炎、肠麻痹、肠瘘、吻合口瘘及肠穿孔等。

(5)持续温热腹腔灌注疗法:日本已广泛将持续温热腹腔灌注疗法(CHPP)作为进展期胃癌术后的一种辅助疗法。适应证为:①进展期胃癌浸润至浆膜或浆膜外,或伴有腹膜种植转移者;②术后腹膜复发,或伴有少量癌性腹腔积液。具体方法为:胃癌术毕关腹前,仍在全麻状态下,分别给患者头枕冰袋,背垫凉水垫,使其体温降低至 31～33℃。在左右膈下间隙放置硅胶输入管,在盆腔陷窝放置输出管,并逐一连接于一恒温流动驱动装置,然后关腹,使灌流驱动装置、管道及腹腔组成一个封闭式的循环灌流系统。常用的灌流液为 EL－Reflsc 液或生理盐水,化疗药可单一用药,也可联合用药。整个疗程所需灌流液总量 3～10L 不等,持续时间 1～2 小时,灌流液温度通常维持在流入液 42～45℃,流出液 40～42℃。CHPP 疗法具有多重抗癌效应。CHPP 能使腹腔内游离及种植于腹膜的癌细胞在温热与化疗药物的协同作用下,迅速发生核固缩、核溶解;同时,灌流液中加入的化疗药物不但在腹腔局部,而且还能由腹膜缓慢吸收入血在全身起到抗癌作用。CHPP 疗法无论在预防胃癌术后复发或治疗已有腹膜转移的晚期患者均取得了较明显的疗效。Tanaka 等应用 CCDD、丝裂霉素(MMC)及 ETP 联合 CHPP 治疗进展期胃癌 23 例,术后腹膜癌复发率仅 8.7%,而对照组 34 例则为 20.6%。Fujimoto 等对术前已证实有腹膜癌细胞种植转移的患者进行 CHPP 治疗,术后半年、1 年和 2 年生存率分别为 94.0%、78.7% 和 45.0%,而未经 CHPP 治疗的 7 例则均于术后 9 个月内因腹膜癌复发而死亡。但也应该重视 CHPP 疗法的不良反应和并发症。Hume 等研究不同温度的腹腔灌注液对大鼠空肠的影响,发现在 43% 持续 30 分钟时,被损伤的肠绒毛能够恢复,44℃ 持续 30 分钟,损伤的肠绒毛不可逆转,温度超过 43"C 可导致大鼠小肠溃疡、穿孔甚至死亡。CHPP 疗法能否增加术后肠麻痹、吻合口瘘、腹腔内出血、肠穿孔及肠粘连等并发症,尚需进一步研究。

### (三)免疫治疗

免疫治疗与手术、化疗并用,有改善患者免疫功能,延长生存期的作用,但迄今尚无突破性进展。临床常用的有冻干卡介苗、沙培林(OK-432)、云芝多糖(PSK)、香菇多糖、高聚金葡素、阿地白介素(白介素-2)、肿瘤坏死因子(TNF)、淋巴因子激活的杀伤(LAK)细胞及干扰素(INF)等。冻干卡介苗在临床应用已久,虽有一定疗效,但并不显著。OK-432 是溶血性链球菌经青霉素和物理加温处理的灭活制剂,具有激活粒细胞、巨噬细胞、淋巴细胞及补体等作用,每次肌内注射或皮内注射 0.2~1KE,每周 1~2 次。PSK 系从担子菌属瓦蘑 CM-101 株的培养菌中提取的蛋白多糖,具有活化巨噬细胞,增强吞噬功能等作用,每日 3~6g,分 1~3 次口服。香菇多糖是水溶性的 β 葡聚糖,自香菇的热水抽提物中获得,具有活化 T 淋巴细胞、NK 及 K 细胞等作用,每次静脉滴注或肌内注射 2mg,每周 1~2 次。高聚金葡素系从一株高效、低毒的葡萄球菌代谢产物中提取的一种新型生物反应调节剂,作为第一个用于临床的超级抗原类抗癌生物制剂,具有诱导产生 IL-2、INF、TNF 等细胞因子,激活 T 细胞、NK 细胞及 LAK 细胞等作用,有作者认为具有较好的临床疗效,一般每天 500~1 000U,肌内注射,也可直接腹腔内注射。阿地白介素(IL-2)、TNF 及 LAK 有报道对中晚期胃癌有一定疗效,但资料不多,也缺乏严格的对照。干扰素对胃癌的疗效并不很肯定。

### (四)内镜下治疗

近年来,作为胃癌非手术疗法的内镜下治疗有很大进展。方法有胃镜下黏膜切除术和旨在破坏局部癌组织的激光、微波治疗及酒精注射等。由于破坏局部组织的疗法实施后,难以再活检明确有无癌组织残留,因此目前多主张采用黏膜切除法。胃镜下治疗一般用于早期胃癌或高龄、重症患者不能耐受外科手术者。

1.黏膜切除术

自 1984 年日本多田首先报道以来,至 1995 年底日本已累积报道三千余例。本法先在癌灶底部注射适量生理盐水,使病灶隆起,然后行电凝切除。适应证一般为:①病灶直径<2cm 的早期胃癌或黏膜内癌;②无淋巴结转移;③非溃疡性病变。因溃疡性病变术前不能明确浸润深度,故Ⅲ型早期胃癌不适于此治疗。多田对行此治疗的 113 例早期胃癌随访 5 年以上,均未见复发,与同期外科手术治疗的 33 例比较,两者疗效相似。因此,本法使非手术方法治愈早期胃癌成为可能,且具有对人体创伤小、适应证宽、穿孔等并发症少,费用低等优点。

2.激光治疗

激光照射可使活体组织蒸发、凝固及蛋白质变性,高功率激光尚能使活体组织炭化。常用 YAG 激光,该激光功率高,快速照射疗效好。绝对适应证为病变直径<2cm 的隆起型高分化黏膜内癌及病变直径<1cm 的非溃疡性凹陷型癌,此外为相对适应证。日本报道一组 YAG 激光治疗早期胃癌的癌残存率和复发率,绝对适应证组为 0 和 9.1%,相对适应证组为 9.1%和 20.0%,6 个月以上的癌转阴率则两组分别为 95.0%和 63.6%。

3.微波治疗

微波频率介于高频电和激光之间。高频电凝和激光光凝之热能系外部加热,微波则系一种以生物体组织本身作为热源的内部加热又称介质加热。微波具有不炭化组织的凝固作用,使肿瘤坏死萎缩。≤2cm 的非溃疡分化型腺癌和黏膜内癌为其绝对适应证,>2cm 的低分化型腺癌和浸润至黏膜肌层者为相对适应证。

4.酒精注射治疗

经内镜插入注射针,对准癌灶及其边缘部分,分 4～8 点注射 95％的酒精,每点约 0.5mL。本法对病灶直径＜4cm 的黏膜层癌,特别对小胃癌和微小胃癌较为理想,约 50％的病例经治疗后病灶缩小、局限、纤维化,随访活检持续阴性。此外,近年国外日本等开始研究胃癌的腹腔镜及腹腔镜与胃镜联合操作的内镜治疗。方法有腹腔镜下胃楔形切除,腹腔镜下胃黏膜切除术,腹腔镜下 R2 胃切除术。腹腔镜下手术的优点是损伤小、并发症发生率低,但有易致肿瘤腹腔内种植的缺点。

### (五)术中放射照射

术中对第二站淋巴结组进行照射,可提高 5 年生存率。Ⅱ期以上的病例加用术中照射,其结果要比单纯手术为好。目前,西医治疗胃癌仍以手术、放疗、化疗为首选。但由于放疗对胃癌的敏感性低、疗效差,加之胃部周围重要脏器多,放射治疗常伤及机体的正常细胞和组织,故一般较少采用(个别情况下,常使用放疗与手术配合以提高手术切除率),多是先行手术切除。手术的最大优点是快捷了当地将肿瘤切除,解决了机体当前的致命伤。手术切除对局部治疗效果极佳,不过,对全身治疗与机体防御反应的提高毫无作用。化疗的优点是进行了全身的治疗,而且对癌细胞的杀伤力很强,不管对原发的、残留的、扩散的或转移的,均有独到与回生(有些肿瘤患者如果不化疗,往往于短期内死亡)之功。其缺点是毒副作用大,使全身遭受到某种程度的损害。对早期胃癌,应以手术为主,且效果良好,不过,由于胃癌初期常无显著症状,缺乏临床特征,多数患者到检查发现时已是较晚期,超出了根治切除范围,而化疗往往使患者忍受不了它的不良反应,甚至使患者的生存质量日趋恶化,因此,手术切除后配合中医药治疗这一课题,颇值得深入探讨。

# 第九节　胃平滑肌瘤及肉瘤

## 一、胃平滑肌瘤

胃平滑肌瘤是起源于平滑肌组织的良性肿瘤,是最常见的间质性良性胃部肿瘤。因直径＜2cm 的平滑肌瘤无任何临床症状,其实发病率很高。早期手术治疗预后良好。严重者可表现出血、腹痛、腹胀、腹部包块等,其中出血为最常见的症状。

### (一)临床表现

胃平滑肌瘤起源于平滑肌组织(多源自胃壁环肌或纵肌),少数起自黏膜肌层的良性肿瘤。好发于胃底、胃体,小弯侧较大弯侧多见,后壁较前壁为多。直径＜2cm 的平滑肌瘤无任何临床症状。其临床表现常与肿瘤的部位、大小、生长方式、并发症类型等有关,严重者主要表现为出血、腹痛、腹胀、腹部包块等,其中出血为最常见的症状。

### (二)治疗

尽早手术切除,通常采用切除肿瘤及正常 2～3cm 的楔形胃壁,用腹腔镜行此手术,创伤较小,恢复时间缩短,是一大进展。

## 二、胃平滑肌肉瘤

胃平滑肌肉瘤是起源于胃平滑肌组织的恶性肿瘤。胃平滑肌肉瘤多从胃固有肌层发生,较为少见,仅占胃内瘤的 20%。其临床表现 X 线钡餐及胃镜等检查缺乏特异性,易与胃癌、胃平滑肌瘤及其他胃原发性肿瘤相混淆,术前诊断及鉴别诊断皆较困难。临床上胃平滑肌肉瘤不易完整切除,加之化疗效果不佳,患者预后较差。本病发病的性别差异不大,平均发病年龄为 54 岁。

### (一)病理

胃平滑肌肉瘤多半位于胃的近侧部,可单发或多发,大小不一,由于长期无症状,故临床上发现者常较大,可在数毫米至数十厘米,一般在 4cm 以上。由内向外分为 3 型。

#### 1.胃内型肿瘤

位于黏膜下,向胃腔内生长。

#### 2.胃壁型肿瘤

向压力较低的浆膜下及黏膜下生长,而形成中间有瘤组织相连的哑铃状肿物。

#### 3.胃外形肿瘤

向大网,膜及附近组织生长。肿瘤外观多呈球形或半球型或分叶状,瘤内常发生出血、坏死、囊性变,其表面黏膜也可发生溃疡。肿瘤扩散以血行转移为主,转移多见于肝、其次为肺。也可种植播散。淋巴结转移者少见。

### (二)临床表现

胃平滑肌肉瘤的临床表现与肿瘤生长部位、类型、病期及有无并发症等有关。早期无特异性症状,典型者表现如下。

#### 1.腹痛

约 50% 以上的患者发生腹痛,常先于出血和肿块。多为隐痛或腹部不适感,偶呈剧痛。腹痛系由瘤体膨大、牵拉、压迫邻近组织所致。

#### 2.腹部包块

半数左右出现腹部包块,小者如核桃。多有粘连,较固定,触之常有囊性感,触痛不明显。

#### 3.胃出血

胃平滑肌肉瘤发生出血者也较多见,常为间断性、持续性小量出血。黑便为主,呕血者较少,极个别呈大出血甚至休克。出血的主要原因是肿瘤受压或供血不足使中央部位梗死、坏死,以及瘤体表面溃疡所致。可伴有贫血症状。

#### 4.其他

发热、消瘦等其他表现。

### (三)诊断

#### 1.X 线钡餐检查

可见胃内有边缘较整齐的圆形充盈缺损,有时在充盈缺损中间可见到典型的"脐样"龛影。胃外形肿瘤则表现为胃受压和移位现象。

**2.内镜检查**

可,见较大的黏膜下肿物的特征,肿瘤表面黏膜呈半透明状,肿瘤周围的"桥形皱襞"不如良性平滑肌瘤明显。有时可见"脐样溃疡"。

**3.超声波和CT**

B超和CT检查有助于确定病变部位、范围、邻近脏器的浸润程度。对体积大的肿块,在B超引导下经皮肤穿刺取活组织检查,有助于术前明确肿块性质,并选择治疗方案。

胃平滑肌肉瘤应与平滑肌瘤相区别,因两者的治疗原则不同,预后也不一样,有时两者的鉴别很困难。

有时较大的胃平滑肌瘤,病理诊断为良性,临床上也应考虑恶性的可能,按恶性治疗较为妥善。

**(四)病理分期**

根据对胃平滑肌肉瘤的自然病程和预后因素分析表明:胃平滑肉瘤的恶性程度分级、肿瘤的大小、有无邻近脏器浸润等三点,能客观反映肿瘤的生物学行为,预示患者的预后。根据这3个指标,将胃平滑肌肉瘤分为三期:0期:无上述不利因素;Ⅰ期:存在1个因素;Ⅱ期:存在两个因素。

**(五)治疗**

胃平滑肌肉瘤对放疗和化疗都不敏感,主要依靠手术治疗,因为该类肿瘤手术切除后局部复发多见,故手术时力求彻底。较小的肉瘤可做胃次全切除,较大的肉瘤需行全胃切除。如术中见肿瘤侵犯邻近脏器或组织时,首先应切除足够的原发灶,然后尽可能扩大手术并切除转移灶。

**(六)预后**

胃平滑肌肉瘤术后总的5年生存率在50%以上,按统计,0期的5年生存率为100%,Ⅰ期为77%,Ⅱ期19%。

# 第十节　胃恶性淋巴瘤

恶性淋巴瘤是原发于淋巴结和淋巴结外淋巴组织的恶性肿瘤。原发于淋巴组织的肿瘤都是恶性肿瘤,所以在临床实际工作中淋巴瘤和恶性淋巴瘤这两个名称常相互通用。

**一、病理**

**(一)大体分型**

**1.肿块或息肉型**

为胃壁内肿块,肿块较扁平或向胃腔内隆起呈息肉状,但表面黏膜正常,肿块较大时可伴有黏膜糜烂或表浅溃疡。

**2.溃疡型**

多为浅表的溃疡,也可表现为巨大的单一溃疡,底部坏死,边缘硬而突起,可发生出血和穿孔。

### 3.浸润型

为局限或弥散的胃皱襞肥厚性浸润性病变,使局部黏膜隆起,增厚,或表现为扁平、环形的橡皮样肿块,似脑回样。

### 4.结节型

表现为黏膜表面隆起的多发性或弥散性结节形成,结节常扩散至黏膜下或浆膜面,有时伴有浅表或深在溃疡。

### 5.混合型

在一个标本中同时有两种以上类型者。

## (二)组织学特征

### 1.高分化淋巴细胞型

为成熟的淋巴细胞增生,通常不具有恶性细胞的组织学特征。

### 2.低分化淋巴细胞型

淋巴细胞显示不同程度的未成熟性,相当于淋巴母细胞性淋巴瘤。

### 3.组织细胞型

为不同程度成熟与分化的组织细胞增生所构成。

### 4.混合细胞型

同时含有淋巴细胞和组织细胞。

### 5.未分化型

为原始网织细胞增生所组成。

## 二、分类

### (一)霍奇金淋巴瘤

内有肿瘤细胞、各种炎症细胞以及增生的毛细血管常混杂在一起形成肉芽肿样结构,并含有巨网状细胞。其中又分为淋巴细胞显著型、结节硬化型、混合性细胞结构型及淋巴细胞耗尽型。

### (二)非霍奇金淋巴瘤

分为滤泡状淋巴瘤、弥散性淋巴瘤等多种类型及分化方式。

## 三、临床表现

### (一)症状

原发性胃淋巴瘤的症状极似胃癌。

### 1.腹痛

胃恶性淋巴瘤最常见的症状是腹痛。腹痛发生率在90%以上。疼痛性质不定,自轻度不适到剧烈腹痛不等,甚而有因急腹症就诊者。最多的是隐痛和胀痛进食可加重最初的印象,一般是溃疡病但制酸剂常不能缓解腹痛,可能是恶性淋巴瘤原发性损伤周围神经或肿大淋巴结压迫所致。

### 2.体重减轻

约占60%为肿瘤组织大量消耗营养物质和胃食欲缺乏摄入减少所引起,重者可呈恶病质。

3.呕吐

与肿瘤引起的不全幽门梗阻有关,以胃窦部和幽门前区病变较易发生。

4.贫血

较胃癌更常见。有时可伴呕血或黑便。

### (二)体征

上腹部触痛和腹部包块是最常见的体征有转移者,可发生肝脾大少部分患者可无任何体征。

## 四、诊断

### (一)视诊

有类似溃疡病的症状及贫血或消化道出血征象。

### (二)X 线钡餐

表现为不规则的圆形充盈缺损,状如"鹅卵石"。有时可见到多发性溃疡,大而浅;或有充盈缺损或龛影,胃壁增厚,僵硬,胃黏膜粗糙、扭曲而肥大。

### (三)内镜检查

因肿瘤的类型不同,可见到不同的表现,组织活检75％可明确诊断。

### (四)B 超和 CT 检查

有助于确定病变的部位、范围以及对治疗的反应,也有助于术前制订合适的治疗方案。

确诊;为胃淋巴瘤后,须判断属原发性还是继发性。

原发性淋巴瘤的诊断标准为:①全身浅表淋巴结无肿大;②白细胞总数及分类正常;③胸部 X 线片未显示有胸骨后淋巴结肿大;④手术证实病变局限胃及区域性淋巴结;⑤肝、脾正常。

胃假性淋巴瘤:由胃壁的淋巴组织肿块型成,常与覆盖于其上的黏膜溃疡有关,是一种慢性炎症反应,是良性病变。表现为上腹部疼痛、腹部肿块及体重减轻,钡餐检查难以区别,治疗需手术切除,切下标本做病理学检查可明确诊断。

## 五、治疗

Ⅰ期:手术。局部及区域淋巴结做放疗。

Ⅱ期:手术。局部及区域淋巴结做放疗。

Ⅲ、Ⅳ期:手术、化疗、残存病变处做放疗。

原发性胃淋巴瘤的手术切除高,对放疗及化疗又很敏感,因此术后 5 年生存率均优于胃癌,一般>50％。

### (一)手术治疗

是主要治疗手段、切除范围与胃癌相似,但其病变范围常不如胃癌大,因此,须在手术中做冰冻切片,防止切端肿瘤细胞残留。一般次全胃切除就可解决问题,如胃内有多个病灶,或病变较大,可行全胃切除术。同时需行区域淋巴结清扫。

### (二)放疗

作为术后主要辅助性治疗措施。

适应证为：①肿瘤较大，已浸润浆膜面或有淋巴结转移，估计腹内仍有肿瘤残存者；②姑息性切除术后；③复发性胃淋巴瘤。放射剂量为 30～40Gy。

### （三）化疗

对有淋巴结转移或病变广泛的晚期病例，可采用联合化疗延长生命，化疗的药物以环磷酰胺为基本用药，常用的方案有：COP、CAOP、COPP、MOPP、CHOP 等。

## 六、预后

胃恶性淋巴瘤的预后与病变浸润深度及淋巴结有无转移有密切关系。据报道，病变局限在黏膜下层者，术后 5 年生存率为 71.4％，到肌层和浆膜层者则为 21.7％。另有报道无胃周围淋巴结转移的 5 年生存率为 88％，有淋巴结转移的为 32％，术后复发多发生于两年之内。

# 第二章　神经外科疾病

## 第一节　头皮炎症

### 一、定义
头皮炎症包括疖、痈、脓肿,多由金黄色葡萄球菌及链球菌等感染所致。如处理不当,可造成颅内感染。

### 二、诊断依据
#### (一)临床表现
1.疖

为毛囊或皮脂腺的急性化脓性感染。多见于小儿患者,局部出现圆锥状硬结,红肿、疼痛,中心可出现脓栓。

2.痈

为相邻的毛囊和皮脂腺的急性化脓性感染,见于各种年龄患者,多见于颈枕部位,红色肿块,质硬,周围肿胀。可见多头疖肿形成,似蜂窝,脓头间皮肤有坏死,中央可有溃烂。

3.蜂窝织炎

为头皮及帽状腱膜下层急性化脓性感染。局部红、肿、热、痛,边界不清。有头痛、高热、寒战等全身反应。

4.脓肿

头皮感染及头皮血肿继发感染形成。局部红肿、疼痛,触之有波动感,可破溃流脓。头痛、发热、寒战。可并发颅骨炎症。

#### (二)辅助检查
1.实验室检查

(1)周围血常规:白细胞数增高。

(2)脓液培养:有致病细菌。

2.影像学检查

头颅 X 线片有颅骨病变时,可见骨结构破坏。

### 三、治疗原则
#### (一)抗感染治疗
选用敏感抗生素。

#### (二)手术治疗
脓肿切开引流。

# 第二节　颅骨感染性疾病

## 一、颅骨结核

### (一)定义

颅骨结核是结核杆菌侵入颅骨引发的一种特异性炎症。主要是通过血行、淋巴播散及邻近病灶直接侵入。

### (二)诊断依据

1.临床表现

(1)有结核病史,有低热、消瘦乏力、食欲缺乏、夜间盗汗。

(2)多见于青少年,起病缓慢、病程长,病变可在额骨、顶骨部位。

(3)病灶可单发、多发,局部肿胀,可出现无痛性寒性脓肿。脓肿破溃后可形成窦道,有灰白色干酪样脓液排出,有时有破骨片。

2.辅助检查

(1)实验室检查:①周围血常规:白细胞数增多,以淋巴细胞为主,血沉加快。②脓液培养:有结核菌。

(2)影像学检查:①头颅拍片:颅骨单发或多发病灶;边缘整齐或穿凿样的圆形或椭圆形骨缺损,可有大小不一的游离高密度影。②CT 或 MRI:可见病灶区骨缺损和游离死骨。同时可发现硬膜外、硬膜下及脑内的病变。

### (三)鉴别诊断

与颅骨骨髓炎鉴别,前者结核菌培养为阳性。

### (四)治疗原则

1.药物治疗

应用抗结核药物。

2.手术治疗

清除病灶。

## 二、颅骨骨髓炎

颅骨骨髓炎为细菌感染所致,多见于金黄色葡萄球菌及其他细菌感染,常见于颅脑外伤及术后直接原因所致,也可由血行感染及邻近组织感染所致。

### (一)诊断依据

1.临床表现

(1)有头颅外伤史或手术史。

(2)有邻近组织炎性病灶,如额窦炎。

(3)可见急性发病症状,如发热,局部肿胀,压痛,红斑。

(4)慢性骨髓炎:患者为无痛性头皮肿胀,可有多发窦道的疼痛区,有皮下积脓、破溃、流脓,脓液中可杂有坏死颅骨。

2.辅助检查

(1)实验室检查:①周围白细胞数升高;②脓液培养可查到致病菌。

(2)影像学检查:①头颅X线片:可表现为地图样骨破坏区,界限较模糊,不规则,呈斑点状骨破坏区,有骨硬化带,界限较清晰。多数有游离死骨;大小不一,形态不整。②CT及MRI:可见病灶区骨缺损及游离死骨。同时可见硬膜外、硬膜下的病灶改变。

**(二)治疗原则**

1.一般治疗

抗生素治疗,选用敏感抗生素。

2.手术治疗

切除感染的骨组织,清除周围感染的组织。

# 第三节　颅内脓肿

化脓性细菌侵入颅内,引起局限性化脓性炎症,继而形成脓肿者称为颅内脓肿。脓肿的细菌来源可来自邻近结构的感染灶、远隔部位的感染灶或通过开放性颅脑损伤直接进入颅内,颅内脓肿形成的病理学分几个阶段,临床上各个阶段相互衔接,难以明确划分。一般来说患者具有3类症状:急性感染性症状、颅内压增高、症状和脑局灶性症状。由于脓肿发生的部位不同,临床上称之不同部位的脓肿。

**一、硬膜外脓肿**

**(一)定义**

脓液积聚在硬膜与颅骨之间的潜在间隙内,多由邻近组织的感染直接侵入而形成。见于颅骨骨髓炎、黄色肉芽肿、中耳炎及头皮外伤。病原菌常见于金黄色葡萄球菌及溶血性链球菌及需氧性链球菌。

**(二)诊断依据**

1.临床表现

(1)临床上多有较明确的局部炎症病灶。

(2)有头痛、发热及轻度全身感染症状。

(3)出现局部症状:如神经功能障碍;癫痫发作,感觉、运动障碍等。

2.辅助检查

(1)实验室检查:周围白细胞数升高或正常,血沉常常增快。

(2)影像学检查:①头颅X线片:可见部分原发性疾病,颅骨骨质破坏。②CT:脓肿表现为凸透镜样的肿块,肿块内为等密度影,而周围相对增强。③MRI:脓肿为梭形异常信号区,在$T_1$加权像上病变信号介于脑组织与脑脊液之间。在$T_2$加权像上病变信号高于脑组织。

**(三)鉴别诊断**

急性硬膜外血肿:有明确的头部外伤史,病情发展快,出现相应的颅内压增高和局灶性症状,体征明确。X线拍片多可发现颅骨骨折。CT示肿物为高密度影像。

**(四)治疗原则**

1.抗感染治疗

选择敏感的抗生素。

2.手术治疗

开颅切除脓肿,清除脓液、炎症肿块及部分炎症颅骨。

## 二、硬膜下脓肿

**(一)定义**

化脓性感染发生在硬膜下间隙,脓液呈局限性积聚,多由鼻窦炎、中耳炎、感染逆性扩散及开颅手术后、外伤后感染引起,也可由血行播散感染引起,最多见的微生物是需氧或厌氧链球菌,也有金黄色葡萄球菌肺炎球菌、流感嗜血杆菌、大肠埃希菌等。多数合并有硬膜外脓肿。

**(二)诊断依据**

1.临床表现

(1)有明确的炎症病史。

(2)表现为头痛、恶心、呕吐、发热、脑膜刺激症状,严重者可有嗜睡、昏迷。

(3)局灶性症状:癫痫发作,一侧肢体瘫痪,言语障碍,颈部强直,布鲁津斯基征或克氏征阳性。

2.辅助检查

(1)实验室检查:①外周血白细胞数增高;②血培养可呈阳性结果。

(2)影像学检查:头部CT显示低密度半月形或凸透镜状的液体聚集,增强后脓肿内膜呈增高信号,灰、白质交界发生了移位。MRI显示 $T_1$ 加权像上典型的硬膜下脓肿表现为低信号,$T_2$ 加权像上则表现为高信号。

(3)腰椎穿刺:因颅内压高,多不主张做。

**(三)鉴别诊断**

与慢性硬膜下血肿相鉴别,该病多有头部外伤史,老年人多见,病史长,有局灶性症状和体征,无炎症病史及感染中毒症状。

**(四)治疗原则**

1.对症治疗

对于出现神志障碍者及癫痫发作患者,应保持呼吸道通畅及抗癫痫治疗。

2.手术治疗

(1)脓肿穿刺,引流。

(2)开颅脓肿清除。

3.抗感染治疗

应用敏感抗生素治疗6周以上。

## 三、脑脓肿

化脓性细菌侵入脑组织内,引起局限性炎症,脓液积聚在脑实质内。临床上出现颅内压增高及局灶性症状。多见于头部外伤、邻近组织感染及远隔部位的感染直接或血行播散,进入脑组织内。

病原菌:多为厌氧菌所致,如厌氧链球菌(消化道链球菌)、拟杆菌、消化道球菌及需氧的葡萄球菌、链球菌、肠杆菌、嗜血杆菌、肺炎球菌等。因感染源不同,脑脓肿发生的位置各有不同。

**(一)额叶脑脓肿**

发生在额叶,是位于额叶底前部脑组织内的脓肿。多见于额窦及筛窦部的炎症、外伤,直接播散或远隔感染部位的血行播散。病原菌见于链球菌、肺炎球菌及原发病灶菌等。

1.诊断依据

(1)临床表现:①有原发性感染病史或局灶性感染病史。②近期有发热、头痛、全身不适的症状。③颅内压增高症状:头痛,持续性,阵发性加重,伴恶心、呕吐,视神经盘水肿。④局灶性体征:性格改变,表情淡漠,记忆力减退,对侧肢体偏瘫,运动性失语,局限性或全身性癫痫发作。

(2)辅助检查:①实验室检查:周围血常规,白细胞数增高;血培养,有时可呈阳性。②影像学检查:头颅 CT 可见脑组织内大片低密度区,可有不全环形增高区,中线移位。注药后,肿物中心低密度,环状增强。周边大片低密度区,中线移位;MRI 显示 $T_1$ 加权像上脓肿周围高信号环行带和中心低信号区,外周低信号区。$T_2$ 加权像上水肿区域信号显著增强,病灶中心与脑灰质相同或稍有增高;脓肿壁显示清晰、低信号。

2.鉴别诊断

(1)脑胶质细胞瘤:有局灶性症状及颅内压增高症状,无感染病史。CT 显示肿物呈不规则的低密度或混杂密度影,边缘不清,增强后肿物实质内或有或无强化改变。

(2)脑转移瘤:见于肿瘤晚期患者或高龄患者,未找到原发病灶者。CT 显示颅内单发性或多发性占位病灶,组织水肿明显,注药后瘤体增强。

3.治疗原则

(1)一般治疗:①抗感染治疗:选择一些病原菌敏感药物。②降颅内压治疗。

(2)手术治疗:①脑脓肿穿刺:抽吸脓液或引流,对于单房性、深部、病重及老年人较好。②脑脓肿切除术:脓肿完整切除术用于脓肿反复穿刺未治愈者、外伤后脑脓肿内有异物者,脓肿破溃造成脑疝者应急诊手术。

**(二)颞叶脑脓肿**

发生于颞叶脑组织内的炎症,脓液在脑实质内积聚形成脓肿。见于口腔、中耳等头面部的炎症,直接或逆行性感染,也可见于远隔部位的血行播散性感染。其中,变形杆菌或链球菌多为致病菌,也可见其他菌类。

1.诊断依据

(1)临床表现:①有局部感染病灶或有炎症感染病史。②近期有发热、头痛、全身不适症状。③颅内压增高症状:头痛、持续性、阵发性加重现象,伴恶心、呕吐,视神经盘水肿。④局灶性症状:癫痫发作,颞叶钩回发作性癫痫;位于主半球者有语言障碍:感觉性、命名性或混合性失语;一侧肢体无力或不完全性瘫痪;视野障碍:同向性偏盲。

(2)辅助检查:①实验室检查:同额叶脑脓肿。②影像学检查:同额叶脑脓肿。

2.鉴别诊断

同额叶脑脓肿。

3.治疗原则

(1)一般治疗:①抗感染治疗:选择病原菌敏感药物。②降颅压治疗。

(2)手术治疗:①脑脓肿穿刺:抽吸脓液或引流,对于单房性、深部、病重及老年人较好。②脑脓肿切除术:脓肿完整切除术用于脓肿反复穿刺未治愈者、外伤后脑脓肿内有异物者,脓肿破溃造成脑疝者应急诊手术。

### (三)顶叶脑脓肿

发生于顶叶脑组织内的炎症,脓液积聚在脑内。多因脓毒血症或远处感染经血行播散到脑内、致病菌多和原发病菌相同或为混合菌致病。

1.诊断依据

(1)临床表现:①有原发病灶感染史。②近期出现头痛、发热、恶心、全身不适症状。③有颅内压增高症状:头痛,持续性、阵发性加重,伴恶心、呕吐,视神经盘水肿。④局灶性症状:对侧肢体不全瘫,有深/浅感觉障碍。失读、失写、失认、计算不能。可出现感觉性癫痫发作。

(2)辅助检查:①实验室检查:同额叶脑脓肿。②影像学检查:同额叶脑脓肿。

2.鉴别诊断

同额叶脑脓肿。

3.治疗原则

(1)一般治疗:①抗感染治疗:选择一些针对病原菌敏感药物。②降颅压治疗。

(2)手术治疗:①脑脓肿穿刺:抽吸脓液或引流,对于单房性、深部、病重及老年人较好。②脑脓肿切除术:脓肿完整切除术用于脓肿反复穿刺未治愈者、外伤后脑脓肿内有异物者,脓肿破溃造成脑疝者应急诊手术。

### (四)小脑脓肿

化脓性细菌侵入小脑内,引起局限性化脓性炎症,继而形成脓肿。多见于中耳炎,直接侵入或血行播散所致,致病菌多为变形杆菌或链球菌或混合感染。

1.诊断依据

(1)临床表现:①有原发性感染病灶(中耳炎、乳突炎)或远隔部位的感染病史。②近期有发热、头痛、恶心及全身不适病史。③颅内压增高:患者头痛,持续性伴阵发性加重,恶心、呕吐,视神经盘水肿,颈部僵硬。④局灶性症状:两眼球有水平性震颤。肢体共济失调。强迫头位,脑膜刺激征阳性。严重者出现枕大孔疝。

(2)辅助检查:①实验室检查:周围血常规,血细胞数增高;血培养,有时可呈阳性。②影像学检查:头颅 CT 可见小脑内大片低密度区,可有不完全环形增高区。中线移位。增强扫描显示肿物中心低密度,环状增强。周边大片低密度区,中线移位;②MRI:$T_1$加权像上脓肿周围高信号环行带和中心低信号区,外周低信号区。$T_2$加权像上水肿区域信号显著增强,病灶中心与脑灰质相同或稍有增高;脓肿壁显示清晰、低信号。

2.鉴别诊断

同额叶脑脓肿。

3.治疗原则

(1)一般治疗:①抗感染治疗:选择一些针对病原菌的敏感药物。②降颅压治疗。

(2)手术治疗:①脑脓肿弃刺:抽吸脓液或引流,对于单房性、深部、病重及老年人较好。②脑脓肿切除术。

# 第四节　脑结核球

## 一、定义

脑结核球是形成于脑实质内的结核性肉芽肿性肿块,表现为占位性病变,及周围伴发水肿的表现。

## 二、诊断依据

### (一)临床表现

(1)有明确的结核病感染史或身体其他部位患有结核病。

(2)活动性结核病灶:出现发热、盗汗、乏力、消瘦等。

(3)颅内压增高症状:头痛、恶心、呕吐、视神经盘水肿。

(4)局灶性症状:病灶所在部位不同,症状不同。

①幕上病灶:出现癫痫,肢体感觉、运动障碍,语言障碍、视觉障碍。

②幕下病灶:出现眼球震颤,肢体共济活动失调。

### (二)辅助检查

1.实验室检查

(1)周围血常规:可无异常,血沉可以加快。

(2)腰椎穿刺:脑脊液压力高,脑脊液细胞数有时增高。蛋白增高,糖、氯化物正常或低下。

2.影像学检查

(1)胸部 X 线片:可有结核病灶。

(2)头部 X 线片:有时可见颅内有多灶钙化点。小儿可见颅内压增高征象。

(3)CT:可有三型。①小盘型和环型(小于 3cm)有明显的增强和周围水肿。②大环型,具有典型的脑脓肿特征性中央低密度区。③大的形状不规则的结节团块。

(4)MRI:结核球在 $T_1$ 加权像上为低或略低信号。在 T2 加权像上大多数信号不均匀。

## 三、鉴别诊断

1.脑脓肿根据病史鉴别,钙化少见。

2.脑转移瘤从病史上可鉴别,CT 示脑组织水肿范围大,增强扫描显示后瘤体有强化。

## 四、治疗原则

### (一)抗结核治疗

首选异烟肼、链霉素、利福平联合用药。

(二)手术治疗

1.开颅病灶切除

适用于大的结核球,引发颅内增高者。

2.立体定向手术

对深部诊断不清,治疗4周无效者,可行病灶活检。

3.脑室—腹腔分流术

适用于脑积水的治疗。

# 第五节　隐球菌性脑膜炎

## 一、定义

隐球菌性脑膜炎是由新型隐球菌引起的。新型隐球菌是一种有鞘的类酵母真菌,分布很广,这种微生物在鸟类栖息地常见,是通过吸入空气传播的病原体。首先引起肺部感染,也可经皮肤黏膜侵入,但少见。约50%的感染者有易患因素,如淋巴瘤、白血病、艾滋病、结节病及长期应用皮质类激素治疗等。

## 二、诊断依据

### (一)临床表现

临床变化较多,通常慢性或亚急性起病。

1.一般表现

发热、头痛、全身不适感,部分出现恶心、呕吐及精神状态改变。可出现脑膜刺激征。

2.局灶性神经症状

出现脑神经损害,表现为展神经和面神经麻痹,也可有言语不利、肢体运动障碍、肢体抽搐、共济失调等症状,在疾病晚期出现。

### (二)辅助检查

1.实验室检查

(1)腰椎穿刺:脑脊液压力增高。

(2)脑脊液检查:蛋白略高,葡萄糖减少。血细胞数增高,以淋巴细胞为主,多核白细胞也可见到。

(3)脑脊液涂片:墨汁涂片可找到隐球菌。

(4)脑脊液乳胶隐球菌凝集实验:效价超过1:8即可诊断。

(5)脑脊液、血培养:可查出隐球菌。

2.影像学检查

(1)CT:脑基底池模糊变形,不对称,强化明显。有时可见脑室扩大,硬脑膜下囊肿。

(2)MRI:脑基底池 $T_1$ 和 $T_2$ 弛豫时间略缩短,而脑池的信号增强。增强扫描显示基底池明显强化。

### 三、鉴别诊断

与结核性脑膜炎相似,应反复作脑脊液检查、涂片,检查真菌以鉴别。

### 四、治疗原则

#### (一)药物治疗

应用两性霉素 B 及氟胞嘧啶,两性霉素 B0.3mg/(kg·d)与氟胞嘧啶 55mg/(kg·d)配合用药。通过脑脊液进行监测。每周查找隐球菌或培养,找隐球菌以及行乳胶凝集试验。

#### (二)手术治疗

采用脑室分流术治疗脑积水患者。

# 第六节　脑真菌性肉芽肿

### 一、定义

脑真菌性肉芽肿是由引起深部组织的真菌侵入脑内而形成。引起发病的真菌很多,包括隐球菌、念珠菌、放线菌、曲霉菌、新型隐球菌、球孢子菌、诺卡放线菌等,多为血行播散进入颅内及脑组织内。感染后临床上可出现脑膜炎、脑炎、脑脓肿、脑肉芽肿。

### 二、诊断依据

#### (一)临床表现

(1)见于任何年龄,30~50 岁多见。病史长或亚急性起病。有低热、头痛、恶心、呕吐,脑膜刺激征明显。

(2)颅内压增高,出现头痛、恶心、呕吐、视神经盘水肿。

(3)局灶性症状:颅底神经损害,如展神经麻痹、面神经麻痹。肢体感觉、运动障碍,癫痫发作。

#### (二)辅助检查

1.实验室检查

(1)腰椎穿刺:脑脊液压力增高,脑脊液无色透明或混浊,白细胞增多,以淋巴细胞为主。

(2)脑脊液涂片:墨汁染色可找到隐球菌。

(3)脑脊液补体试验或乳胶凝集试验:呈阳性反应。

2.影像学检查

(1)CT:显示脑基底池模糊变形,不对称,强化明显。脑室扩大,硬膜下水肿形成;脑实质内肉芽肿呈等密度或高密度;强化后可见大小不一、多发、边界清晰的强化结节,或呈不均匀强化环形。

(2)MRI:显示基底池及脑白质区单发或多发类圆形结节,呈长 $T_1$、长 $T_2$ 信号。注药后结节呈明显强化。

### 三、鉴别诊断

与结核性脑膜炎相似,脑脊液反复查找真菌,可与其他疾病鉴别。

### 四、治疗原则

#### (一)药物治疗

有两性霉素 B、氟康唑、氟胞嘧啶等。对不同真菌应用不同药物,可合并用药。

#### (二)立体定向

穿刺取活检。

#### (三)手术治疗

切除病灶组织。

# 第七节　脑囊虫病

## 一、定义

脑囊虫病是猪绦虫的幼虫寄生于脑内所致的最常见的脑寄生虫病。多发生于青壮年。在中枢神经系统内可寄生于脑膜、脑实质内、脑室内,也可见椎管内,出现,多种病理形式,有 4 种分类:脑膜型、脑实质型、脑室内型和混合型。

## 二、诊断依据

#### (一)临床表现

1.癫痫发作

出现反复发作的各种类型的癫痫,癫痫发作形式以多样性及易转换性为特点。

2.颅内压增高

以急性起病,进行性加重为特点。头痛为突发性,常伴有呕吐、复视、视神经盘水肿。有视力障碍及听力减退。

3.局灶性症状

(1)脑膜型:颅底的蛛网膜出现多个结节粘连致颅底脑神经损害,神经麻痹。致脑脊液循环障碍,出现脑积水。

(2)脑实质型:病变在脑实质内,单发或多发的病灶,以精神障碍为主,症状可以复杂多变。主要为:a.记忆障碍,记忆力差,健忘。b.思维和判断力障碍:工作能力减退,精神疲劳,言语、动作迟缓,判断力差。c.性格和情感障碍,精神抑郁,淡漠、呆滞、少言寡语,易激动、冲动。d.可有失写、失认、失用、幻听、幻视现象。e.可有肢体感觉、运动障碍。

(3)脑室内型:侧脑室、第三脑室、第四脑室内病变影响脑脊液循环,出现脑积水。

(4)混合型:同时出现以上症状。

#### (二)辅助检查

1.实验室检查

(1)血常规检查:嗜酸性粒细胞高达 30%。

(2)便常规检查:大便可发现虫卵。

(3)皮肤或肌肉结节活检:可发现囊虫幼体。

（4）脑脊液检查：细胞数增高，有嗜酸性粒细胞。蛋白增高，葡萄糖降低。

（5）血、脑脊液囊虫补体试验：为阳性。

2.影像学检查

（1）头颅拍片可见 1～2mm 大小不等，散在的小钙化点。

（2）头颅 CT 显示单个、多个小圆形低密度小囊，0.5～1cm 大小，有的可见到偏心头节，脑组织不同程度水肿。有时表现为多个不规则低密度影，增强后低密度影中出现结节状强化或环状强化。有时表现为多个钙化斑或钙化点，圆形，直径 2～4mm，边缘清晰，增强检查无强化。

（3）MRI：早期 T 加权像囊虫呈圆形低信号，头节呈点状高信号；T2 低信号。

晚期 T1 加权像脑水肿区呈低信号，内有高信号环、高信号结节。

## 三、鉴别诊断

与脑转移瘤相鉴别。转移瘤见于肿瘤晚期，高龄患者，CT 显示脑实质内单发或多发占位病灶，组织水肿明显，增强后瘤体增强。

## 四、治疗原则

### （一）一般治疗

（1）常用药物为吡喹酮、阿苯达唑，对各种囊虫病有效。

（2）激素治疗：应用皮质醇激素。

（3）降颅压。

（4）抗癫痫治疗。

### （二）手术治疗

1.病灶切除术

用于单发病灶，有局灶性体征，颅内压增高者。

2.脑室—腹腔分流术

用于脑积水患者。

3.立体定向穿刺术

用于深部组织病变活检或囊虫去除。

# 第八节 脑包虫病

## 一、定义

脑包虫病又称脑棘球幼虫病，是细粒棘球绦虫（狗绦虫）的幼虫，侵入人体脑部所致的疾病。包虫病是自然疫源性疾病，分布广泛，主要流行于畜牧区，主要寄生部位在肝、肺。脑包虫约占 1%～1.54%，儿童发病高，男多于女，单发囊肿多见。

## 二、诊断依据

### (一)临床表现

(1)多来自流行病的畜牧区或有与狗、羊接触密切史。

(2)有肝、肺包虫病史。

(3)颅内压增高表现为头痛、恶心、呕吐、视物不清、视神经盘水肿。

(4)局灶性体征表现为侵犯额顶叶出现癫痫,语言障碍,一侧肢体感觉,运动障碍,共济运动失调。

### (二)辅助检查

1.实验室检查

①周围血常规:嗜酸性粒细胞增高达 12%～59%。

②腰椎穿刺:脑脊液压力升高,脑脊液内嗜酸性粒细胞增高。

③免疫学检查:间接血凝试验(IHA)、颗粒凝集试验(胶乳 LA)、免疫电泳(IFA)、双扩散试验(DD)、间接免疫荧光试验(IIF)、酶联免疫吸附试验(ELISA)等可阳性反应。

2.影像学检查

(1)头颅 CT:①原发性包虫:脑内边界清楚的类圆形巨大囊性病灶。密度相当或稍高于脑脊液。有占位效应。周围水肿较轻。边缘几乎没有增强,囊壁本身可有钙化。②继发性包虫:可见脑内多发性圆形囊肿,较小。有相互融合倾向。

(2)MRI:可见脑内囊肿,囊内物在 $T_1$、$T_2$ 加权像上同脑脊液信号。可显示子囊和头节,呈高信号。

## 三、鉴别诊断

与其他脑部的寄生虫相鉴别。

## 四、治疗原则

### (一)手术治疗

包虫囊肿切除,应完整摘除,不要切破使囊液外流。包虫囊肿穿刺,囊液抽吸术等。

### (二)药物治疗

服用阿苯达唑或甲苯达唑,30d 为一疗程,中间间隔 2 周后继续下一疗程。

# 第九节　脑弓形虫病

## 一、定义

脑弓形虫病是由刚地弓形虫引起的。它是一种寄生于细胞内的原生生物,通过污染过的食物进入人体内。大多数感染无症状,但在免疫功能下降的人体内,弓形虫会侵犯、破坏细胞,在中枢神经系统表现为弥散性脑病、脑膜脑炎、脑实质内脓肿等。

## 二、诊断依据

### (一)临床表现

(1)患者有低烧、头痛和感觉迟钝,病史长。

(2)有局灶性神经症状,如癫痫,一侧感觉、运动障碍,共济活动障碍。

### (二)辅助检查

1.实验室检查

(1)血清学试验:血清抗弓形虫 IgG 抗体可呈阳性结果。

(2)活组织检查。

2.影像学检查

(1)CT:显示脑实质内脓肿,位于皮质下,基底核区常见,呈低密度改变,可出现环状增强,可为多发,两侧大脑半球都可以存在。

(2)MRI:两侧大脑半球可见多发性病灶。

## 三、鉴别诊断

与脑内肿瘤鉴别有难度,应行活组织检查鉴别。

## 四、治疗原则

### (一)一般治疗

采用乙胺嘧啶和磺胺嘧啶联合用药。

### (二)手术治疗

采用脑脓肿穿刺术清除脓肿。行立体定向脑脓肿穿刺活检。


# 第十节 梅毒性肉芽肿


## 一、定义

梅毒性肉芽肿系梅毒侵犯软脑膜形成颅内局限性肿块。其中如果形成比较大的肉芽肿,可以呈现纤维性包膜,外周极为坚韧,与脑组织分界明显。

## 二、诊断依据

1.有梅毒病史。

2.临床表现起病缓慢,常有痴呆、癫痫发作、颅内压升高及局限性脑病灶所引起的相应体征。

3.辅助检查:

(1)血清和脑脊液检查:康氏、华氏反应呈阳性。

(2)影像学检查:头部 CT 或 MRI 显示脑部占位性病灶。

## 三、治疗原则

### (一)药物治疗

大剂量青霉素,必要时辅以砷剂和铋剂治疗。

**(二)手术治疗**

大的占位性肉芽肿可以行手术切除。

# 第十一节　颅内动脉瘤

颅内动脉瘤是脑动脉的局限性异常扩大,以囊性动脉瘤最为常见,其他还有梭形动脉瘤、夹层动脉瘤等。颅内动脉瘤是自发性蛛网膜下隙出血(SAH)最常见的原因。

## 一、诊断标准

### (一)临床表现

#### 1.出血症状

动脉瘤破裂引起蛛网膜下隙出血、脑内出血、脑室内出血或硬脑膜下腔出血。突发剧烈头痛是最常见的症状,见于97%的患者。通常伴呕吐、意识障碍,甚至呼吸骤停、昏厥、颈部及腰部疼痛(脑膜刺激征)、畏光。如果有意识丧失,患者可能很快恢复神志。可伴发局灶性脑神经功能障碍,如动眼神经麻痹而导致复视和(或)上睑下垂,出血随脑脊液沿蛛网膜下隙向下流动的刺激腰神经根引起腰背部疼痛。

#### 2.体征

(1)脑膜刺激征:颈强直(特别是屈曲时)常发生于出血后6～24h。

(2)高血压。

(3)局灶性神经功能丧失:如动眼神经麻痹、偏瘫等。

(4)意识状态变差。

(5)眼底出血。

目前已有许多种关于SAH分级标准,临床常用的是Hunt和Hess分级。

#### 3.局灶症状

即非出血症状,如动脉瘤体积缓慢增大,压迫邻近神经,也可出现相应的神经功能缺损症状。

(1)视神经症状:如视力下降、视野缺损和视神经萎缩等。

(2)动眼神经麻痹:常见的为一侧动眼神经麻痹。

(3)海绵窦综合征。

(4)癫痫。

#### 4.脑血管痉挛

脑血管痉挛分为早期和迟发性血管痉挛。早期血管痉挛,发生于出血数小时之内,也称即刻脑血管痉挛,多因机械性反应性因素引起,表现为出现后意识障碍、出血量不大,但呼吸突然停止、四肢瘫痪或截瘫。迟发性脑血管痉挛发生于SAH的4～5d以后,也称为迟发性缺血性神经功能缺失(DIND)或症状性血管痉挛,是SAH后病情加重的原因之一。临床特征表现为精神错乱或意识障碍加深,伴局灶性神经功能缺损(语言或运动)。症状通常缓慢发生,包括头痛加重、昏睡、脑膜刺激征和局灶性神经体征,可出现以下临床综合征。

(1)大脑前动脉综合征:额叶症状为主,可表现为意识丧失、握持/吸吮反射、尿失禁、嗜睡、迟缓、精神错乱、低语等。双侧大脑前动脉分布区梗死通常由于大脑前动脉瘤破裂后血管痉挛引起。

(2)大脑中动脉综合征:表现为偏瘫、单瘫、失语(或非优势半球失认)等。

"迟发性血管痉挛"诊断是在排除其他原因的基础上建立的,单凭临床较难确诊,可行TCD 或 TCI 检查协助诊断;必要时可行 3D－CTA 和 DSA 明确诊断。

**(二)辅助检查**

包括 SAH 和脑动脉瘤两个方面的评估诊断。

1.头部 CT

头部 CT 检查是诊断 SAH 的首选检查,也可对脑动脉瘤的某些方面作初步评估。通过颅脑 CT 扫描还可评定以下方面。

(1)脑室大小:21%动脉瘤破裂患者立即发生脑积水。

(2)颅内血肿:有占位效应的脑内血肿或大量硬脑膜下血肿。

(3)脑梗死。

(4)出血量:脑池、脑沟中出血量多少是预测血管痉挛严重程度的因素。

(5)部分患者可以通过头部 CT 检查初步预测动脉瘤的位置。

此外,CTA,尤其是 3D－CTA 对诊断脑动脉瘤有较大参考价值,在急诊情况下可做为首选。

2.腰椎穿刺

SAH 最敏感的检查方法,但目前已不常用。可发生假阳性,例如穿刺损伤。脑脊液检验阳性表现包括压力升高,脑脊液为无血凝块的血性液体,连续几管不变清。

3.数字减影脑血管造影

数字减影脑血管造影(DSA)是诊断颅内动脉瘤的"金标准",大部分患者可,显示出动脉瘤的部位、大小、形态,有无多发动脉瘤,脑血管造影还可以显示是否存在血管痉挛及其程度。

脑血管造影的一般原则如下:①首先检查高度怀疑的血管,以防患者病情改变,而不得不停止操作。②即使动脉瘤已经显现,建议继续完成全脑血管(4 根血管:双侧颈内动脉和双侧椎动脉)造影,以确诊有无多发动脉瘤并且评价侧支循环状况。③如确诊有动脉瘤或者怀疑有动脉瘤,应摄取更多的位像以帮助判断和描述动脉瘤颈的指向。④如果未发现动脉瘤,在确定血管造影阴性之前,建议如下。

使双侧小脑后下动脉起始部显影:1%～2%动脉瘤发生在 PICA 起始部。如果有足够的血流反流到对侧椎动脉,通过一侧椎动脉注射双侧 PICA 通常可以显影,偶尔除了观察对侧PICA 的反流外,还需要观察对侧椎动脉情况。颈内动脉交叉造影:了解脑内前后交通动脉及侧支循环情况,即在照汤氏位像时,可通过一侧颈内动脉注入造影剂,压迫对侧颈内动脉,使造影剂通过前交通动脉使对侧颈内动脉显影;在照侧位像时,通过一侧椎动脉注入造影剂,压迫任一侧颈内动脉,使颈内动脉系统显影。

(4)头部 MRI:最初 24～48h 内不敏感(正铁血红蛋白含量少),尤其是薄层出血。约 4～

7d后敏感性提高(对于亚急性到远期SAH,10～20d以上,效果极佳)。对于确定多发动脉瘤中的出血来源有一定帮助,并可发现以前陈旧出血的迹象。MRA作为无创检查对诊断脑动脉瘤有一定参考价值,可做为辅助诊断方法之一。

## 二、治疗原则

### (一)病因治疗

颅内动脉瘤的治疗关键是病因治疗,即针对颅内动脉瘤的手术或血管内栓塞的病因治疗,治病必求其本,而其次为SAH及其并发症的对症治疗。动脉瘤的治疗取决于患者的身体状况、动脉瘤的大小及其解剖位置、外科医师的手术处理能力,以及手术室的设备水平等。对于大多破裂的动脉瘤而言,最佳的治疗是手术夹闭动脉瘤颈或行血管内栓塞动脉瘤腔,使之排除于循环外而不闭塞正常血管,从而阻止动脉瘤再出血和增大。

对于因蛛网膜下隙出血急诊入院的患者,应及时向家属交待,患者在住院期间随时可能因动脉瘤再次破裂出血而死亡的危险性。

### (二)术前处理

(1)患者绝对卧床,有条件者在ICU观察。

(2)观察神志、血压、脉搏、呼吸。

(3)给予镇静(地西泮等)、止血(6-氨基己酸等)、脱水、激素、通便(果导、番泻叶)药物等;同时预防性给予抗癫痫药物,并保持有效血药浓度;钙离子拮抗剂(尼莫地平等)。对于高血压患者应用降压药。

### (三)手术适应证

对无明显手术禁忌证的患者均可开颅手术夹闭动脉瘤。某些病例也可采用血管内介入治疗。

颅内动脉瘤手术依据手术时间可分为"早期手术"(SAH后6～96h内)和"晚期手术"(SAH后10～14d以上)。在SAH后的4～10d(血管痉挛期)手术效果较差,不如早期或晚期手术效果好。

### (四)手术方式

#### 1.夹闭(切除)术

开颅手术中利用动脉瘤夹直接夹闭动脉瘤的颈部,使其与脑循环隔离,是最为理想的治疗方法。前循环和基底动脉顶端的动脉瘤,一般采用翼点入路,经侧裂暴露、夹闭动脉瘤。

#### 2.包裹或加固动脉瘤

对于无法夹闭的脑动脉瘤,可以考虑使用一定的材料加固动脉瘤壁,尽可能地阻止动脉瘤再出血的发生。目前临床常用的加固材料是自体肌肉,其他还包括棉花或棉布、可塑性树脂或其他多聚物、Teflon和纤维蛋白胶等。

#### 3.孤立术

通过手术(结扎或用动脉瘤夹闭塞)或结合球囊栓塞的方法有效阻断动脉瘤的近端和远端动脉,使其孤立。

#### 4.近端结扎

是指夹闭或结扎动脉瘤的输入动脉,是一种间接的手术方法。分急性和慢性结扎两种。

可能增加血栓栓塞和对侧动脉瘤形成的危险。仅作为直接手术的一种替代方法。

**5.血管内栓塞治疗动脉瘤**

通过微导管技术将一定的栓塞材料放置在颅内动脉瘤腔内,达到闭塞动脉瘤的目的。

(1)主要方法:①各种类型的可脱性弹簧圈:通过向动脉瘤腔内放置电解、水解可脱性铂金弹簧圈,闭塞动脉瘤囊腔,从而达到闭塞动脉瘤和防止动脉瘤破裂(或再破裂)出血的目的。对于宽颈动脉瘤可采用支架＋弹簧圈或球囊辅助技术(R－T技术)来达到闭塞动脉瘤的目的。②球囊:通过导管将球囊送入载瘤动脉来闭塞载瘤动脉,来孤立动脉瘤,使其血栓形成而达到治疗目的。③非黏附性液体栓塞剂:适用于颈内动脉虹吸部巨大动脉瘤的治疗。④带膜支架:适用于眼动脉起点近端颈内动脉动脉瘤。

(2)适应证:一般脑动脉前、后循环,尤其是后循环任何部位的动脉瘤均是血管内治疗的适应证,但对巨大动脉瘤其完全闭塞率较低。尤其适用于手术夹闭困难或夹闭失败的动脉瘤、老年患者或身体状况不能很好耐受手术者、宽颈的动脉瘤,复杂动脉瘤(如后循环动脉瘤、梭形动脉瘤和巨大动脉瘤等)、夹层动脉瘤及假性动脉瘤。

(3)并发症:术中动脉瘤破裂出血;材料脱落导致远端栓塞;血管痉挛;血栓形成;动脉瘤闭塞不全,术后动脉瘤可能再生、增大和再出血等。

**6.术中及术后处理**

(1)开颅前30min应用抗生素、激素和抗癫痫药物。手术后当日注意控制血压。防止脑血管痉挛及脑梗死,可应用尼莫地平等药物,一般用药7～10d。

(2)手术后均应复查脑血管造影,确定动脉瘤夹闭情况。

(3)出院医嘱:一般出院休息3个月后门诊复查。手术前有癫痫发作的患者,术后服用抗癫痫药,监测血药浓度来指导用药。无癫痫发作6～12个月后,可逐渐减(停)药。

**7.SAH的治疗**

(1)卧床休息:床头抬高15°,减少外界刺激,限制探视,禁止噪声。

(2)神志和生命体征(包括心律)监测。

(3)24h尿量监测:留置尿管的指征包括:Hunt－Hess分级Ⅲ级和Ⅲ级以上(除外情况好的Ⅲ级患者);可能有脑性耗盐(CSW)或抗利尿激素分泌不当(SIADH)患者;血流动力学不稳定患者。

(4)昏迷或呼吸道不通畅的患者(如哮喘)应进行气管内插管或气管切开;同时监测血气分析,必要时给予呼吸机辅助通气。

(5)饮食:如果准备早期手术应禁食水;如果不考虑早期手术,对于清醒患者建议清淡饮食,而伴有意识障碍者早期可禁食,后期给予静脉营养或鼻饲饮食。

(6)预防深静脉血栓和肺梗死:可给予弹力袜等。

(7)补液。

(8)吸氧。

(9)血压和容量控制:应进行动脉压监测,必须避免血压过高以减少再出血的危险。但低血压会加重缺血,也应该避免。理想的血压控制水平仍存在争议。必须考虑到患者的基础血压水平,袖带测量收缩压120～150mmHg可做为临床的一个指导标准。应用血管扩张剂降低血压时,理论上可以增加未夹闭动脉瘤破裂的危险。对于不安全(未夹闭)的动脉瘤,轻度扩容和血液稀释,以及略微升高血压有助于防止或减少血管痉挛及脑性耗盐。对于夹闭的动脉瘤,可应用积极的扩容和提高血流动力的治疗("3H"治疗)。

# 第十二节　脑动静脉畸形

脑动静脉畸形(AVM)是脑血管畸形中的一个主要类型,其产生是由于胚胎期脑原始动脉及静脉并行,紧密相连,中间隔以两层血管内皮细胞。如两者之间发生瘘管,血液就直接从动脉流入静脉,形成血流短路,而引起脑血流动力学改变。显微镜下畸形组织呈一大堆较成熟的大小不等的血管结构,其间夹杂有硬化的脑组织。

## 一、诊断标准

### (一)临床表现

**1.头痛**

多数患者主要症状为长期头痛,常为偏头痛样,但部位并不固定而且与病变的定位无关。当畸形出血时,头痛加剧,且伴有呕吐。

**2.癫痫**

约 1/3 以上的患者以癫痫发作起病,多呈局限性抽搐。

**3.出血**

可为蛛网膜下隙出血、脑内血肿、脑室内出血和硬脑膜下出血。常因体力活动、情绪激动等因素诱发,亦可无任何原因。表现为突发剧烈头痛、呕吐、意识障碍和脑膜刺激征。

**4.局限性神经功能障碍及智力减退**

由于脑窃血现象,病变远端和邻近脑组织缺血,久之对侧肢体可出现进行性肌力减弱,并发生萎缩。在儿童期发病,病变大而累及脑组织广泛者可导致智力减退。

**5.颅内杂音**

当畸形体积大、部位表浅时可听到。

### (二)临床分级

一般用 Spetzler 分级法分成 1~5 级,不能治疗的病变归类为 6 级。

### (三)辅助检查

**1.脑血管造影**

是本病确诊的主要手段。可以发现畸形血管团、扩张的供应动脉、扩张的引流静脉,可伴有动静脉瘘,可伴有动脉瘤与静脉瘤等。

**2.头部 CT、MRI 及 MRA 检查**

对了解有无出血、病变定位及病变与周围脑组织的关系有很大帮助。

**3.脑电图检查**

可表现为局限性慢波、棘慢综合波等。

## 二、治疗原则

### (一)手术切除

根治性治疗方法,大多数的 AVM 需手术治疗。对于中、小型 AVM,显微手术治疗的风险较小,所以是首选的治疗方法。对于大型和巨大型 AVM,多主张采用血管内栓塞再手术的联合治疗方案。

### (二)血管内治疗

其治愈率日渐提高,对于大型与巨大型 AVM 常先采用血管内栓塞,使其血流变慢,体积变小后再手术,或立体定向放射治疗。在病变未完全消除或闭塞前,患者有再出血的危险。

### (三)立体定向放射治疗(γ刀,X刀)

适用于小的病灶(小于或等于 2.5～3cm)及深部 AVM,或手术与栓塞后对残余的 AVM 进行治疗。一般放射性治疗需要 1～2 年后起效。在病变未完全消除或闭塞前,患者有再出血的危险。

### (四)联合治疗

即上述 3 种方法中任意 2 种方法或 3 种方法联合应用,适用于大或巨大深部的 AVM。

### (五)手术适应证

(1)单侧大脑半球血管畸形。

(2)反复出血的血管畸形。

(3)有顽固性癫痫或顽固性头痛。

(4)颅后窝血管畸形。

(5)栓塞后未完全闭塞的血管畸形。

(6)局限性神经功能障碍进行性发展。

### (六)手术前处理

(1)一般处理:避免过度用力及情绪激动,保持大便通畅。

(2)控制癫痫。

(3)预防动静脉畸形破裂出血。

(4)向患者和家属交代病情及可能出现的危险,交代目前该种疾病适合的治疗方法,手术治疗的危险,手术中可能出现的情况,手术后可能出现的并发症和后遗症,以及对患者生活及工作的影响。

(5)栓塞后未完全闭塞的血管畸形。

(6)局限性神经功能障碍进行性发展。

(7)无明显手术禁忌证者。

### (七)手术后处理

(1)对于巨大脑血管畸形手术后注意控制血压,防止正常灌注压突破(NPPB)的发生。

(2)手术后 5～7d 应复查脑血管造影,了解畸形血管治疗结果。

(3)出院医嘱:休息 3 个月后门诊复查,必要时随时就诊。

(4)抗癫痫药物:①手术前无癫痫发作的患者,术后仍建议预防性服用抗癫痫药 3～6 个月,然后建议逐渐减量至停药。②手术前有癫痫发作或手术后出现癫痫发作的患者,至少术后用药 6~12 个月,如无癫痫发作再逐渐减量至停药,必要时监测血药浓度来指导用药。

# 第十三节　巨大动静脉畸形

动静脉畸形血管团尺寸≥6cm 的动静脉畸形属于巨大动静脉畸形。巨大动静脉畸形血管丰富、血流量高,传统外科手术切除难度大,治疗术后并发症多。

手术切除巨大动静脉畸形仍有不可替代的作用,是终结出血风险、治愈巨大动静脉畸形确切和有效的方法。近年多数学者推荐手术切除、栓塞和放射治疗联合治疗巨大动静脉畸形,被认为可以降低治疗的并发症及病死率。

巨大动静脉畸形自然病史尚不完全清楚。巨大动静脉畸形以癫痫和头痛为首发症状者常见,出血率相对较低。

巨大动静脉畸形的灌注压较低、引流静脉多,因而不易发生出血。

## 一、诊断标准

### (一)数字减影血管造影(DSA)

双侧颈动脉和椎动脉 4 支脑血管造影仍是明确颅内动脉和静脉血管解剖金标准,可以描述动、静脉畸形供血动脉和引流静脉形态学特征,以及是否合并动脉瘤。术前脑血管造影后栓塞供血动脉,为手术切除做准备。

颈外动脉或椎动脉硬脑膜分支供血的动静脉畸形需要行双侧颈外动脉造影。

### (二)三维 CT 脑血管造影(3D-CTA)

可与 DSA 相互补充,显示供血动脉数目、直径、走行方向,以及畸形血管团部位、尺寸、形态和引流静脉数量。

### (三)头部磁共振(MRI)和磁共振血管造影(MRA)

MRI 无创并能多层面成像,显示畸形血管和脑解剖学细节,测量病灶的尺寸。功能磁共振(fMRI)定位脑动静脉畸形毗邻功能区。

MRA 显示病变血管结构,静脉引流形态,但不能描述血管团内伴发动脉瘤等局部细节。

## 二、治疗原则

### (一)手术前评价

(1)患者严重头痛、难治性癫痫或神经功能障碍都是手术治疗适应证。

(2)病变紧凑、边界清楚且未累及重要功能区。

(3)脑血管造影显示畸形血管团"紧",其中脑组织少,手术损伤脑组织少,反之如果畸形血管团"松散",病灶中脑组织多手术造成损伤大。

(4)病变累及范围极广,尤其丘脑、基底节、脑干等部位,术后造成重度残疾甚至死亡,此类病变一般不推荐直接行手术治疗。

(5)除非患者出现危及生命的颅内血肿,动静脉畸形应择期手术。未经脑血管造影急诊手术,应仅限于清除脑内血肿,待二期手术切除畸形血管。

**(二)手术治疗**

1.手术设备

(1)神经导航:手术前定位畸形血管团、主要供血动脉和引流静脉。剪开硬脑膜后确定畸形血管在脑皮层投影。功能磁共振导航可标明肢体运动和语言等重要脑功能区,降低手术造成神经功能损伤。

(2)手术中超声波监测辅助导航:确定畸形血管团、判断供血动脉并证实是否全切畸形血管团。

(3)自体血回收机:自体输血机是手术切除巨大动、静脉畸形不可缺少的设备。积极收集切除动静脉畸形时术野患者血液,经过自体输血机回吸收处理后,将红细胞重新给患者输回,可以减少输入异体血。

(4)电生理监测:皮层诱发电和脑干诱发电监测有利于手术切除畸形血管时保护脑皮层神经功能。

患者有癫痫史,手术中应用皮层脑电图监测确定癫痫灶位置,切除畸形血管后皮层癫痫灶烧灼处理。

(5)微型动脉瘤夹:巨大动静脉畸形的供血动脉和引流静脉多,由于血管内压力高,采用双极电凝很难阻断供血,应用微型动脉瘤夹夹闭细小动脉或静脉。

2.麻醉

全麻。密切监控血压、凝血功能和颅内压变化,需要以下设备。

(1)放置各种监测管道和仪器。

(2)开放 2 条外周静脉,保证输液通畅。

(3)放置中心静脉导管,监测 CVP。

(4)动脉置管监测血压和取血化验。

(5)留置尿管监测尿量。

(6)必要时放置漂浮导管监测 PCWP 和心排血量,也可采用无创法测定心排血量。

(7)监测鼻咽温度。

(8)监测凝血功能。

(9)肾上腺皮质激素能提高患者应激能力,减轻脑水肿,手术中给予地塞米松 40mg 静脉滴注。

3.输血

(1)控制性降低血压。平均动脉压降低 7.3～8kPa(55～60mmHg),血管内张力降低可减少出血,术野清晰利于手术操作。

(2)补充新鲜冷冻血浆和血小板。回收浓缩红细胞和新鲜冷冻血浆的比例要达到 2：1。血小板低于 $50 \times 10^9$/L 时应输血小板。手术止血时给予新鲜冷冻血浆和血小板。

(3)合理应用促凝血药物。纤维蛋白原可以直接促进凝血功能,在手术切除畸形血管团后使用。

(4)自体血回收。将手术中和手术后创面流出的血液回收、滤过、清洗、浓缩等处理,然后将浓缩的红细胞回输给患者。失血量达 1 000mL 可以进行血液回收。

下列情况禁忌术野血液回收：血液流出血管外超过 6h；流出的血被细菌或消毒液污染；大量溶血。

术毕要给予呋塞米 20～40mg 脱水。术后 3d 内至少每天检查 2 次血常规和血气分析，必要时复查凝血功能，及时治疗处理情况。

**4.手术方法**

栓塞是手术切除巨大动静脉畸形的辅助手段，手术切除畸形血管前栓塞部分畸形血管，或闭塞手术不易达到深部血管，从而减少动静脉畸形内部血流，巨大高流量动静脉畸形部分栓塞后可预防手术中发生正常灌注压突破。

(1)体位：头位抬高 15°有利于脑血液回流。

(2)切口设计：骨瓣一定要覆盖巨大动静脉畸形。头皮切口局部含 1/200 000 肾上腺素的盐水或局麻药浸润，患有高血压、心律失常或对肾上腺素禁忌者不用。

(3)神经导航或超声波引导下切除畸形血管团。采用术中栓塞、夹闭主要供血动脉，沿畸形血管团周围分离，最后结扎引流静脉。

(4)术前癫痫患者行术中皮层脑电监测(EcoA)，根据提示切除或电灼异常病灶。

**5.手术后治疗**

(1)患者送入神经监护病房(NICU)，保持患者头高位。必要时可给予巴比妥类药物。

(2)预防术后 NPPB，保持收缩压控制于 90～100mmHg，维持 1～3d。

(3)术后使用甘露醇、地塞米松、苯巴比妥。

(4)抗癫痫治疗。手术前有癫痫发作，手术后继续抗癫痫治疗 3～6 个月，无癫痫发作可逐渐减药。手术前无癫痫发作，手术后抗癫痫治疗 1～3 个月，逐渐停用。

(5)术后 2d 复查头部 CT，术后 2 周复查脑血管造影(DSA)。

**6.手术并发症**

(1)残存畸形血管：需要再次手术切除或放射治疗。

(2)手术后再出血：可能原因是残存血管畸形，如血肿比较大应手术清除。

# 第十四节　烟雾病

烟雾病病因不明，以儿童发病多见。其病理解剖基础为大脑基底异常纤细的网状新生血管网形成，表现为颈内动脉末端进行性狭窄或闭塞，以及以广泛的颅内之间和颅内外之间的血管吻合为特征的脑血管病。

## 一、诊断标准

### (一)临床表现

**1.脑缺血**

一般儿童以脑缺血表现常见，严重者可出现脑梗死，个别患者伴有癫痫、感觉障碍、智力迟钝和头痛。

**2.脑出血**

成人多表现为脑室内出血、蛛网膜下隙出血、卒中样发作、癫痫发作和不自主动作。

**(二)辅助检查**

(1)神经影像学检查:①全脑血管造影确诊需全脑血管造影。②SPECT 或 ECT 了解脑缺血程度。③头部 CT 和 MRI 了解全脑情况。

(2)脑电图。

(3)颈内动脉超声波检查。

**(三)实验室检查**

血和脑脊液免疫球蛋白。

## 二、治疗原则

**(一)非手术治疗**

1.脑室内出血

(1)患者如意识不清,及时行脑室穿刺外引流。

(2)止血(6－氨基己酸等)、脱水等对症治疗。

2.脑梗死的治疗

主要是扩张血管和其他对症治疗。

**(二)手术治疗**

1.手术适应证

脑缺血临床症状明显,可以考虑手术治疗。

2.治疗方法

有下述方法可供选择。

(1)脑－颞浅动脉贴敷术、脑－颞肌贴敷术、脑－硬脑膜动脉贴敷术(EDAS)、大网膜颅内移植术等。

(2)颞浅动脉与大脑中动脉吻合术。

(3)对于 ECT 检查有双额缺血的患者,可行双额钻孔、蛛网膜剥脱术。

(4)双侧颈内动脉外膜剥脱术。

3.术后处理

贴敷术及血管吻合术的患者术后应用血管扩张药物。

**(三)出院医嘱**

出院后需门诊长期随诊复查。6 个月及 12 个月后复查脑血管造影或 ECT。出院后继续应用扩张血管及神经营养药物。

# 第十五节　海绵状血管畸形

海绵状血管畸形(CM)也称海绵状血管瘤,是一种边界清楚的良性血管性错构瘤。它由形状不规则、厚薄不一的窦状血管性腔道组成,占中枢神经系统血管畸形的 5%～13%,尸检中占 0.02％～0.13％。其多位于脑内,但不包含神经实质、大的供血动脉或大的引流静脉。大多数位于幕上,10％～23％位于颅后窝,多见于脑桥。通常直径约 1～5cm。半数多发,可有出血、钙化或栓塞。偶见于脊髓。可分为两型:散发型和遗传型。后者的遗传方式是孟德尔常染色体显性方式,并有多种表现型。

## 一、诊断标准

### (一)临床表现

(1)癫痫发作:约占 60％。

(2)进行性神经功能缺损:约占 50％。

(3)颅内出血:约占 20％,通常为脑实质内出血。此类病灶倾向于反复发作的少量出血,极少出现灾难性大出血。

(4)脑积水。

(5)无症状偶然发现。

### (二)辅助检查

脑内海绵状血管畸形的诊断主要依靠头部 CT 和 MRI 检查。DSA 检查通常为阴性。

#### 1.头部 CT

可清楚地显示病变的出血和钙化。可能遗漏很多小的病灶。

#### 2.头部 MRI

对于本病的诊断具有特异性,在 $T_1$ 和 $T_2$ 像上病变呈类圆形混杂信号,MRI 的 $T_2$ 加权像是最敏感的,可见病变周边被一低信号环完全或不完全包绕(含铁血黄素沉积环)。若发现同样特点的多发病灶或患者存在家族史,则强烈支持该诊断。

有 1 个以上家庭成员有海绵状血管畸形患者的一级亲属,应做增强 CT 或 MRI 检查及适当的遗传咨询。

## 二、治疗原则

脑海绵状血管畸形的治疗方法主要分为保守治疗和手术治疗。

### (一)保守治疗

对于无症状、较小的海绵状血管畸形,可采取 CT 和 MRI 随访下保守治疗,包括药物控制癫痫发作等。

### (二)手术治疗

手术切除病变是根本的治疗方法,但治疗指征仍没有统一。微创手术治疗是目前手术治疗脑海绵状血管畸形的最佳选择。对于非功能区的表浅病变,如果病灶反复出血而逐渐增大或癫痫反复发作而药物控制不满意,可采取手术治疗。位于功能区和脑深部(如脑干)的病变,若术前已有神经功能障碍,可考虑手术治疗。未出血或偶然发现的病变,应根据病变的部位和大小权衡手术治疗是否会带来新的并发症或功能缺陷,然后再决定是否手术。

### (三)放射治疗(包括立体定向放射外科)

放射治疗对本病的效果仍存在争议,目前多数意见认为本病对放射治疗不敏感。

# 第十六节　颈动脉海绵窦瘘

颈动脉海绵窦瘘(CCF)是常见的动静脉瘘之一,可分为外伤性(TCCF)和自发性(SCCF)两种。外科手术治疗效果不满意,血管内栓塞技术是目前的首选治疗方法。外伤性(包括医源性):占颅脑外伤患者的0.2%,也见于经皮三叉神经根切断术。自发性:颈内动脉与海绵窦间直接沟通的高流量分流,常由于海绵窦内颈内动脉动脉瘤的破裂。

## 一、诊断标准

### (一)临床表现

其典型表现为单侧或双侧搏动性突眼、颅内杂音和球睑结膜充血水肿外翻、眼球运动障碍三联征,有时伴眼眶眶后疼痛,视力下降,复视等,SAH少见。

### (二)辅助检查

1.头部CT

对TCCF帮助较大,可发现突眼和相关外伤表现,如颅骨(颅底)骨折、颅面部损伤、颅眶损伤、血肿、脑挫伤等;注射对比剂后可见眼静脉增粗,海绵窦增强等。

2.头部MRI

增强后可见引流静脉走行。

3.脑血管造影

为最主要的检查方法。可借以显示瘘和脑循环的信息,为诊断和治疗提供参考。

(1)瘘口:大小、部位、单双侧等。

(2)脑循环状况:颈内动脉破裂,侧支循环吻合,是否伴有假性动脉瘤、脑盗血等。

(3)瘘的引流静脉及其走行。

## 二、治疗原则

### (一)一般原则

力争达到"闭塞瘘口、保留颈内动脉通畅、改变脑部循环、消除眼部症状"的最佳目的。目前国内外均选用血管内栓塞治疗,栓塞材料均首选可脱性球囊。

### (二)经动脉可脱性球囊栓塞术

用球囊闭塞海绵窦腔及瘘口,80%可达到既闭塞瘘,又保留颈内动脉通畅,而将瘘治愈。仅20%需要同时闭塞颈内动脉治疗瘘。

# 第十七节　颈动脉粥样硬化

动脉粥样硬化是颈动脉狭窄或闭塞的主要原因。作为主要的脑供血动脉,颈动脉狭窄或闭塞可引起缺血性脑卒中,严重者还可导致死亡。颈动脉狭窄到一定程度便需要手术治疗切除硬化斑块,或行支架置入,扩张狭窄的血管,恢复动脉血流。

## 一、诊断标准

### (一)临床表现

动脉粥样硬化斑块可造成动脉管腔狭窄及脑动脉栓塞,从而引起脑缺血表现。根据脑缺血后脑损害的程度,其临床表现可分为两类:一类是由于轻度或短暂的供血不足引起暂时性神经功能缺失,但无明显脑梗死存在,临床上表现为短暂性脑缺血发作(TIA);另一类缺血程度较重,持续时间较长,造成脑梗死,临床上表现为可逆性缺血性功能缺失(RIND)、进行性卒中(PS)和完全性卒中(CS)。

1.颈动脉系统 TIA

病变对侧肢体常出现突然发作的麻木、感觉减退和感觉异常,上肢和(或)下肢无力,面肌麻痹(中枢性)或病变同侧单眼突发黑矇。如病变在优势半球常伴有语言障碍。症状在 24h 内完全消失。

2.脑梗死

(1)可逆性缺血性神经功能缺失:发病似卒中,出现神经功能障碍较轻,24h 以后逐渐恢复,一般在 1~3 周内功能完全恢复,脑内可有小范围的梗死灶。

(2)进行性卒中:卒中症状逐渐发展,常于 6h 至数日内达高峰,脑内有梗死灶存在,脑血管造影常显示颈内动脉或大脑中动脉闭塞。

(3)完全性卒中:卒中症状发展迅速,在发病后数分钟至 1h 内达高峰,并且稳定而持续存在,其症状和体征随闭塞动脉的不同而异。

### (二)辅助检查

颈动脉狭窄或闭塞的诊断主要依靠颈部超声波检查、CTA、MRA、高分辨率 MRI 和动脉造影(DSA)。动脉造影属于创伤性检查,但仍是目前确定颈动脉狭窄的主要检查方法。通过辅助检查可以了解颈动脉狭窄的部位、程度,以及侧支循环的代偿情况。

## 二、治疗原则

### (一)保守治疗

包括扩血管、改善脑血流和脑代谢的药物治疗等。

### (二)外科手术治疗

颈动脉内膜剥脱术(CEA)是目前有效的治疗方法。

1.CEA 的手术指征

仍未统一,公认的主要如下。

(1)颈内动脉颅外段严重狭窄:对于症状性狭窄患者(TIA 或卒中),目前认为当狭窄大于50%时,CEA 的疗效肯定;对于无症状患者来讲,当狭窄大于 60%或动脉粥样硬化斑块不稳定时建议手术治疗。

(2)狭窄部位在下颌角以下,手术可及。

(3)完全闭塞 24h 以内,也可考虑手术;闭塞超过 24~48h,已发生脑软化者,不宜手术。

2.CEA 麻醉

可分为全身麻醉和局部麻醉两种。

(1)全身麻醉其优点包括:全程气道控制和动脉二氧化碳浓度控制;巴比妥类药物提供脑保护。

术中调控血压,其缺点包括术中脑灌注监测:包括 TCD、近红外分光镜、脑电图和体感诱发电位等技术的敏感性和特异性均较差,以至于缺乏准确的参数来决定分流技术的实施与否。异氟烷潜在的"偷盗"现象;脑保护所需要的高浓度异氟烷及术后恶心、呕吐等。心血管系统的反应也较常见,例如麻醉诱导的交感反应、气管插管、手术切口及拔管等均可导致冠脉循环和脑循环的损害。

(2)局部麻醉优点包括:术中脑灌注监测敏感性高;分流使用率减少;心血管系统并发症减少;ICU 和住院天数减少;费用少;对于 COPD 患者可避免插管;避免"盲目"升高血压对心脏的有害作用等。

(3)其缺点包括:各种局麻技术的并发症;急诊手术中气道控制差;心肌缺血的发生率高;术中对患者与医师间的相互合作及交流能力要求较高。

**(三)颈动脉扩张支架成形术**

近年,颈动脉支架成形术(CAS)的临床应用日渐增多,其创伤小且疗效肯定,可达到手术不能到达的部位,如颈内动脉颅底段及虹吸部,其技术已越来越成熟,除支架的种类增多和新的支架不断问世外,还研制成了防止颈动脉斑块脱落而导致脑栓塞的保护伞。但大规模的前瞻性研究正在进行中,远期疗效有待进一步研究。

# 第三章　心胸外科疾病

## 第一节　胸壁损伤

### 一、胸壁软组织损伤

胸壁软组织伤诊断时,应特别注意:①有无伤口以及伤口的深浅、污染的轻重,要除外有无穿入胸膜腔,以便决定清创的范围和麻醉的选择。通常可在清创时以质地较硬的导尿管顺其自然地反复试探,以了解伤道及其深浅和方向。污染严重时,可注入亚甲蓝,以便彻底清创,预防感染。②闭合伤时注意皮肤挫伤痕迹或青紫、有无血肿、血肿的深浅和大小,浅层血肿可及波动感,深部血肿张力较大时难以触摸或可及"硬块",可做双侧对比检查,必要时可行 B 超定位和血肿穿刺。血肿早期可加压包扎,防止扩大促其吸收,较大血肿尽量以粗针头抽吸,以防血肿继发感染变成胸壁脓肿。一旦深部脓肿形成,可有红、肿、痛、热,应行早期切开引流。③胸部异物特别与纵隔重叠的金属异物在诊断时应摄高电压 X 线后前位及侧位或加摄切线位全胸片,以防漏诊。只有深部较大异物(2cm 以上)或表浅可触及异物才考虑取出,但术前定位诊断很重要。一种简便的办法是先以针头扎探,只有在碰及到异物后,手术成功率才能提高。

### 二、肋骨骨折

肋骨是构成骨性胸廓最主要的成分。神经、血管密布其间,损伤后疼痛多明显,而血液循环丰富。肋骨富有弹性,由于由后上向前下走行,同一根肋骨前后水平距离,几乎相差 4 根,正因为这种结构,使肋骨的功能不仅保护着胸腔和上腹部脏器,并参与了呼吸肌的作用。当吸气时,胸廓向前上外上抬举使前后径和左右径同时扩大,胸腔负压亦加大、双肺随之膨胀;呼气时由于肺的弹性回缩作用,使肺又恢复到自然状态,从而保证了氧气和二氧化碳的交换。

肋骨骨折是平、战时最常见的胸部损伤。尤其在钝性挤压伤时发生率更高。根据多家报道,在平时住院胸部伤员中有 60％～80％可见肋骨骨折。

#### (一)原因

一般情况直接暴力,多在暴力作用部位,骨折端多向内刺,容易损伤肋间血管,胸廓内血管、胸膜、肺组织及邻近脏器。间接暴力多由于胸廓受到挤压,暴力沿前后肋骨传导引起肋骨成角处折断,一般多在胸廓外侧,如腋中线、腋后或腋前线处骨折,骨折断端多向外侧,内脏损伤机会减少,如暴力过大,除传导骨折外暴力点处也可发生直接骨折,此时亦应注意暴力局部内脏损伤的可能性。

#### (二)好发部位

由于胸廓后上背部有肩胛骨和前上胸部有锁骨及厚实的肌群保护,第 9～10 肋骨连接于更富于弹性的肋弓,第 11～12 肋骨为游离肋骨,一般骨折的好发部位多在第 3～8 肋骨,而上述部位相对减少。骨折与年龄亦有明显关系,其发生率与年龄成正比,少、幼儿肋骨富于弹性,一般不易骨折,即使骨折亦常为青枝骨折。而成年人,尤其老年人,骨质弹性减弱和骨质疏松,容易发生骨折,且比较严重。同样暴力,年轻人发生的肋骨骨折较少、较轻。而老年人更易发生多根多处系列骨折,甚至一根肋骨有 3 或 4 处折断者也累有所见,有的老年人在剧烈咳嗽、打喷嚏时就可引起骨折,肋骨肿瘤骨质破坏时也易折断。

### (三)内脏损伤

一般说骨折部位尤其是直接暴力,易造成骨折断端下的内脏伤,应特别引起警惕。例如低位肋骨骨折,不仅可伤及膈肌,还可刺破脾脏、肝脏,甚至近脊柱旁低位肋骨骨折,由于骨折两断端各向后内、外着力而致后腹膜内肾脏和十二指肠降、横部刺破和牵拉破裂者。作者曾协助处理过因严重挤压伤致左下低位肋骨骨折合并左肾、左脾蒂断裂落入腹腔引起腹内大出血而抢救成功的病例;亦见过右下胸低位肋骨骨折致十二指肠降段撕裂手术修补、引流而治愈的病例。左前近心包部肋软骨骨折致心包、心脏、大血管损伤者,也有中上胸部肋骨骨折,骨折断端向外下牵拉肺组织,造成近隆突的总支气管断裂者,右总支气管因无主动脉弓缓冲较左主支气管容易发生。锁骨和第 1~2 肋骨骨折应警惕锁骨下动静脉损伤,这与暴力大、常有严重血管合并伤有关。

### (四)命名与分类

每侧仅发生一根肋骨骨折者称为单根骨折。发生 1 根肋骨 2 处或 2 处以上骨折者称单根 2 处或多处骨折。发生 2 根或 2 根以上骨折者称为多根骨折。多根相连的骨折如发生系列多处骨折称多根多处系列骨折。

### (五)发病机制

单纯肋骨骨折都有明显疼痛,甚至平静呼吸时亦如此。尤其在咳嗽、深呼吸和身体转动时加剧,这不仅给伤员带来痛苦,也可使伤员胸壁肌肉产生反射性痉挛,导致呼吸表浅,不敢咳痰,而胸部伤后可能产生的呼吸道分泌物或血痰不易咳出,常出现呼吸困难和低氧血症,有时伤员在短期内可并发肺不张、肺炎,尤其在老年人发生的概率明显增多。单纯性肋骨骨折只要做好止痛,固定,早期活动。鼓励咳嗽,协助排痰等预防措施,多可很快恢复健康。

### (六)诊断分析

诊断重点:不仅要注意外力的大小、作用部位、年龄和解剖特点,诊断重点是要把影响伤员预后的浮动胸壁(连枷胸)、胸部和上腹部脏器继发性损伤和可能发生的并发症、肺挫伤、急性呼吸窘迫综合征(ARDS)、肺不张、肺炎等诊断出来。

## 三、连枷胸

在多根多处系列骨折时,因 2 处或 2 处以上的肋骨断端即与整个骨性支架分离,在胸腔负压的作用下出现局部胸壁软化和浮动,亦称连枷胸,造成吸气时胸壁内陷,呼气时胸壁向外凸出,使两侧胸腔的压力失去平衡,此称反常呼吸。有的伤员因骨折断端呈锯齿状并相互交锁或因肌肉或有骨膜和小骨片相连或因伤员胸壁肥厚、肌肉因疼痛刺激呈痉挛状态。损伤早期,反常呼吸并不明显,稍后因活动、咳嗽、缺氧呼吸困难,呼吸动度增大,逐渐或突然出现浮动胸壁,在早期诊断时应考虑漏误诊的可能性。反常呼吸的结果可造成咳嗽无力,排痰困难。肋骨骨折特别是连枷胸多继发严重肺挫裂伤,肺泡及间质出血水肿、不张、实变,肺的顺应性、潮气量随之降低,导致严重呼吸困难和低氧血症,有效呼吸面积及功能残气量减少及纵隔摆动影响血液回流,结果造成呼吸循环功能紊乱,以上结果相互影响形成恶性循环,可在短时间内威胁伤员生命,病死率高达 10% 以上。

**(一)外伤史**

常发生于严重冲撞和挤压伤后,接诊时重点要问清致伤原因、时间,暴力大小、作用部位,以及疼痛、呼吸困难、咯血、休克等症状及严重程度。

**(二)体格检查**

重点要检查:①胸廓有无反常呼吸。方法是在伤员呼吸时,对比双侧胸廓活动情况,如吸气时局部胸廓不仅不抬高,反而内陷;呼气时不仅不下陷反而向外凸出。②胸廓间接、直接压痛试验。检查者轻压胸骨体,使骨性胸廓受到压缩,常有骨折断端摩擦的感觉,患者立即感到损伤肋骨断端疼痛,如果对每根肋骨由前下向后上进行仔细触压,疼痛最明显处多为骨折断端,并且可触到明确的骨擦感。③看到或触到肋骨局部有凹、凸或成角畸形。以上 3 条具其一者即可确诊。④在胸腹部检查时要特别注意发现因肋骨骨折而继发胸内和上腹部内脏损伤的症状和体征。如血气胸、干湿啰音及叩诊鼓音、浊音及肝、脾破裂的症状和体征。

**(三)辅助检查**

**1.实验室检查**

急查血常规及血细胞比容,和动脉血气分析,以了解失血和低氧血症情况,有无胸腹部活动性出血及血气胸、肝、脾、肾的可能损伤等。

**2.超声波检查**

急诊做 B 超检查,以核实有无血胸及心包压塞和胸腹实质性脏器伤;并可在 B 超指引下行胸腔、心包和腹腔穿刺,或放置胸腔闭式引流,为进一步确诊和救治提供准确定位。以上检查简便快捷,可在急诊科床边进行,各级医院都应常规配备。

**3.胸部 X 线检查**

只要伤员情况允许,必须急摄立位后前位全胸片,必要时加摄侧位和斜位片,普通胸片不仅对肋骨骨折的部位、根数,单处或多处的确诊提供重要的依据,而且对继发性胸腔腹内脏伤的诊断亦提供了客观的根据。但应注意:①伤员危重时只要经前 1～3 项检查即可做初步诊断,并优先做急救处理,不要因强求 X 线摄片而延误救治时间。在某些大医院因摄片、会诊、转运途中而发生呼吸心搏骤停者时有发生,应引以为戒。②在作 X 线摄片检查时,应尽量不摄仰卧位,因为在仰卧位时常见的血气胸很难显示,如不能站立,可摄坐位片,还可摄健侧卧位片,以便显示血气胸的真实情况,并可做定量诊断。③普通胸片对少量心包、胸腔、纵隔积血仍难以显示,胸部 CT 片就可显示出来。④肋软骨不能显影,有时胸壁反常呼吸严重,但胸片只看到单纯肋骨骨折,当肋软骨及其与肋骨交界处骨折无错位、肋骨骨折端在侧方重叠,或在左心后方的骨折、胸片上亦难显示,只有在 2～3 周后骨痂形成或摄斜位、侧位片时方可显示出来。

**四、胸骨骨折**

胸骨骨折既往罕见,随着高速交通工具的迅速发展,发生率亦有所增加,国外统计约占胸部伤的 1.5%～5%,多因直接暴力撞击挤压,特别是汽车紧急减速时,驾驶员前胸撞击方向盘造成所谓"方向盘骨折"或称"方向盘综合征"。也有间接暴力引起者,学者曾收治一位跳木马的战士因上身翻转超过180°,致双肩着地,致胸骨柄、体交界处折断致伤。胸骨各处均可发生骨折,但最多见部位是胸骨柄、体交界处及胸骨体部。多为横形骨折,骨折上断端因锁骨和肩胛骨支撑和缓冲作用,而第1或第2肋骨骨折机会又较少,故移位的机会很少,而下骨折端如伴双侧肋软骨或肋骨骨折,可向后、上方移位,如果胸骨体下部同时骨折,即胸骨双骨折与其相连接的两侧肋骨或肋软骨均发生骨折,可引起反常呼吸运动,这种损伤多是在强大直接暴力下造成的。其中半数以上可发生纵隔血肿、心脏压塞、心包裂伤、心肌挫伤、瓣膜损伤、冠脉挫伤或急性外伤性心肌梗死、心脏或胸主动脉破裂以及支气管断裂等继发性损伤,病死率可高达30%～47%。

由于继发伤重,在诊断时胸骨骨折的原发伤常被忽视,应加注意。在诊断时主要根据外伤史及局部压痛、畸形、骨擦音或触及骨折线,一般并不困难,重要的是要重视胸骨骨折的胸前壁反常呼吸和心脏大血管伤及左右支气管断裂的可能性。X线侧位或斜位摄片可协助诊断。摄后前位全胸片,对胸骨骨折本身诊断,因与纵隔影重叠并无多大帮助,但如有明显纵隔血肿和纵隔影增宽或心影扩大等继发伤的诊断有一定意义,必要时加做B超、CT等检查,可进一步明确对继发伤的诊断。

# 第二节　胸导管损伤

## 一、概述

胸导管损伤(创伤性乳糜胸)是指胸导管及其较大分支损伤、破裂引起的乳糜胸,实际上是一种淋巴内瘘。由于创伤和胸、心、血管外科手术的广泛开展,胸导管损伤的发病率明显增加。

### (一)胸导管的解剖与变异

胸导管是全身最长且最粗的淋巴管,正常入胸导管长30～45cm,口径2～7mm,灰白色,光泽且具有一定的弹性。可分为起始部、胸、颈3段。通常起始于第1～2腰椎平面腹膜后乳糜池,于腹主动脉右侧,经膈肌主动脉裂孔入胸腔,沿脊柱的右前方上行于奇静脉与胸主动脉之间。自第3～5胸椎平面逐渐从主动脉弓及食管后方越过中线至脊柱的左前方,紧贴在食管筋膜的后面,故施行食管中段手术时易伤及此段胸导管。在后上纵隔内胸导管沿食管、左喉返神经左侧、锁骨下动脉之右、左迷走神经及左颈总动脉的后方继续上行,经胸廓上口至颈根部,然后经锁骨下动脉的后方向前下成一弓形注入左静脉角。该弓高出锁骨上方约3～5cm。因此,当颈外伤或手术时伤及该部,将形成乳糜瘘或乳糜胸。由于胸导管上段与左侧胸膜紧贴,下段与右侧胸膜接触,故胸导管下段损伤时引起右侧乳糜胸,而上段损伤时则易发生左侧乳糜胸。

胸导管变异较多,约占1/4的胸导管呈双干、多干、分叉及位置异位等变异。杨春林根据150例标本将我国入胸导管分为5型:①正常型(走行如前所述)占84.7%;②双干型:两干自乳糜池发出,沿主动脉两侧上行,在胸部不同平面汇成一干支后进入左或右静脉角占10.7%;

③分叉型:以单干开始,沿主动脉右侧上行,在 4～6 胸椎平面分为两支以后,分别进入左、右静脉角;④左位型;⑤右位型。左位和右位型都是以单支沿一侧走行始终。④、⑤型出现率较低。临床以前 3 型多见,故通常仅有单干、双干与分叉 3 型之分。

### (二)胸导管及乳糜液的生理特点

胸导管是全身最大的淋巴管,收集下肢、骨盆、腹部、胸部左半头颈部左半及左上肢占全身 3/4 的淋巴液,以 0.93～1.38mL/(min·kg)的流速注入静脉。正常人每日流量为 1 500～2 500mL。进食、饮水、脂肪餐后或按压腹部,其流速可增加到 3.9mL/(min·kg),流量可增加 20%。胸导管淋巴液 95%来自肝脏和小肠,摄入脂肪后肝内淋巴流量可增加 150%,肠淋巴流量可达静止时的 10 倍。肝硬化门脉高压症时胸导管的淋巴液流量和压力都有所增加。饥饿注射吗啡抑制肠蠕动使吸收减慢时,胸导管内淋巴液流量明显减少且呈清水样。

胸导管具有自发的、节律性的收缩能力,每隔 15s 将乳糜液排入静脉 1 次。周围器官的活动如心脏、动脉搏动,肺的膨胀与收缩,胃肠蠕动,腹肌、膈肌随呼吸运动的收缩,胸、腹腔压力变化,都促使乳糜液向心回流。胸导管内乳糜液的流动亦可形成推动力,体位改变亦对胸导管回流有影响。

在一般情况下胸导管内平均压为 1.74kPa(15cm $H_2O$),在流速高峰时可为 0.98～2.75kPa(10～28cm $H_2O$)。结扎胸导管后,压力暂时上升可达 6.7kPa(50mmHg),以后随侧支循环的建立,可逐渐恢复至正常。

胸导管的主要功能是输送从肠道吸收的脂肪。乳糜液的化学成分除脂肪含量比血浆高、蛋白质略低之外,其他与血浆类似。经淋巴液回收到血液的蛋白质一昼夜可达 100g。在胸导管内的浓度为 2.9～7.3g/100mL,主要是清蛋白,其与球蛋白的比例为 31,含蛋白总量相当于血浆的 60%。故胸导管亦是血管外及贮藏于肝脏的蛋白质输送入静脉的主要通道。

乳糜液的细胞成分主要是淋巴细胞[(0.4～6.8)×$10^9$个/L],在胸导管内有时可达(2～20)×$10^9$个/L。每日参与淋巴再循环的数目为血液中淋巴细胞总数的 10～20 倍,除偶尔情况外,一般不含红细胞。

乳糜液的外观不恒定,饭后 6h 呈乳白色,偶尔呈粉红色,空腹状态呈血清色或清水样。无气味,呈碱性,比重 1.012,放置后出现乳酯层,乳化后可见脂肪球,含酯量 0.4%～4.0%,固体粒子 74%。无机盐与血浆相近似。乳糜液有明显的抑菌抗腐败性,大肠埃希菌、金黄色葡萄球菌在乳糜液内不能生长。临床鲜有乳糜胸合并感染的报道,可能与其碱性、含高游离脂肪酸、磷脂以及淋巴细胞等综合作用有关。

胸导管是机体免疫器官的重要组成部分,乳糜液中含有各种抗体以及大量淋巴细胞,其中 90%为具有免疫活性的 T 细胞,经胸导管送入血循环参与机体的免疫反应。胸导管亦是肿瘤和病原菌播散的重要途径,故有人术前经颈部,术中经胸部胸导管取液检查瘤细胞或做细菌培养,作为诊断、确定手术适应证、指导手术治疗的一个重要方法。

## 二、病因

胸导管损伤常见于以下几种情况。

### (一)闭合性胸部创伤

多见于爆震伤、挤压伤、车祸及钝器打击所致锁骨、脊柱及肋骨骨折,甚至举重、剧烈咳嗽、呕吐等,尤其是饱餐之后胸导管处于充盈扩张状态,更易发生。若下胸部承受暴力,由于膈肌角的剪力作用,亦易导致胸导管撕裂。胸导管破裂之后先在纵隔内形成 1 个乳糜囊肿,逐渐增大,到一定体积后破入胸膜腔。从伤后到临床出现乳糜胸,一般间隔为 2～10d 不等,亦有在数月之后才确诊者。

### (二)开放性胸部创伤

包括胸、颈部锐器刺入,子弹、弹片穿入等,均可直接损伤胸导管及其分支。由于胸导管分支小而且位置深,其周围毗邻于大血管及其他重要脏器,因此常伴有大血管及邻近重要脏器的损伤。临床胸导管损伤的典型表现多被掩盖,早期不易发现及诊断,又因这些脏器损伤多急重,往往早期死亡。因此,开放性胸腔伤引起的胸导管损伤较为罕见。

### (三)手术损伤

手术损伤胸导管是最常见的原因,其发生率占整个乳糜胸的 25%。据统计,心脏及血管手术胸导管损伤为 0.25%～0.5%,食管手术为 0.9%～1.8%。患者术前多禁食,胸导管流量减少,乳糜液呈清水状,同时被手术中渗血所混染,使胸导管损伤不易辨认。其他如左锁骨上区手术、锁骨下或颈静脉穿刺等均有可能损伤。

其他非创伤性乳糜胸不在此讨论。

## 三、病理生理

大量乳糜液聚积于胸腔内,压迫肺使其萎陷,使纵隔移位,影响呼吸循环功能。由于大量乳糜液丢失,出现水、电解质紊乱,营养缺乏。体重下降,明显消瘦。此外,淋巴细胞及抗体成分丢失,周围血中淋巴细胞数减少,机体免疫力受损。如未及时治疗,可因大量的丢失营养,在短期内造成全身消耗、衰竭或合并其他严重并发症而死亡。

## 四、临床表现及诊断

乳糜液无刺激性,故单纯乳糜胸患者体温不高或低于正常。由于严重胸部创伤,常常限制饮食,因而早期乳糜流量很少,待恢复进食后,乳糜流量增多,大量乳糜液进入胸膜腔内,压迫肺使其萎陷,纵隔向健侧移位。患者表现胸闷、气急、心悸等。由于大量乳糜液丢失,患者可在短期内造成全身消耗、衰竭,水、电解质紊乱或并发其他严重并发症而死亡。

### (一)病史

询问患者受伤的方式、部位、时间均有助于诊断。闭合伤所致之胸导管撕裂伤易发生在饭后 6h 以内。其临床特点:①有一"间隔期"(受伤距临床发病有一间隔的时间);②突发性呼吸困难;③程度不同的休克;④经胸穿或引流症状迅速得以缓解,短期内又重出现;⑤手术后乳糜胸多在进食后出现胸腔引流液增多,手术的种类和部位本身对诊断就是一种提示。

### (二)胸腔引流液的性状

①典型的乳糜液呈乳白色,放置后出现乳脂层,加乙醚后脂肪溶解,使乳状混浊液变清澈。②无菌生长。③无气味。④含有大量淋巴细胞。⑤苏丹Ⅲ染色后显微镜下可见直径为 $5\mu m$ 大小的橘红色脂肪球。⑥比重 1.012,呈碱性反应。⑦口服亲脂肪染料,可使流出的乳糜着色。

创伤与术后乳糜胸的胸引流液常呈血性或浆液性,禁食时呈清水样。苏丹Ⅲ染色阴性时早期不易确诊。若观察到胸腔引流量逐日增多,术后前 3d 平均引流量高于一般开胸术后,波动范围大,不能如期拔除胸引流管,应高度怀疑乳糜胸。

X线检查:除单侧或双侧广泛胸腔积液征外,创伤后早期可有纵隔包裹性积液,乳糜胸合并乳糜心包时,可见心影增宽。

淋巴管造影:经下肢或精索淋巴管注入造影剂(如Lipiodol)后,定时拍片观察造影剂是否漏入胸腔。此法不仅可以确定漏口位置,确定治疗方案,研究胸导管走行,而且对确定手术结扎胸导管的位置均有重要意义。术前、术中、术后均可应用。但此法可引起咳嗽、发热等不良反应,严重者可出现脂肪栓塞。

胸腔乳糜液染色:文献曾介绍各种染料测试方法,但临床实际应用的经验不多。

放射性同位素检查:用同位素诊断乳糜胸尚不普遍,大宗报道不多,有的尚在研究阶段。

## 五、治疗

创伤性胸导管损伤性乳糜胸的治疗,主要应根据胸腔引流量及患者的实际情况而定。关键是手术适应证和手术时机。多数学者认为胸腔引流量每日<1 000mL,且有逐渐减少的趋势,可考虑非手术治疗。若每日引流量1 000~1 500mL且病员进行性消瘦、脱水及水、电解质紊乱,保守治疗5~7d不见引流量减少者,应采取积极的手术治疗。

开胸结扎胸导管操作比较简单,手术时间短,成功率高,对创伤或手术后乳糜胸较非手术治疗更为安全,且能迅速奏效。确也有部分病例经适当保守治疗,不需再手术可以治愈。实际上每一患者自发病至手术治疗,都经过一段保守治疗的过程。

### (一)非手术治疗

支持治疗:给予高蛋白、高糖类、低脂肪或无脂肪饮食,输血或血浆,维持水、电解质平衡,应用维生素及微量元素。可给予中链脂肪酸三酰甘油(MCT),其优点为吸收后可不经胸导管直接由静脉入血,既可增加热量,又可减少乳糜液漏出,有利于胸导管愈合。亦有人主张采用全胃肠外营养。并加以胃肠吸引以减少胸导管引流,以利于创口愈合。

保持胸腔闭式引流通畅,及时排尽胸腔乳糜,并鼓励患者咳嗽,必要时可以用25cm $H_2O$ 的负压持续吸引,以促使肺及时膨胀。有利于脏、壁层胸膜粘连,若同时患ARDS的患者,可采用呼气末正压通气(PEEP),可减低胸导管淋巴流量,促使胸导管闭合。保守治疗期间应每日检测血浆蛋白、电解质、白细胞和进行X线检查。必要时输入全血和血浆,保守治疗无效时应行外科手术治疗。

### (二)手术治疗

经上述非手术处理后,若乳糜排出量不见减少,应及时准备手术。术前应做好充分准备,主要包括:①纠正水、电解质紊乱,输血输液及加强营养支持治疗;②排尽胸腔内积液,以利于肺膨胀,改善缺氧,防止手术时侧卧位对纵隔、心脏压迫引起的不良影响;③为术中辨认和寻找胸导管破口,可于术前3~4h口服或胃管内注入牛奶、黄油等高脂肪食物300~500mL,使术中乳糜流量增加,色泽变白,或加入亲脂染料如橄榄油、苏丹Ⅲ或于腹股沟部皮下注射伊文氏蓝,使流出液着色,以利于术中破口寻找。目前认为只要解剖熟悉,注射染料并无必要,相反高浓度染料溢入胸腔内,使周围组织着色,反而影响观察解剖结构。

### (三)结扎胸导管的有关技术问题

(1)进路:有人主张单侧乳糜胸经有胸腔积液侧进胸,双侧乳糜胸经右侧进胸为宜。更多学者主张不论乳糜胸在哪一侧均由右侧进胸,由膈裂孔上面主动脉右后与脊柱前缘间寻找并结扎胸导管。此处胸导管走行较为恒定,便于暴露,利于手术操作,亦可在附近不同平面加扎2～3道。

(2)找到瘘口时,用"00"丝线缝扎其上下两断端。并用周围组织覆盖,不宜用电烙或银夹处理。无法找到瘘口时,只缝合有乳糜液漏出的纵隔胸膜,同时于右膈上结扎胸导管。单纯结扎右膈上胸导管亦可。至于将胸导管移植于静脉或其他方法的吻合,从目前临床实践看来均无必要。

(3)手术治疗时机的选择:对保守治疗的期限仍有争议,有人认为胸乳糜液的引流量和速度并非判断手术时机的指标,乳糜液引流量的减少不是逐渐的,而是于某一时刻突然减少或停止,因此至少应进行3～4周的保守治疗。亦有人认为只要保守治疗的诸措施得到严格执行,有信心地坚持,需行手术的患者为数不会太多。有的学者认为成人每日胸乳糜液超过1 500mL,儿童超过100mL,持续5d不停即应手术。多数主张保守治疗时间仍应依患者对丧失乳糜液的耐受性而定。引流量多的患者,保守治疗不应超过2～3周,以免发生严重代谢紊乱和机体衰竭,反而失去良好的手术时机,尤其是对婴幼儿和糖尿病患者。2～3周的保守治疗会增加手术的危险性,不可机械规定。应根据患者的具体情况而定。

# 第三节　肺损伤

肺在胸腔占据了大部分空间,无论是开放伤或闭合伤,均容易引起肺的损伤。据统计,在严重胸部损伤患者中,有21％存在肺损伤,肺损伤的病死率是35％,其中一半的死亡由非外伤直接导致。肺实质的损伤主要表现有损伤后肺功能不全、肺挫伤、肺裂伤及肺内异物等。

肺损伤的病因:肺损伤易被伴随的胸壁、胸膜损伤所掩盖,难以早期发现。造成肺损伤的原因多种多样,并且各种因素相互作用,常见的有:

1.直接损伤

被创击部位发生单一或多发肋骨骨折、胸骨骨折造成肺的撕裂伤。

2.损伤后的冲击波

常由减速伤引起,如高处坠落伤、高速子弹伤等引起肺泡内出血。

3.冲击伤

即临床上所说的爆震伤,是指爆炸时引起的冲击波正压和负压对胸内脏器所致的原发性损伤,可出现肺泡撕裂、出血、水肿等。

4.挤压伤

当胸部受到持续挤压时,声门处于闭合状况,升高的胸膜腔内压足以使肺破裂,如果挤压非常突然,即使声门未闭,也能造成肺破裂。

## 一、损伤后肺功能不全

全身各处严重的外伤后约10％的患者会突然出现肺功能不全,也称为休克肺、湿肺、肺硬化综合征。"休克肺"一词源于越战,用来形容无左心衰竭、无肺静脉回流障碍、无吸入伤(呼吸道烧伤、毒气吸入、吸纯氧、胃液误吸),伴有肺实变的急性损伤后肺功能不全,休克肺的进展主要与最初的低血容量有关。为纠正低血容量而大量输血、血浆代用品常常导致血容量过多而加重病情。

"湿肺"一词源于二战,虽不十分确切,但仍广泛应用,用于形容休克时伴随着大量输血输液,由肺挫伤本身及肺不张、肺水肿、气管支气管阻塞引起的氧合障碍。基于动物实验,一些学者认为,湿肺综合征的根本原因是自主神经系统受到刺激后的自我调节的结果。

肺硬化专用来形容患者肺的顺应性已降低到需额外施加很大的压力才能维持肺通气的状况,这种情况常出现在临终前。

## (一)症状及体征

损伤后肺功能不全表现为低血容量休克、发绀、心动过速、低温、少尿、出冷汗,常伴意识障碍,随着病情进展,逐渐出现呼吸窘迫。

胸片示双肺继发性的肺野模糊,不透光区融合成片。

## (二)治疗

纠正低血容量(大剂量的输血、输液以纠正低血容量常常加重肺损伤)、控制性通气抗凝、物理治疗、使用抗生素预防肺部感染。

损伤后肺功能不全患者应转入 ICU 监护,需要对以下几点进行连续而精确的检测。①心功能指数;②动脉压;③中心静脉压,有条件可做肺动脉压监测;④血气分析;⑤尿量,精确反应外周组织血液灌注和肾功能;⑥酸碱平衡;⑦压疮的变化,特别在受压部位,如头枕部、肩胛骨、骶尾骨、脚跟等区域。

常常需要通过气管插管做较长时间的辅助呼吸甚至控制性呼吸,此类患者损伤早期有以下几种通气模式可供选择:①正压通气:间歇性正压通气(IPPB)或持续性正压通气(CPPB),正压通气常常和呼气末正压通气(PEEP)同时使用;②间歇性指令通气(IMV);③连续气道正压通气(CPAP)。这 3 种技术的使用获良好效果,不仅可使患者保存体力,而且还有利于支气管远端分泌物的排除,应定期给患者变换体位以维持通气/血流比例的平衡。吸入空气应湿化。

静脉补液应慎重而精确,包括输血、高渗溶液(20%的清蛋白、右旋糖酐等),生理盐水。一旦血压正常,立即限制补液、影响心肌收缩力的药物。血管活性药的使用酌情而定。抗生素的使用颇受争议,取决于对感染、脓毒血症等易感因素的具体评估。休克本身损伤了机体的免疫机制;多处伤口易于坏死或感染,Foley 导尿管、气管切开、气管插管等构成了病原微生物侵入的潜在门户,支气管肺炎又常常加重原有损害,静脉插管也能引起败血症,这些因素促使预防性使用广谱抗生素。在使用控制通气的早期,肌松药物的使用仍有必要,有助于减少肌肉活动,从而减少组织消耗氧气。

大剂量静脉内用肝素(或小剂量的皮下用药)仍有争论。赞同者认为,肝素能防止大血管内血栓形成,能有效地防止弥散性血管内凝血,并有在脂肪栓塞患者中使用取得成功的例子。反对者则认为,肝素有引起严重(甚至是致命)出血及栓塞(很少造成危害)的危险。

提倡在早期大剂量使用甲强龙以对抗肺挫伤引起的早期损害,静脉内用 1～3 支/d,连续 3d,以减少由休克缺氧引起的微循环渗出,肺毛细血管痉挛。

利尿剂现已广泛应用,以保持水电解质酸碱平衡,减轻肺水肿,改善通气和氧合,从而改善患者的预后。

$H_2$受体阻滞剂:西咪替丁、洛塞克等最近已广泛应用,用以减少胃酸,防止应激性溃疡。

## 二、肺挫伤

### (一)发病机制

肺挫伤大多为钝性伤所致,以交通伤最为常见。肺挫伤可以是单侧的或是双侧的。直接的打击、单纯性的减速伤、挤压伤、爆炸或高速子弹引起的损伤,都可导致肺挫伤。肺挫伤在闭合性胸部损伤中占 13%。暴力局限时,往往仅产生小面积的肺实质挫伤,强大暴力可引起肺叶甚至整个肺的损伤。高速投射物亦可在弹道周围产生肺挫伤。钝性损伤时冲击波通过胸壁向内传导,挤压肺实质,然后释放造成损伤,引起肺实,质的出血、水肿。外力消除后,变形的胸廓弹回,在增大胸内负压的一瞬间又可导致原损伤区的附加损伤。肺挫伤的严重程度与肋弓的弹性、胸部的柔韧性密切相关。外部的保护减缓打击力度,厚重的衣物能减轻挫伤。

### (二)病理

无论何种原因引起的肺挫伤,其病理学改变都是相似的。由于肺循环压力低,肺泡内及肺泡周围缺乏支持组织,加上毛细血管内压与血浆渗透压之间的平衡又不稳定,易使肺组织对创伤产生一系列独特反应。病理检查发现肺挫伤时,在大体上肺的完整性并无破坏,重量变重、含气少、不易萎缩,外观呈暗紫色。光镜下所见主要是肺泡毛细血管损伤,并有间质及肺泡内的血液渗出及间质性肺水肿。红细胞及渗出液广泛地充满肺泡内,肺泡间隙出血,而大多数肺泡壁是完整的。Fulton 等动物实验观察到:在伤后 12～24h 里肺挫伤病变进行性发展,最初为肺泡和间质内出血,致使肺泡破坏,少量肺泡结构萎陷。在 1～2h 内,损伤的肺开始出现水肿,单核和多核细胞的浸润。伤后 24h,肺的结构几乎由大量的性细胞和单核细胞成分所代替,而多形核细胞也与大量单核细胞混合出现,并含有蛋白的渗出液。

### (三)病理生理

肺挫伤后对呼吸和循环功能产生影响,其病理生理学基础主要表现如下:

#### 1.肺气血屏障改变

由于挫伤后肺泡及间质充血、水肿,使肺泡间隔变厚,肺气血的屏障发生改变,氧气和二氧化碳的弥散距离增加,肺泡膜弥散功能降低,影响红细胞的氧含量,使肺静脉血氧饱和度降低及二氧化碳滞留。由于肺比其他脏器具有易于渗漏体液至间质的特性,若在治疗中输注大量含钠溶液可引起胶体渗透压降低,使体液经毛细血管渗出增多,加重间质性肺水肿,也更加重了气血屏障的改变从而导致低氧血症。

#### 2.肺内分流对低氧血症的影响

(1)肺顺应性降低所产生的影响:研究证实肺挫伤肺的肺泡表面活性物质出现障碍,肺泡表面活性物质减少,引起肺泡表面张力升高,肺顺应性降低,肺泡通气量减少,导致 V/Q 下降,造成肺内分流而引起低氧血症。

(2)肺不张所产生的影响:肺挫伤后由于肺实质结构的破坏,肺泡和间质出血、水肿,以及邻近肺泡充满血液而致肺不张外,尚因伤后血液、液体及细胞碎屑的积聚阻塞小气管及肺泡,以及气管及支气管黏膜因损伤刺激分泌物增多,胸壁软组织损伤所致疼痛使胸壁活动减低,咳嗽受抑制而影响气管内分泌物排除等因素更加重或引起肺不张,使肺通气与灌流失调,肺内分流增加。

**3.肺挫伤与心排出量的关系**

严重肺挫伤时,由于存在大量肺内分流和严重的低氧血症,为了维持氧的输送,因而机体代偿性地加快心率及增加心排出量。如低氧血症得不到纠正,患者长时间处于高心排,可导致心力衰竭,心脏先代偿则进一步引起组织灌注不足及乳酸增高,在呼吸性酸中毒基础上产生代谢性酸中毒,心肺功能互为因果,形成恶性循环。但应指出,在肺挫伤时也可伴有心肌挫伤,在这种情况下,心脏收缩力减弱,心排出量下降。

**4.肺挫伤与成人呼吸窘迫综合征(ARDS)**

ARDS 是严重创伤后常见并发症之一,而肺挫伤更容易发生,一组 3521 例高速交通事故伤的报告中,将肺挫伤作为独立损伤,其 ARDS 的发生率最高,如有休克则更增加了 ARDS 发生率。肺挫伤后所致 ARDS 与肺出血、水肿、肺内分流、无效腔增大、肺顺应性降低及高凝状态等有直接关系,如果处理不当,病情加重,则增加了发生 ARDS 的可能性。此外,严重肺挫伤系因强大暴力引起,常合并其他部位损伤而出现休克,因此,肺的直接损伤或作为靶器官,在创伤及休克基础上机体组织产生一系列体液因子及细胞因子,引起一系列病理生理改变,成为创伤后 ARDS 发病的基本因素。

**(四)临床表现及诊断**

**1.临床表现**

局限而不严重的肺挫伤,其症状往往为合并的胸壁损伤所掩盖。而多在 X 线检查时发现。严重病例有呼吸困难、发绀、心动过速及血压下降,咯血亦为常见的症状。患者肺部有湿性啰音,呼吸音减弱甚至消失。

**2.血气分析**

大多数患者有低氧血症,出现在创伤早期,X 线胸片可能尚无明显表现。

**3.X 线所见**

70%的病例 X 线的表现在受伤后 1h 内出现,余下之 30%可以延迟到 4~6h。而且肺挫伤程度与胸部 X 线表现出现时间没有明显关系。肺挫伤的 X 线表现为范围及部位不同的斑片状边缘模糊阴影。有时为融合成片状的不透光区。肺挫伤的不透光区不按肺叶、肺段的分布,因此不同于初期的支气管肺炎。

**4.CT 检查**

肺挫伤后 10min,扫描显示有改变,伤后 2h 更为显著。

**(五)治疗**

轻型的肺挫伤无须特殊治疗,一般很快就可吸收而好转。当肺严重挫伤时,应及时有效地进行处理。

及时处理合并伤,如浮动骨折、内脏破裂、气胸及血胸等。

保持呼吸道通畅:对气管内存在的血液、渗出液及分泌物必须及时清除。鼓励咳嗽排痰,可采用鼻导管吸痰。若不能达到目的,应行气管切开。气管切开除便于吸引外,尚可减少呼吸道的阻力和无效腔。对严重的肺挫伤、呼吸困难显著、潮气量低、有分泌物潴留的病员应及时行气管切开。

止痛:适量给予止痛药物,或行肋间神经封闭,以减轻胸壁疼痛。给氧。

抗感染:肺部感染是常见的并发症,可加重呼吸功能不全,所有患者均应给予广谱抗生素治疗。

对严重肺挫伤应给予肾上腺皮质激素,其保护作用的机制被认为是激素可稳定溶酶体,降低毛细血管通透性和抗感染本性;可明显降低血管阻力,以使肺组织内减少分泌和水肿,并降低右心负荷,减少并发症。后期常规应用激素,能抑制血小板聚集,防止毛细血管床微栓形成,细胞内激肽和花生四烯酸的释放,能阻止补体激活和减少活化补体与细胞受体结合,以减少白细胞聚集和肺纤维化。皮质激素宜早期、大剂量、短疗程应用。

限制水分及晶体液输入,适量输注清蛋白、血浆或全血。如果复苏时已输入大量液体,可给利尿剂。呋塞米能减轻肺静脉收缩,先降低肺毛细血管床的静水压,后产生利尿效果,一般用量为40～80mg,有助于肺水肿的消退。

有支气管痉挛时,可用解痉药物。

监测血 pH 及血气,若有代谢性酸中毒,应予纠正。

机械通气治疗:若患者出现呼吸窘迫和低氧血症,$PaO_2 < 60mmHg$,$PaCO_2 > 50mmHg$,肺内分流$>25\%$,应立即进行气管内插管或气管切开给予机械通气治疗。对肺挫伤采用呼吸器治疗,能防止或减少肺出血、血肿,促进不张肺的膨胀,保证充分供氧,纠正低氧血症。

手术治疗:由于肺挫伤病变广泛,而且所引起的功能紊乱亦非局限,绝大多数均不采用手术治疗。但当咳嗽剧烈和严重咯血的单肺叶挫伤,保守治疗未能控制,只有切除明显充血及出血的损伤肺叶,而迅速改善患者情况。

### 三、肺裂伤

肺裂伤亦为常见的闭合性胸部创伤。由于肺循环压力较低,所引起的血胸和气胸,经适当处理后可很快恢复,需要手术治疗的严重肺裂伤不多。一组 210 例钝性创伤所致之肺损伤中,仅 13 例(62%)需要急症开胸手术,这些患者均为广泛性肺裂伤。

#### (一)发病机制

闭合性损伤引起肺裂伤可有两种不同的机制。

胸部创伤发生肋骨骨折,尖锐的肋骨断端直接刺伤肺,裂口由胸膜表面向内朝肺门伸延,边缘比较整齐,如刀割。损伤程度可由浅表至中等深度,甚至肺组织被劈为两半。

非肋骨骨折直接引起的肺裂伤是在胸部遭受外力挤压的一瞬间,声门突然关闭,胸廓下陷,肺内、气管及血管压力突然增加,继而随着挤压力的消除,变形胸廓弹回,胸腔内压力急剧下降,如此的胸腔内压力骤然增加或降低产生剪力,导致肺破裂。这种裂伤多不整齐,呈锯齿状,常有多处裂口。

如果脏层胸膜未破裂,血液可聚积在裂口内形成血肿,或血液逸入气管,而引起大咯血;如果脏层胸膜破裂,则表现为血气胸。

#### (二)临床表现及诊断

1.血胸及气胸

肺裂伤的主要表现为血胸及气胸,轻度的肺裂伤由于肺循环压力低,所引起的血胸、气胸多不严重,经胸腔穿刺或闭式引流等措施,可以很快恢复。甚至 X 线检查,亦见不到肺裂伤的残影。严重的肺裂伤常有严重的血气胸,有时采用闭式引流亦难以控制。患者可有皮下气肿、呼吸困难及发绀等表现。

2.休克

严重肺裂伤常伴有较大血管的损伤,因而出血量较多,可表现休克。Hankins 等报告 13 例广泛性肺裂伤中,9 例有休克。

3.咯血

创伤后咯血是肺损伤的证据,周边轻型裂伤可无咯血,或咯血出现时间较迟,血量少;严重的肺裂伤,可有大咯血,而且多在伤后很快发现。

4.支气管镜检查

可以确诊有无气管及支气管的断裂,有时尚可借以判断出血的部位。

5.X 线检查

对较重的肺裂伤,于气胸或血胸经引流后,X 线胸片可见大块状阴影。同时尚可观察有无肋骨骨折及其他胸内损伤。

6.注意合并伤

由于引起肺裂伤的暴力多较强大,因此除注意胸部本身的损伤外,尚应注意其他部位的合并伤。

### (三)治疗

通常大多数轻型肺裂伤,以姑息治疗能够很快自行愈合,出现以下情况,则应急诊开胸探查。

由胸腔闭式引流流出血液,每小时超过 200mL,有活动性出血者;严重漏气,经胸腔闭式引流后症状改善不明显,即使气管镜检查时发现支气管破裂者;危及生命的大咯血。探查时,根据术中所见裂伤的严重程度。施行裂伤缝合、肺叶切除甚至全肺切除、对裂口较深施行单纯缝合的病例,应仔细找出漏气的支气管及出血的血管结扎或缝合,术后保持胸腔闭式引流通畅,促使肺及早膨胀。

# 第四节　创伤性血胸

胸部穿透伤或非穿透伤均可引起胸壁和胸腔内任何器官受损出血,如与胸膜腔沟通,血液聚积在胸膜腔内称为血胸。

## 一、临床特点

胸部穿透伤往往由于枪弹、爆炸片和锐器击伤,常同时存在气胸。胸部钝性伤致闭合性肋骨骨折,骨折断端刺破肋间血管、胸膜和肺形成血胸。血的来源:

### (一)肺组织撕裂伤出血

由于肺循环压力较低,肺组织内凝血物质含量较高和损伤周围肺组织造成萎陷,出血一般可自行停止。

### (二)胸壁血管出血

见于肋间动、静脉和胸廓内动、静脉损伤出血,若累及压力较高的动脉,出血量多,不易自然停止。

### (三)肺门、纵隔血管受损和心脏破裂

出血量大而迅猛,快速进入休克状态,往往得不到抢救而死亡。

### (四)膈肌穿透伤

可合并腹腔脏器损伤,血胸被胆汁或胃肠内容物相混而污染。

大量血液丢失可产生低血容量的失血性休克。随着胸膜腔内积血的增多,胸内压力增加,造成患侧肺受压萎陷、纵隔移位、呼吸困难。由于心、肺、膈运动所产生的去纤维蛋白作用,血液在胸膜腔内在较长时间内可保持不凝固状态。如短期内大量出血,去纤维蛋白作用不完全,可发生凝固而成为凝固性血胸。胸部穿透伤,由于胸内异物存留或锐器不洁发生厌氧菌或产生孢子菌类感染,中毒症状严重,如炎症局限,可发生局部包裹性脓胸。

## 二、诊断

临床表现取决于胸部损伤的严重程度、出血量和速度。胸部损伤患者呈现休克者应首先考虑血胸的可能性,25%以上的血胸患者产生休克。胸部穿透伤患者,可见到有血液随呼吸运动自伤口涌出。

少量血胸,患者可无明显的症状和体征。这些患者往往有时间经 X 线胸片检查后再做处理。直立位 X 线胸片非常重要,含 1 000mL 血胸的患者在卧位 X 线胸片上,可能见到轻微的弥散性密度增高阴影,可误认为胸膜反应。某些情况下,少于 300mL 的血胸,即使在直立位 X 线胸片上也难以判断,胸部 B 超检查可帮助诊断。

中等量至大量血胸,患者除失血性休克表现外,检查可见伤侧呼吸运动明显减弱,肋间隙饱满,胸部叩诊浊音,气管、纵隔向健侧移位,呼吸音明显减弱或消失。胸腔穿刺抽出不凝固的血液即可明确诊断。病情危重者应立即抗休克治疗,同时置胸腔闭式引流管,待病情改善后再摄 X 线胸片,以确定出血的程度和排除其他合并损伤。

X 线胸片可见伤侧胸膜腔内有积液阴影,纵隔向对侧移位,如合并气胸则可见气液平面。

## 三、治疗

如果患者处于休克状态,先要补充血容量。

用 16 号针头安置两条静脉输液通道,先快速输注晶体液 1 000mL 和 706 羧甲淀粉400mL。同时,抽血查血色素和血常规,送血交叉配 5 个单位全血备用。

经中心静脉置管测压,可做为大量补充液体时的判断指标,也可发现胸部损伤后早期休克的原因,是否由于低血容量引起或有心脏压塞的可能。

胸腔积血超过 1 000mL,确认胸腔内无污染、异物残留和无胃肠道合并伤,可考虑自行输血,采集时添加抗凝剂,输血过程中加以过滤。

### (一)少量血胸(<300mL)

一般采用胸腔穿刺抽出积血,以解除胸内压迫,防止继发感染。反复胸腔穿刺引起 2.2%的脓胸,胸腔闭式引流脓胸发生率小于 5%。小中等量血胸,如果没有继发感染也可自行吸收。

### (二)中等量血胸(＜1 000mL)

目前多主张早期安置胸腔闭式引流管。腋中线第 6 肋骨间放置胸管,连接水封瓶,2.0kPa (20cm $H_2O$)负压持续吸引。使胸内积血尽快排出,肺及时膨胀,改善呼吸循环功能,并可通过胸腔引流观察出血的动态变化。

### (三)大量血胸(＞1 000mL)

则考虑剖胸术,血胸引起休克的患者,经各种有效抢救措施无满意反应,应立即剖胸手术。如果患者经补充血容量后血压尚能维持,有下列情况者也应剖胸手术:①经胸腔闭式引流后 2～3h,每小时引流量仍在 150mL 以上;②出血量仍持续增加,无减少趋势;③胸腔内有大量凝血块;④左侧血胸伴纵隔增宽,怀疑主动脉弓破裂可能;⑤胸内异物,形状尖锐,位于大血管旁,有可能引起再次出血。

手术取后外侧切口,第 5 肋床进胸,在危重患者先不考虑胸壁出血。开胸后清除血凝块。在心脏和大血管区域寻找出血部位,如能手指压迫控制出血,则快速输血使血压回升至正常水平,处理缝闭出血点。肋间动脉或胸廓内动脉出血时用手指压迫控制的同时,缝扎出血部位远、近端。肺组织撕裂不能自行停止出血时,通常用缝合修补术。除非肺组织严重撕裂或大的肺门血管破裂,尽量不做肺叶切除。

电视胸腔镜手术(VATS)同样适于胸廓及肺表面活动性出血的出血和凝固性血胸的早期清除。其优点为操作简便,损伤小,并可缩短住院时间,但需相应的设备和技术。经急诊室处理后,所有血胸患者都应住院治疗。

# 第五节　创伤性气胸

胸部损伤,空气经胸部伤口、肺、气管和食管破裂口进入和积存在胸腔中,造成正常负压消失,称为气胸。气胸分为闭合性、开放性和张力性三类。

## 一、临床特点

### (一)闭合性气胸

闭合性气胸多于胸部钝伤,肋骨骨折端刺伤肺组织,或者胸壁穿透性损伤,伤口很小,空气进入胸膜腔后伤口闭合,气体不再增加。临床表现取决于肺萎陷程度,小量气胸患者可无症状或仅有轻度气短,中量和大量气胸呈现胸痛、胸闷和呼吸短促。

### (二)开放性气胸(吮吸性胸部创口)

枪弹、爆炸物伤造成胸壁缺损,胸膜腔和外界沟通,伤侧肺即刻完全萎陷,纵隔推移至对侧,压迫健侧肺,通气不足,塌陷肺泡区域的血液不能氧合,肺动、静脉分流增加,引起全身缺氧及二氧化碳蓄积。吸气时伤侧肺内部分残气吸入健侧肺内,呼气时健侧肺部分残气进入伤侧肺内,加重缺氧及二氧化碳蓄积。胸膜腔内负压消失影响静脉回流,纵隔摆动引起腔静脉和右房连接处间隙扭曲,可进一步减少回心血量。患者表现为烦躁不安、发绀、显著性呼吸困难、血压下降,甚至休克。

### (三)张力性气胸

因肺、支气管、胸壁损伤创口呈单通道活瓣膜作用,吸气时空气进入胸膜腔,呼气时活瓣关闭,造成空气只进不出现象,胸膜腔内压力逐渐增高。张力性气胸可见于人工呼吸机正压通气时及损伤的肋骨断端刺破肺时。急剧增高的胸内压力压迫患侧肺,推移纵隔,健侧肺也受压。气体交换严重受限,静脉回流受阻,心排出量下降,组织缺氧。患者伤侧胸廓饱满,多伴皮下气肿、严重呼吸困难、发绀和休克。

## 二、诊断

开放性气胸有明显的吮吸性胸部伤口时,气体通过创口发出有特征的声音,诊断并不困难。张力性气胸患者呼吸窘迫、大汗淋漓、皮下气肿,在锁骨中线第2肋骨间刺入带注射器的粗钟头,若针筒芯被空气顶出即可诊断。少量闭合性气胸需根据X线检查才能诊断。创伤性气胸根据肺受压的程度不一,可发现患侧胸部饱满,呼吸运动减弱,叩诊鼓音,气管移向健侧,呼吸音减低或消失。病情允许应摄X线胸片,以了解气胸程度,排除血胸和胸内异物,作为治疗的参考。

## 三、治疗

### (一)闭合性气胸

小量气胸(<20%),患者自觉症状不明显,可观察治疗,待其自行吸收。中等量以上者,尽早置入胸腔闭式引流管,使肺尽快复张,减少并发症。针刺抽气的成功率约53%,闭式胸腔引流术有效率97%。插管部位选择腋前线第4~5肋骨间,有利于引流和肺复张。置管后48h,无气泡溢出,X线胸片证实患肺膨胀良好,可拔出胸管。连枷胸并发少量气胸,使用人工呼吸机辅助前应预防性置胸管,防止正压呼吸加重气胸或形成张力性气胸。

### (二)开放性气胸

应快速闭合胸壁缺损,恢复胸膜腔负压。使用无菌凡士林纱布5~6层,大小超过伤口边缘4cm以上,覆盖伤口,再用棉垫敷料,加压包扎。暂时阻止开放性气胸的发展,应尽早进行清创缝合,或胸壁缺损修补。术后腋中线第5~6肋骨间隙置胸腔闭式引流管,接水封瓶,负压吸引。

### (三)张力性气胸

应立即排气减压,情况紧急,可在锁骨中线第2肋骨间插入粗针头排气。若患者有穿透性伤口,可用戴手套的手指或钳子深入创口,扩大以减压。这些措施使张力性气胸变为开放性气胸,病情稍加改善后,第5~6肋骨间隙腋中线置胸腔闭式引流管,负压吸引。如果病情已经发展到呼吸衰竭,置胸管前应当使用气管插管,人工呼吸机辅助和给氧。张力性气胸合并支气管破裂者,胸腔引流瓶内有大量气泡,患侧肺不张,需急诊开胸修补。

## 四、处理

在急诊室处理,病情平稳后,小于20%的气胸经抽气后无症状,可送急诊观察室进一步处理。大于20%的气胸都应住院治疗。

# 第六节　房室管畸形

房室管畸形又称心内膜垫缺损、房室通道、房室间隔缺损等,是由于胚胎期间背、腹侧心内膜垫融合不良,原发房间隔发育停顿或吸收过多导致的一组先天性心脏畸形群,变异多,合并畸形常见,其发病率占先天性心脏病4%,是心脏外科首先可以进行完全纠治的复杂先心病之一。

1936年Abbot首先描述原发孔房间隔缺损和共同房室通道,Ed-Wards提出"部分性"和"完全性"房室通道定义。之后Bharat和Lev以"中间性"描述在部分性和完全性之间的过渡病变。1958年Lev指出这类畸形的传导组织位置,对手术治疗做了重要贡献。1966年Rastelli,Kirklin描述了完全性房室通道形态学,根据共同前瓣解剖,建立了A、B、C分类,Ugartes等又应用了"上桥瓣"的定义描述共同瓣。

1954年Lillihei应用交叉循环成功进行首例完全性房室通道纠治,1955年Kirklin首例体外循环下心内直视修补部分性房室通道获得成功。1962年,Maloney报道利用一块补片技术修补这类畸形,此后,双补片技术又广泛应用。至今,房室管畸形的外科治疗已日益完善,手术结果明显改善。近几年来,国内在这方面的工作也有很大进展。

房室管畸形的手术历史带来心脏外科许多突破:对传导组织和解剖学知识的全面了解,体外循环转流技术的问世,起搏器的应用,人工心肺机的应用和婴儿期完全性心脏畸形的纠治,这是许多心脏内外科先驱专家和有关专业人员的贡献。

## 一、病理和分类

本病累及的心脏结构有房间隔、室间隔、房室瓣、左室流出道和传导组织,由于异常情况和程度不同,可有许多变异,至少有10多种畸形谱。常见合并畸形为左室流出道狭窄、无顶冠状静脉窦、永存左上腔静脉、主动脉缩窄、动脉导管未闭和肌部室间隔缺损等。近年习惯在应用上将房室管畸形分为两类。

### (一)部分性房室管畸形

包括原发孔房间隔缺损和伴异常房室瓣和瓣裂、双孔畸形、降落伞瓣、反流等。此类多见,Carpentier,Anderson等描述此类左房室瓣为三瓣叶结构。

### (二)完全性房室管畸形

是指一个连续的心房-心室间隔缺损仅为一个共同房室瓣膜的上、下桥瓣分隔。通常,上桥瓣不同程度分为左右两半,下桥瓣由腱索附着处裂分为左右两部分。常用Rastelli分类法是按照上桥瓣的解剖和其腱索附着分为A、B、C三型。

1.A型

上桥瓣分离为左右房室瓣,瓣叶边缘均由短腱索连接到室间隔。

2.B型

上桥瓣部分分开,瓣下不附着到室间隔嵴,由腱索附着在.近右室心尖部的异常乳头肌。因此,左房室瓣腱索从左越过室隔嵴到右室。

3.C 型

上桥瓣融合成共同瓣,不与室间隔相连,下桥瓣与室间隔有不同程度连接,左右瓣膜各由腱索附着到左、右乳头肌,在共同瓣下有大的室间隔缺损,扩及主动脉瓣附近。

完全性房室管畸形常伴各种左右心肌梗死阻病变,法洛四联症。当存在一个心室发育不良时,被称为"非平衡性"房室通道。

此外,介于部分性和完全性之间的中间型,其特点是有一个限制性室间隔缺损,瓣膜畸形较为复杂,较难修补。此型在 Down 综合征者较多,最多见的变异是一个原发孔型房间隔缺损,无左房室瓣裂或上下共同瓣,但有小的室间隔缺损,位于上瓣前方与邻近室隔嵴顶之间,常被腱索遮盖。虽此型发生率较低,但术中辨认十分重要,以采用合适方法修补,否则遗留问题较多。

## 二、临床表现

由于本病是一组复合畸形群,临床表现根据畸形的类型、范围、程度不同而异,即使现代诊断技术也较难在术前对心内畸形达到精确的估价,尤其依赖于术中的正确识别。

### (一)症状

主要有心悸、气促、频发呼吸道感染。其他如营养不良,发育迟缓等。单纯原发孔型房间隔缺损症状轻微或无症状;而伴显著心房室瓣反流者,症状明显且出现早,有的在婴幼儿期就出现心脏扩大,心力衰竭。完全性房室管畸形患儿可有发绀。

### (二)体征

症状明显者消瘦、发育不良。听诊发现胸骨左缘 2～3 肋骨间 2 级以上收缩期杂音,P2 亢进、分裂,心尖区收缩期杂音,向左腋下传导。有的有发绀、肺部啰音等。

## 三、辅助检查

### (一)心电图检查

多为电轴左偏或正常,伴 P－R 间期延长,或左、右束支传导阻滞,右室肥大或双室肥大。

### (二)X 线检查

肺充血,心影增大,左心缘饱满和心尖下延。

### (三)超声心动图检查

是诊断本病的一个优良非侵入性方法,有助辨认心内解剖特征和区别其他畸形。检查显示心腔扩大、左室流出道狭长、低位房间隔缺损、左右心房室瓣环等高、瓣膜裂隙伴反流,或腱索、乳头肌异常,漂浮共同房室瓣,室间隔缺损,以及其他并存畸形如孤立性主动脉瓣下狭窄、法洛四联症。

### (四)右心导管和心室造影

右房或右室血氧饱和度升高,肺动脉压力增高,心导管通过低位房间隔缺损进入左房。左室造影显示典型的左室流出道狭长呈"鹅颈"样畸形,不同程度的左房室瓣反流,并可见造影剂直接分流入右房,或/和右室证实室间隔缺损存在,有的病例还可见室间隔上较大的漂浮共同瓣。

### 四、诊断分析

#### (一)继发孔型房间隔缺损

除较大缺损和合并肺静脉异位引流等畸形外,一般无症状或症状较轻,大多在青少年体检时发现,其体征、X线胸片与单纯原发孔型房间隔缺损和部分房室管畸形伴轻度左房室瓣关闭不全相似,右心导管也显示心房水平左向右分流。但心脏听诊无二尖瓣反流引起的心尖区收缩杂音,心电图电轴多为右偏,不完全性右束支传导阻滞,右室肥大。超声心动图示房间隔连续性中断,左右房室瓣无异常。右心导管通过房间隔缺损在非低位水平,心血管造影仅见到心房水平左向右分流。术中探查,冠状静脉窦位于缺损前下方,在原发孔型,位于缺损后下方。

#### (二)室间隔缺损

缺损较大者的症状、心脏杂音、X线胸片、心电图与完全性房室管畸形较难区别,超声心动图和心导管、心血管造影容易鉴别。

### 五、治疗要领

自20世纪50年代本病的完全纠治术获得成功后,手术病死率一直较高,尤其是完全性畸形一组。随着心脏外科发展和对本病的病理解剖深入了解,手术结果日趋良好。

#### (一)手术适应证及手术时机

在部分性房室管畸形,若无明显左房室瓣反流,其临床过程类似继发孔型房间隔缺损,手术时机可选择在学龄前期。当伴中、重度左房室瓣反流时,20%患儿在婴儿期出现症状,若不手术死于10岁前,80%的完全性房室管畸形在出生2年内死于心力衰竭。反复呼吸道感染,存活超过1岁者,10%活到5岁,绝大多数发生进展性肺血管病变。Kirklin等报告,大约30%患儿需在1岁前手术,70%在2岁前。

目前大多数患儿进行一次性完全纠治术,姑息性肺动脉束扎术仅用于有心力衰竭或伴败血症,器官功能不全或严重并存病变不能耐受体外转流的患儿。完全性和中间性病变建议在3~6个月龄时纠治,大于6个月龄者,术前需要心导管检查估测肺血管阻力。对大于1~2岁患儿,更应通过临床病史,容量负荷体征和对肺血管扩张剂反应,估测手术可能性。超过2岁者,升高的肺血管阻力基本固定,若肺阻力大于8Woods单位,不考虑手术。

#### (二)手术方法

是体外循环合并中度低温心内直视下修补。在婴幼儿组有时采用深低温、低流量或停循环方法。术中正确辨认病变,建立最终诊断,对应用合适修补技术,取得手术成功至关重要。

1.部分性房室管畸形

在单纯原发孔型房间隔缺损,切开右房后,见到一个低位的房间隔缺损正好位于左右房室瓣上方,大小不一,冠状静脉窦位于其后方或后下方,左右房室瓣无异常,有的伴卵圆孔未闭或继发房间隔阙如。应用人造材料或自身心包补片修补缺损,注意冠状静脉窦开口前的传导组织危险区。

在伴房室瓣畸形时,除有一个低位的房间隔缺损外,左房室瓣由瓣裂分为三瓣,瓣裂可以部分性或完全性裂开到左右房室瓣环交界,裂缘瓣叶增厚卷曲,有或无腱索与瓣下室隔连接,注入盐水到左室,可见不同程度反流,来自瓣裂或瓣孔中央或两侧交界。右房室瓣隔瓣多数发育不良或缺陷,伴轻中度反流。手术技术上完全或不完全修补瓣裂,消除左房室瓣反流,必要时瓣环成形或交界缩扎。利用人造补片或心包补片关闭房间隔缺损。如无严重右房室瓣关闭不全,隔瓣缺陷一般不作处理。此型修补前须注意检查:①除瓣裂外,左房室瓣有无穿孔和双孔降落伞样瓣等狭窄形态学畸形;②左房室瓣前瓣下有无腱索或纤维组织紧附在室隔嵴或主动脉瓣下造成主动脉瓣下狭窄;③冠状动脉窦位置有无异常,在伴左上腔静脉引流入冠状静脉窦病例,在这种体静脉异常连接未处理前,不能将冠状静脉窦缝合到左房,否则导致术后发绀。

### 2.完全性房室管畸形

此类畸形复杂,包括原发孔型房间隔缺损、室间隔缺损、左右房室瓣裂相互贯通伴关闭不全,形态学上分 A、B、C 三型。首先辨认手术病例属哪一型,然后明确修补方法。常规方法是间断缝合房室瓣裂,补片修补室间隔缺损,分隔左右房室瓣,重建房间隔。修补技术上可利用单块或双块补片关闭房、室间隔缺损,一系列研究证明两种方法结果相似。

### 3.中间性畸形

变异多,术中须仔细识别心内解剖,尤其注意小的室间隔缺损常隐匿在前房室瓣与室间隔嵴顶之间,为腱索遮挡,易遗漏或修补不完全成为遗留问题。

## 六、手术并发症

### (一)完全性房室传导阻滞

由于本病为心瓣膜垫缺损,累及传导组织分布区域,术前患者心电图大多有Ⅰ度房室传导阻滞或左右束支阻滞,术中修补房、室间隔缺损均有损伤传导组织危险。在早年或经验较少单位,术后完全性传导阻滞发生率较高。在缝合技术上注意室间隔缺损周缘缝线放置距离和深度,在房间隔缺损后下缘缝线可放置在右房室瓣隔瓣基底部和邻近冠状窦处浅缝,或缝线放置于冠状窦右侧,均能有效防止传导阻滞。按术者经验,在术中复跳后即为Ⅲ度房室传导阻滞,并维持到术后早期,对异丙肾上腺素类药物反应不敏感者,一般较难恢复。需要安置暂时性起搏器维持心率,如术后 2 周仍不恢复,则须考虑安装永久性起搏器。

### 2.低心排量征

体外转流停止后,血压下降,心动过速,静脉压增高,尿少,动脉血氧饱和度下降,需用较大剂量正性药物维持血压,或需再次转流辅助支持,个别患者难以停机。发生低心排量常见原因是残余明显的房室瓣反流或狭窄,其次为左室流出道梗阻、心律失常,引起左房高压、肺水肿、左右心负荷加重,使遭受长时间转流的心肌缺血缺氧损伤进一步恶化,收缩无力,心排量下降。防治在于精确修补技术,尽量完善的纠治各种畸形,减少遗留问题。同时注意术中心肌保护,缩短主动脉阻断时间,在无法满意解除的残余左房室瓣关闭不全者,保留房间隔小孔是预防术后低心排量的一种姑息方法。

### 3.残余左房室瓣反流或狭窄

影响手术结果的主要因素是房室瓣的解剖学和反流严重程度,因此,手术修补应最大限度地减轻和消除瓣膜反流,预防狭窄。术者应根据瓣膜病变个案处理,若左房室瓣侧瓣发育较小,则瓣裂不宜完全性缝闭;若瓣裂缝闭后,仍有反流来自中央或交界,则应加做瓣环成形和交界缩扎术。对有狭窄形态学的房室瓣,如双孔、单根乳头肌的降落伞样瓣或瓣叶组织卷缩固定在室隔嵴等常带来修补困难,须谨慎处理,必要时置换人造瓣,否则术后易发生低心排量、心力衰竭,手术病死率可达 33%～60%。存活术后远期也可因残余左房室瓣反流或狭窄加重而需要再手术。随访期间,如患者有渐进性运动耐力下降、心动过速、进食不良、生长迟缓、心尖区收缩期杂音,彩色多普勒超声心动图能探测关闭不全严重度和反流部位、瓣环大小、左室功能,以制订再手术计划。大多数能应用综合修补技术予以成功修复,少数瓣膜组织严重缺陷和畸形者只能进行瓣膜置换。

### 4.残余房室间隔缺损

是术后远期再手术的另一原因。常见于房间隔缺损后下缘缝线脱落,该处为首次手术时为了防止损伤传导组织而浅缝;室间隔缺损补片的缝线撕脱或遗漏腱索下缺损或修补不完全,以及未发现的肌部小缺损等造成术后心室水平残余左向右分流。临床表现视分流量大小而异。一般需经心导管检查,根据肺动脉压、血氧饱和度和体肺分流量决定手术。

此外,术后远期死亡原因也可为继发性肺动脉瓣关闭不全、心律失常、败血症等,这与本病的自然史有关,故推荐早期手术。

## 七、特殊问题

### (一)Down 综合征

约有70%的完全性房室管畸形的手术病例为 Down 征(染色体异常所致,特殊面容:短小头型,两眼间距远、眼球略突、鼻根低平、口半开伴智力不足)。与无 Down 征相比,常为单纯完全性畸形,Rustelli B、C 型多见,较少合并左、右心肌梗死阻病变,但较多伴进展性肺血管改变。因此,术前肺阻力比较高,应在出生后6周做肺动脉束扎术。早期纠治可减少肺血管病变危险,结果优良,再手术率低,长期存活率低于无 Down 综合征者。

### (二)合并法洛四联症

占先天性心脏病发病率1%,给外科纠治带来挑战性问题。若肺动脉狭窄轻,临床上似房室管畸形,有肺高压;反之,类似法洛四联症,有发绀。右心导管和心血管造影除发现房室管畸形特征外,主动脉骑跨,流入道室间隔缺损向膜周延伸,肺动脉漏斗部和(或)瓣膜部狭窄。对于手术年龄尚有争论,一般选择在18~36个月龄时修补。手术要求修补室间隔缺损的补片足够大,以防止左室流出道狭窄,尽量保持肺动脉瓣和房室瓣功能,以免双心室功能不全。

### (三)伴左室流出道梗阻的房室管畸形

本病可累及左室几何学形态,在左室造影时显示"鹅颈"征,但明显实质性梗阻主要与左房室瓣黏附在室间隔的解剖类型有关。当左前瓣由纤维片块状组织牢固粘紧在勺状室隔嵴或由增厚、融合异常腱索紧附着主动脉瓣下时,显著限制瓣叶活动,导致左室流出道狭窄。也有后天性纤维肌性嵴形成而引起狭窄。术前超声心动图和心导管、造影检查发现该处有明显压差,左室流出道显著变狭变长,即应在术中暴露局部,予以解除,否则易造成术后早期低心排量和远期再手术需要。

### (四)非平衡性房室管畸形

指一侧心室(左或右室)解剖结构异常为主,另一侧发育不良的房室管畸形。解剖学上有广泛变异,轻者可双心室修补,手术危险性低,重者只能做单心室修复。对于处在两种解剖形态极端间的病例,如其中一侧心室不是明显发育不良,是选择双心室还是单心室修复是外科医生面临的挑战。诊断主要通过超声心动图,心室造影,核磁共振来估价心室大小、心室容量、房室瓣大小。有限经验提示以左室为主的本病比右室为主者的手术效果好,无肺高压者比伴肺高压者好。

# 第七节 共同心房

共同心房又称作单心房,其解剖学特征是房间隔原发孔加继发孔缺损,形成一个巨大的房间隔缺损。一般伴有部分性或完全性房室通道畸形。故其房隔缺损的下界为房室瓣或室间隔。其他常伴发的先心病有大动脉错位、右室双出口、单心室或肺静脉异位连接等。有一常染色体隐性遗传病称 Ellisvan Creveld 综合征,其表现为四肢远端短小、双侧多指、掌骨融合、指甲和牙齿发育不全,患儿多伴发先心病(60%),常为共同心房。

## 一、发病机制

在胚胎期心内膜垫形成的同时,心房原发隔将原始的共同心房分隔为左右心房,在原发隔的下缘与心内膜垫上缘间存在沟通左右心房的原发孔,随着原发隔向下生长及心内膜垫的发育,二者汇合,使原发孔闭合。而这一过程在胚胎发育时停止,使原发隔不能与之汇合,便形成大的原发孔缺损。再加之继发隔的发育不全,导致房间隔完全阙如。

由于房间隔完全阙如,造成心房水平的双向分流。因此心房内既有体循环回流的静脉血,又有肺循环回流的动脉血,导致心房、心室、主动脉和肺动脉血氧饱和度几乎相同。肺循环的容量负荷增加,右心室扩大,肺动脉压力增高。

## 二、临床表现

### (一)症状

本病属重症先天性心脏病,绝大多数患儿在新生儿或婴儿早期即可出现症状。主要表现为发绀、呼吸急促,如合并有房室通道等其他心血管畸形,易发生心功能衰竭。

### (二)体征

大多患儿有口唇、四肢末梢发绀,也有部分患者仅在活动后出现。心脏扩大、心尖冲动增强、有抬举感。心脏听诊时可在胸骨左上方闻及收缩期杂音,如伴有二尖瓣反流,在心尖部则可闻及收缩期杂音并可向腋下传导。有肺动脉高压时 P。增强伴有吸气时分裂。如无肺血管病变者,在胸骨左下方闻及舒张期杂音,系由三尖瓣相对性狭窄所致。

## 三、辅助检查

### (一)X 线检查

X 线胸片显示肺血增加、全心扩大,但往往以右心房、右心室扩大为主,肺高压时可见肺动脉段明显突出。

### (二)心电图检查

大多数病例其心电图表现与完全性房室通道相似,电轴左偏、左心室肥厚、P−R 间期延长、P 波高大,伴有肺高压者,可见右心室肥厚。

### (三)超声心动图检查

胸骨旁或剑突下四腔位图像可清楚显示房间隔完全阙如,并可显示是否伴有房室通道等其他畸形。

### （四）心导管及造影检查

一般需做左右心导管检查及心血管造影。右心导管检查时可直接进入左房。右心血氧饱和度明显升高。在心房部位行选择性造影可见球状单心房。单心房畸形的患者，常伴有部分或完全性房室通道畸形，故左心造影往往可见左室流出道"鹅颈症"的特异性表现。

### 四、诊断分析

二维心脏超声心动图检查，即可明确本病诊断。临床上主要需与房室通道畸形、肺静脉异位连接相鉴别。

### 五、治疗要领

本病症状出现较早，并容易发生肺血管梗阻性疾病。故一旦诊断明确，即应及时手术治疗。手术采用低温体外循环方法，应用自身心包补片重建房间隔。如同时合并部分或完全性房室通道畸形，则需做二尖瓣裂缺修补或室间隔缺损修补。室缺修补可采用心包补片（单片法）或涤纶补片（双片法）修补。

### 六、手术并发症

### （一）心律失常

暂时性的Ⅱ或Ⅲ度房室传导阻滞，大多患者可自行恢复，故这类患者术后常规放置心外膜临时起搏导线。若发生永久性Ⅲ度房室传导阻滞，则需考虑安装心脏起搏器。

### （二）二尖瓣、三尖瓣反流

对术前有明显瓣膜反流的患者，术中需作经食管超声检查，术毕心脏复跳后即用经食管扇超对瓣膜反流做出评价。若反流明显，则需重新建立体外循环，对瓣膜再做整形，直至满意为止。

### （三）持续性肺动脉高压

术前已有重度肺高压的患者，手术时年龄大于2岁手术效果欠佳。术后早期肺高压处理包括：镇静、机械呼吸、过度通气、应用扩血管药物和一氧化氮（NO）吸入，对已发生器质性肺高压的患者效果不佳。

# 第八节　心脏大血管损伤

## 一、心脏外伤

心脏外伤在平时和战时都不少见，平时以刀刃伤、车祸为主，战时以枪弹伤为主，多为复合伤。心脏外伤涉及心包、心肌、心内结构、冠状动脉及传导系统，常并有周围组织及脏器的损伤。重者失血及泵功能衰竭，多并有休克及多脏器功能衰竭，迅速死亡。轻者可无临床症状。近年来，心脏导管技术的普及和发展以及心脏手术难度的提高，心脏医源性损伤已不罕见。心脏外伤可分为开放性穿透伤、闭合性钝伤、医源性损伤三大类。

### (一)开放性穿透伤

**1.病因**

心脏开放性穿透伤多因锐器刺伤或高速飞散物体击伤(如枪弹)。在过去 20 年,仅 39％为枪伤,近年来报道心脏外伤枪伤率上升至 70％。

**2.部位**

心脏各部位易损率与心脏各腔在前胸壁暴露范围及相对表面积大小有关。Glinz 综合657 例心脏穿透伤,右室 47％,左室 34％,右房 14％,左房 5％,心内结构及冠状动脉损伤较少见。亦有学者报道,右室 58％,左室 27％,右房 9％,左房 6％。

**3.程度**

心房壁较薄,穿透后不易自然止血,因此伤情可能较心室穿透伤严重。开放伤的程度可表现为穿透心包、心壁表浅裂伤、心肌完全穿透,穿透一个或多个心腔,伴有心内结构及冠状动脉的损伤、合并其他组织器的损伤。枪伤较刀刃伤严重而复杂。

**4.死亡原因**

早期死亡:24h 之内主要死因为大出血和急性心脏压塞,大出血约占 2/3,急性心脏压塞约占 1/3。有统计资料表明:78％的死亡在第 1h 之内,11％发生在第 1～24h 之间。晚期死亡:主要为感染、损伤后形成附壁血栓脱落引起肺栓塞及脑栓塞、损伤裂口处血栓溶解或脱落致迟发性心脏压塞、心内结构损伤致心力衰竭、缩窄性心包炎、外伤性室壁瘤破裂等。

**5.病理生理与临床表现**

主要取决于损伤部位、程度及心包裂口的大小。①心包裂口足以引流出心包内出血,临床上多无心脏压塞症,而主要表现为出血性休克。出血迅猛可迅速死亡。②心包裂口不足以引流出心包内出血,形成血心包。临床上主要表现为急性心脏压塞症,表现为脉压下降、静脉压上升、表浅静脉怒张、心率加快等。若不及时处理,很快可造成循环衰竭而死亡。③心壁裂口自行闭合,也可无明显临床表现,或数日至数周后,因裂口血栓脱落、溶解致迟发性心脏压塞。

**6.诊断**

仔细了解致伤物、部位、伤道及致伤过程对诊断有较大帮助,有明显内、外出血致失血性休克及无明显内、外出血而出现急性心脏压塞者,诊断不难,但两者并存时,鉴别不易。一般来说,失血性休克临床表现出现较早,中心静脉压低,并心脏压塞时,中心静脉压正常或偏高。因此,伤后迅速置中心静脉管并反复测量,对诊断及治疗意义重大。心脏异常杂音多提示有室间隔穿孔、瓣膜损伤、冠状动脉右室瘘、主肺动脉瘘、主动脉窦瘘等。心律失常多提示有心内传导系统损伤及冠状动脉损伤。注意多脏器复合伤的诊断。心包穿刺:既可协助诊断心脏压塞,也可心包减压缓解病情。但心包内血凝块可使心包穿刺阴性,有人报道假阴性率为 15％～20％,故不能仅凭穿刺阴性而否定诊断,应综合考虑。中心静脉压测定:正常值为 5～12cm$H_2O$,其高低对诊断及鉴别失血性休克及心脏压塞有很大帮助。抗休克时,可从中心静脉压管快速补充液体及胶体。动态观察中心静脉压变化,对评价病情进展及治疗效果也有较大帮助。X 线检查:对心脏压塞的诊断意义不大。但对合并伤的诊断及体内异物诊断有一定帮助。心电图:一般无特异性改变,但如低电压、STT 改变对心脏压塞的诊断有帮助,对冠状动脉损伤及心律失常有一定诊断意义。超声心动图:对心脏压塞的诊断具有相当的帮助,诊断较准且可估计心包内液体量及心内结构及分流的变化。但较费时间,病情重者往往不允许。病情危重时,应果断开胸探查,切不可做过多的辅助检查,延误时机。

7.治疗

以往认为心脏穿透伤是不可逆的,1897 年首次修补心脏伤成功后,此观念得以改变,近年来,抢救成活率高达 40%～50%,开放性心脏损伤,必须采取紧急、果断、正确的措施。约 71% 的患者需紧急开胸,其中绝大多数应在到达 5min 之内进行。对于濒死状态的患者,也应紧急、全力救治。濒死状态经急救,早期生存率也有 5%～10%。开放性心脏损伤的主要治疗措施为抗休克、心包穿刺及紧急开胸手术。

(1)抗休克:对重症患者应积极、果断;气管插管、呼吸支持;快速建立静脉通道,积极静脉切开插管或深静脉穿刺置管,迅速建立中心静脉测压管并动态监测;快速补充晶体及胶体;积极应用碳酸氢钠纠正酸中毒;合理应用强心、升压药物,同时做好紧急开胸的准备。

(2)心包穿刺:心包穿刺不仅有助于诊断心脏压塞,而且还可以心包减压,缓解心脏压塞症状,为紧急开胸手术创造一个较好的血流动力学条件。过去许多人认为,一次或多次的心包穿刺既可治疗心脏压塞而无须手术,但因反复心包穿刺又反复出现心脏压塞而死亡者时有报道,故近年来,多数人认为积极紧急手术治疗为上策。

(3)手术治疗:对有活动性出血、急性心脏压塞者,紧急开胸手术是首选、根本的治疗。情况紧急可在急诊室紧急开胸手术。手术可确定损伤部位、类型、有无异物存留,有无冠状动脉及大血管损伤,并能做相应的处理。麻醉:开放性心脏外伤常并有低血压、低氧血症、酸中毒等情况。麻醉易诱使低血压、心搏骤停、胃反流致窒息及吸入性肺炎等情况。同时,应用 PEEP 可加重心脏压塞症状。麻醉的选择应予重视,并做好抗休克、心肺脑复苏的准备。对循环较稳定者,可进行常规麻醉;对低血压意识尚有者,可行清醒下插管或局麻下开胸,待心脏压塞解除后改用气管插管全麻;对危重无知觉者,可边手术边面罩加压给氧或气管插管。切口的选择:前外侧切口可迅速进胸,紧急情况下多采用此切口,需扩大切口时,可横断胸骨;左前外侧切口最常采用,若伤在右侧,可采用右前外侧切口;考虑需急诊体外循环者、疑有大血管损伤者、胸腹联合伤者可选用胸骨正中切口,总之,根据对伤情的判断、预计处理及术者的喜好来选择手术切口。

术中注意:进胸迅速,危急时可无须消毒、铺巾及洗手。打开心包前应做好抗休克的准备及准备好吸收器,术野暴露清晰。尽快打开心包以减压,并清除血凝块。迅速找到心脏裂口并用手指压住,立即做间断式褥式全层缝合止血。止血后再用带垫片无创缝针缝合加固,靠近冠状动脉处可在其下进针做褥式缝合,防止损伤冠状动脉。心包打开、心脏裂口缝合后,若抗休克不利,可行胸内心脏按压,用 50mL 注射器右房或左、右心室内直接反复注入血液及强心、升压药物。心跳恢复,血压回升并平稳后,彻底清除心包内积血、血块及异物,用温盐水加入抗生素冲洗心包,冲洗液量应>2 000mL,注意彻底检查,勿遗漏小的裂口及自行止血的裂口。应使心包充分引流。对心后壁损伤,为充分暴露裂口及防止过度搬动心脏引起心律失常、低血压及心搏骤停,应用手压止血,同时急诊建立体外循环后再进行处理。对心内结构损伤者,可急诊体外循环下处理,若估计患者可渡过急性期,亦可暂不处理,待做好检查明确诊断后,择期体外循环下处理。对穿透心脏的填塞性异物,应在心包打开后直视下去除。对心脏异物,宜积极手术摘除,若异物过小,难以寻找,且无明显症状及危害者,可保守治疗,日后可明确定位下择期手术摘除。对心壁不规则损伤边缘应给予清创,以免瘢痕过多形成室壁瘤。积极手术探查及处理合并伤。术中应与麻醉及台下密切配合协调,综合处理,并应有专人指挥协调,防止忙乱及主次不明。分工不清。

术后处理:术后应加强心肺脑肾等重要脏器的监护及检查,及早发现及时处理漏诊的合并伤及因低血压引起的多脏器功能衰竭;维持水电酸碱平衡;继续抗休克,多脏器支持及并发症的处理;加强应用抗生素,预防严重的感染;尽早应用破伤风抗毒素等治疗。合并冠状动脉损伤的处理:冠状动脉较小分枝的断裂较常见,多为手术探查时发现,多无心电图表现及术中直视下心肌颜色的改变,几无心律失常发生,术中可用心外膜覆盖之。冠状动脉主干的断裂,如左右冠状动脉、前降支、左旋支、锐缘支等。术中一旦发现,应立即在体外循环下行主动脉冠状动脉搭桥术,否则多因严重、顽固性心律失常或心力衰竭而预后不良。

心脏异物的处理:心脏异物多来自穿透心脏之异物碎片或因深静脉异物栓子随血流至右房、右室、肺动脉及分枝。右室腔肉柱较多,易固定异物。左室腔较光滑,故异物多经主动脉行至较远端形成动脉栓塞。心房尤其是右房,血流速度缓慢,异物常能存留。心内有大的房、室交通者,异物可从右心系统至左心系统,形成动脉栓塞。紧急开胸探查,应积极处理异物,但对于异物较小、难找、暂无明显症状及危害的,可暂不处理,日后可经胸片、彩色 Doppler 心脏彩超、心脏造影、核磁共振等检查,明确定位后,择期体外循环下手术摘除。异物多因血流及体位变动而易游走,故定位检查与手术之间隔时间越短越好,在术中安置好体位全麻后,最好先摄床边胸片以了解异物还在否,再施行开胸体外循环手术。因心脏异物具有游走倾向及随时会发生肺动脉及全身动脉栓塞,故一旦确诊,应尽早手术,对嵌顿于心脏内的异物,可手术,也可定期观察,有报道心肌嵌顿异物渐入心脏致栓塞的,也有心肌嵌顿异物渐入心包腔者。

**(二)闭合性心脏损伤**

心脏闭合性损伤是由钝性暴力间接引起,其在胸部创伤中并非罕见,据文献报道,不同程度的闭合性损伤占胸部创伤的 10%～25%,轻者仅血清酶有改变而无临床症状,重者可因严重心律失常、急性心脏压塞等迅速死亡。

1.损伤机制

(1);直接作用:钝性暴力直接作用于胸部、胸骨或肋骨骨折端刺伤心包及心腔或因心脏被挤压于前胸壁与脊柱之间造成损伤。

(2)间接作用:如腹部突然受挤压,回心血量骤然剧增,心脏突然过度膨胀,心腔内压骤增,引起心脏薄弱处破裂性损伤(如右房破裂)。

(3)减速作用:高速运动的人体突然减速,心脏可因惯性挤于前胸壁或脊柱,造成心脏损伤。

(4)震荡作用:当心脏受到强烈的震荡,可因自主神经及心脏传导系统受刺激而发生严重心律失常。

(5)联合作用:闭合性心脏损伤,多为几种机制联合作用致伤。

2.分类

闭合性损伤有:心脏挫伤;心包损伤、心脏脱位;血心包、急性心脏压塞;心脏破裂;外伤性室间隔穿孔;外伤性瓣膜损伤;外伤性室壁瘤。

（1）心包损伤、心脏脱位：心包损伤可分为胸膜与心包撕裂伤和膈肌与心包撕裂伤两型。

胸膜与心包撕裂伤：发生在左侧或右侧撕裂纵隔胸膜及心包，可并有心肌损伤。小的心包撕裂可引起出血，多数不至于引起心脏压塞。肺裂伤者可并气胸。气体人心包者可形成气心包，胸片有助于诊断。心脏可于心包裂口处发生嵌顿，严重时可发生心脏脱位。

膈肌与心包撕裂伤：发生于心包膈面与膈肌的撕裂，可并有胸膜与心包的撕裂伤，可为双侧膈肌破裂，较易引起心包裂口的心脏嵌顿或心脏部分及全部脱位入腹腔，形成心脏的机械性压迫或环形压榨，压迫冠状动脉产生梗死，甚至引起心轴扭转。心脏嵌顿脱位可于伤后立即出现，也可于伤后数日才发生。

临床表现、诊断及治疗：小的心包撕裂临床上多无心脏压塞征，主要症状为严重而持续的心前区疼痛，伴有气胸时可有呼吸困难，听诊时可闻心包摩擦音，心电图多无特殊性发现，胸片发现气心包者有助于诊断。单纯心包损伤一般病情不紧急，明确诊断后给予对症治疗。小的心包撕裂伤不必手术修补。应当注意：心包损伤可发生心脏嵌顿及脱位，故对伤者应临床观察数日。较大心包撕裂伤听诊可出现特殊的收缩期杂音，且随体位变化而变化，甚至消失。巨大的心包撕裂伤可引起心脏嵌顿或心脏脱位。症状有时严重，可危及生命，临床上出现心动过速、血压下降、心音改变及减弱、颈静脉怒张等心脏受压迹象及心绞痛、心律失常等冠状动脉梗死征象，心电图可出现电轴移位、STT 改变、传导阻滞、心律失常等一过性改变。胸片表现为：心影位置异常并可有肺不张等，可借此与急性心脏压塞鉴别，有气心包者，鉴别更易。病情危重者，在积极抗休克的同时，急诊开胸探查，将心脏复位，改善血流动力学，同时，心包裂伤修补，心包引流，清创冲洗，同期处理合并伤。

（2）血心包：闭合性损伤所致心脏破裂，心肌挫裂伤均可引起心包腔内积血，严重时引起心脏压塞征，伴有心包撕裂伤者，因心包裂口可引流出血，多不致于引起急性心脏压塞。心包弹力有限，心包内容积急性增加至 120mL 即可压迫心脏，产生血流动力学改变，达到 150mL 时即可引起致命的心脏压塞征。临床体征表现为：血压下降、心率上升、中心静脉压升高、尿量减少、末梢循环差等，听诊发现心音遥；心电图表现为：低电压、窦性心动过速；胸片示：纵隔影增宽、心包影扩大并呈烧瓶样改变，心包积气常提示并有纵隔心包的撕裂；心脏彩超具有相当高的特异性，能发现心包积液及血凝块，估计心包内液量并能引导行心包穿刺，同时可发现心内结构的异常及心内异常分流；心包穿刺出血性液体不仅可以明确诊断，同时还可以暂时行心包减压，但心包穿刺有假阴性，故单凭心包穿刺阴性不能排除血心包的可能。临床上急性心脏压塞征，静脉压增高较动脉压下降出现得早，但如心脏压塞发展迅猛，两者可同时出现。若伴有低血容量时，静脉压可由高至低或不增高，快速补血或补液后，静脉压升高而血压不变或降低，有助于诊断。因此，连续监测中心静脉压具有十分重要的意义。一旦确诊，即行心包穿刺，心包穿刺即使抽出少量积血（一般＞30mL），亦可使血流动力学得以改善，并能为麻醉和手术者创造一个较好的循环条件及争取时间。同时边手术边抗休克，当情况危急时，可于急诊室开胸心包减压，并就地抗休克。对于闭合伤引起的无急性心脏压塞征的血心包患者，只要诊断明确，排除复合伤，可在监护下密切观察，经一次或多次单纯心包穿刺抽液仍可治愈。但对可疑有心脏压塞迹象、多次反复心包穿刺仍有心包积液或反复穿刺疑有心包内感染及心包内有凝血块者应积极手术治疗。

（3）心脏挫伤：心脏挫伤为闭合性损伤中最常见的损伤类型，可并有或不并有胸、肋骨骨折。轻者可无明显临床表现而漏诊，重者可致心脏破裂、急性心脏压塞或严重心律失常、心内结构损伤等。根据损伤程度，病理改变有：心外膜、心内膜下出血，局灶性出血，水肿，心内膜破裂，广泛心肌挫伤，可并有心肌挫裂伤甚至心肌破裂及心内结构的损伤。依心脏充盈状态的不同而伤情多有不同，充盈状态伤情较重，可致心脏破裂、瓣膜破裂、急性室间隔穿孔。组织学检查可见：心肌纤维断裂、坏死、白细胞浸润、瘢痕形成。在后期（9～49d）可形成渗出性心包积液，心肌挫伤区可突然破裂致死或形成室间隔穿孔，少数形成室壁瘤。

临床表现主要为：持续性心前区疼痛，可并有心悸、呼吸困难，甚至休克等。听诊多可发现有心律失常，以持续性或阵发性心动过速及期前收缩多见，偶有心包摩擦音。病情较重者可出现左、右心力衰竭征，表现为动脉压下降、静脉压上升而有别于低血容量征象。心电图表现：因伤后24～72h心肌组织反应最重，故伤后早期（<24h）心电图正常不能排除心肌挫伤，必须多次或连续监测才有意义。常见心电图异常为STT改变及心律失常，频发室早、室速或室颤，需及时处理，防止发生猝死。胸片诊断心肌挫伤无特异性，但对心包积液及排除其他类型的胸内损伤有一定价值。血清酶学检查：LPH同工酶LDH（正常值48U）、LDH2（正常值76U）的增高，反映了心肌细胞的损伤，可持续升高至伤后2周；相反，其值正常，可排除心肌损伤。

内科治疗：心肌挫伤应在严密持续的心电图监护下进行。除一般性对症治疗及适当的抗休克处理外，主要为心律失常的处理、心肌保护药物的应用及心力衰竭的纠正。

外科治疗：心包积液、积血者可给予心包穿刺，必要时开胸。后期形，成缩窄性心包炎者可行心包剥脱术；心肌破裂、急性心脏压塞者应紧急开胸手术修补、心包减压；有室壁瘤者应择期体外循环下切除修复，有室间隔穿孔、瓣膜损伤者，若病情稳定，确诊后择期体外循环下修补或换瓣。

（4）心脏破裂：闭合伤引起的心肌破裂，可因急性心脏压塞而死亡。如并发心包撕裂，可死于大出血。左室破裂可在数分钟内死亡，右室破裂可在30min内死亡，心房破裂，出血较慢且可因心脏压塞而阻止大出血，如能迅速手术，尚有机会挽救生命。少数心脏破裂之后，因血凝块堵塞裂口而暂时止血，并可于伤后数小时或数日血凝块脱落出血或挫伤区心肌软化坏死致心脏破裂。Glinz统计575例闭合伤致心脏破裂尸检资料，左、右室及右房破裂机会相似，约28％，左房破裂相对较少，19％左右。

心脏破裂的临床表现主要为急性心脏压塞征。继发性心脏破裂者，往往表现为病情相对稳定后，突然胸痛、虚脱和出现心脏压塞征。

治疗：一旦考虑诊断，不应做过多的检查，立即开胸探查，紧急手术修补及心包减压，同时积极抗休克。左前外侧切口进胸迅速，必要时可向右侧延长，横断胸骨，扩大手术野。正中切口暴露充分，如患者病情允许，最好采用此切口。术中注意及术后处理要点同开放性心脏创伤。

（5）室间隔破裂：心脏充盈时闭合性创伤可引起室间隔破裂，都发生于肌部，且多数合并其他心内结构的损伤常因急性心力衰竭及心律失常而迅速死亡。对单纯较小的室间隔破裂，如左向右分流较大，可引起急性肺动脉高压、肺水肿，甚至死亡。对血流动力学改变不严重的患者,尚可长期存活。室间隔严重挫伤,继而坏死、穿孔,称为延迟性室间隔穿孔。伤后闻全收缩期粗糙喷射性杂音及触及心前区震颤常提示诊断。病情相对稳定后,心脏彩色 Doppler 超声心动图及心导管、心室造影可明确诊断。

治疗:严重室间隔穿孔者,预后不佳,急诊体外循环下修补病死率较高。临床上有穿孔数月后自行愈合者,故对病情相对稳定者,手术应在伤后 8 周以后施行,即使未自行闭合,室缺周边也已有纤维增生,便于缝合修补。对于小的室缺,血流动力学改变不大,仅有心前区收缩期杂音及震颤,不经手术,亦可长期存活。

(6)外伤性心瓣膜损伤:闭合性心脏损伤引起心瓣膜损伤,以主动脉最常见,其次为三尖瓣和二尖瓣,肺动脉瓣损伤极罕见。除了瓣膜的撕裂,常并有腱索的断裂及乳头肌的断裂,可造成急性瓣膜关闭不全及充血性心力衰竭。主动脉瓣损伤病程进展较快,二尖瓣其次,而三尖瓣关闭不全病程进展缓慢。因病程进展快慢不同,施行手术的时机、手术的风险及预后各不相同。心脏听诊、心脏 Doppler 扇超、心导管及造影可确定诊断。原则上应于病情稳定后再施行体外循环手术,瓣膜损伤严重难以修复者,应行人工瓣膜置换术。

(7)外伤性室壁瘤:多因心室肌挫伤后心肌坏死而形成,几乎均发生于左室壁,可从受伤时起迅速形成或伤后数月形成。可有心律失常、动脉栓塞及心功能不全。胸片、心电图、心动超声、同位素扫描对诊断有帮助,心室造影及核磁共振可明确诊断。治疗:一旦确诊,应尽早择期手术,体外循环下室壁瘤切除后直接缝合(带垫片)。

(8)冠状动脉损伤:闭合性心脏损伤引起冠状动脉损伤很少见。主要为冠状动脉破裂及栓塞,常发生于左冠前降支,多并发心肌挫裂伤,主要表现为心绞痛及心脏压塞。心电图及冠状动脉造影可确诊,可因严重心律失常、心力衰竭、心脏压塞而死亡。

治疗:冠状动脉主干损伤(如前降支)一旦确诊,应立即手术,行冠状动脉搭桥术,对非主干损伤者,可用心外膜覆盖之,有报道部分患者经保守治疗可康复。

### (三)医源性心脏损伤

医源性心脏损伤主要是指在对心脏疾患进行诊断及治疗过程中,引起的心脏创伤。诊断多无困难,主要在于积极地预防及有效地处理。

**1.心导管介入的损伤**

(1)心导管检查或行二尖瓣球囊扩张时,导管穿透心壁进入心包腔。

(2)选择性心腔造影高压注入的造影剂穿透心壁进入心包腔或注入心肌。

(3)心内导管刺激及损伤传导系统(最常见为房室结及房室束),产生局部水肿,形成一过性的心律失常及短时期的传导阻滞。

(4)二尖瓣球囊扩张可致瓣膜撕裂损伤,致严重关闭不全,充血性心力衰竭。

(5)射频消融损伤正常传导束,造成传导阻滞及心律失常。

(6)冠状动脉扩张或旋切术损伤冠状动脉,致心肌梗死及心脏压塞。

(7)冠状动脉造影损伤左、右冠状动脉内膜,引起继发性冠状动脉痉挛或血栓栓塞。

(8)封堵膜周部室间隔缺损致Ⅲ度房室传导阻滞;封堵肺动脉瓣下室间隔缺损致主动脉瓣穿孔。

2.心脏手术意外损伤

(1)胸腔手术意外损伤心包或肺切除肺静脉残端脱入心包内出血,致心脏压塞。

(2)二尖瓣闭式扩张撕裂左心耳或左房致大出血。

(3)心内直视手术缝针过深损伤左、右纤维三角致传导阻滞。

(4)左房内直视手术损伤左房后壁。

(5)二尖瓣换瓣引起左室后壁损伤破裂出血。

(6)心内直视手术意外损伤心内结构及冠状动脉。

(7)心包内引流管放置不当或过硬致使心脏压塞,心脏刺伤。

3.医源性损伤的处理

(1)导管及高压注射造影剂穿破心壁,因破口较小,可自行闭合或血凝块填塞而止血,心包内仅有少量血液或造影剂,可经保守治疗、心包穿刺抽液而治愈。但对有急性心脏压塞征或迟发性出血致心脏压塞者,应积极紧急手术,心包减压,创口修补。

(2)导管刺激传导系统产生局部水肿,致传导阻滞,为一过性可逆性改变,水肿吸收后,一般 3～14d 可恢复,故应在心电监护下内科治疗。

(3)二尖瓣球囊扩张致二尖瓣撕裂,严重关闭不全,多在心力衰竭纠正、病情稳定后行二尖瓣置换术。心力衰竭严重、病情危重时,可紧急换瓣。

(4)射频消融损伤正常传导束,为永久性损伤,不可恢复,只能保守治疗或安装起搏器。

(5)冠状动脉扩张及旋切术中损伤冠状动脉,几乎均为冠状动脉主干,凡有心肌缺血征并或不并有心脏压塞者均应紧急手术,冠状动脉搭桥术。

(6)冠状动脉造影致左、右冠状动脉内膜损伤者,多经保守治疗可恢复。但心电图有大范围心肌缺血征象者,应紧急体外循环下行冠状动脉搭桥术。

(7)封堵膜周部室间隔缺损致Ⅲ度房室传导阻滞,原因为封堵伞压迫刺激传导系统产生局部水肿,致传导阻滞,为一过性可逆性改变,水肿吸收后,一般 3～14d 可恢复,故应在心电监护下内科治疗。若为永久性损伤,不可恢复,只能安装起搏器;封堵肺动脉瓣下室间隔缺损致主动脉瓣穿孔,应在体外循环下直视修补或瓣膜置换。

(8)胸内手术意外损伤心包,只要及时发现并正确处理,多无严重后果。对肺切除肺静脉残端脱入心包内出血致心脏压塞者,应迅速打开心包,同时用手指控制左房处肺静脉根部以止血,并直视下缝扎,尽快补充血容量,只要处理及时,一般不会造成死亡。

(9)闭式二尖瓣器械扩张术中,撕裂左心耳或左房时,应暂用手指压迫减缓出血,并快速用手指扩开二尖瓣口,以减低左房内压力,左房减压后,出血得以缓解,心壁裂口较易缝合,否则,因左房内压高,缝合易撕裂,使裂口越缝越大。修补时,应准备好吸引器,直视下缝合止血,同时快速补充血容量,极少情况下需要或能够在体外循环下修补。

(10)心脏直视术中,若缝住左、右纤维三角,在心跳恢复后,出现Ⅲ度传导阻滞或左束支传导阻滞,应在充分辅助循环后,再次阻断循环,心内直视下拆除缝线,重新修补。若复跳后出现传导阻滞而确定未缝住传导束,则考虑为术中传导束受牵拉、器械刺激等原因致局部水肿,多为一过性传导阻滞,不必再次阻断,心外膜置起搏导线后回 ICU 行保守治疗,一般 3～14d 可恢复。若 14d 后仍未恢复者,为传导束损伤,需安置永久性心脏起搏器。

(11)术中损伤左房后应及时发现修补。关胸前发现应再次转流阻断,搬起心脏于后侧直视下修补,关胸后发现大量心包引流及心脏压塞者应紧急开胸探查,考虑左房后壁损伤应紧急体外循环下心停跳后直视下修补。

(12)左室后壁损伤破裂出血,来势迅猛,病死率极高。一旦考虑,立即手指压迫止血,不管任何情况下均应在体外循环下直视修补。

(13)心内直视术中,对意外的心内结构损伤,应及时发现,正确处理,才能有较好的预后。冠状动脉小分枝的损伤,无须处理;大分枝及主干的损伤,应立即行冠状动脉搭桥术。

(14)体外循环心脏手术后,心肌本身会反应性水肿,若心包缝合较紧,引流管压迫,也会引起心脏压塞征,尤其在严重低心排综合征的患者,表现更为明显。考虑本症,即床边开胸,心脏肿胀明显者,可心包敞开数天,待心脏消肿后,二次关胸。引流管宜用软质硅胶管,可避免硬管刺伤心肌。

## 二、胸内大血管损伤

### (一)分类

胸内大血管包括主动脉及其三大分支、腔静脉及其分支和肺动、静脉。

**1.按损伤机制分类**

闭合性损伤机制为挤压、加速或减速伤引起,以主动脉峡部破裂多见。穿透性伤则可发生在胸内大血管的任何部位。

**2.按解剖分类**

主动脉及其三大分支、腔静脉及其分支以及肺动、静脉。

**3.按外伤机制分类**

闭合性损伤、穿透性损伤。

### (二)诊断及治疗

**1.主动脉钝性损伤**

主动脉钝性损伤可伤及主动脉及弓部分支,约95%的胸主动脉钝性撕裂的患者因大出血死于到医院前。主动脉及分支撕裂部位多变,可从主动脉根部到膈肌及三大分支自主动脉起始的任何位置。但80%～90%发生在主动脉峡部,若心包内升主动脉破裂可引起急性心脏压塞。胸主动脉损伤中30%～40%死于24h内,80%死于2周内,送医院救治率约10%～20%,绝大多数患者死于大出血。

(1)临床诊断:主要根据外伤史、创伤性质、胸背部疼痛及出血性休克临床表现,胸片主要表现为纵隔增宽,心彩超及食管内超声心动图对诊断有较大帮助。若患者循环稳定,应急诊行主动脉造影以明确诊断。

(2)手术指征:心包内升主动脉破裂可引起急性心脏压塞。心包外主动脉破裂的征象为大量血胸,可在数分钟或数小时内突然呈现严重失血性休克,紧急开胸手术是唯一有效的治疗措施。当有疑诊时也应尽快开胸探查。

(3)手术要点:气管插管、静脉复合麻醉,手术切口视判断的伤口而定,多采用左后外侧切口第4肋骨间进胸,在良好吸引清除积血及血凝块下迅速找到出血口,指压止血,依伤情可做如下处理:①侧壁钳夹闭主动脉裂口;②预计30min内开放循环的,游离破口上下主动脉端,套带阻断或钳闭;③全身半量肝素化(1.5mg/kg),破口上下端主动脉壁缝荷包,分别插入大号主动脉插管,排气后接适当口径塑料管,行血管外转流后套带阻断或钳闭破口上下主动脉端。外转流导管口径大于7.5mm时其血流量即可保证成人肾脏及脊髓有良好的灌注。

(4)修补方法:①直接修补:用(3~5)-0无创缝线直接缝合或带垫片(心包、毡片、绦纶片)连续褥式加连续贯穿缝合。②补片修补:裂口主动脉壁破损较多或不规则,可修剪边缘,用心包补片(新鲜或戊二酸处理)、绦纶补片(预凝)、人造血管片(预凝)进行修补。③人工血管修补:损伤严重的需人工血管移植。

(5)治疗结果:术前尚存活病例,术后病死率及截瘫率与患者年龄、健康状况、合并伤情况、术前术中循环情况、术中阻断主动脉时间、主动脉外转流时间有密切关系。

2.胸降主动脉假性动脉瘤

胸降主动脉假性动脉瘤约20%伤者可生存入院,约80%3周内死于致命大出血,根据外伤史、胸痛、胸片纵隔增宽可考虑诊断,心彩超、食管内超声心动图、螺旋CT可协助诊断。

(1)手术指征:胸降主动脉假性动脉瘤有随时破裂的可能,且主动脉内膜裂口周围主动脉部分已形成夹层动脉瘤,并向近、远端蔓延,拖延手术时间会增加主动脉切除段的长度。一旦考虑诊断胸降主动脉假性动脉瘤,应尽快进行手术探查。

(2)手术要点:气管插管、静脉复合麻醉、手术切口视判断的伤口而定,多采用左后外侧切口第4或5肋骨间进胸,手术主要危险区是解剖纵隔血肿处主动脉破口上端主动脉,随时可引起破裂大出血。全身半量肝素化(1.5mg/kg),建立左心转流,监测右桡动脉压、股动脉压、中心静脉压。近端主动脉阻闭钳放置在左颈总动脉远侧,远端主动脉阻闭钳夹假性动脉瘤远侧降主动脉。纵向切开血肿,清除积血及血凝块,主动脉壁破口小可直接修补,但多数患者需选用相应口径的人工血管进行移植。

(3)治疗结果:胸降主动脉假性动脉瘤手术,有一定时间术前准备,手术病死率已下降至4%~7%,最严重并发症为脊髓缺血造成的截瘫,其发生率为1.4%~4%。对破口位置较低的胸降主动脉假性动脉瘤,有人尝试用介入方法移入带膜血管内支架,取得较满意的临床效果。

3.主动脉及分支损伤

多因钝性损伤。偶见于穿透伤,常见于交通伤的加速减速过程。损伤多发生于主动脉弓无名动脉起始部。诊断要点:胸片示上纵隔影增宽,相应桡动脉搏动减弱或消失,同时可有胸内出血征象。明确诊断靠逆行主动脉造影、心彩超及经食管超声心动图。

(1)手术指征:一旦考虑诊断或确诊,应立即手术探查。

(2)手术要点:气管插管、静脉复合麻醉,麻醉时注意行脑保护。胸骨正中切口经路暴露较理想。可直接修补或补片修补或人工血管修补,原则为恢复动脉血流。需侧壁钳夹主动脉弓同时阻断无名动脉或左颈总动脉的,在建立外转流后进行。对无法阻断血流的较严重的损伤,需在体外循环深低温体循环或5mL/(kg·min)微灌注下进行。对左锁骨下动脉损伤者,在确定椎动脉开口通畅前提下可阻断血流后修补,无法修补者可结扎止血。

4.腔静脉及分支的损伤

损伤多为穿透伤所致,也有钝性伤的报道。上、下腔静脉心包段内发生破裂均以急性心脏压塞为表现,与心脏破裂不易区分,术中探查或尸检时明确。胸内上腔静脉破裂表现为胸内出血和休克,因伤后失血量大,一旦不及时处理,病死率较高。

（1）手术指征:对考虑急性心脏压塞或胸内大出血者应尽快手术探查。

（2）手术要点:气管插管,静脉复合麻醉,胸骨正中切口经路暴露较理想,但大多数因胸内出血或急性心脏压塞而选择左前外、后外侧切口径路。

（3）修补方法:①直接修补:暴露后手指压迫止血,直接缝合裂口或钳闭部分管腔后直接缝合。②内分流下修补:全身半量肝素化（1.5mg/kg）,带大侧孔（孔径≥管径）的导管（管径略小于腔静脉内径）经右心耳插入腔静脉至裂口远端,侧孔在右房内形成内分流,裂口上下端腔静脉套带收紧止血,而后再行直接缝合或心包补片修补裂口。拔分流管后11.5鱼精蛋白中和肝素。下腔静脉部分断裂因暴露差,较难修补,可肝素化后经右房插带气囊下腔管,建立体外循环后,在心脏停搏或不停跳下切开右房,从右房内修补,暴露较好。

（4）治疗结果:对青壮年伤者,快速进胸修补或建立内分流或体外循环下修补,同时快速补充血容量者,术后结果较满意。

5.肺动、静脉损伤

多为贯通伤所致,多伴肺组织及支气管损伤漏气,胸内出血和气胸,表现为呼吸困难、休克、咯血或痰中带血。肺门处肺动、静脉损伤可引起体循环气栓和左室积气室颤,多发生在正压通气时,患者可突然偏瘫或室颤。

手术要点:伤侧前、后外侧切口进胸,出血严重可用一把大血管钳夹肺门或打开心包分别钳闭伤侧肺动、静脉,然后确定损伤情况行血管修补或相应肺段、叶切除。有体循环气栓室颤者,阻断肺动、静脉后经左心尖、主动脉排气,复苏成功后再进行血管修补或肺切除。

# 第四章　肛肠外科疾病

## 第一节　盲肠扭转

### 一、概述

盲肠扭转少见。正常盲肠一般不会发生扭转,盲肠扭转仅见于活动盲肠,即在发育过程中盲肠未被固定至后腹壁,与末端回肠一起成为游离肠袢。

### 二、临床表现和诊断

盲肠扭转发病年龄较轻,女性患者多见。盲肠扭转的症状是突发性中腹部或右下腹绞痛,呈持续性,伴阵发性加重,并可有恶心、呕吐。初期仍可有少量排气或排便,后期则消失。体检扪及胀气包块,肠鸣音亢进。如肠管有绞窄时,可有腹膜刺激征。X线腹部平片显示右腹部单个卵圆形胀大肠袢,内有液平,小肠有不同程度胀气,但结肠无胀气。

### 三、治疗

诊断为盲肠扭转或为绞窄性肠梗阻时,应及早手术,如盲肠无坏死,复位后将盲肠侧壁间断缝合固定于侧后腹壁,以防复发。也可做盲肠插管造口术,有继续引流和防止再扭转的作用。术后2周拔除造口管,造口即自行愈合。手术时如发现盲肠已有坏死,则切除盲肠后做回肠升结肠或横结肠吻合。有肠坏死、腹膜炎伴中毒性休克者,做病变肠段切除、回肠和横结肠造口,二期消化道重建。

## 第二节　溃疡性结肠炎

### 一、概述

溃疡性结肠炎是发生在结、直肠黏膜层的一种弥散性的炎症性病变。病因不明。人们通常将溃疡性结肠炎和克罗恩病统称为非特异性炎性肠病。它可发生在结、直肠的任何部位,其中以乙状结肠和直肠最为常见,也可累及结肠的其他部位或整个结肠,少数情况下也可累及末段回肠。病变多局限在黏膜层和黏膜下层,肠壁增厚不明显,表现为黏膜的大片水肿、充血、糜烂和溃疡形成。临床上以血性腹泻为最常见的早期症状,多为脓血便,腹痛表现为轻到中度的痉挛性疼痛,少数患者因直肠受累而引起里急后重。

### 二、治疗

#### (一)外科治疗的适应证

①肠穿孔;②大量便血无法控制;③暴发型溃疡性结肠炎,经内科治疗无效者,特别是出现

中毒性巨结肠者;④已有或疑有恶变者;⑤难以忍受的结肠外症状(坏疽性脓皮病、结节性红斑、肝功能损害、眼并发症和关节炎);⑥慢性型经长期内科治疗无效者。

### (二)手术方式

1.结肠大部切除、回肠及乙状结肠造口术

是急症手术的最佳手术方式,中毒、出血症状即可显著缓解,穿孔可能性也不复存在,避免术后吻合口瘘的危险。但保留的直肠内仍有病变,术后可能还会有脓血便及恶变可能。

2.回肠断端造口及乙状结肠袢式造口术

术式简单,适用于中毒性巨结肠,但不能耐受结肠大部切除的患者。但因病变结肠仍在,中毒、出血、穿孔等问题不能得到较满意的解决,待患者情况稳定好转后,根据需要再行择期性二期手术。

3.全结、直肠切除及回肠造口术

是溃疡性结肠炎的彻底性手术,缺点是永久性回肠造口给患者生活上带来不便。

4.结肠切除、回直肠吻合术

保留直肠、肛管功能,使患者免除实行回肠造口而采用,但该手术没有彻底切除疾病复发的部位而存在复发和癌变的危险。

5.结直肠切除、回肠肛管吻合术

优点是切除了所有患病的黏膜,保留了膀胱和生殖器的副交感神经,避免永久性回肠造口,保留肛管括约肌。还可制作回肠储袋与肛管吻合。

# 第三节　肠息肉及肠息肉病

## 一、管状腺瘤

### (一)概述

大肠息肉常位于直肠及乙状结肠内,该处息肉占 60%～75%。腺瘤是息肉中最常见的一种组织学类型,管状腺瘤是大肠腺瘤中最常见的一种。确切病因尚不清楚,管状腺瘤大多呈圆形、椭圆形或不规则状,表面光滑或呈分叶状,色粉红或暗红,质软,可有一长度不一的蒂。腺瘤大小不一,一般腺瘤越大,恶变概率越大。当腺瘤＞2cm 时,癌变可能即显著增高。当癌变局限在腺瘤内时,称为腺瘤癌变或原位癌,仅当癌变穿透黏膜肌层或浸润黏膜下层时才称为浸润型癌。

## 二、临床表现

大多大肠腺瘤并无自觉症状,而系在纤维结肠镜检查或 X 线钡剂灌肠造影时无意中发现。最常见的症状为便血。根据腺瘤部位,便血可呈鲜红色或暗红色,或仅粪便隐血阳性,出血量,一般不多,偶尔见引起下消化道大出血。当腺瘤位置较高,长期慢性少量出血时,可引起贫血。较大的结肠内有蒂腺瘤偶尔可引起肠套叠、腹部绞痛,位于直肠内较大的有蒂腺瘤还可随排便脱出肛门外。

### 三、诊断与鉴别诊断

#### (一)诊断

腺瘤一般通过直肠指检、纤维结肠镜检查和气钡灌肠双重对比造影,明确诊断并无困难,重要的是应认识大肠腺瘤多发性或与癌肿并存者并不少见、临床检查时注意全面的结肠检查。

#### (二)鉴别诊断

注意与肛乳头肥大、幼年型息肉鉴别。

### 四、治疗

大肠腺瘤由于有癌变可能,一经发现,均应及时予以祛除。根据腺瘤的大小、部位、数目,有无癌变等情况,祛除的方法应有所不同。

#### (一)经内镜腺瘤摘除术

是最简便的方法,也是首选的方法。可对直径＜2.0cm 的有蒂腺瘤进行圈套电灼切除术。广基腺瘤的处理应视大小和部位区别对待。＜1.0cm 的广基腺瘤癌变可能极小,可一期咬取活组织做病理检查后电灼切除。对 1.0～2.0cm 的广基腺瘤,宜先做活组织检查,确定非恶性或无癌变后,二期经内镜电灼切除。

#### (二)经腹腺瘤摘除术

病变位于距肛缘 8cm 以上的结直肠内,疑有癌变或腺瘤较大,经内镜摘除困难,可经腹行腺瘤切除或肠段切除,术中快速病理明确诊断,如确诊为癌,按大肠癌原则处理。

#### (三)经肛门直肠腺瘤摘除术

对位于距肛缘 8cm 以内＞1.0cm 的广基腺瘤可经肛管或经骶局部切除,整块切除肿瘤,包括四周 0.5～1.0cm 正常黏膜做整块活检。

#### (四)大肠多发性息肉的处理

首先应通过内镜进行活组织检查,以明确息肉的性质。如息肉确系腺瘤,原则上多发性腺瘤应做病变肠段的结肠部分或结肠次全切除术,除非腺瘤仅 2～3 个,分布极分散,而腺瘤又较小,可以考虑经纤维结肠镜予以电灼切除,并严密随访观察,定期复查。如腺瘤数较多,即使较小,亦仍应做结肠部分切除或结肠次全切除术。如息肉非肿瘤性,则无恶变危险,可暂予随访观察,定期复查,无须手术处理。

### 二、绒毛状腺瘤

#### (一)概述

绒毛状腺瘤又称乳头状腺瘤,是一种癌变倾向极大的腺瘤,一般癌变率为 40%,被认为是一种癌前病变。其发病率仅为管状腺瘤的 1/10,多为广基,常见于直肠,其次为乙状结肠。绒毛状腺瘤具有两大特征,一是腺瘤基底部与正常黏膜的分界不明显,容易残留、复发;二是癌变率高。

#### (二)临床表现

小的绒毛状腺瘤可无症状,有症状者主要表现为便频、便血、排便不尽感和黏液便,这些症状可同时存在,或只有其中 1 个或 2 个,常易被误当做慢性肠炎或痢疾,在巨大的绒毛状腺瘤时可产生大量黏液性腹泻,多达 3 000mL/d,可引起严重脱水、电解质紊乱、代谢性酸中毒和细胞外容量减少。如不及时补充纠正体液紊乱和祛除肿瘤,可危及生命。部分位于直肠和乙状结肠的较大的绒毛状腺瘤可在排便时随之经肛门脱出,此外还可引起肛门坠胀不适、里急后重、便秘和腹痛等症状。

**(三)诊断与鉴别诊断**

一般通过直肠指检及纤维结肠镜检,即能发现绒毛状腺瘤,并根据其形态特征做出诊断。绒毛状腺瘤在初起和较小时,由于腺瘤较软、检查如不仔细,容易被忽视遗漏

**(四)治疗**

1.直肠指检可及范围内的绒毛状腺瘤应尽量采取经肛门局部切除的办法,完整切除整个腺瘤,包括周围 0.5～1cm 的正常黏膜,作整块切除活检。

2.<1.0cm 绒毛状腺瘤可经内镜摘除。

3.对位于腹膜返折平面以上的>1.0cm 绒毛状腺瘤,应经腹做局部肿瘤切除或局部肠段切除术。

4.对多发性腺瘤的处理,原则上宜选作病变肠段的切除,当然还视腺瘤数目、大小、部位等因素具体考虑,但多发性腺瘤的再发和癌变率均比单发腺瘤高,在处理时是应予考虑的因素。

### 三、幼年性息肉

**(一)概述**

幼年性息肉是一种错构瘤,好发于直肠和乙状结肠,单发为主,主要发生于儿童,以 10 岁以下多见,尤以 2～8 岁为最多见。息肉多呈圆球形或椭圆形,鲜红、粉红或暗红色,表面光滑,如继发感染可呈现粗糙颗粒状或分叶状。大小平均 1em 左右,多数为有蒂。形成机制尚不清楚。一般认为幼年性息肉不会恶变。

**(二)临床表现**

主要表现为便血,多呈鲜红色,布于粪便表面或系便后滴血,与粪便不相混,无疼痛,出血量不多。直肠内息肉可随排便脱出于肛门外。个别位于结肠内的息肉还可引起肠套叠。

**(三)诊断与鉴别诊断**

诊断主要依靠直肠指检和纤维结肠镜检。

**(四)治疗**

可经肛门镜或结肠镜予以电灼切除,或在直肠指检扪到息肉的蒂部后用线将蒂部扎紧待其坏死、脱落。对息肉位置较高而患儿不能合作者,可暂不予处理,随访观察,因为极有自行脱落的可能。

### 四、家族性腺瘤性息肉病

**(一)概述**

家族性腺瘤性息肉病是一种常染色体显性遗传性疾病,表现为结直肠内弥散性多发性腺瘤,如不及时治疗,终将发生癌变。婴幼儿时无腺瘤,常随青春发育逐渐出现。本病与性染色体无关,因而父母都有遗传本病给下一代的可能。家族性腺瘤性息肉病腺瘤数目一般在 100个以上,多者腺瘤可呈地毯样满布于整个结直肠。腺瘤大小不等,自数毫米至数厘米,有蒂无蒂不定。有管状腺瘤,也有绒毛状腺瘤或混合腺瘤,但多为管状腺瘤。若不及时治疗,几乎肯定发生癌变,是一公认的癌前病变。

**(二)临床表现**

**1.肠道症状**

主要表现为大便带血、腹泻、黏液便,少数甚至发生肠梗阻、穿孔或严重贫血、恶病质等并发症。肠套叠少见。

**2.肠道外表现**

(1)Gardner综合征 1/4～1/3 患者伴有肠道外表现:①皮肤囊性病变,如皮脂囊肿或皮样囊肿,多见于面部、背部和四肢,且可呈多发性;②骨瘤,主要发生在面骨和颅骨;③纤维组织肿瘤,如间皮瘤;④具有较高的胃十二指肠息肉的发生率;⑤十二指肠或壶腹周围癌的发病率在息肉病患者中可高达 10%;⑥甲状腺乳头状癌,几乎都发生在女性患者中;⑦先天性视网膜色素上皮肥大,是一种双侧多发性病变;⑧牙齿畸形。

(2)Turcot综合征家族性腺瘤性息肉病患者同时伴有中枢神经系统恶性肿瘤时,即称为Turcot综合征,但并非结直肠癌的脑部转移。

**(三)诊断与鉴别诊断**

**1.诊断标准**

诊断家族性腺瘤性息肉病必须符合下列条件之一:①腺瘤数＞100 个;②具有遗传倾向的(家族史)患者,腺瘤数＞20 个。

**2.诊断方法**

主要方法为结肠镜检查,对肠镜发现的息肉,尤其疑有恶变者,均应作组织学检查,以确定其性质。对 20 岁以上的患者应进一步做纤维胃镜检查,以了解胃十二指肠内有无息肉。

**3.鉴别诊断**

应与结直肠多发性腺瘤、多发性幼年性息肉、色素沉着息肉综合征鉴别。

**(四)治疗**

家族性腺瘤性息肉病迟早会发生癌变。手术切除是唯一有效的治疗方法。故一经确诊,即应手术。

**1.全结直肠切除、永久性回肠造口术**

是传统的经典手术,彻底性最佳,功能效果最差。

**2.全结肠切除、回直肠吻合术**

切除全部结肠和部分直肠,术中一期直视下清除保留段直肠内腺瘤后行回直肠端端吻合术。优点是手术简单,安全,并发症少,保留段直肠短,术后监测复查方便。缺点是保留段直肠仍有腺瘤再生和癌变的危险。控便功能良好,但排便次数增加,便频程度与直肠保留段长度呈负相关。

**3.结直肠次全切除、升结肠直肠吻合术**

是全结肠切除、回直肠吻合术的改良术式。直肠和盲肠升结肠分别保留 6～8cm,术中在直视下直接检查腺瘤和黏膜情况,了解有无癌变并进行处理。由于本术式保留了回盲瓣,术后排便控制功能优于回直肠吻合术。

**4.全结肠切除、直肠黏膜剥除、回肠袋肛管吻合术**

彻底切除了病变范围,同时保留了控制排便的括约肌功能。缺点是术后肛门部对排便控制功能的恢复需要较长时间,近期排便失控现象较重,另外并发症发生率较高,特别是吻合口漏和盆腔感染,为此需做二期手术。

### 五、色素沉着息肉综合征

#### (一)概述

色素沉着息肉综合征(Peutz－Jeghers综合征)是一种常染色体显性遗传性疾病,可发现在任何年龄,但以青少年多见。主要特点是口唇及其周围、口腔黏膜、手掌、足趾或手指上有色素沉着,呈黑斑,也可为棕黄色斑,同时胃肠道有多发性息肉,属于错构瘤性息肉,可癌变。约50%的患者可追查到家族阳性同类患者。

#### (二)临床表现

1.症状

多表现为不明原因腹痛,为间歇性腹绞痛,常在脐周部,持续时间不定,排气后缓解,可反复持续数年。所产生的肠套叠鲜有导致完全性肠梗阻者,但常有复发。腹痛发作时可伴有呕吐,肠鸣音亢进。息肉出血可表现为上消化道出血呕血、黑便,出血量大者可出现休克,慢性失血可表现为贫血、头晕、乏力等。

2.体征

除腹部体征外,可在口唇等处发现有色素沉着。早在新生儿或幼儿时期即有色斑,最初为微小的、界线清晰棕褐或黑色斑,多见于口腔、口唇黏膜以及手掌与足底部位,偶尔有见于会阴阴道黏膜处。虽然唇部色素随年龄增长至中年后而逐渐消退,但颊黏膜色素持续存在,患者的皮肤一般较黑。

3.辅助检查

大便潜血阳性。X线胃肠道钡剂造影检查可发现小肠多发息肉,特别是低张造影检查更容易发现息肉的存在。但有时息肉很小,直径在0.5cm以下,钡剂造影难以发现,不能以阴性结果排除本病。有时偶尔可发现肠套叠或肠梗阻征象。钡灌肠可发现结肠息肉。纤维十二指肠镜、小肠镜与结肠镜检查可进一步观察与切取息肉的活体组织检查以明确诊断。息肉好发部位依次为空肠、回肠、直肠、结肠、十二指肠、胃,其次为盲肠、阑尾、食管,与家族性腺瘤性息肉病相比,息肉数目少而体积较大。

#### (三)诊断与鉴别诊断

1.诊断要点

①家族遗传史;②胃肠道多发性息肉;③皮肤与黏膜色素沉着;④息肉性质为错构瘤。

2.鉴别诊断

本病与Cronkhite Canada综合征都具有胃肠道多发性息肉与皮肤与黏膜色素沉着,但后者具有以下特点:①非家族遗传性;②色素沉着呈斑片状,严重者呈弥散性色素沉着,伴毛发脱落和稀疏及指(趾)甲萎缩;③腹泻伴低蛋白血症,维生素缺乏,低钙,低钾,及水、电解质紊乱;④息肉在组织学上为炎性息肉样改变。

#### (四)治疗

一般认为本病不属于癌前病变,对于无明显症状的患者,可做随访观察,当有症状时考虑外科治疗。手术目的仅是缓解症状,而不是将息肉全部切除。因此,手术的方式可以是息肉切除术、肠套叠复位术或肠部分切除吻合术。由于慢性或急性肠套叠是引起腹部症状的常见原因，可以对息肉密集的肠段或是已坏死的肠段切除吻合，对较大的息肉可行息肉切除。散在的未引起症状的息肉可不予处理，因为息肉难以全切除，术后可仍有腹痛或肠套叠再发。手术时应考虑本病的特性，尽量保留肠管的长度，以备因症状再发而需再次肠切除，也应避免过多切除而引起的营养吸收不良。

# 第四节　结肠癌

## 一、概述

结肠癌是胃肠道中常见的恶性肿瘤之一，在我国近年来发病率有上升的趋势。结肠癌病因尚未完全阐明。好发部位依次为乙状结肠、盲肠、升结肠、肝曲、降结肠、横结肠和脾曲。

Dukes 分期：肿瘤仅限于肠壁内为 Dukes A 期。穿透肠壁侵入浆膜和（或）浆膜外，但无淋巴结转移者为 B 期。有淋巴结转移者为 C 期，其中淋巴结转移仅限于癌肿附近如结肠壁及结肠旁淋巴结者为 C；转移至系膜和系膜根部淋巴者为 C2 期。已有远处转移或腹腔转移，或广泛侵及邻近脏器无法切除者为 D 期。

## 二、临床表现

结肠癌早期常无特异性症状，发展后主要有下列症状。

### (一)排便习惯与粪便性状的改变

常为最早出现的症状。多表现为排便次数增加，腹泻，便秘，粪便中带血、脓或黏液。

### (二)腹痛

常为定位不确切的持续性隐痛，或仅为腹部不适或腹胀感，出现肠梗阻时则腹痛加重或为阵发性绞痛。

### (三)腹部肿块

多为瘤体本身，有时可能为梗阻近侧肠腔内的积粪。肿块大多坚硬，呈结节状。如为横结肠和乙状结肠癌可有一定活动度。如癌肿穿透并发感染时，肿块固定，且可有明显压痛。

### (四)肠梗阻症状

一般属结肠癌的中晚期症状，多表现为慢性低位不完全肠梗阻，主要表现是腹胀和便秘。腹部胀痛或阵发性绞痛。当发生完全梗阻时，症状加剧。左侧结肠癌有时可以急性完全性结肠梗阻为首先出现的症状。

### (五)全身症状

由于慢性失血、癌肿溃烂、感染、毒素吸收等，患者可出现贫血、消瘦、乏力、低热等。病情晚期可出现肝大、黄疸、水肿、腹腔积液、直肠前凹肿块、锁骨上淋巴结肿大及恶病质等。一般右侧结肠癌以全身症状、贫血、腹部肿块为主要表现，左侧结肠癌是以肠梗阻、便秘、腹泻、便血等症状为主要表现。

### 三、诊断与鉴别诊断

结肠癌早期症状多不明显,易被忽视。凡 30 岁以上有以下症状须考虑有结肠癌可能:①近期出现持续性腹部不适、隐痛、胀气,经一般治疗症状不缓解;②无明显诱因的大便习惯改变,如腹泻或便秘等;③大便带脓血、黏液或血便,而无痢疾、溃疡性结肠炎等病史;④沿结肠部位有肿块;⑤原因不明的贫血或体重减轻。对上述人群行纤维结肠镜检查或 X 线钡剂灌肠或气钡双重对比造影检查,不难明确诊断。B 超和 CT 扫描检查对了解腹部肿块和肿大淋巴结,发现肝内有无转移等均有帮助。血清癌胚抗原(CEA)值约 60% 的结肠癌患者高于正常,但特异性不高,对于术后判断预后和复发有一定帮助。

### 四、治疗

#### (一)治疗原则

是以手术切除为主的综合治疗。

#### (二)手术治疗

若非急性梗阻或穿孔,均需进行肠道准备,常用方法:术前基本正常进食,术前 12~24 小时口服复方聚乙二醇电解质 2 000~3 000mL 或 10% 甘露醇溶液 1 000~2 000mL,不需清洁灌肠;也有术前 1 天口服泻剂,如硫酸镁或番泻叶液等;术前 1 天常规口服甲硝唑 0.4g,每日 3 次;新霉素 1.0g,每日 2 次,可有效地达到清洁灌肠的功效,并能减少肠道细菌。

根治性结肠切除,需根据病变部位肠系膜根部血管所供血的肠段(区)决定切除范围;应包括肿瘤所在肠段和系膜根部血管及其周围淋巴结,做整块切除。按血管分布范围,分为以下 4 种手术方式。

1.右半结肠切除术

适用于盲肠、升结肠及结肠肝曲部癌。先结扎切断回盲动脉根部、右结肠动脉根部、结肠中动脉分支或其根部以及相应的静脉,切除血管根部周围的淋巴结,然后将包括 20~30cm 回肠末段、盲肠、升结肠及右半横结肠和右侧大网膜行整块切除。对于结肠肝曲的癌肿,除上述范围外,须切除横结肠和胃网膜右动脉组的淋巴结。

2.横结肠切除术

适用于横结肠癌。结扎切断结肠中动、静脉根部;切除血管根部周围淋巴结及包括肝曲和脾曲的全部横结肠和全部大网膜。切除断端血液供应不佳时,可视情况扩大切除升结肠或降结肠,务必保证吻合口部血供良好。

3.左半结肠切除术

适用于结肠脾曲部和降结肠癌。需结扎切断结肠左动脉根部或肠系膜下动脉根部、结肠中动脉左支及相应的静脉;切除血管根部淋巴结和包括左半横结肠、降结肠、部分或全部乙状结肠及左侧大网膜。

4.乙状结肠癌的根治切除术

需结扎切断肠系膜下动脉根部及相应的静脉;切除血管根部淋巴结,根据乙状结肠的长短和癌肿所在的部位,分别采用切除整个乙状结肠和全部降结肠,或切除整个乙状结肠、部分降结肠和部分直肠,做结肠直肠吻合术。

手术过程中,应尽可能地防止癌细胞血行转移或局部种植。宜先在肿瘤远、近侧各 5～

10cm 处将肠管及其边缘血管弓一并结扎,阻断肠腔。手术顺序:先结扎切断血管根部动、静脉,再逐步切除血管根部周围淋巴结及肠系膜,再切断肠管,游离切除包括肿瘤在内的肠管及肠系膜、大网膜。切除完成后,局部应以温热蒸馏水彻底冲洗。

结肠癌并发急性梗阻或穿孔者尽快行胃肠减压,纠正水、电解质紊乱和酸中毒。短时间准备后争取尽早手术。根据患者全身情况选用:①半侧结肠切除,一期吻合,多用于右半结肠切除术;②一期梗阻近侧结肠造口,择期根治切除;③梗阻之近侧与远侧肠管侧一侧吻合(捷径手术);④一期肿瘤肠段切除,远、近侧结肠造口,二期肠吻合;⑤结肠次全切除,回－乙状结肠或回－直肠一期吻合;⑥癌肿已无切除可能,在梗阻近侧做永久性结肠造口。

结肠癌急性穿孔,穿孔不大、时间短和腹腔污染轻者,争取做一期切除吻合术。否则可采用:①一期切除肿瘤,远、近侧断端造口,二期吻合。②缝合修补穿孔,近侧结肠造口,视情况争取二期切除吻合。

结肠癌直接蔓延侵及胃、十二指肠、胰、脾、肾或输尿管等邻近器官,结肠癌本身尚可完整切除者,根据具体情况,可做结肠与其他器官联合切除。虽肿瘤本身尚可切除,而肠系膜根部淋巴结已不能完全切净,或有远位转移者,应争取姑息性切除。结肠癌已有肝转移,原发癌及系膜根部淋巴结尚能完全切除,而肝内属于局限的单发转移瘤,切除困难不大者,可在切除结肠癌的同时,切除肝转移癌。

Ⅰ期结肠癌单纯手术切除的 5 年生存率一般在 90% 以上,不需行辅助化疗;Ⅱ期结肠癌是否行辅助化疗尚有争议,大多数学者认为有下列不良预后因素的Ⅱ期结肠癌患者应行术后辅助化疗,不良预后因素包括:①肿瘤细胞分化差(3 或 4 级);②$T_4$病灶;③伴有穿孔或梗阻;④淋巴管和(或)血管浸润;⑤周围神经侵犯;⑥手术检出淋巴结≤12 枚;⑦切缘阳性或切缘不可评价;Ⅲ期结肠癌是辅助化疗的绝对适应证;辅助化疗应在术后患者体力状况恢复以后但不超过 8 周内进行。联合化疗可延长Ⅳ期结肠癌患者的中位生存期。

结肠多原发癌并不少见,手术中常被遗漏,特别是异时性多原发癌。因此,手术后宜定期随访、肠镜检查,对提高术后生存率很有价值。

# 第五节　直肠癌

## 一、概述

直肠癌是乙状结肠直肠交界处至齿状线之间的癌,是消化道常见的恶性肿瘤,占消化道癌的第二位。

## 二、诊断标准

### (一)症状

排便习惯改变,次数增多或便秘。大便带血或黏液血便,脓血便,便不尽感,便形变细。肿物局部侵犯可致直肠内或骶尾部疼痛,尿频尿痛等症状。癌肿转移至肝或腹膜,可出现肝大、黄疸、腹腔积液等。

**（二）体检**

直肠指诊是诊断中下段直肠癌的重要方法。指诊时可触及突出、表面高低不平、质地硬的肿块，指套带血或黏液。

**（三）实验室检查**

常规检查血 CA 系列，CEA 升高有辅助诊断价值。血常规检查有时表现为血红素降低。便潜血试验可阳性，多次检查可提高检出率。

**（四）辅助检查**

直肠镜或乙状结肠镜检查可直视肿物，并取组织活检，明确肿物性质。术前尽可能行纤维结肠镜、结肠气钡双重造影或 CT 结肠重建以了解全结肠情况，排除结肠多发性病变或息肉病变。

### 三、临床病理分期

Dukes 分期如下：

Dukes A 期：癌肿浸润深度限于直肠壁内，未超出浆肌层，且无淋巴结转移。

Dukes B 期：癌肿超出浆肌层，亦可侵入浆膜外或直肠周围组织，但尚能整块切除，且无淋巴结转移。

Dukes C 期：癌肿侵犯肠壁全层，伴有淋巴结转移。

$C_1$ 期：癌肿伴有癌灶附近肠旁及系膜淋巴结转移。

$C_2$ 期：癌肿伴有系膜动脉根部淋巴结转移，尚能根治切除。

Dukes D 期：癌肿伴有远处器官转移，或因局部广泛浸润或淋巴结广泛转移不能根治性切除。

### 四、鉴别诊断

**（一）痔**

痔和直肠癌不难鉴别，误诊常因未行认真检查所致。痔一般多为无痛性便血，血色鲜红不与大便相混合，直肠癌便血常伴有黏液而出现黏液血便和直肠刺激症状。对便血患者必须常规行直肠指诊。

**（二）肛瘘**

肛瘘常由肛窦炎而形成肛旁脓肿所致。患者有肛旁脓肿病史，局部红肿疼痛，与直肠癌症状差异较明显，鉴别比较容易。

**（三）阿米巴肠炎**

症状为腹痛、腹泻，病变累及直肠可伴里急后重。粪便为暗红色或紫红色血液及黏液。肠炎可致肉芽及纤维组织增生，使肠壁增厚，肠腔狭窄，易误诊为直肠癌，纤维结肠镜检查及活检为有效鉴别手段。

**（四）直肠息肉**

主要症状是便血，直肠指检可触及质软、带蒂之大小不一肿物。直肠镜或纤维结肠镜检查及活检为有效鉴别手段。

**（五）直肠类癌**

早期无症状，直肠指检为黏膜下肿物，表面光滑，质硬可以活动。

### 五、治疗原则

手术切除是直肠癌的主要治疗方法,术后辅助放化疗可以提高Ⅲ期直肠癌患者的生存率。对于中低位的局部进展期直肠癌术前放化疗(新辅助治疗)能提高手术切除率降低复发率,成为常规的治疗手段。因此,直肠癌的治疗强调以手术为主的综合治疗。

直肠癌根治术有多种手术方式,常见手术治疗包括:①腹会阴联合直肠癌根治术(APR);②经腹前切除术(LAR);③Parks手术;④Hartmann手术;⑤经肛门或经骶尾部局部切除等。近年来,双吻合器技术的应用使得中下段直肠癌的保肛率有了明显提高。全直肠系膜切除(TME)和保留盆自主神经的直肠癌根治术(PANP)的开展,有效地降低了直肠癌术后的局部复发率和减少了盆腔自主神经损伤。直肠癌根治术应遵循TME原则:①直视下在骶前间隙进行锐性分离;②保持盆筋膜脏层的完整无损;③肿瘤远端直肠系膜切除不得少于5cm或全系膜,切除肠段至少距肿瘤2cm。

近年来随着腔镜技术的不断成熟,手术器械的日益进步,腹腔镜直肠癌手术在一些微创中心逐渐开展,其疗效有待进一步的前瞻性随机对照研究结果。

# 第六节　肛裂

肛裂是齿状线下肛管皮肤层裂伤后形成的小溃疡。方向与肛管纵轴平行,长0.5～1.0cm,常引起肛门剧痛。多见于中青年人,发生部位多于前或后正中线上。

### 一、病因及病理

肛裂的病因与多种因素有关。长期便秘引起排便时干结粪便机械性创伤是肛裂形成的直接原因。另外,肛管与直肠成角解剖异常及局部韧带血液供应不良、伸缩性能差也可能是肛裂形成的原因。

急性肛裂可见裂口边缘整齐,底浅,呈红色并有弹性,无瘢痕形成。慢性肛裂反复发作,底深且不整齐,质硬,边缘呈纤维化,肉芽灰白,其上方可见水肿的肛乳头。其下端皮肤可见有皮赘形成突出于肛门外,称为前哨痔。肛裂、前哨痔、肛乳头肥大同时存在称为肛裂"三联征"。

### 二、临床表现

剧烈疼痛、便秘和出血是肛裂的典型症状。疼痛具有典型的周期性:即排便时刀割样疼痛,便后短时疼痛减轻,其后由于内括约肌痉挛又产生剧痛,可持续数小时。临床称为括约肌挛缩痛。直至括约肌疲劳、松弛后疼痛减轻。反复发作称为肛裂疼痛周期。排便时可有少量出血但大出血少见。

### 三、鉴别诊断

1.血栓性外痔:疼痛是血栓性外痔的特点,活动与排便时加剧。肛诊时可见肛门处一卵圆形暗紫红色有一定张力包块。指诊肛门周围质硬性肿块,压痛明显。

2.肛周脓肿:肛门周围持续性跳痛,排便或行走时加重。肛门指诊肛门周围有硬结或肿块,局部温度增高,压痛或有波动感。B超可探及脓腔。

3.另外,需要与 Crohn 病、溃疡性结肠炎、肠结核、肛周肿瘤等引起的肛周溃疡相鉴别,可取活组织做病理检查以明确诊断。肛裂检查时会引起剧烈疼痛,常在局麻下进行。

## 四、治疗

### (一)非手术治疗

(1)口服缓泻剂或液状石蜡,使大便松软、滑润;纠正便秘,增加饮水和多纤维食物,保持大便通畅。

(2)局部温水坐浴,保持局部清洁。

(3)局麻下手指扩张肛管,维持 5 分钟以去除括约肌痉挛。

### (二)手术治疗

#### 1.肛裂切除术

在局麻或腰麻下,全部切除前哨痔、肥大的肛乳头、肛裂缘及深部不健康组织,必要时垂直切断内括约肌和外括约肌皮下部分。

#### 2.内括约肌切断术

在局麻下于肛管一侧距肛缘 1~1.5cm 处作小切口达内括约肌下缘,分离内括约肌至齿状线,剪断内括约肌,充分扩肛后,彻底止血,缝合切口。可一并切除肥大的肛乳头、肛裂和前哨痔。

# 第七节　肛瘘

肛瘘为肛门周围肉芽肿性管道,由内口、瘘管和外口组成。内口常为一个,位于直肠下端或肛管部位;外口可有一个或多个,位于肛周皮肤上。经久不愈、反复发作。多见于青壮年。

## 一、病因和病理

绝大多数肛瘘是由直肠肛管脓肿引起。其内口多在齿状线上肛窦处,脓肿自行破溃或切开引流形成外口,位于肛周皮肤上。由于外口愈合较快,常常形成假性愈合,导致脓肿反复发作,再次破溃或切开引流,形成多个瘘管和外口,使单纯肛瘘变成复杂肛瘘。另外,肛管外伤感染、肿瘤、结核等也可以引起肛瘘,但很少见。分类如下:

### (一)按位置分类

此为临床常用的分类。

#### 1.低位肛瘘

瘘管位于外括约肌深部以下,可分为低位单纯性瘘(一个瘘管)和低位复杂性瘘(多个瘘管)。

#### 2.高位瘘管

瘘管位于外括约肌深部以上,分为高位单纯瘘(一个瘘管)和高位复杂瘘(多个瘘管)。

### (二)按瘘管和括约肌的关系分类

有肛管括约肌间型、经肛管括约肌型、肛管括约肌上型和肛管括约肌外型。前两型多见分别占 70%和 25%;后两型少见分别占 4%和 1%。

## 二、临床表现

1.多有直肠肛管周围感染或肛旁脓肿病史。

2.肛周反复肿胀、疼痛、流脓或有分泌物,较大的高位瘘不受括约肌控制,常有粪便及气体排出,有瘙痒感。也可短时间封闭后再次破溃,外口闭合后局部可有红、肿、热、痛等炎症反应。

3.肛周可见一个或多个外口及肉芽组织,沿外口向肛门皮下可触及条索状物或硬结,挤压可有轻微疼痛,外口有分泌物溢出。

检查:直肠指诊:可触及硬索条状瘘管,有时能扪到内口;为防止形成假道,以软质探针自外口轻轻插入,经瘘管可达内口处,还可自外口注入 1～2mL 亚甲蓝溶液以观察内口的位置;碘油瘘管造影也是临床常用的检查方法。MRI 扫描能够清晰的显示瘘管的位置和与括约肌的关系,有的还能显示内口的位置。

## 三、治疗

### (一)非手术治疗

堵塞法:1%的甲硝唑、氯化钠注射液冲洗瘘管后,用生物蛋白胶自外口注入。适用于单纯性肛瘘,无创伤、无痛苦但治愈率较低仅 25%。

### (二)手术治疗

原则是:切除或切开瘘管,使创面敞开,引流通畅,促使愈合。

(1)瘘管切开术:适用于低位肛瘘,手术在骶麻或局麻下进行,将瘘管全部切开,引流通畅,促使愈合。因瘘管在括约肌深部以下,切开仅损伤外括约肌皮下部分,不会使肛门失禁。

(2)挂线法:手术在骶麻或局麻下进行,将探针自外口插入,循瘘管走向由内口穿出,在内口处探针上缚以消毒的橡皮筋或丝线,引导穿过整个瘘管,将内外口之间的皮肤切开,后扎紧挂线。术后每日坐浴,保持清洁。在 3～5 天后再次扎紧挂线。一般术后 10～14 天挂线自行脱落,伤口愈合。适用于距肛门 3～5cm 内,有内外口低位或高位,单纯或复杂性瘘切开或切除后的辅助治疗。最大的优点是不会发生肛门失禁。

(3)肛瘘切除术:用于单纯性低位肛瘘,将瘘管全部切除直至正常组织。切除肛瘘后遗留的创面,一般以开放换药为原则。简单的表浅性低位肛瘘,切除瘘管后可考虑将创口一期缝合。

(4)对于复杂性肛瘘,需合并应用几种手术方法,如先使之成为单纯性肛瘘,再用挂线疗法处理。

# 第八节　痔

痔是最常见的疾病,任何年龄均可发病,随着年龄的增长,其发病率增高。痔分为内痔、外痔和混合痔。

## 一、病因

病因尚不完全清楚,目前主要有以下学说:

### (一)静脉曲张学说

认为痔的形成由静脉扩张淤血引起。直肠静脉属门静脉系,无静脉瓣;静脉管壁薄、位置浅;末端直肠黏膜下组织松弛等均是构成血液淤积扩张的原因。另外,便秘、妊娠、前列腺肥大、盆腔肿瘤等使腹内压增高引起血液回流障碍,直肠静脉扩张、淤血。

### (二)肛垫下移学说

近年来,不少学者通过现代细微的组织学研究,认为痔不是病,是由静脉窦、平滑肌、结缔组织、肛管弹性肌组成的人体正常器官肛垫。其作用是参与肛门的闭合与控便功能。正常情况下,肛垫随着肛门的收缩和张开而上下移动。只有在某些原因使肛管弹性肌损伤、变性,弹性减退,肛垫下移扩张、淤血的情况下才形成痔病。

## 二、分类和临床表现

### (一)内痔

是肛垫的支持结构、血管丛及动静脉吻合发生的病理改变和移位,内痔的临床表现是出血和脱出,可伴发排便困难、血栓、嵌顿及绞窄。内痔分为以下四度:

Ⅰ度:排便带血,滴血或喷射状,便后出血停止,无痔核脱出。

Ⅱ度:排便带血,排便时有痔核脱出,便后可自行还纳。

Ⅲ度:偶有排便带血,排便、劳累和负重时有痔核脱出,需用手还纳。

Ⅳ度:偶有便血,痔核脱出不能还纳。

### (二)外痔

是直肠下静脉属支在齿状线远侧表皮下静脉丛病理性扩张、血栓和纤维化,主要表现为肛门不适、潮湿不洁、肛门瘙痒等。外痔如果有血栓形成,称为血栓性外痔,有肛门剧痛。

### (三)混合痔

是内痔通过静脉丛和相应部位的外痔静脉丛相互融合。表现为两种痔同时存在,大多是Ⅲ度以上内痔合并外痔。有时混合痔加重,环状脱出肛门外成为环状痔。环状痔易被肛门括约肌压迫引起嵌顿,发生淤血、坏死,临床上称为嵌顿性痔或绞窄性痔。

## 三、诊断

主要靠肛门直肠检查。除Ⅰ度内痔外,其他三度都可在肛门视诊下见到。直肠指诊可以了解有无其他病变,如直肠癌、直肠息肉等。最后作肛门镜检查以观察痔块情况及直肠黏膜有无充血、水肿、溃疡等。血栓性外痔表现为肛周暗紫色长条圆形肿物,表面皮肤水肿、质硬、压痛明显。必要时纤维结肠镜及钡灌肠检查除外其他肠道病变。

## 四、鉴别诊断

### (一)直肠癌

临床上常将直肠癌误诊为痔,延误治疗。误诊的主要原因是仅凭症状来判断,未进行直肠指诊及肛门镜检查,因此在痔判断中常规应行直肠指诊及肛门镜检查。直肠癌为高低不平硬块,表面有溃疡,肠腔常狭窄。

### (二)直肠息肉

低位带长蒂的直肠息肉若脱出肛门外有时误诊为痔脱垂,前者多见于儿童,为圆形、有蒂、可活动。

### (三)直肠脱垂

有时误诊为环状痔,但直肠脱垂黏膜为环形、表面光滑、括约肌松弛。后者黏膜呈梅花状、括约肌不松弛。

## 五、治疗

应遵循三个原则:①无症状的痔无须治疗;②有症状的痔重在减轻或消除症状,而非根治;③以保守治疗为主。

### (一)一般治疗

保持大便定时通畅软便,热水坐浴,肛门内使用栓剂。痔脱垂并水肿及感染者,一般先行非手术疗法,适当应用镇痛药物,同时使用抗生素,炎症及水肿消退后再按上述方法治疗。血栓性外痔有时经局部热敷,外敷消炎止痛药物后,疼痛缓解而不需手术。

### (二)注射硬化剂治疗

适用于出血性内痔,有炎症溃疡血栓形成的禁用。

### (三)红外线照射疗法

适用Ⅰ、Ⅱ度内痔。

### (四)胶圈套扎法

适用于Ⅰ、Ⅱ、Ⅲ度内痔。

### (五)多普勒超声引导下痔动脉结扎术

适用于Ⅱ~Ⅳ度内痔。

### (六)手术疗法

1.痔单纯切除术

适用于Ⅱ、Ⅲ度内痔和混合痔治疗。可取侧卧位、截石位或俯卧位,在局麻或骶管麻醉下进行。先扩肛至4~6指,显露痔块,在痔块底部两侧作Ⅴ形切口,分离静脉团,显露肛管外括约肌。用止血钳于底部钳夹,贯穿缝扎后,切除缝扎线远端痔核。齿状线以,上黏膜用可吸收线缝合;齿状线以下皮肤切口不予缝合,创面凡士林油纱布填塞。嵌顿痔也用同样方法切除。

2.吻合器痔固定术

也称吻合器痔上黏膜环切术(PPH)。主要适用于Ⅲ、Ⅳ度内痔、非手术治疗失败的Ⅱ度痔核环状痔,直肠黏膜脱垂也可采用。其主要方法是使用管状吻合器(PPH)环形切除距齿状线 2cm 以上的直肠黏膜 2~4cm,使下移的肛垫上移固定。此术式与传统的手术比较,具有手术时间短、疼痛轻微、患者恢复快等优点。

3.血栓性外痔剥离术

适用于治疗血栓性外痔。在局麻下将痔表面的皮肤切开,摘除血栓,伤口填入油纱布,不予缝合创面。

# 第九节 直肠脱垂

直肠壁部分或全层向下移位,称为直肠脱垂。仅直肠黏膜脱垂称为直肠黏膜脱垂或不完全脱垂。如果下移的直肠壁在直肠腔内,称为直肠内脱垂;下移到肛门外称为外脱垂。

## 一、病因病理

病因不明,认为与多因素有关。

### (一)解剖因素

幼儿发育不良、年老体弱、营养不良者,易出现肛提肌和盆底筋膜薄弱无力;手术、外伤损伤直肠周围肌或神经等都可使直肠周围组织对直肠的固定减弱,发生直肠脱垂。

### (二)腹压增高

便秘、腹泻、前列腺肥大、慢性咳嗽、多产等使腹压增高,使直肠脱垂。

### (三)其他

内痔、直肠息肉经常脱出,向下牵拉直肠黏膜,诱发黏膜脱垂。

## 二、临床表现

主要症状为排便时有肿物从肛门脱出,开始时较小,排便完自行还纳。随着时间延长,发生脱垂的次数增加,脱出体积也随之增大,便后不能自行还纳,需用手复位。随着病情加重,可引起不同程度的肛门失禁,常有黏液流出引起肛周皮肤瘙痒和皮肤湿疹。

检查时嘱患者下蹲后用力屏气,使直肠脱出,肛门可见圆形、红色、表面光滑肿物。黏膜皱襞呈放射状;脱出一般不超过 3cm;指诊仅触及两层黏膜;肛门收缩无力。直肠完全脱垂严重时,可见排便后有 10~15cm 甚至更长肠管脱出。

## 三、鉴别诊断

环状内痔:病史不同,环状内痔脱垂时,可见到充血肥大的痔块,呈梅花状,易出血。直肠指诊,括约肌收缩有力,而直肠黏膜脱垂则松弛。

## 四、治疗

### (一)一般治疗

幼儿直肠脱垂有自愈的可能,应该注意缩短排便时间,便后立即将脱出的肠管复位。成人也应积极治疗便秘、咳嗽等引起腹内压升高的因素,保持大便通畅。以避免使直肠脱垂加重和治疗后复发。

### (二)注射治疗

将硬化剂注射到脱垂部位的黏膜下层内使黏膜和肌层产生无菌性炎症,粘连固定。常用的注射剂有 5% 的苯酚植物油和 5% 的盐酸奎宁尿素水溶液。

### (三)手术治疗

成人完全直肠脱垂以手术治疗为主。手术方法很多,各有优点和不同的复发率。手术途径有四种:经腹部、经会阴、经腹会阴和经骶部。直肠悬吊固定术治疗直肠脱垂的疗效肯定。术中游离直肠后,可通过多种方法将直肠和乙状直肠固定在周围组织上。可同时缝合松弛的骨盆筋膜、肛提肌，切除冗长的乙状结肠、直肠。

经会阴手术操作安全，但容易复发。近年来，采用痔上黏膜环切（PPH）方法治疗直肠黏膜脱垂取得较好的疗效。对于年老体弱患者进行肛门环缩术治疗直肠脱垂。

# 第五章 甲状腺外科疾病

## 第一节 甲状腺肿

甲状腺肿可分为单纯性甲状腺肿和结节性甲状腺肿两类,根据发病的流行情况,又可分为地方性甲状腺肿和散发性甲状腺肿。单纯性甲状腺肿一般指甲状腺代偿性肿大而不伴明显的功能异常的甲状腺肿,又称为非毒性甲状腺肿。结节性甲状腺肿多由突眼性甲状腺肿演变而来,随着甲状腺肿病程发展,扩张和增生的滤泡集结成大小不等的结节,继而发生变性、坏死、囊性变和囊内出血。坏死组织也可逐渐纤维化或钙化,形成多结节性甲状腺肿,此类型在临床中更为常见,一般女性发病率比男性高。

### 一、病因

#### (一)甲状腺激素原料(碘)的缺乏

这是地方性甲状腺肿发病的主要原因。由于原料碘的缺乏,碘摄取量减少,甲状腺不能生成和分泌足够的甲状腺素,血中浓度明显下降,通过负反馈作用,刺激腺垂体 TSH 分泌增多,促使甲状腺代偿性增生和肿大。这种肿大实际上是甲状腺功能不足的表现。

#### (二)甲状腺激素需要量的剧增

青春发育、妊娠、哺乳期或绝经期妇女,或某些疾病、中毒和外伤等,均可使机体代谢旺盛,甲状腺素的需要量激增,以致体内碘相对不足,引起腺垂体 TSH 分泌过多,导致甲状腺代偿性肿大。

#### (三)甲状腺激素生物合成和分泌障碍

常为散发性甲状腺肿的发病原因。

1.长期服用抗甲状腺药物或食物

如硫脲类、磺胺类、过氧氯酸钾、保泰松、对氨基水杨酸、硝酸盐、萝卜、木薯、卷心菜、大豆等均可抑制甲状腺激素的合成,使 TSH 分泌增加而致甲状腺肿大。

2.隐性遗传和先天性缺陷

如甲状腺素合成酶的缺乏(过氧化物酶或脱碘酶)可影响甲状腺素的合成;蛋白水解酶缺乏可使甲状腺素与甲状腺球蛋白的分离受阻,血中游离甲状腺素减少,经负反馈作用使甲状腺肿大。

### 二、病理

单纯性甲状腺肿是在致病因素的作用下,甲状腺组织发生的代偿性反映到病理性损伤的一个发展过程。由于各种原因导致血浆中甲状腺激素水平降低时,机体通过大脑皮质—下丘脑—腺垂体系统的反馈机制,刺激甲状腺滤泡上皮增生。甲状腺滤泡增生性变化,表现为滤泡密集,滤泡脱水,胶质减少,上皮细胞增多,呈高柱状,甲状腺腺体增大。当机体对激素的需要趋于缓和时，甲状腺滤泡则呈"复原"状态，滤泡肿大，滤泡腔充满胶质，上皮细胞呈立方状。这种"增生－复原"的变化随生理功能的变化反复交替进行。当机体长期受到致病因素的刺激时（如长期缺碘），上述"增生－复原"的变化幅度加大，时间持续延长，如此反复、长期进行便造成甲状腺弥散性肿大。在这一阶段如患者就诊，则可发现患者甲状腺双叶弥散性肿大，表面平滑，质地较软有弹性，而甲状腺功能并无明显紊乱，称"弥散性甲状腺肿"，是甲状腺肿的早期病变。

如果甲状腺肿的致病因素仍然持续存在（如长期而严重的缺碘），甲状腺组织的"增生－复原"将更为严重，表现为"过度增生－过度复原"。甲状腺滤泡上皮细胞的代谢发生更为严重的变化。在肿大的甲状腺中，有些区域过度增生明显，有些区域过度复原严重，如此反复、持续的变化，过度增生区域或过度复原区域逐渐扩大，彼此相互融合，因而在弥散性肿大的腺体中形成单个或数个早期结节。有的结节是由增生的上皮巢或密集的小滤泡逐渐发展而成，称"早期增生性结节"；有的结节则是由过度复原的胶质潴留性滤泡逐渐扩展或彼此融合而成，称"早期潴留结节"。随着结节的增大，压迫周围甲状腺组织，或潴留结节中的胶质渗出，引起纤维组织增生和包围而形成比较清楚的，临床上可扪及或术中肉眼可以辨认的结节。此时，即由弥散性甲状腺肿转变为结节性甲状腺肿。弥散性甲状腺肿是单纯性甲状腺肿的早期阶段，进一步发展便演变成结节性甲状腺肿。结节性甲状腺肿是弥散性甲状腺肿进一步发展的结果。

### （一）弥散性甲状腺肿

甲状腺呈棕褐色或红褐色，质地较软，有弹性。切面显示棕红或棕褐色，分叶状，结构均匀一致。光学显微镜下，小镜结构清晰可辨，但大小、形状变化较多。有些滤泡形态基本正常；有些则为增生的小滤泡，滤泡密集，滤泡上皮单层或双层或密集成团，细胞呈立方形，胞质淡染，核圆形或椭圆形，滤泡腔可见少量稀薄的胶质，有的无胶质；有些滤泡显示功能活跃，滤泡上皮增生、肥大、呈高柱状，形成许多小乳头突入滤泡腔，细胞顶部的胞质中可见许多胶质颗粒；尚可见明显胀大的滤泡，其直径为 $500\sim600$mm，甚至可达 800mm 以上，滤泡上皮为矮立方或扁平状，核小，椭圆形，细胞质淡染，滤泡腔充满深染的胶质，显示胶质潴留的形态特点。上述各种类型的滤泡以不同的比例组成各个小叶，故小叶的大小、形态很不规则。滤泡间及小叶间的血管明显增多、管腔扩张，充血。小叶间纤维组织轻度增多，因而小叶的轮廓更加清晰可辨。

### （二）结节性甲状腺肿

其主要病变特点是结节形成。外诊甲状腺往往增大，可以扪及一个或多个结节。早期，可见弥散性肿大的腺体中出现初形成的结节，随着结节病变的发展，引起大量纤维组织增生和瘢痕形成；到晚期，整个甲状腺被瘢痕组织及埋藏于其中的结节所替代。结节性甲状腺肿的早期，甲状腺外面无明显变形，晚期则完全失去甲状腺的原有状态，成为颜色有异、形状不规则的肿块。

结节可分为两种：①潴留性结节，由胶质潴留而高度肿大的滤泡组，其滤泡充满浓稠的，呈棕褐色、半透明状的胶质，有时可见有白色的纤维组织间隔穿插胶质中；②增生性结节，又称腺瘤样结节，由增生滤泡上皮组成，因细胞密集程度不同和胶质的多少不同而呈灰白色、淡黄色、黄褐色，质致密或呈细海绵状。两种结节可能单独或共同存在于同一腺肿中。

早期形成的结节多无明显边界，随结节的增大，在结节的周围逐渐形成薄的纤维组织包膜,周围的腺体组织可呈现轻度萎缩,在增生性结节的边缘常见扩张的血管,并向结节的中心伸展以维持增生细胞的营养。这些血管曲张,壁很薄,故易出血。结节进一步增大,结节间的血管受压,致使结节血液供应不足,甚至完全断绝,或血液回流受阻,血管过度曲张致使整个结节成为纤维组织包裹的豆渣样物质。出血可为片状,也可使整个结节成为血肿,如出血多,可使腺体急剧增大而有局部疼痛或压迫症状。有的结节,其腺组织液化,潴留胶质变性而使结节中形成大小不等、形状不一的囊腔,称"旗性变"。囊性变区域进一步扩大或几个囊性变区域相互融合可形成紫肿。出血和坏死组织逐渐纤维化,形成不规则的瘢痕。瘢痕围绕在结节边缘,或瘢痕由结节的中心向四周放射,整个结节由瘢痕组织代替。陈旧性出血区、坏死区可见含铁血黄素沉着或胆固醇结晶析出,透明变性的瘢痕和坏死区,可发生钙盐沉着,甚至骨化。有时整个结节成为坚硬的结石。

　　结节性甲状腺肿的肉眼形态可分为多结节型、单结节型、腺瘤型及囊肿型。多结节型是指同一腺肿中存在两个以上的结节。多结节可为潴留性、增生性,或者两种结节混合存在。多结节型较多见,在地甲病流行区占 40％～60％。单结节型是指相一腺肿只有单个结节,约占1/3,可为潴留性结节,也可为增生性结节。结节大小不一,很小者仅能触及,一般为 2～6cm,甚至可达 10cm 以上,其发病率各地不一。腺瘤型与增生性单结节在临床上很区别,甚至在术中肉眼也难以鉴定,必须依赖病理学确定,包膜周围的腺体组织有明显的压迫性萎缩,腺瘤以外多为正常的甲状腺组织,腺瘤内的组织学结构多较单一,增生性结节则常常多样,腺瘤常为一个,增生性结节则为多个。腺瘤型约占 2.5％,也有作者的报道高达 10％。囊肿型实际多为结节继发病变的结果。结节组织液化、胶质变性、降解以血浆成分渗出都可引起囊肿形成,原来结节的包膜进一步增厚即可形成囊肿壁。囊肿直径多在 3～8cm,也可达 15cm 以上。囊内容物可因形成原因不同而颜色、黏稠度不一;淡黄色清液、酱油样、胆汁样黏稠液体、胶冻体、黄褐色混浊体,有的液面漂浮有油滴。囊壁为透明变性的结缔组织构成,厚度可达 2～3mm,囊内壁光滑,可附有残留的坏死组织。结节性甲状腺肿的单个囊肿型与甲状腺肿囊腺瘤在临床上亦很难鉴别,须由病理学确诊。

## 三、临床表现

### (一)甲状腺肿大

　　病程早期为弥散性甲状腺肿大,增大速度较缓慢,肿大程度轻重不等。弥散性肿大时两侧腺叶常对称,保持正常甲状腺形状。查体可发现甲状腺表面光滑,质软,随吞咽运动上下活动度正常,无血管杂音及震颤。在青春期、妊娠期或哺乳期,甲状腺肿大可明显加重。如病程较长出现结节性甲状腺肿时,甲状腺内可出现大小不等的多个结节,质地不一。结节性肿大的腺体常在一侧较显著,结节囊性变或囊内出血时,可在短期内突然增大,并伴疼痛。如甲状腺肿增大较快,甲状腺结节质地变硬,活动度受限,应警惕癌变的可能。

### (二)压迫症状

#### 1.压迫气管

　　比较常见,常向一侧压迫,气管向对侧移位或弯曲,也可有两侧压迫,气管变为扁平。

　　由于气管内腔受压狭窄,可出现呼吸困难。气管壁长期受压可发生软化,严重者可引起窒息。

**2.压迫食管**

少见。较大的胸骨后甲状腺肿可能压迫食管,引起吞咽不适感,一般不会引起梗阻症状。

**3.压迫喉返神经**

可引起声带麻痹,声音嘶哑,多为一侧。如双侧受压可出现失声和窒息。

**4.压迫颈深部大静脉**

引起头颈部血液回流障碍,多见于胸廓上口或胸骨后甲状腺肿。患者颜面水肿,呈青紫色,颈胸部浅表静脉扩张。

**5.压迫颈部交感神经节**

可引起霍纳(Horner)综合征,极少见。

**(三)结节性甲状腺肿**

可伴发甲状腺功能亢进症或发生恶变。

**(四)甲状腺功能测定**

血液 $T_3$、$T_4$ 和 TSH 多数正常,少数患者 TSH 可升高。

**(五)甲状腺 B 超**

可明确甲状腺有无结节,了解结节数量、大小、性质及有无囊性变。

**(六)甲状腺同位素扫描**

早期可见甲状腺弥散性肿大,放射核素分布均匀。结节性甲状腺肿时可见放射核素分布不均匀,一般显示为温和凉结节,囊性变结节可表现为冷结节。

**(七)颈部 X 线检查**

可发现气管有无因甲状腺肿大而移位及软化,可发现胸骨后甲状腺肿并了解其位置、大小。

## 四、分类

**(一)地方性甲状腺肿**

是碘缺乏病(IDD)的主要表现之一。地方性甲状腺肿的主要原因是碘缺乏,所以又称为碘缺乏性甲状腺肿,多见于山区和远离海洋的地区。碘是甲状腺合成甲状腺激素的重要原料之一,碘缺乏时合成甲状腺激素不足,反馈引起垂体分泌过量的 TSH,刺激甲状腺增生肥大。甲状腺在长期 TSH 刺激下出现增生或萎缩的区域、出血、纤维化和钙化,也可出现自主性功能增高。长期的非毒性甲状腺肿可以发展为毒性甲状腺肿。

WHO 推荐的成年人每日碘摄入量为 150mg。尿碘是监测碘营养水平的公认指标,尿碘中位数(MUI)100～200mg/L 是最适当的碘营养状态。一般用学龄儿童的尿碘值反映地区的碘营养状态:MUI<80mg/L 为轻度碘缺乏,MUI<50mg/L 为中度碘缺乏,MUI<30mg/L 为重度碘缺乏。甲状腺肿的患病率和甲状腺体积随着碘缺乏程度的加重而增加,补充碘剂后,甲状腺肿的患病率显著下降。部分轻度碘缺乏地区的人群在机体碘需要增加的情况下可出现甲状腺肿,如妊娠期、哺乳期、青春期等。

预防:

1.多食含碘丰富的海产食物,如海带、紫菜、虾米、海蜇、淡菜等。

2.卷心菜、大豆、豌豆、花生、核桃等可引发甲状腺肿,故宜慎用。

3.保持情绪的舒畅、平静,尽量控制急躁易怒的情绪。

4.妊娠期甲状腺肿,可在妊娠后自行消退,一般无须治疗。

5.用碘制剂与甲状腺素片时应病愈即止,不可长期服用。

6.注意勿将甲亢作为本病误治,甲亢常伴有神经系统症状及代谢亢进等表现。

### (二)散发性甲状腺肿

散发性甲状腺肿原因复杂。外源性因素包括食物中的致甲状腺肿物质、致甲状腺肿药物和碘过量等。一种新的观点是应用甲状腺生长免疫球蛋白(TGI)解释本病。TGI 仅能刺激甲状腺细胞生长,不能刺激甲状腺细胞的腺苷酸环化酶的活性,所以仅有甲状腺肿而无甲状腺功能亢进。内源性因素还包括儿童先天性甲状腺激素合成障碍,这些障碍包括甲状腺内的碘转运障碍、过氧化物酶活性缺乏、碘化酪氨酸偶尔障碍、异常甲状腺球蛋白形成、甲状腺球蛋白水解障碍、脱碘酶缺乏等,上述的障碍导致甲状腺肿,部分患者发生甲状腺功能减退(呆小病)。先天性甲状腺功能减退伴神经性耳聋称为 Pendred 综合征。

## 五、诊断

### (一)青春期甲状腺肿

(1)发生于青春发育期,特别是女性。

(2)甲状腺肿大;甲状腺看不见但易扪及,或者看得见也摸得着。双叶对称,峡部肿大较明显,质地柔软如海绵状,无结节、无触痛、无震颤、无血管杂音。

(3)甲状腺肿大程度有自发性波动,可能与情绪波动和月经周期有关;身体发育、智力发育正常。

(4)血清 $T_3$、$T_4$、$FT_3$、$FT_4$ 测定正常,摄 $^{131}I$ 率正常,甲状腺 SPECT 检查或 B 超检查显示甲状腺弥散性增大,但无结节。

### (二)弥散性甲状腺肿

(1)自觉颈部增粗持续时间较长。

(2)甲状腺弥散性肿大:一般达Ⅱ度以上肿大,左右叶对称或右叶比左叶更显著。甲状腺外形无明显改变,表面光滑或轻度隆起,质地柔软或稍硬,无明显结节、无触痛、无震颤、无血管杂音。

(3)血清 $T_3$、$T_4$、TSH 测定正常,摄 $^3I$ 率正常,甲状腺 SPECT 检查或 B 超检查显示甲状腺弥散性增大,但无结节。

### (三)结节性甲状腺肿

(1)年龄常超过 30 岁,颈部增粗时间较长。有些患者发现有某个结节突然增大且伴有胀痛。

(2)甲状腺肿大,多为双叶不对称。甲状腺可扪及两个以上结节,结节大小不一,质地不一,光滑,无触痛。有时结节界限不清,中状腺表面仅有不规则或分叶感觉。巨大的结节性甲状腺肿或胸骨后甲状腺肿可以出现与相邻器官受压的症状和体征。

(3)血清 $T_3$、$T_4$、$FT_3$、$FT_4$ 测定正常,摄 $^{131}I$ 率正常。但如合并有甲亢时,则这些检查会有相应的改变。甲状腺 SPECT 显示甲状腺多个结节。甲状腺 B 超可显示甲状腺结节的数目、大小、有无囊性变或钙化。

（4）巨大结节性甲状腺肿应行颈胸部 X 线检查，以了解有无胸骨后甲状腺肿，气管受压、移位及结节钙化情况。

### （四）地方性甲状腺肿

除了上述弥散性甲状腺肿或结节性甲状腺肿的甲状腺检查特点外，主要是生长或长期居住在甲状腺肿流行区，有长期缺碘史。$T_3$ 正常或升高，$T_4$ 正常或偏低，血清 $T_3/T_4$ 比值升高。

TSH 正常，严重缺碘时 TSH 升高。24 小时尿磷排泄降低（正常值＞100mg）。甲状腺吸$^{131}$I 率增高，高峰值提前，但可为外源性甲状腺激素所抑制。

## 六、鉴别诊断

甲状腺肿最重要的是与颈前区非甲状腺疾病，如颈前区脂肪过多、颈部黏液水肿及颈前区其他肿块性病变（如上前胸纵隔伸出前颈部的畸胎瘤）等进行鉴别。鉴别的要点是：甲状腺及甲状腺的结节或肿块可随吞咽而上下移动。鉴别有困难时，甲状腺 SPECT 检查或甲状腺 B 超检查便可明确。其次与甲状腺其他疾病进行鉴别。例如，甲状腺峡部的结节要与甲状舌管囊肿或异位甲状腺进行鉴别；弥散性甲状腺肿要与亚急性甲状腺炎或淋巴细胞性甲状腺炎进行鉴别；结节性甲状腺肿的单个结节型、腺瘤型、囊肿型要与甲状腺肿瘤进行鉴别，但这种鉴别通过甲状腺外诊、B 超均难以确定，有赖于手术切除的病理学检查。

## 七、治疗

### （一）非手术治疗

青春发育期的弥散型单纯性甲状腺肿多属于生理性肿大，多能自行缩小，不需特殊治疗。此时手术治疗可妨碍甲状腺功能，影响生长发育，且术后复发率高。对此类患者可给予小剂量甲状腺素治疗。甲状腺素片每日 60～120mg，或左甲状腺素片每日 50～100$\mu$g，连续 3～6 个月，需要时可至 12 个月，以抑制腺垂体 TSH 分泌，减少对甲状腺的刺激。

### （二）手术治疗

1.单纯性甲状腺肿

如有压迫症状或巨大甲状腺肿影响正常生活和工作者，应行手术治疗。

2.结节性甲状腺肿

原则上应行手术治疗，特别是：①多结节性甲状腺肿，结节巨大影响生活和工作或引起压迫症状者；②结节性甲状腺肿合并甲亢者；③结节性甲状腺肿可疑结节恶变者；④对于单发或小的结节，试用甲状腺素治疗无效，或结节增长速度加快者。

3.胸骨后或胸内异位甲状腺肿

应行手术治疗。

手术一般采用受累甲状腺叶次全切除或大部分切除术。

## 八、预防

随着对地方性甲状腺肿的普查和防治工作的全面深入开展，单纯性甲状腺肿的发病率有所降低。预防单纯性甲状腺肿的发生要从病因方面入手，要注意合理的膳食，清洁的饮用水和良好的生活卫生条件；要避免使用引起甲状腺肿大的药物。

# 第二节　甲状腺功能亢进症

原发性甲状腺功能亢进症(简称甲亢)治疗方法有内科治疗与外科治疗及同位素碘治疗。每个患者都需要选择恰当的治疗方法。每种治疗方法各有其优缺点。若能获得良好的治疗效果,内科治疗最好。当今,欧美、日本及我国治疗甲亢都施行甲状腺次全切除术,其最大理由系内科治疗难以获得永久缓解。甲状腺肿对患者带来诸多不便,此类甲亢病例最适合手术。美国几乎都采用同位素碘治疗甲亢,这是因为同位素碘治疗甲亢价廉易行,而选择外科治疗需高额费用,对手术并发症持严厉批判态度。实际上,注意手术操作完全可以预防手术并发症。内科治疗需要时间长而无法缓解的病例选择外科治疗可获得确实效果,提高患者生存质量。

## 一、病因

近年来研究发现,Graves病的发病主要与自身免疫有关,其他病变引起的甲亢在发病上各有特点或仍有不清之处。现分述如下。

### (一)免疫因素

1956年,Adams等发现长效甲状腺刺激素(LATS)作用与TSH作用相近,它是一种由B淋巴细胞产生的免疫球蛋白(IgG),是一种针对甲状腺的自身抗体,可与甲状腺亚细胞成分结合,兴奋甲状腺滤泡上皮分泌甲状腺激素而引起甲亢。甲亢患者中60%～90%LATS增多。此后又发现LATS-P物质,也是一种IgG,只兴奋人的甲状腺组织,又称为人甲状腺刺激免疫球蛋白(HTSI),甲亢患者90%以上为阳性。

甲亢发病免疫机制的直接证据有:①在体液免疫方面已知有多种抗甲状腺细胞成分的抗体,如针对TSH受体的甲状腺刺激性抗体(TISD),或TSH受体抗体(TRAb),它能与TSH受体或其相关组织结合,进一步激活cAMP,加强甲状腺功能,这种抗体可通过胎盘组织引起新生儿甲亢,或甲亢治疗后不彻底,抗体持续阳性,导致甲亢复发;②细胞免疫方面,证实这些抗体系由于B淋巴细胞产生。甲亢患者血中有针对甲状腺抗原的致敏T淋巴细胞存在,甲亢时淋巴细胞在植物血凝素(PHA)的激活作用下可产生LATS,PHA兴奋T淋巴细胞后再刺激B淋巴细胞,从而产生能兴奋甲状腺作用的免疫球蛋白,如TSI等,而引发甲亢。器官特异性自身免疫疾病都是由于抑制性T淋巴细胞(Ts)功能缺陷引起免疫调节障碍所致,因此,免疫反应是涉及T与B淋巴细胞及吞噬细胞相互作用的复杂结果。现认为主要与基因缺陷有关的抑制性T淋巴细胞功能降低有关,Ts功能缺陷可导致T细胞致敏,使B细胞产生TRAb而引起甲亢。

间接证据有:①甲状腺及眼球后有大量淋巴细胞及浆细胞浸润;②外周血液循环中淋巴细胞数增多,可伴发淋巴结、肝与脾的网状内皮组织增生;③患者与其亲属同时或先后可发生其他一些自身免疫性疾病;④患者及其亲属中的血液抗甲状腺抗体,TRAb及抗胃壁细胞抗体与抗心肌抗体等阳性;⑤甲状腺内与血液中有IgG、IgA及IgM升高。

Graves病的诱发始动原因目前认为系由于患者Ts细胞的免疫监护和调节功能有遗传性缺陷,当有外来精神创伤等因素时,或有感染因素时,体内免疫遭破坏,"禁株"细胞失控,产生

TSI 的 B 淋巴细胞增生,功能变异,在 Ts 细胞的作用下分泌大量的 TSI 自身抗体而致病。

有精神创伤与家族史者发病较多,为诱发因素。近年来发现,白种人甲亢 HLA－B8 比正常人高出两倍,亚洲日本人 HLA－BW35 增高,国外华人 HIA－BW46 阳性易感性增高,B13、B40 更明显,这些都引起了注意。

### (二)遗传因素

临床上发现家族性 Graves 病不少见,同卵双胎先后患 Graves 病的可达 30%～60%,异卵仅为 3%～9%。家族史调查除患甲亢外,还可患其他种甲状腺疾病如甲状腺功能减低等,或家族亲属中 TSI 阳性,这说明 Graves 病有家族遗传倾向。这种遗传方式可能为常染色体隐性遗传,或常染色体显性遗传,或为多基因遗传。

### (三)其他发病原因

(1)功能亢进性结节性甲状腺肿或腺瘤,过去认为本病多不属于自身免疫性疾病,因血中未检出 IgG、TSI、IATS 等免疫佐证。1988 年国内曾报道单结节检出血清甲状腺球蛋白抗体和微粒体抗体,阳性率为 16.9%(62/383),多结节阳性率为 54.7%(104/190)。这些结节中增生的甲状腺组织不受 TSI 调节,成为自主功能亢进性或功能亢进性甲状腺结节或腺瘤。目前甲状腺腺瘤与癌瘤发病还认为系由于肿瘤基因所致。

(2)垂体瘤分泌 TSH 增加,引起垂体性甲亢,如 TSH 分泌瘤或肢端肥大症所伴发的甲亢。

(3)亚急性甲状腺炎、慢性淋巴细胞性甲状腺炎、无痛性甲状腺炎等都可伴发甲亢。

(4)外源性碘增多引起甲亢,称为碘甲亢。如甲状腺肿患者服碘过多,服用甲状腺片或左甲状腺素钠(L－$T_4$)过多均可引起甲亢,少数患者服用胺碘酮药物也可致甲亢。

(5)异位内分泌肿瘤可致甲亢,如卵巢肿瘤、绒癌、消化系统肿瘤、呼吸系统肿瘤及乳腺癌等分泌类促甲状腺激素可致临床甲亢。

(6)Albright 综合征在临床上表现为多发性骨纤维结构不良,皮肤色素沉着,血中 AKP 升高,可伴发甲亢。

(7)家族性高球蛋白血症(TBG)可致甲亢,本病可因家族性有遗传基因缺陷或与用药有关。

## 二、临床表现

甲亢可发生于任何年龄,大多数年龄在 20～40 岁,一般女性比男性发病率高,约为 4∶1。但是地方性甲状腺肿流行区,则女性稍多于男性,约为 4∶3。青年女性常可出现青春期甲亢,症状较轻,有的人未经治疗,在青春期过后也可自愈。

老年患者较年轻者更易见"隐匿性",或"淡漠型"甲亢,其神经过敏和情绪症状较轻,突眼发生率也较少。甲亢时多系统受累,临床表现多变,20～40 岁中青年发病较常见,但近年来老年甲亢不断增多。起病较慢,多有精神创伤史和家族史。发病后病程迁延,数年不愈,复发率高,并可发生多种并发症。

### (一)能量代谢与糖、蛋白质及脂肪代谢异常

甲亢时基础代谢率(BMR)增高,可烦热、潮汗、体重减轻、工作效率低、肌肉消瘦、乏力易疲劳。蛋白质代谢负平衡,胆固醇下降或正常,皮下脂肪消失,脂肪代谢加速。肝糖原与肌糖

原分解增加,糖原异生增快,血糖可升高或出现餐后高血糖,糖代谢异常重者可发生糖尿病。

### (二)水盐代谢与维生素代谢紊乱

甲状腺激素可促进利尿、排钾与排镁,故甲亢时易发生低钾性周期麻痹与低镁血症。钙与磷运转加速,常有高尿钙与高尿磷和高尿镁;久之,可发生骨质脱钙与骨质疏松,当有低血钙发生后患者又摄钙不足,少数患者可发生继发性甲状旁腺功能亢进症。同时由于甲亢时吸收差,代谢快,消耗多,可发生维生素 $B_1$、维生素 C、维生素 D 等多种维生素缺乏症及微量元素缺少症。

### (三)皮肤肌肉代谢异常症状

蛋白质呈负代谢平衡,肌酸负平衡,负氮平衡,ATP减少,磷酸肌酸减少,易发生甲亢性肌病,眼肌无力,重症肌无力,或经常性软瘫。皮肤发生黏液性水肿,多见于眼睑与胫骨前。指甲变软或发生变形与感染。

### (四)心血管系统症状

甲状腺激素兴奋心肌交感神经,增强儿茶酚胺作用,出现心动过速、心律失常、心音增强、脉压加大,甚至心脏扩大、心尖部收缩期杂音。老年人易发生心房纤颤、心绞痛甚至甲亢性心脏病与冠心病同时发生,以致心力衰竭。

### (五)精神与神经系统症状

甲状腺激素可兴奋神经肌肉,易产生精神紧张,急躁、激动、失眠、头晕、多虑、易怒、多言、手抖、反射亢进,严重时可发生甲亢性精神病与自主神经功能紊乱。

### (六)消化系统症状

甲状腺激素可增加肠蠕动,发生易饥饿、食欲亢进、大便次数增多、消化不良性腹泻,营养与吸收不良,严重时可出现低蛋白血症及腹腔积液,呈恶病质状态而卧床不起,老年人多见。

### (七)内分泌与生殖系统症状

甲亢时内分泌系统功能可有紊乱,最常见的是性腺功能受累,女性闭经和月经不调,男性阳痿,但女性妊娠不受影响,分娩时应注意防止发生甲亢危象和心力衰竭。

### (八)甲状腺肿大

一般呈对称性,少部分呈非对称性肿大,分 Ⅰ°、Ⅲ°、Ⅲ°;增大,多数呈弥散性肿大,常有血管杂音及震颤。甲状腺也可不增大,或甲状腺有囊性、结节性肿大,但甲亢症状不减。

### (九)突眼

眼球突出超出 16mm 为突眼。一般有良性突眼与恶性突眼(浸润性突眼)之分,前者多见。过去有人认为突眼系由于垂体分泌致突眼物质所致,目前则认为突眼是自身免疫因素所致。即:①甲状腺球蛋白与抗甲状腺球蛋白复合物沉积在眼肌细胞膜而引起水肿和淋巴细胞浸润,眼外肌肥大,致突眼和球外肌麻痹;②球后脂肪及结缔组织细胞发生免疫反应。严重时上下睑不能闭合,眼球调节作用差,辐辏反射失调。交感神经活动亢进使上睑退缩,眼裂增宽与凝视。恶性突眼时眼压升高,可发生角膜溃疡、穿孔、结膜充血、水肿甚至失明。

### (十)局限性黏液性水肿

多在胫骨前发生对称性的浸润性皮肤病变,还可发生在手指、掌背及踝关节等部位。皮肤增厚,变韧,出现大小不等的棕红色斑块状皮肤结节,凹凸不平,面积逐渐扩大融合,形似象皮腿,此种患者 LATS、LATS－P、TGA、TMA 多呈阳性。

### 三、分型分级

甲亢临床表现多种多样,但某一患者往往表现为以某一系统或某一器官方面的症状最为突出,故临床上常将甲亢分为若干型。值得注意的是,临床分型并非一成不变,随年龄增长,病情的发展,可以有转化状况发生。

#### (一)混合型(典型)

临床特点:最常见。临床表现有心悸、劳动后气短,多汗,急躁,情绪不稳定,手颤抖,全身无力,食欲亢进,大便次数增多,消瘦,体重减轻。体格检查:眼球突出,甲状腺肿大,或有杂音,心率快,手心温暖潮湿,双手平伸时有细颤、动作急速。BMR 和摄$^{131}$I 率增高。

#### (二)神经－精神型

临床特点:起病大多缓慢,部分患者表现为神经兴奋性增高,情绪高涨,欣快,多动;部分患者表现为头晕,头痛失眠,多梦,平时注意力不够集中,记忆力减退,敏感易疲劳,急躁易激动,悲观易流泪。有些患者孤僻,萎靡不振与兴奋周期性交替出现。还有长期严重甲亢出现记忆障碍及其他智力低下者,如出现谵妄,常提示已有甲状腺危象发生。体格检查:心率增速,甲状腺功能改变以摄$^{131}$I 率增高多见。

#### (三)心血管型

临床特点:主要表现为心跳,心慌,常自诉有“心脏病”。体格检查:颈动脉搏动明显,心率多在 100 次/分以上,各瓣膜区可闻及程度不等的收缩期吹风样杂音或出现心房颤动,后期可有心脏增大、右心力衰竭的系列体征,易误为各种心脏病。

#### (四)胃肠型

临床特点:多以慢性腹泻为突出表现,大便多为软便,少数为稀水便,镜检无特殊成分。极少有腹痛与里急后重,胃肠 X 线钡餐检查常见钡剂通过加速,常因 ALT 升高、体重减轻较显著而诊断为“肝炎”

#### (五)肌肉型

临床特点:突出表现为肌肉显著萎缩或无力,常诊断为重症肌无力,以周期性瘫痪来诊时,多诉突发软瘫,神志清,从无发热,腱反射减弱或消失。ECG 及血钾测定常示低血钾,发作轻重与甲亢程度成正比,甲亢经治疗后周期性瘫痪发作可终止。多可询问出甲亢病史及查出甲亢体征。

#### (六)低热型

临床特点:以长期低热主诉就诊,温度一般不超过 38C。匹拉米酮试验阴性,一般抗生素、磺胺类药与解热药不能退热,而使用抗甲状腺药两周左右体温可降至正常。体格检查:温度与心率不同比例的心动过速,应注意与其他常见低热疾病相鉴别。

#### (七)淡漠型

临床表现:中、老年较青年多见。无精打采,反应迟钝,嗜睡,皮肤干冷起皱,色素沉着,突眼少见。甲状腺轻度肿大,有时可扪及结节,严重肌肉消耗,大多有近端性肌病,累及肩、髋关节,心率很少超过 120 次/分,多有心房颤动。

**(八)恶病质型**

临床表现:以极度耗竭类似晚期癌症患者的恶病质为特征。体重可轻至30kg左右,皮下脂肪乃至肌肉重度萎缩,典型的"皮包骨"。极易误诊为重症肺结核或晚期癌症,此型可以一开始便如此特征,亦可从他型转变而来。

**(九)妇科型**

临床表现:部分女患者以月经稀少、闭经或诉月经过多,去妇科就诊,而误诊为妇科疾患。

**(十)肥胖型**

临床表现:过多的甲状腺激素虽然增加物质氧化速度,但伴随贪食,使摄入的总热量超过旺盛消耗所需,呈正热量平衡,可超过标准体重的30%以上。诊断上必须肯定是发病后来经任何治疗而体重增强,注意与胰岛功能亢进、性腺功能紊乱、丘脑-垂体或Friihlich综合征进行鉴别。

**(十一)脂肪萎缩型**

临床表现:极为少见,多发生在女性患者,从面部开始消瘦,渐延至上半身,而下半身可见较多的皮下脂肪聚积。

**(十二)骨关节型**

临床表现:部分患者可发现高钙血症,骨质疏松并伴有病理性骨折。亦有以肩关节周围炎、腱鞘炎、滑囊炎为突出表现者。对于常规使用的各种疗法反应都很差,甲状腺功能不恢复正常,这些骨关节症状很难得到改善。

从疾病的病理生理过程出发,将甲亢分为4期。

第一期(神经期):神经症状显著,甲状腺轻度肿大。

第二期(神经体液期):甲状腺显著增大,甲亢症状明显。

第三期(内脏病理期):内脏器官发生病理性损害。

第四期(恶病质期):全身各系统和器官发生不可复转的萎缩性改变。

按病情程度分为3级。其分级的依据是根据其基础代谢率、心率、体重减轻程度和劳动力丧失情况等。分为轻、中、重3级,临床上也常适用。

## 四、诊断

**(一)问诊要点**

(1)注意询问患者有无怕热多汗、心悸胸闷、手抖、多食消瘦、兴奋易怒或焦虑,是否大便频数、不成形等。

(2)有无颈部粗大、突眼,有无畏光、流泪、复视等。

(3)如为女性,应询问有无月经稀少、闭经、不孕等;如为男性,则询问有无乳房发育、阳痿。

(4)有无发作性低血钾、肌肉柔软无力等。

(5)以往有无甲亢病史,如有,应询问患者以往的诊治经过、所用药物及效果如何。

(6)有无长期服用含碘的药物(如胺碘酮)、含碘造影剂、含有海带或紫菜的保健品,如有,应询问具体名称、剂量及时间。

**(二)查体要点**

(1)注意观察皮肤温度和湿度。

（2）注意观察眼部体征：眼多为中度或重度进行性单侧或双侧突眼，突眼多在 $19\sim20$ mm。眼睑水肿，眼球转动受限。因眼球突出，眼睑收缩，眼睑闭合不良或不能闭合，角膜暴露，出现角膜干燥、炎症、溃疡甚至角膜穿孔而失明。如果有眼病的证据且甲状腺激素升高，则可确定 Graves 病的诊断。

（3）观察甲状腺大小、质地、有无结节、压痛、听诊有无血管杂音或震颤等。如果患者甲状腺有压痛，提示为亚急性甲状腺炎。

（4）观察是否有心动过速、心律失常（心房颤动）、心力衰竭以及水冲脉、股动脉枪击音、毛细血管搏动征等。

（5）做手震颤试验，部分患者有甲亢性肌病、肌无力、肌萎缩、周期性瘫痪、杵状指、胫前黏液性水肿等表现。

### （三）进一步检查

**1.血清甲状腺激素和促甲状腺素测定**

血清总 $T_3$（$TT_3$）、总 $T_4$（$TT_4$）、游离 $T_3$（$FT_3$）、游离 $T_4$（$FT_4$）、反 $T_3$（$rT_3$）水平均升高。$TT_3$、$TT_4$ 指标稳定，可重复性好，在排除受甲状腺结合球蛋白（TBG）的影响外，能最佳反映甲状腺功能状态，通常情况下，两者的变化相平行，但 $TT_3$ 对轻型甲亢、甲亢治疗后复发的诊断更加敏感。$FT_3$ 和 $FT_4$ 不受血中 TBG 浓度的影响，较 $TT_3$ 和 $TT_4$ 能更准确地反映甲状腺的功能状态。血清促甲状腺激素（TSH）水平降低，应用免疫化学发光法测定的高灵敏 TSH（sPSH）已成为国际上公认的诊断甲亢的首选指标，甲亢患者 $sTSH<0.1$ mU/L，因 sTSH 是诊断甲亢最敏感的指标，因此，也将其作为单一指标进行人群中甲亢的筛查。

**2.甲状腺自身抗体**

95％以上的患者甲状腺过氧化物酶抗体（TPO-Ab）阳性；50％的患者抗甲状腺球蛋白抗体（TgAb）阳性；甲状腺刺激性抗体（TSAb）阳性支持甲亢的病因诊断是 Graves 病；促甲状腺素受体抗体（TRAH）阳性与 TSAb 阳性意义相同，初发 Graves 病60％～90％患 TRAb 阳性。

**3.甲状腺 B 超**

可测定甲状腺大小、形态、有无结节、血流情况等。甲亢时 B 超检查显示甲状腺体积增大，血流丰富，甚至呈"火焰状"。B 超对发现手诊未能触及的甲状腺结节极有价值。眼球后 B 超检查可早期发现眼外肌肥大，协助诊断 Graves 眼病，并可帮助判断病变的程度和观察其变化。

**4.心电图检查**

甲亢性周期性瘫痪者心电图可见 ST 段压低，T 波低平及出现高大 U 波等低钾改变。

**5.肌电图检查**

甲亢合并重症肌无力患者可出现动作电位衰减现象，开始检测时电位正常，以后波幅与频率渐减低，提示神经－肌肉接头处病变甲亢性肌病患者一般可出现平均动作电位时限明显缩短、动作电位电压及多相电位增多等肌病型改变。

**6.肌肉活检**

慢性甲亢性肌病患者的肌肉超微结构改变主要是线粒体失去正常形态，可见到巨大线粒体，内含不平行排列的嵴，横管扩张，肌纤维内微管积聚等。

7.新斯的明试验

甲亢合并重症肌无力的患者可见肌无力症状明显缓解,而甲亢伴周期性瘫痪患者对此试验无反应。

(四)诊断

1.诊断的程序

(1)确定有无甲状腺毒症,测定血清 TSH 和甲状腺激素的水平。

(2)确定甲状腺毒症来源于甲状腺功能的亢进。

(3)确定引起甲状腺功能亢进的原因,如 Graves 病、结节性毒性甲状腺肿、甲状腺自主高功能腺瘤等。

2.诊断要点

(1)甲亢的诊断:①高代谢症状和体征;②甲状腺肿大;③血清 $TT_4$、$FT_4$增高,TSH 减低。具备以上三项诊断即可成立。应注意的是,淡漠型甲亢的高代谢症状不明显,仅表现为明显消瘦或心房颤动,尤其是老年患者;少数患者无甲状腺肿大;$T_3$ 型甲亢仅有血清 $T_3$ 增高。

(2)GD 的诊断:①甲亢诊断成立;②甲状腺弥散性肿大(触诊和 B 超证实),少数病例可以无甲状腺肿大;③眼球突出和其他浸润性眼征;④胫前黏液性水肿;⑤TRAb、TSAb、TPOAb阳性。以上标准中,①②项为诊断必备条件,③④⑤项为诊断辅助条件。TPOAb 虽然不是本病致病性抗体,但是可以交叉存在,提示本病的自身免疫病因。

## 五、鉴别诊断

①单纯性甲状腺肿,除甲状腺肿大外,并无上述症状和体征,虽然有时$^{131}$I 摄取率增高,$T_3$抑制试验大多显示可抑制性,血清 $T_3$、$rT_3$ 均正常;②神经官能症;③自主性高功能性甲状腺结节,扫描时放射性集中于结节处;经 TSH 刺激后重复扫描,可见结节放射性增高;④其他,结核病和风湿病常有低热、多汗、心动过速等,以腹泻为主要表现者常易被误诊为慢性结肠炎,老年甲亢的表现多不典型,常有淡漠、厌食、明显消瘦,容易被误诊为癌症,单侧浸润性突眼症需与眶内和颅底肿瘤鉴别,甲亢伴有肌病者,需与家族性周期麻痹和重症肌无力鉴别。

典型的甲亢有高代谢症状,甲状腺肿大、眼球突出等症状,诊断并不困难,但有约 20% 的甲亢患者临床表现不典型,多见于老年、年龄较大的患者,有慢性疾病的患者或是甲亢早期和轻症甲亢患者,症状和体征不典型,往往无眼球突出,甲状腺肿大不明显,特别是有一些患者甲亢症状隐匿,而以某种症状较为突出,容易误诊为另一系统疾病,常见的不典型表现有以下几点。

(一)心血管型

以心血管症状为突出症状,心动过速,心律失常,心绞痛或心力衰竭。

多见于妇女或年龄较大的患者及毒性结节性甲亢患者,临床上往往诊断为冠心病、高血压性心脏病、心律失常等病,此型甲亢患者,心血管症状用抗甲状腺药物治疗才能缓解,单纯用心血管药物治疗效果不佳。

(二)神经型

以神经精神症状为突出表现,患者神经过敏,注意力不集中,情绪急躁,坐立不安,失眠,幻觉,多见于女性,易误诊为神经官能症或更年期综合征。

**(三)胃肠型常以腹泻为突出症状**

大便一天数次甚至数十次水样腹泻,无脓血便,常误诊为肠炎、慢性结肠炎、有部分患者以腹痛为主要症状,呈弥散性或局限性腹痛,可类似胆绞痛、肾绞痛、溃疡病、胰腺炎、阑尾炎,往往诊断为急腹症而收到外科治疗,偶尔少数患者以剧烈呕吐为主要症状,甚至呈顽固性呕吐而误诊为胃肠炎,本型多见于中、青年人。

**(四)肌肉型**

以肌无力、体力减退和周期麻痹为突出表现,往往无突眼、无甲状腺肿等甲亢体征和症状,或症状出现较晚,多见于中年男性,多在患者饱餐后及摄入大量糖类食品发生。

**(五)恶病质型**

以消瘦为突出症状,体重迅速下降,肌肉萎缩,皮下脂肪减少或消失,甚至出现恶病质,往往误诊为恶性肿瘤,多见于老年患者。

**(六)低热型**

约半数甲亢患者有低热,体温一般<38℃,部分患者长期以低热为主要症状,伴有消瘦、心悸等症状,易误诊为风湿热、伤寒、结核病、恶急性细菌性心内膜炎等,主要见于青年人。本型低热的特点,体温升高与心率加快不呈正比,心率快更显著,应用解热药、抗生素治疗无效,而抗甲状腺药治疗效果明显。

**(七)肝病型**

以黄疸、上腹胀痛、肝大、转氨酶升高、白细胞减少为主要症状,往往误诊为肝病。

除上述不典型症状外,还有一些不典型体征,如甲亢性肢端病,男性乳房发育症,白癜风,指甲与甲床分离症(Plummer甲),局部常色素沉着,高糖血症,多饮多尿,肝掌,高钙血症等,这些都需要有进一步认识,以免误诊。

一般甲亢还需要与单纯性甲状腺肿(地方性甲状腺肿)、急性甲状腺炎、恶急性甲状腺炎、桥本病、甲状腺瘤、甲状腺癌、自主神经功能紊乱等症鉴别。

## 六、甲状腺功能亢进症的治疗

### (一)原发性甲状腺功能亢进症治疗历史

应用抗甲状腺药物治疗与同位素碘治疗研制开发之前,切除甲状腺肿是治疗甲亢确实有效的唯一方法。19世纪后半期,Billroth、Kocher等人对甲亢均施行手术治疗。1909年,瑞士人Theodor Kocher获得诺贝尔医学奖金时,获奖的演讲题目"轻度甲状腺疾病状态"之中,施行4 000例甲状腺手术中甲亢手术为155例,其病死率为2.5%,取得优秀的治疗成绩。Kocher获此成绩时供职于瑞士的伯尔尼大学外科。当时瑞士为缺碘地方甲状腺肿流行地区。其实论文中作为甲亢病例含有现在称为中毒性结节性甲状腺肿。当时,甲亢手术最大并发症是术后甲状腺危象,病死率高。中毒性结节性甲状腺肿多为轻度功能亢进。不管怎样,呈甲状腺功能亢进状态手术发生甲状腺危象可能性很大。1923年美国MAYO诊所的Plummer报道使用碘剂后可以安全地进行甲亢手术。1942年,Hamiton发现[131]I于甲状腺内聚集,从而将其应用于甲亢治疗。1943年,Astwood用硫氧嘧啶治疗甲亢,因硫氧嘧啶毒性大,以后广泛应用带丙基的硫氧嘧啶。同时期研制开发甲巯咪唑,才开创甲亢内科治疗。美国广泛应用同位素碘治疗甲亢以来,似乎甲亢外科手术成为过时的治疗方法。但是用抗甲状腺药物治疗甲亢缓解率很低为 40%~50%，为了获得缓解多数患者需要长时间服药。也有用抗甲状腺药物治疗使甲状腺肿越来越大。美国用同位素碘治疗甲亢 50 余年，日本有 40 余年，中国也有 30 余年经验来看，已经否定其致畸性与对性影响，否定发生白血病与癌的可能性。因而广泛应用同位素碘治疗甲亢。但对妊娠者当属禁忌，近期希望妊娠女性也不合适。

关于放射线对甲状腺影响，众所周知婴幼儿时期颈部照射 X 线可能成为发生甲状腺癌的因素。Belarux 报道切尔诺贝利核电站的核泄漏事故后发生很多小儿甲状腺癌病例，可能系放射性碘为主要发病因素之一。关于同位素碘治疗后发生甲状腺癌与甲状旁腺癌的频率还没有结论。Holm 等人报道 10552 人同位素碘治疗后调查结果胃癌发生率，上升。而美国所有年龄组甲亢患者均为同位素碘治疗对象。

**(二)甲亢手术适应证**

1.年轻者，结婚希望妊娠者，对于中年或高龄者用侵袭不大的同位素碘治疗为好，本人希望手术的病例也适合手术。某些眼球突出非常严重病例适合手术。

2.用抗甲状腺药物治疗不能获取永久缓解的病例。用抗甲状腺药物几年也无法定期到医院检查治疗者。控制甲亢需要大剂量的抗甲状腺药物的病例不如做手术为好。每日服用甲巯咪唑 90mg 以上，甲状腺功能难以达到正常化的病例需同时服用碘剂地塞米松暂时将甲状腺功能达到正常就施行手术。

3.因抗甲状腺药物不良反应，使其无法继续服用抗甲状腺药物的病例。服用抗甲状腺药物最严重并发症是颗粒细胞减少症，大约 500 例中可有 1 例发生此症。对于年轻患者发生颗粒细胞减少症时即使甲状腺肿小也需要劝其手术治疗。如发生其不良反应如皮疹、关节痛、肝功能障碍无法使用抗甲状腺药物的病例需要考虑手术治疗。

4.甲状腺肿大超过 40g，或 TRAb(促甲状腺激素受体抗体)呈高值为 60% 以上者。因甲状腺肿比较大，应用抗甲状腺药物多数难以缓解，或多次复发。甲状腺肿大即使应用同位素碘治疗也不容易缓解。

5.只有手术才能治疗的病例，如甲亢合并甲状腺恶性肿瘤。甲亢合并有潜在性分化癌的频率高。为手术适应证的恶性肿瘤均为显性癌。合并甲状腺良性肿瘤体积比较大者也是手术对象。

6.可以说社会性适应情况，希望早期缓解拒绝同位素碘治疗病例，如到医疗机构不发达的国家或地区工作，或无法定期到医院复查的病例也是手术对象。从美容角度看劝其手术治疗。患者自身熟知甲亢病态也多数希望手术治疗。

**(三)甲状腺次全切除术**

1.手术目的

甲状腺大部分切除，使甲状腺刺激发生反应的甲状腺滤泡细胞数目减少，使分泌甲状腺激素保持正常状态。

2.术前准备

如前所述甲亢手术主要使甲状腺功能恢复正常。如果甲状腺功能正常的话，那么完全不用担心术后发生甲状腺危象。通常使用抗甲状腺药物可使甲状腺功能正常化。当其药物疗效差、不良反应强无法继续服药时，可用如下方法使甲状腺功能正常化。即只用抗甲状腺药物，抗甲状腺药物＋碘剂;抗甲状腺药物＋碘剂＋肾上腺皮质激素;抗甲状腺药物＋碘剂＋肾上腺皮质激素＋普萘洛尔;只用碘剂;碘剂＋肾上腺皮质激素;碘剂＋肾上腺皮质激素＋普萘洛尔;只用普萘洛尔。

大剂量碘剂有抑制甲状腺激素分泌与合成的作用。一般轻度或中度甲亢者待甲状腺功能恢复正常时需要服用复方碘溶液,每次 10 滴,每日 3 次,连服 7～14 天手术,服用碘剂 3 周以上出现逃逸现象失去作用。

即使应用碘剂甲状腺功能仍呈高功能状态可并用肾上腺皮质激素。肾上腺皮质激素促进 $T_4$ 向反 $T_3$ 转换以减少血中 $T_4$,使代谢正常化。应用地塞米松,倍他米松 6～8mg,4～6 天口服。如脉搏频数时可并用普萘洛尔。也有单用普萘洛尔做术前准备的方法。因术前术后普萘洛尔的剂量不好掌握,术后 1 周继续口服普萘洛尔。有少数患者术后发生甲状腺危象。

3.甲状腺次全切除手术操作要点

为了获得确实治疗效果,应该施行并发症少的手术方式。现在一般广泛施行甲状腺次全切除术。为了保护喉返神经及甲状旁腺,手术开始时不要触及甲状腺背侧。尽可能保留甲状腺后方被膜。也有确认喉返神经后再施行甲状腺次全切除。当甲状腺肿比较大或甲状腺与周围组织粘连密切病例,确认喉返神经很困难。一般甲状腺残留量两侧为 4～6g。Feliciano 认为甲亢手术的新进展,即:①保留甲状腺下动脉可确保上甲状旁腺的血液循环;②保留喉上神经外支;③完整切除锥体叶;④甲状旁腺自家移植;⑤置放持续吸引的引流管。

4.手术步骤

(1)切口与颈前肌群显露:切开皮肤及颈阔肌,显露胸锁乳突肌,胸骨甲状肌的前面。

(2)手术入路:一般常用正中与侧方手术入路,可用正中颈白线纵行切开,直达甲状腺峡部,用于甲状腺瘤非常小,可以很好地观察甲状腺左右叶。侧方手术入路充分显露甲状腺上下动静脉,喉返神经与甲状旁腺。当锥体叶大时难以处理。于胸锁乳突肌前缘切开筋膜剥离胸骨舌骨肌与胸骨甲状肌间隙。直达甲状腺表面。

(3)显露甲状腺上动静脉:以甲状腺钳子挟持甲状腺上极附近,将甲状腺向前下方牵引,仔细剥离显露甲状腺上动静脉分支,通过止血钳子。

(4)结扎切断甲状腺上动静脉:于甲状腺上动静脉分支的头侧通过结扎线行双重结扎。紧贴甲状腺上极结扎甲状腺上动静脉的前支、外侧支、保留、背支。

(5)结扎切断甲状腺中静脉:向正中方向夹持甲状腺,显露甲状腺侧方的甲状腺中静脉,双重结扎。

(6)显露甲状腺下动脉:喉返神经。靠近颈总动脉,牵引甲状腺侧方,使甲状腺下动脉紧张,剥离其周围组织,确认喉返神经,此图中系喉返神经位于甲状腺下动脉主干之下处。

(7)确认喉返神经与甲状旁腺:喉返神经位于甲状腺下动脉分支间或外侧,各占 20％,余下 10％系甲状腺下动脉不发达难以确认。

(8)结扎切断甲状腺下动脉:结扎甲状腺下动脉,术后甲状旁腺功能减退症发生率不增高。注意不要将甲状腺下动脉与喉返神经一起结扎。数针缝合甲状腺峡部的实质遮断对侧叶的血流。为了保护后方甲状腺与甲状旁腺按甲状腺后方缝合结扎一周。

(9)切除甲状腺侧叶:首先切断峡部锐性剥离气管与甲状腺之间隙,应用手术刀切除甲状腺,其断端缝合止血。一般先切除右叶,同样操作切除左叶,两叶残留量合计 6～8g。距离创口数厘米处插入硅胶引流管,24～48 小时拔引流管。

### (四)甲状腺超次全切除术(栗原手术)

1.甲状腺次全切除术后有 10%～20%的患者甲亢复发

日本国栗原英夫教授首创甲状腺超次全切除术。指甲状腺组织残留量为 2g 的甲状腺切除手术。施行此手术可使原发性甲状腺功能亢进症百分之百缓解而治愈。其理由系一般的甲状腺次全切除不能完全去除甲状腺刺激抗体,患者认为手术是最好的治疗措施,术后不应复发;当甲状腺组织残留量 2g 以下术后无复发病例;术后发生甲状腺功能减退可应用甲状腺激素补充疗法调整治疗;甲状腺组织残留量 1.5～2.0g 时患者没有正确服用甲状腺激素呈潜在性甲状腺功能减退症,但不会呈现严重甲状腺功能减退状态。

2.手术要点

(1)需特殊准备的器械:为了确认游离甲状旁腺与喉返神经准备一个手术用放大镜与几把小蚊式钳子,甲状腺钳子或二齿式宫颈钳子;甲状腺组织残留量模型用黄铜制造,由 1～6g 共 6 个模型。

(2)为了完成此术式需要研习:①甲状旁腺及甲状腺游离手术技术;②确认喉返神经方法;③关于 Berry 韧带周围的局部解剖等。

(3)游离甲状旁腺的方法如下进行:将覆盖甲状腺表面的外科被膜剥离开,去显露甲状旁腺,需将支配甲状旁腺的血管分支与甲状腺交通支一支一支地仔细处理,将其向外侧游离。发现甲状旁腺有血液循环障碍时,应将其细切后移植于胸锁乳突肌内。

(4)确认喉返神经的方法:多数术者喜欢应用喉返神经与甲状腺下动脉交叉部位判断确定。一般从外侧游离甲状腺在第1、第2气管软骨高度的所谓 Zuckerkandl 结节背部,Berry 韧带外侧可见喉返神经。本法优点在于此部位肯定有喉返神经,因为喉返神经不贯穿甲状腺与 Berry 韧带,故在甲状腺表面仔细地游离不会损伤喉返神经。如果错误地将一侧喉返神经切断时,应对端缝合神经,对于正常生活没什么妨碍。

(5)甲状腺残留量问题:游离甲状旁腺,确认喉返神经,在左右 Berry 韧带周围只留下 1g 甲状腺组织,甲状腺残留组织位于喉返神经前内侧。手术中于甲状腺背面游离甲状旁腺非常困难时,可将附有甲状旁腺的甲状腺组织残留量大小为 1～2g 而对侧叶全切除。也可将甲状旁腺向背外侧游离确认喉返神经,使左右 Berry 韧带周围各留下 1g 甲状腺组织。

3.手术步骤

(1)切口与显露甲状腺:皮肤切口位置在胸骨上缘 1～1.5 横指处,沿着皮肤皱纹做 Kocher 切口。如需延长皮肤切口尽量延向侧方,避免沿颈部纵向切开。与皮肤切开的同一线上切开游离颈阔肌。用组织钳子将皮下组织与颈阔肌一同夹持上提,在颈阔肌下面向上方游离到可触及甲状腺上极,向下方游离到可触及锁骨上缘为止。将皮瓣在上方固定二处,下方在中央与皮肤缝合固定。显露出覆盖有颈浅筋膜的胸骨舌骨肌。显露甲状腺有三种方法。当甲状腺肿小时可行正中切开,一般行颈前肌群于两方外侧切开加横行切断颈前肌群;甲状腺肿大时再加肩胛舌骨肌也横行切断,能触及左右甲状腺上极为止。颈前肌群横行切断时,先将胸骨舌骨肌的上下两侧的肌肉全层缝合结扎切断,即在胸骨舌骨肌背面插入两把 Kocher 钳子在两钳子之间以电刀切断。再将胸骨甲状肌也双重结扎其间切断。因为胸锁乳突肌,胸骨舌骨肌与胸骨甲状肌以各自筋膜覆盖,且三者之间血管穿通支很少均为疏松地结合。将颈前肌横行切开时,很容易用手指剥离开颈前肌的间隙。

(2)游离甲状腺:①因甲状腺与胸骨甲状肌之间有小血管穿通支,应当一支一支地仔细钳夹止血进行剥离。甲状腺肿比较大时,游离胸骨甲状肌的外侧,尤其是上方充分剥离后处理甲状腺上极就容易多了。游离外侧时因血管多必须慎重剥离。这样制止出血可顺利地将甲状腺暴露出来。②从峡部上方游离甲状腺及锥体叶需紧贴甲状腺,结扎切断甲状腺上动脉前支外侧支,为了保留甲状旁腺血液循环,不能切断甲状腺上动脉的背支,甲状腺上极背侧不要剥离很深、避免损伤甲状旁腺。从外侧向背部平行剥离不会损伤喉上神经外支。③在游离甲状腺外侧与下及时,应用甲状腺钳子或组织钳子将甲状腺向内侧牵引,切断结扎甲状腺中静脉,继续游离一直到甲状腺后被膜处,此时应将覆盖于甲状腺表面的薄薄的纤维性被膜(外科被膜)用蚊式钳子剥离。将与甲状腺之间疏松结缔组织用剪刀锐性剥离将甲状腺向前方游离起来。当处理甲状腺动静脉时尽可能靠近甲状腺被膜处结扎切断。并不损伤甲状旁腺血液循环。当甲状腺残留量小时,甚至气管、食管以至甲状腺上动脉向甲状旁腺的侧支循环也减少,故不结扎甲状腺下动脉主干可保留甲状旁腺的血液循环。

(3)游离甲状旁腺:一般行甲状腺次全切除时,即使甲状旁腺位于前方也不会损伤甲状旁腺。当甲状腺切除很多时两叶总残留量为2g以下,为了保留甲状旁腺血循必须将甲状旁腺从甲状腺上游离下来移向背外侧,将黄色物体全部留下。

施行甲状腺超次全切除时,残留甲状腺组织非常小,多数情况下必须将甲状旁腺游离移动到后被膜处。在游离甲状旁腺时,为了保留其血液循环尽可能远离甲状旁腺而靠近甲状腺处结扎切断血管。

当游离甲状旁腺之际,应用蚊式钳子或小镊子将覆盖甲状腺表面的外科被膜钝性分离显露甲状旁腺。为了保留甲状旁腺血液循环尽可能接近于甲状腺处结扎切断血管,反复多次进行这个操作来游离甲状旁腺。当确认甲状旁腺有血液循环障碍时,应将其切成 $1mm^3$ 大小移植于胸锁乳突肌内。

(4)显露喉返神经:进一步将 Zuckerkandl 结节剥离到背侧可显露出喉返神经,其内侧可见 Berry 韧带。此 Berry 韧带系将甲状腺固定于喉头与气管的结缔组织。Berry 韧带周围残留甲状腺组织重量约有 1g。

在 Berry 韧带的外侧肯定有喉返神经走行。如果需要游离喉返神经则必须沿着神经走行插入蚊式钳子,边做隧道式分离组织,边显露喉返神经可追溯到喉返神经入喉之处。

(5)切除甲状腺方法:游离甲状腺上极背侧到 Berry 韧带附近,游离甲状腺下极到气管前外侧的 Berry 韧带附近,将韧带周围的甲状腺组织保留下来,左右叶各1g。也可行一侧叶切除对侧叶保留 2g。

切除甲状腺之前,将峡部由气管前游离下来,然后通过两根粗丝线分别结扎峡部,结扎线之间横断峡部,向左右侧叶分离。在切除甲状腺之前,在切断线以下细丝线缝合结扎一周后,这样切除甲状腺组织时可呈无血状态。

(6)测量甲状腺残留量:经常应用佐佐木纯教授研制发明的甲状腺残留量模型,在手术中加以比较判定甲状腺组织残留量多少。

(7)切口缝合:需要冲洗创腔确认无出血,胸骨柄下 3cm 皮肤戳孔,置剪有侧孔的胶管持续负压引流创腔。缝合颈前肌群,再仔细缝合切断的颈阔肌与皮肤。

(8)确认声带功能:手术结束时,患者麻醉清醒拔除气管内插管之际用喉镜检查确认声带功能。

4.术后处置

术后第二天早晨开始离床洗漱饮食活动。饮食从喝茶水、喝粥开始。最初不要饮用果汁那样有刺激性饮料。如果没有误咽、恶心呕吐可适应患者情况逐渐改成普食。甲状腺超次全切除术后可导致甲状腺功能减退症或潜在性甲状腺功能减退症。故术后继续进行甲状腺功能检查适当补充甲状腺激素。

年轻人(20 岁左右年龄段),甲状腺很大(40g 以上),甲状腺刺激抗体 TRAb 呈高值者单纯行甲状腺次全切除术后易复发,认为均是甲状腺超次全切除术适应证。因本手术的术后患者均无甲亢复发,且术中边确认喉返神经及甲状旁腺边进行手术,故并发症极少。术中仔细手术操作处理血管,出血量极少经常不输血也不必备血。

因术后一过性甲状腺功能减退,故术后所有病例均需服用左甲状腺素钠(商品名优甲乐)。术后 3 个月甲状腺功能降低到最低值。一年后恢复正常。一部分患者一年后 TSH 还很高,可能是潜在性功能减退症。如果医生正确地指导患者坚持服用甲状腺激素可达到预期治疗效果。

# 第三节　甲状腺腺瘤

甲状腺腺瘤是起源于甲状腺滤泡细胞的良性肿瘤,是甲状腺最常见的良性肿瘤。好发于甲状腺功能的活动期。临床分滤泡状和乳头状实性腺瘤两种,前者多见。常为甲状腺囊内单个边界清楚的结节,有完整的包膜,大小为 1～10cm。此病在全国散发性存在,于地方性甲状腺肿流行区稍多见。

## 一、病理

临床上可触及的甲状腺腺瘤直径均在 1cm 以上,具有完整的包膜,通常为单发的圆形或椭圆形肿块,可部分囊性变,切面因组织不同可呈淡黄色或深黄色。瘤体可发生坏死、纤维化和钙化等。病理切片上,可分为滤泡状和乳头状囊性腺瘤两种。

### (一)滤泡状腺瘤

为最常见的甲状腺腺瘤,瘤组织由大小不等的滤泡组成,细胞里单层立方形或扁平形。腔内含有粉红色胶状体,间质常有出血或水肿。胶原纤维常伴透明变性、钙化等。滤泡状腺瘤可分四个亚型,即:①胎儿型腺瘤(小滤泡状腺瘤);②胚胎型腺瘤;③胶质型腺瘤;④嗜酸性细胞腺瘤。

**（二）乳头状囊性腺瘤**

少见。常为囊性变，故称之。乳头由单层立方上皮或砥柱状细胞以及结缔组织束构成。乳头短，分支较少。乳头大小不等，可突出至囊腔内，腔内含有胶质。有的病理学家认为，乳头状腺瘤具有低度恶性倾向，特别是具有乳头状结构者。

## 二、临床表现

好发于 20～40 岁女性，40 岁以上的发病逐渐减少。一般不产生明显的自觉症状，绝大部分为偶然触及或他人发现。肿瘤多为单发，表面光滑，质地坚韧，边界清楚，随吞咽上下活动，与皮肤无粘连。腺瘤内出血可致瘤体迅速增大，局部伴疼痛，但几日后可自行好转。约 20% 的病例在一定阶段可出现甲状腺功能亢进症，称为高功能性甲状腺腺瘤。当肿瘤大于 5cm 时，可压迫气管，引起呼吸困难，也可出现严重嘶哑。颈部淋巴结一般无肿大，甲状腺功能正常（除伴发甲亢者外）。同位素扫描多为凉结节或冷结节。B 超显示为充血性肿物，囊内出血或囊性变者可表现为囊性肿物。

甲状腺腺瘤应与小结节性甲状腺肿的单发结节相鉴别：①甲状腺腺瘤多见于单纯性甲状腺肿流行地区以外的其他地区；②甲状腺腺瘤可以长期保持单发，而结节性甲状腺肿经过一段时间后多数会形成多个结节；③针穿抽吸细胞学检查有助于鉴别。

## 三、检查

**（一）血 $T_3$、$T_4$**

在正常范围。各项功能检查多正常。

**（二）B 超检查**

可进一步明确肿物为实性或囊性，边缘是否清楚，肿物多为单发，也可多发，为 2～3 枚小肿物，同侧腺叶也相应增大，实性为腺瘤，囊性为甲状腺囊肿。

**（三）同位素扫描**

$^{131}I$ 扫描示甲状腺为温结节，囊腺瘤可为凉结节。甲状腺核素扫描多为温结节，也可以是热结节或冷结节。

**（四）颈部 X 线片**

若瘤体较大，正侧位片可见气管受压或移位，部分瘤体可见钙化影像。

**（五）甲状腺淋巴造影**

显示网状结构中有圆形充盈缺损，边缘规则，周围淋巴结显影完整。

## 四、诊断和鉴别诊断

大部分典型的甲状腺腺瘤通过甲状腺外诊便可明确诊断。通过甲状腺 SPECT 检查或 B 超检查可以得到证实。常规测定 $FT_3$、$FT_4$、TSH 排除合并存在的甲亢。与下列疾病鉴别。

**（一）结节性甲状腺肿**

甲状腺腺瘤主要与结节性甲状腺肿相鉴别。后者虽有单发结节但甲状腺多呈普遍肿大，在此情况下易于鉴别。一般来说，腺瘤的单发结节长期间仍属单发，而结节性甲状腺肿经长期病程之后多成为多发结节。另外，甲状腺肿流行地区多诊断为结节性甲状腺肿，非流行地区多诊断为甲状腺腺瘤。在病理上，甲状腺腺腺瘤的单发结节有完整包膜，界限清楚。而结节性甲状腺肿的单发结节无完整包膜，界限也不清楚。

### (二)甲状腺癌

甲状腺腺瘤还应与甲状腺癌相鉴别,后者可表现为甲状腺质硬结节,表面凹凸不平,边界不清,颈淋巴结肿大,并可伴有声嘶、霍纳综合征等。

## 五、治疗

由于甲状腺腺瘤有癌变危险(癌变率达 10%),且可引起甲状腺功能亢进(发生率约为20%),因此应早期切除。手术方式应为患侧甲状腺次全切除术,国外同行也有报道采用患侧甲状腺全切除术。手术同时应切除甲状腺峡部。单纯摘除肿瘤的方法不可采用,否则日后复发或发生甲癌的可能性较大。术中仔细观察切除的肿瘤标本,如为恶性可能立即送冷冻切片检查,病理证实为恶性肿瘤后应按甲状腺癌处理。术中应同时探查对侧甲状腺叶,如发现有小结节应一并切除送冷冻切片检查。国内近年来的许多报道证实,在甲状腺瘤所在患侧叶或对侧腺叶常可能有微小癌的存在,直径多在 0.2~0.5cm。许多临床外科医师常不注意探查对侧腺叶,或发现有小结节也以为无必要切除,从而放弃对侧小结节的处理,或者仅仅切除小结节即结束手术,常会给患者留下隐患或需再次手术切除对侧叶甲状腺(术后病理检查证实对侧叶小结节为微小癌时)。

## 六、预后

甲状腺腺瘤是甲状腺常见的良性肿瘤,切除后即可治愈,无须特殊治疗及随访,预后良好,偶有复发者,可再行手术治疗。

# 第四节 甲状腺癌

甲状腺癌是最常见的内分泌恶性肿瘤,占全身恶性肿瘤的 1.1%(男性约 0.5%,女性约2.0%)。随着地理位置、年龄和性别的不同,甲癌每年的发病率也不同。美国每年约有 17200例甲状腺癌新病例。以年龄为基准的年发病率为 55/100 万。女性发病率(80/100 万)比男性(29/100 万)高得多。女男发病比例为 3:1。某些地区是世界上甲癌发病率最高的地区,如夏威夷,女性发病率为 104/100 万,男性 39/100 万。而波兰的发病率为最低,女性为 14/100 万,男性为 4/100 万。甲状腺癌在 15 岁以下儿童比较罕见,女童年发病率约为 2.2/100 万,男童0.9/100 万。甲状腺癌的年发病率随年龄增长而增加,至 50~80 岁达到高峰,(90~100)/100万。甲状腺癌病死率低,约占所有肿瘤死亡的 0.2%,说明大多数甲癌病例预后较好。近年来,甲癌发病率有所上升,但病死率却在下降。文献报道,甲状腺癌 5 年相对生存率达 95% 以上,这与甲癌的早期诊断和治疗水平的不断提高有关。

## 一、病因

甲状腺癌的发病原因和发病机制至今仍不十分清楚,有关因素有:

### (一)放射线

颈部的放射线外照射可导致甲状腺癌已得到证实。如在儿童时期接受胸腺照射以作为一种预防哮喘的措施,头颈部外照射以治疗颈淋巴结炎和腮腺炎,或用以治疗儿童霍奇金病等情况下,由于甲状腺部位受到照射,经过 10～20 年,甚至长达 50 年的随访,发现接受了 5～10Gy 外照射剂量者有 7%～9% 发生了甲状腺癌。Winships 等收集的 562 例儿童甲状腺癌,其中 80% 曾经有放射线照射史。从外照射治疗到做出甲状腺癌诊断的平均时间各地报道不一,在 10～50 年之间。人类的生活环境如受到放射性污染也可导致生活在该地区的人群发生甲状腺癌的病例增多,如日本广岛和长崎地区在原子弹爆炸后幸存的人群中发生甲状腺癌的比例比其他地区明显增高,在儿童表现更为突出,白俄罗斯地区的切尔诺贝利核电站事故后 5 年发现儿童甲状腺癌患者达 100 例以上,仅 1991 年就发生 54 例,而事故发生前 10 年中总计才 7 例。

### (二)TSH 的长期刺激

TSH 水平长期增高可能导致甲状腺高度增生而诱发肿瘤。TSH 可做用于甲状腺滤泡上皮细胞的 TSH 受体上,使滤泡细胞增生而致癌。长期缺碘所致的地方性甲状腺肿流行区,甲状腺癌的发生率就比其他地区高。此外,凡是能促使甲状腺滤泡细胞生长的因素,如甲状腺腺叶切除、抗甲状腺药物等都可能刺激甲状腺形成癌。

### (三)遗传因素

目前已明确家族性甲状腺髓样癌是常染色体显性遗传性疾病,约占甲状腺髓样癌的 20%,其他类型的甲状腺恶性肿瘤绝大多数为散发型,但也有家族遗传性病例报道。

### (四)致癌基因的作用

从 20 世纪 90 年代开始,许多学者都在致力于甲状腺癌的致病基因研究。初步的研究结果发现,分化型甲状腺癌与 ras 合 gap 致癌基因有一定关系,而 ret/MCT 致癌基因与髓样癌的发生关系密切。现已证明,在各种类型甲癌中有几种不同的致癌基因和至少一种抑癌基因在起作用。研究结果表明,甲状腺癌极可能是由多种基因突变所致。当前提出的一种各种类型甲癌发生的分子生物学事件过程为:TSH 受体和 GSP－a 基因的激活突变刺激甲状腺滤泡细胞生长和功能改变,产生自主功能性滤泡性腺瘤,发生恶性改变的可能性较小。而 ras 基因突变,如仅引起甲状腺变异细胞迅速生长,则促进非功能性滤泡性腺瘤形成;如影响 ras 受体或诱导端粒酶表达的基因突变则可能导致乳头状癌生长。另一方面,如引起 myc 和(或)fos 基因过度表达和突变,则可将滤泡性腺瘤转变为滤泡性腺癌。在乳头状和滤泡状变异细胞系中,p53 基因的突变失活可导致高度恶性的低分化性甲状腺癌的生成。

## 二、病理

根据甲状腺癌的组织病理学特点,一般分为四种类型。

### (一)乳头状腺癌

乳头状腺癌是起源于甲状腺实质的恶性肿瘤,占 50%～89%,20 岁或 30 岁前后为第 1 个高峰,晚年可再次出现高峰,少数为多发或双侧结节,质地较硬,边界不规则,活动度差,多无明显的不适感,故就诊时,平均病程已达 5 年左右,甚至达 10 年以上,小的直径可小于 1cm,坚硬,有时不能触及,常因转移至颈淋巴结而就诊,甚至在尸检时病理切片才得以证实为甲状腺癌,常因病程长易发生囊性变,造成吞咽困难,穿刺可抽出黄色液体,易误诊为囊肿,转移较晚,易侵犯淋巴管,故早期多见颈淋巴结转移,尤多见于儿童,主要位于双侧颈部淋巴结,肿大的淋巴结可多年未被发现,晚期亦可转移至上纵隔或腋下淋巴结,肿块穿刺及淋巴结活检有助于诊断的确立。

镜下肿瘤组织多呈乳头状结组成,乳头大小,分支 3 级以上,外被以单层或多层立方形癌细胞,分布均匀,似毛玻璃样,为本型特点。

**(二)滤泡性腺癌**

滤泡性腺癌是指有滤泡分化而无乳头状结构特点的甲状腺癌,其恶性程度高于乳头状癌,占甲状腺癌的 20%,仅次于乳头状癌而居第 2 位,特别是 40 岁以上的女性,大多为实性,可以发生退行性变,包括出血,常与良性滤泡性腺瘤相似而不易区分,甚至在病理冰冻切片时,诊断亦有一定困难,呈多样性改变,类似正常甲状腺的组织,也可以是无滤泡和胶样物的低分化改变,内有包膜及血管浸润,如以嗜酸性细胞为主的,可诊断为嗜酸性细胞腺癌,为透明细胞癌,较易向周围浸润,属中度恶性,主要转移途径是血行转移至肺和骨。

**(三)髓样癌**

髓样癌起源于甲状腺 C 细胞(即滤泡旁细胞),属中度恶性肿瘤,占甲状腺恶性肿瘤的 3%～8%,但在同一个癌巢中癌细胞形态一致,无乳头及滤泡结构,其分类主要来源于欧洲癌症研究与治疗组织(EORTC)、全美甲状腺癌治疗协作研究组(NTCTCS)和甲状腺癌监视,家族型约占 20%,平均年龄约 50 岁,癌肿常为单发,多局限于一侧甲状腺,质地较硬,边缘清楚,病程长短(数月至十多年)不一,经淋巴结转移,常转移的部位是颈部淋巴结,可产生压迫症状及转移性肿块,复发转移时可重新出现,可通过 CT 测定来筛选家族成员,人们已用 ret 基因突变分析来诊断本病,并筛选家族成员中的高危对象。Girelli 总结意大利 1969－1986 年 78 例甲状腺髓样癌的病历资料,其结果为:年龄 15～89 岁,平均 45 岁,男女比例为 1:2.9,3 例为家族型非 MEN 型,3 例为 MEN2A 型,2 例为 MEN2B 型,死亡 34 例(其中 4 例死于与本病无关的其他疾病),22 例仍存活者的术后存活时间为 10～24 年,存活时间长短主要与肿瘤的分期和就诊治疗时的年龄有密切关系,早期治疗的疗效良好,而异常者却在术后不同时期内复发,血 CT 水平越高,复发越早,但亦有 30% 的患者仅有血 CT 升高(个别达 15 年之久)而无病灶复发。

**(四)未分化癌未分化癌**

临床上包括巨细胞癌和小细胞及其他类型的恶性程度较高的甲状腺癌(鳞状细胞癌,是甲状腺肿瘤中恶性程度最高的一种,病情发展迅速,早期即发生局部淋巴结转移,或侵犯喉返神经、气管或食管,并常经血行转移至肺,约占甲状腺癌的 5%,但短期内肿块迅速增大,并迅速发生广泛的局部浸润,形成双侧弥散性甲状腺肿块,肿块大而硬,边界不清,并与周围组织粘连固定,伴有压痛,也易经血行向远处播散。

**三、临床分期**

甲状腺癌根据原发癌灶的大小、浸润的程度、淋巴结的转移及远处转移情况等进行临床分期,以利治疗方案的制订。

**(一)甲状腺隐匿癌**

甲状腺隐匿癌(OCT)系指癌块最大直径<1.0cm 的甲状腺癌,也有学者称微癌。甲状腺隐匿癌的资料大多源于尸检报道。国外报道的检出率为 5.6%～35.6%,一般为 10% 左右。国内胡锡琪报道为 4.3%。吴毅等报道 135 例为 2.1%。对 OCT 的定义,目前仍有争议,过去定

为病灶最大直径<1.5cm。从临床实际考虑,当瘤体>1.0cm,临床多可扪及,尤其当瘤体位于腺体表面或峡部时,0.5cm者亦可被发现。但如瘤体位于腺体深面,患者肥胖,特别是在甲状腺上极深面者,则瘤体>1.5cm也难以发现,而且临床对瘤体的大小估计亦不准确。所以一般以瘤体的病理学检查为标准,其最大直径<1.0cm称"隐匿癌"。

甲状腺隐匿癌的诊断比较困难,大部分的首发症状是颈淋巴结肿大。病程可以较长,有长达30年者。由于临床医师对OCT认识不足,往往误诊为慢性颈淋巴结炎、颈淋巴结结核。

OCT的颈淋巴结转移率很高,国外资料为14%～43%。吴毅等报道的135例为57%。OCT的颈淋巴结转移最多见于颈内静脉链,而淋巴结慢性炎或结核常见于颈后三角。另外一种情况是在施行其他甲状腺手术中,经病理快速切片发现癌灶者,此种"意外"的发现,临床报道有增多之势,即甲状腺良性腺瘤或其他甲状腺良性疾病如结节性甲状腺肿与甲状腺癌共存。

甲状腺隐匿癌预后很好。根据OCT的临床肿瘤生物学行为,有人建议将OCT分为两型:Ⅰ型是在为其他甲状腺疾病施行手术时"意外"发现,其生物学行为与尸检发现的OCT一样,大多伴随宿主终生而无临床表现,预后极好;Ⅱ型是以颈淋巴结转移为首发症状的OCT,此型男性多于女性,瘤体相对较大,病灶分化状况较之Ⅰ型差,临床可以致死,预后相对差。

### (二)腺内型甲状腺癌

腺内型甲状腺癌系指甲状腺癌的原发癌灶仅局限在腺体内,尚未浸出(突出)甲状腺的包膜,具体来说,其癌灶尚局限在甲状腺的真被膜内,尚未进入外科旗内,故此型又称甲状腺包膜内癌。其癌灶的直径>1.0cm,临床往往通过甲状腺外诊可扪及甲状腺的肿块(或称结节),但与甲状腺腺瘤难以做出临床鉴别。

### (三)腺外形甲状腺癌

腺外形甲状腺癌系指甲状腺癌的原发癌灶不论其大小如何,均已侵及甲状腺内被膜,进入外科囊者,有的甚至侵及周围的组织或气管,诸如肌肉、筋膜,甚至气管、食管、喉返神经,并引起相应的临床症状和体征。其多伴有颈淋巴结转移灶,多系病程中后期,预后较差。

甲状腺癌的TNM分期:与其他癌症一样可以依据原发灶的局部生长情况(T)、区域淋巴结的转移情况(N)和远处转移的有无(M)3个方面来分期。

Ⅰ期:$T_0 N_6 M_0$。

癌灶在甲状腺内尚不可扪及($T_0$);或仅为1个小结节,尚未致甲状腺变形($T_1$),颈淋巴结不可触及($N_0$)。

Ⅱ期:$T_{0\sim2} N_{1\sim2} M_0$。

甲状腺内1个结节,已导致甲状腺变形($T_2$);或已有多个结节($T_2$)、同侧颈淋巴结已肿大($N_1$);或对侧颈淋巴结亦肿大($N_2$)。

Ⅲ期:$T_3 N_3 M_0$。

肿大的甲状腺已粘连固定($T_3$),同侧或对侧颈淋巴结已固定($N_3$)。

Ⅳ期:$T_X N_X M_1$。

已有远处转移(肺、骨等)。

值得临床注意的是,上述甲状腺癌的分期,仅仅是提供手术医师术前对病情的预计以及对术式选择的参考,具体准确的临床分期有待术中的探查,确切的病理分期则有待术后的石蜡切片报道出来后方可确立。但对甲状腺癌患者,手术医师在术前有必要对患者的临床分期做出比较准确的预计,尽可能使治疗(手术)方案制订得较为合理些。

Lahey 医院根据多年的临床资料,主张将分化良好的甲状腺癌,根据性别、年龄及组织分型分成 3 组以指导治疗方案。

(1)低危组:包括<40 岁男性、<50 岁女性的乳头状癌、混合型癌或滤泡状癌。

(2)中危组:包括>40 岁男性、>50 岁女性的乳头状癌或混合型癌。

(3)高危组:包括>40 岁男性、>50 岁女性的滤泡状癌。

### 四、诊断和鉴别诊断

#### (一)诊断

甲状腺肿块生长较速,有转移灶,且有明显压迫症状,甲状腺功能减退,甲状腺扫描多冷结节,或发现甲状腺 CT 扫描及 MRI 影像有异常及转移现象,最后诊断应根据病理活检,明确为甲状腺乳头状癌。

1.诊断要点

临床上有甲状腺肿大时,应结合患者的年龄,有以下表现者应考虑甲状腺癌。

(1)一般资料:应特别注意性别,故应特别注意了解患者的碘摄入情况,尤其要询问有无较长期缺碘病史。

(2)病史:

1)现病史:儿童期甲状腺结节 50%为恶性,青年男性的单发结节也应警惕恶性的可能,要特别注意肿块或结节发生的部位,是否短期内迅速增大,是否伴有吞咽困难,是否伴有面容潮红,发生气管压迫引起呼吸困难,则恶性的可能性大。

通过现病史调查,要对患者的甲状腺功能状态有个总体评估,应详细了解有无食量增加,还应注意询问有无肿瘤转移的系统症状(如头痛)。

2)既往史:是否因患其他疾病进行过头颈部手术。

既往是否有甲状腺疾病(如慢性淋巴细胞性甲状腺炎)。

3)个人史:有无暴露于核辐射污染的环境史,从事的职业是否有重要放射源以及个人的防护情况等。

4)家族史:髓样癌有家族遗传倾向性,家族中有类似患者,可提供诊断线索。

(3)体查:可发现甲状腺肿块或结节,颈部熟练的触诊可提供有用的诊断资料,质硬或吞咽时,上下移动度差而固定,病变同侧有质硬,如淋巴结穿刺有草黄色清亮液体,多为甲状腺转移癌淋巴结转移。

甲状腺癌多为单个结节,结节可为圆形或椭圆形,有些结节形态不规则,质硬而无明显压痛,常与周围组织粘连而致活动受限或固定,常伴有颈中下部,甲状腺单个结节比多个结节,但多发性结节,并可有压痛。

1)压迫与侵袭体征:甲状腺癌较大时可压迫和侵袭周围组织与器官,常有呼吸困难,可出现相应的临床表现。

2)类癌综合征:甲状腺髓样癌可有肠鸣音亢进。

(4)辅助检查:在临床上,甲状腺的良性或恶性肿瘤均表现为可扪及的"甲状腺结节",除多数"热"结节外,其他类型的大小结节或经影像学检查发现的"意外结节(意外瘤)"均要想到甲状腺肿瘤的可能;有些甲状腺癌亦可自主分泌 TH,故亦可表现为"热结节",所以事实上凡发现甲状腺结节均要首先排除甲状腺肿瘤(有时,甲状腺癌仅在镜下才可诊断),周围无或有肿大的淋巴结;肺或骨有原发灶不明的转移灶;血清中降钙素升高,大于 600mg/L。

2.分类分期

有关甲状腺癌的分期,目前国际和国内最通用的是 TNM 分期,UICC)和美国癌症协会(AJCC)第五次修订的 TNM 分期标准,影响甲状腺癌分期的有关因素首先是病理类型,肿瘤的大小和淋巴结受侵犯程度也与分期有关,年龄则对分化性甲状腺癌的分期有重要影响,以最大的肿瘤为标准进行分期。

(1)TNM 的定义:

1)原发肿瘤(T)

$T_x$:无法对原发肿瘤做出估计。

$T_0$:未发现原发肿瘤。

$T_1$:肿瘤局限于甲状腺内,最大径≤1cm。

$T_2$:肿瘤局限于甲状腺内,1cm＜最大径≤4cm。

$T_3$:肿瘤局限于甲状腺内,最大径＞4cm。

$T_4$:肿瘤不论大小,超出甲状腺包膜外。

2)区域淋巴结(N):区域淋巴结是指颈部和上纵隔的淋巴结。

$N_x$:无法对区域淋巴结情况做出估计。

$N_0$:未发现区域淋巴结转移。

$N_1$:区域淋巴结转移,可分为 N1a 同侧颈淋巴结转移,N,双侧或对侧颈淋巴结。

3)远处转移(M)

$M_x$:无法对有无远处转移做出估计。

$M_0$:无远处转移。

$M_1$:有远处转移。

(2)分期标准:①甲状腺乳头状癌和滤泡状癌的分期标准。②甲状腺髓样癌分期标准。③甲状腺未分化癌分期标准,所有病例均属Ⅳ期。

(二)鉴别诊断

1.结节性甲状腺肿

一般有缺碘的基础,中年妇女多见,病史较长,病变常累及双侧甲状腺,呈多发结节,结节大小不一,平滑,质软,结节一般无压迫症状,部分结节发生囊性变,腺体可对称性缩小,甲状腺肿块迅速增大并使周围组织浸润,肿块坚实,活动性差,继而颈深淋巴结,锁骨上淋巴结转移。

2.甲状腺炎

各种类型的甲状腺炎都可能误诊为甲状腺癌,如甲状腺不对称性增大,结节状,与周围组织粘连和固定,但光镜下的表现不同。

(1)亚急性甲状腺炎常继发于上呼吸道感染,甲状腺滤泡的破坏,释放出胶体,有体温升高,甲状腺肿大,一侧甲状腺变硬,伴有轻压痛,数周后可累及另一侧甲状腺;有的病例可在数月内反复缓解,血清 $T_3$,但甲状腺$^{131}$I 吸收率显著降低,这种分离现象有诊断价值,用肾上腺皮质激素及甲状腺素补充治疗效果较好,大多数病例可根据典型的临床表现诊断。

(2)慢性淋巴性甲状腺炎:多发生在 40 岁以上妇女,双侧甲状腺慢性,橡皮样硬度,表面有结节,一般与周围组织不粘连或固定,颈淋巴结无肿大,而且部分与甲状腺癌并存,如黏液性水肿,甲状腺抗体明显升高。

(3)硬化性甲状腺炎(Riedel 病):又称纤维性甲状腺炎,为全身慢性纤维增生性疾病局部表现,平均 2～3 年,基础代谢正常或稍高,质硬如木样,但保持甲状腺原来的外形,常与周围组织固定并出现压迫症状,表现为呼吸紧迫,难与甲状腺癌鉴别。

3.多发性内分泌腺瘤

(1)MEN 2A 型:为单侧或双侧肾上腺嗜铬细胞瘤,患者多有家族史,在 C 细胞增生阶段就可以认为髓样癌存在,然后才发生嗜铬细胞瘤,且分泌儿茶酚胺,儿茶酚胺异常增高时,可出现心悸,可出现于甲状腺髓样癌之前,做局部病变的病理检查,可见表皮与真皮间有淀粉样物沉积,产生原因未明,可能预示髓样癌。

(2)MEN 2B 型:为甲状腺髓样癌,包括舌背或眼结膜下黏膜神经瘤,Marfanoid 体型(体形瘦长,肌肉发育差,可出现肠梗阻或腹泻,较早出现转移,病变可能已扩展到颈部以外,但仅少数为恶性,如腹泻,往往为双侧性,且常因嗜铬细胞突然死亡,应先处理嗜铬细胞瘤,术后再择期切除甲状腺髓样癌,应先处理甲状腺髓样癌,皮质醇增多症多可缓解,预后差,MEN2A 型较好,散发型居中)。

## 五、手术治疗

甲状腺癌一经诊断或高度怀疑甲状腺患者,一般均需尽早手术治疗,可使手术操作更容易,同时也可抑制癌细胞扩散的作用,以进一步明确病变性质及决定手术方式,有学者主张对非多中心的、有利于降低术后复发率及复发的病死率,如颈部淋巴结受累,应行颈部淋巴结清除术,同时也可确定远处的转移灶。

### (一)手术原则

外科手术切除原发灶和转移灶是甲状腺癌手术的基本原则,一般标准术式是甲状腺近全切,仅遗留 2～4g 上叶组织,并清扫全部可疑淋巴结,术后不必行局部放疗,但对肿瘤大于 1cm 直径的"低危复发"患者和所有"高危复发"患者,在术后必须进行放疗,或给予治疗量的放射性碘,应行外放射治疗。

1.乳头状腺癌

(1)甲状腺切除范围:一种意见主张做甲状腺全切除术,不做甲状腺全切除术,往往遗留病灶,日后造成复发。残留的恶性程度低的乳头状腺癌能转化为恶性程度高的未分化癌。全甲状腺切除可预防此种转化。全甲状腺切除为远处转移癌作放射性碘治疗打下了基础。

有些人不主张做全甲状腺切除,其依据是:全甲状腺切除将造成永久性甲状腺功能低下或甲状旁腺功能低下,有些患者即便对侧存在一些癌细胞,未必会有临床表现,术后行内分泌治疗可以控制复发和转移。故此应根据具体的情况,区别对待。

癌肿局限于一侧腺体,肿瘤的局部切除术范围是不够的,此术式不能保证完全切除原发癌,行此术后再行患侧甲状腺腺叶的切除术,标本病理检查 20%～60%仍可查见残余癌。

国外有不少学者主张局限于一侧腺叶内的癌,行全或近全甲状腺切除术,平均66％采用近全甲状腺切除术,22％行全甲状腺切除术,8％行两侧次全切除术,仅4％行患侧叶切除术,双侧甲状腺应视为一个整体,应予全部切除,患单侧甲状腺癌的患者,80％～87.5％在对侧腺体内可查见多癌灶,10％～24％对侧腺体出现复发癌,而全甲状腺切除后,仅2％对侧复发,有利于日后[131]I检测及治疗甲状腺以外部位的转移灶,注意保留甲状旁腺或对侧甲状腺后膜,可使永久性甲状旁腺功能低下并发症减少到2％～5％。

近年有些人主张根据患者或病变的具体情况做重点选择。Block认为全或近全甲状腺切除的适应证为:组织学证实为多癌灶,尤其＞2.5cm的癌,并注意保留甲状旁腺及喉返神经;对低危组,即男＜40岁、女＜50岁者,或对微小癌则均行腺叶切除术,因全甲状腺切除便于解剖甲状腺周围组织及做到彻底切除,并有利于清楚解剖甲状腺后被膜,以保存甲状旁腺。

当单侧甲状腺乳头状腺癌,临床上尚未证实有多灶癌存在时,目前多数人主张行患侧腺叶合并峡部切除术,但临床观察,一侧腺叶切除后,在随诊期间对侧腺体出现癌者并不多见,但原发灶以外的多发灶大多处于隐性状态,可以允许观察,再次手术一般并不影响彻底切除,也不影响预后,在甲状腺癌中占有一定的比例,并无必要进行全甲状腺切除,其远期疗效并无统计学差异,并发甲状旁腺功能不足者约占1/3,即使经仔细解剖可将并发症降低到3％,也必将带来患者永久性的痛苦,仍须力求避免发生。

作者认为对局限在一侧腺叶,行腺叶合并峡部切除适合于临床应用,术后病理报道为乳头状腺癌,而手术已行患侧腺叶切除且患侧淋巴结无肿大,一般可不再次手术。

对侧腺体受累或有多发癌灶,此种多属施行全或近全甲状腺切除的适应证,采取保留一侧甲状腺的上或下极少许腺体。

当癌位于峡部时,应将峡部连同两腺叶的大部整块切除。

当癌肿累及腺叶外组织时,多数并非手术禁忌证,不可轻易放弃手术治疗,如能将局部肿瘤与受累组织一并彻底切除,一些患者仍有可能获得长期生存,多数可以从气管锐性分离,若已侵犯气管浅层,可切除部分气管软骨与肿瘤组织;如已侵犯气管全层,则需切除受累的全层气管壁,缺损难以修复时,可开放造口,则须做全喉切除术,可切除受累的肌层或全层,并修复食管,如难以全部切除时,可残留少量的癌组织于动脉壁,术后再行二期处理,由于以上情况切除大部瘤体后,局部残留有量不等的癌组织,经10年以上观察,其中65.3％生存,无明显不适,争取切除可能切除的癌组织,不要轻易放弃手术,可行全甲状腺切除术,为术后放射性碘治疗打下基础。

(2)颈淋巴结转移癌的外科治疗:由于乳头状腺癌其组织学形态和生物学表现不一致,在是否行预防性颈淋巴结清扫术方面,各家学者也有意见分歧,而且颈淋巴转移阳性率高,即便临床上摸不到受累的淋巴结,但在切除的标本中,颈淋巴结的阳性率仍达61.2％～68.7％,而且颈清扫术可以提高生存率,也主张行预防性颈清扫术,恶性程度低,生长缓慢,预后相对良好,主要为淋巴转移,过早地清除颈淋巴结反而破坏了防止肿瘤扩散的第一道防线,即切除原发肿瘤,仅在临床上出现淋巴结转移时,才行颈清扫术,本病发生颈淋巴结转移并不影响预后,日后颈淋巴结转移仅为7％～15％,对预后并无明显影响。

近年多数人主张根据原发癌侵犯情况来决定是否施行此手术,术中探查气管旁及颈内静脉中段肿大淋巴结,证实为转移癌者,行选择性颈清术。Cady 主张在原发癌侵及甲状腺外组织时行颈清术。

根据原发癌的侵犯程度而选择适当的术式,是近年来本病的发展趋势,应剖检大体标本,检查包膜是否完整,如具完整包膜(包膜内型),无须预防性清扫术,无复发及转移,或镜下发现浸出肿瘤包膜,无论腺内型或腺外形,首选功能性颈清扫术。

作者认为,对临床上颈淋巴结阳性,而且原发灶可以切除,一般均主张行甲状腺原发与转移癌联合根治切除术,即使未触及原发灶,亦应施行同侧联合根治术,颈清扫术后少见复发,且患者常为青年女性,为减少破坏以保存功能及外形完整,除广泛转移侵犯周围组织外,近年已很少采用传统的颈淋巴结清扫术,而逐渐应用具有优点较多的改良式甲状腺癌根治术,上臂抬举功能完好,颈部无明显变形,远期疗效与传统的颈清扫术相比,并无明显差异。

**3.滤泡状腺癌**

原发灶的治疗原则基本上同乳头状腺癌,而很少经淋巴转移,往往已有血行转移,一般不做颈清术,则应行全甲状腺切除加颈清扫术,可应用放射碘治疗,但应在甲状腺全切除后进行,才能吸收放射碘。

**4.髓样癌**

单纯髓样癌手术原则基本上同分化型甲状腺癌,在甲状腺手术前,要先处理嗜铬细胞瘤,否则,在颈部手术时可激发致死性高血压。

**5.未分化癌**

高度恶性,生长快,存活期短,且局限在腺体内可手术切除,手术已有困难,一般只做姑息性峡部切断,以解除压迫症状。

**(二)术前准备**

(1)身体状况的准备:调整患者身体至最理想的状态,保持生命体征的正常,应控制血糖至正常水平才施以手术。

(2)对甲状腺癌可能侵及的部位进行认真检查,检查气管是否受压及受压程度,纵隔有无钙化淋巴结及肺转移,以明确是否存在继发性食管癌,了解声带活动情况,以判定喉返神经受侵情况等,应做基础代谢率检查,并于术前做相应处理。

(3)甲状腺的准备:对腺体较大而且较软的病例,可于术前给患者口服碘/碘化钾(复方碘溶液),目的是减少甲状腺的血流量,减少甲状腺的充血,使甲状腺变小变硬,减少术中出血,3次/天,持续 1 周。

(4)手术前 30 分,给予一次足够量的抗生素,预防感染。

**(三)麻醉、体位与切口**

**1.麻醉方式**

根据手术方式采取颈丛神经阻滞麻醉,或气管内麻醉,或静脉复合麻醉。

**2.手术体位**

患者取仰卧位,手术台头侧稍微抬高(约 15°),以降低头颈部血压,尤其是降低静脉压,以减少术中出血,使头部后仰,颈部呈过伸位,最好能使颈部与肩部处于同一水平面上,使患者颈部进一步过伸,以保证术中满意的显露。

3.甲状腺叶切除术

切口宜在胸锁关节上方约 2cm 处,按皮纹走行方向做弧形切口,可清除淋巴结的区域和范围作用"X"形切口,或"L"形切口。

**(四)手术方法**

1.甲状腺叶次全切除术

(1)显露甲状腺:切开皮肤,在颈中线处切开颈白线显露甲状腺,通过颈中正中线切口将颈前肌群向左右拉开的方法,往往不能提供充分的显露,必须切开甲状腺前肌群(胸骨舌骨肌和胸骨甲状肌)。

切开甲状腺前肌群的操作方法:切开颈阔肌后,充分游离切口上,将切口上下皮瓣拉开,显露清楚两侧胸锁乳突肌前缘,用止血钳或手术刀柄插入胸锁乳突肌下方,在胸锁乳突肌前缘与胸骨舌骨肌之间剥离,形成一明显的分离间隙,上自甲状软骨下缘,下至胸锁关节水平,于两镊子中间将被提起的组织切开,这样不仅不易伤及甲状腺,而且可因切口位于颈白线上而出血很少。

用止血钳在切口内提起覆盖在甲状腺上的疏松筋膜,并将其剪开,找到并形成明显的分层间隙,保证愈合后肌肉功能,应选择在欲切断的肌肉群(胸骨舌骨肌与胸骨甲状肌)的上 1/3 处横行切断,在手指前放置一把大止血钳,注意切勿夹到颈动脉鞘上,自血管钳的顶端分别向上,以方便牵开切断的肌肉,甲状腺可良好地显露出来。

(2)切除甲状腺:

1)囊内法:切开甲状腺假被膜(外科囊),紧贴甲状腺腺体表面(即真被膜,也称纤维膜),分别结扎,然后切除甲状腺,有保证喉上神经外支和喉返神经不受损伤的优点,有可能损伤其他组织(包括甲状旁腺及喉返神经)。

2)囊外法:不切开甲状腺的假被膜(外科囊),在甲状腺前肌群的下方直接显露甲状腺侧叶上极及甲状腺外侧间隙,在甲状腺外侧结扎,继而切除甲状腺,虽有结扎血管的彻底性,但也存在患者术后甲状旁腺因供血不足而引起甲状旁腺功能低下的可能。虽然不涉及喉返神经,但在结扎甲状腺上极,在切除大部分甲状腺腺体及缝合残余甲状腺时也存在与囊内法同样的损伤可能,切除甲状腺均应显露喉返神经,在气管食管沟附近显露喉返神经,明确甲状腺下动脉的主干及其分支与喉返神经的关系后,在直视下结扎,显然能保证残余甲状腺(甲状旁腺)的供血;而且消除了切除大部分甲状腺腺体及缝合残余甲状腺时可能伤及喉返神经的危险,也可能会增加损伤喉返神经的机会,应仅在甲状腺侧叶下极处显露一小段喉返神经,不宜全程解剖。

3)囊内,结扎,采用囊内法:游离甲状腺下极,结扎。

(3)甲状腺次全切除的程序:

1)自甲状腺上极游离法:甲状腺上极血管结扎,用丝线或血管钳在甲状腺上极向下,尽量提起甲状腺上极,从此口伸进止血钳,在外科囊内以钝性剥离法将甲状腺自喉头部推开,示指伸至甲状腺上极血管后方抵住甲状腺外侧缘,在靠近甲状腺腺体处用止血钳做血管与甲状腺的钝性分离,结扎,不可连带任何其他组织,术者可根据是否在上极保留一些甲状腺组织而决定切除结扎甲状腺上血管的主干或分支,不必分开,可一并结扎,止血钳可置于甲状腺上端或夹在甲状腺上极(约在上极顶端向下 1cm 处)的腺体实质内。

甲状腺中静脉结扎,顺势剥离甲状腺的外侧,将腺体轻轻向上,显露甲状腺中静脉并将其结扎,否则可能将甲状腺中静脉拉成细线样而不易辨认,结扎,一定要将甲状腺外侧面游离清楚,在紧靠腺体处操作,否则可能引起下步操作中的出血。

甲状腺下极血管的处理:向上,以提起甲状腺下极,用小止血钳或手指在假被膜外显露甲状腺下极后方,其下面便是气管,在双重结扎,应注意不要损伤气管,并由此进入甲状腺峡部下面,可用钝头止血钳小心将其与气管分开,按常规结扎,喉返神经在创口内的位置较通常高得多,因此,在广泛切除甲状腺组织前,应注意辨认清楚喉返神经行程及其与甲状腺下动脉(主干及分支)的位置关系,然后再结扎切断甲状腺下动脉分支。

切断峡部:将甲状腺向外牵拉,从气管方游离甲状腺峡部并切断,应一并将其切除,由内向外游离甲状腺不可太深,一般游离到气管外侧即可,因喉返神经就在其深部的气管食管旁沟上行。

甲状腺叶切除:确定切除甲状腺的范围,要根据患者年龄及疾病性质等因素决定甲状腺腺体残留量,楔形切除(呈凹陷形)后的残留量约拇指头大为标准,即为前者的 1.5~2 倍量,老年人(甲状腺滤泡退化),其残留量也要相对多一些。

在看清楚气管的情况下,于创口内提起甲状腺,在设定的切除线上,深入腺体实质置一排蚊式止血钳,沿止血钳上方,朝向甲状腺峡部断端下缘切开甲状腺腺体,在保证保存甲状旁腺和确保喉返神经的前提下,呈楔形切除甲状腺一侧叶的大部腺体,将保留的甲状腺组织与甲状腺后侧被膜缝合起来,其后方应有保存下来的甲状旁腺和受到很好保护的喉返神经,可以同样方法次全切除另一侧甲状腺。

2)自甲状腺外侧开始游离法:甲状腺中静脉结扎切断,自甲状腺外侧钝性游离,靠近甲状腺结扎。

甲状腺下动静脉结扎切断:顺势游离甲状腺下极,轻轻将甲状腺向内,显露甲状腺下静脉,将其在远离甲状腺处结扎,可于甲状腺侧叶后缘中点或侧叶缘稍下方找到甲状腺下动脉,甲状腺下动脉在被发现处,分两支穿入甲状腺筋膜鞘,与在该处通过的喉返神经之间的相互关系有很多变化,在与甲状腺下动脉(分支)相互位置关系变化中,56.3% 的右侧喉返神经和 33.9% 的左侧喉返神经被列为手术中易受损伤的"危险型"关系,即喉返神经穿过甲状腺下动脉主干或分支之间,或喉返神经在喉外出现分支,甲状腺下动脉在其分支间通过,被夹锁在甲状腺下动脉之间的喉返神经也将被随之拉动,如恰恰在该处进行锐性游离或切割甲状腺,往往会造成喉返神经的损伤,一定要仔细探查清楚甲状腺下动脉与喉返神经的关系,在确保喉返神经万无一失的情况下,再结扎。

甲状腺上极血管处理:放松已游离的甲状腺下极,沿甲状腺外侧向上游离,轻轻向下方牵拉甲状腺上极,仔细显露甲状腺上极,喉上神经外支与甲状腺上动脉多数相伴下行,几乎在快要到达甲状腺腺叶时候上神经外支才弯向内侧,经甲状腺悬韧带进入环甲肌,喉上神经外支较为纤细,不注意观察很难发现,要求术者在处理甲状腺上极时,不要随便钳夹甲状腺上极血管周围组织,尤其是甲状腺上动脉内侧的组织(喉上神经外支多位于甲状腺内侧走行),应注意发现喉上神经外支,分两次结扎甲状腺上级的动脉。

切断峡部:将游离之甲状腺腺叶向外牵引,游离甲状腺峡部,在气管和甲状腺后壁之间边分离边前进插入血管钳,然后在欲切断处的两边各从上,在其之间切断整个峡部,应将其一并切除,往往是进入锥状叶的血管被切断所致,应妥善结扎处理,提起切断的甲状腺峡部,在气管和甲状腺后壁之间稍做分离至气管侧缘。

切除甲状腺体:切除方法同自甲状腺上极游离程序,以同样方法切除对侧腺叶,应注意检查甲状旁腺是否还留存在原位,同时检查切下的标本,应该将其移植回胸锁乳突肌内,将保留的甲状腺组织与甲状腺后侧被膜缝合,缝闭残腔,又留下无效腔。

关闭切口缝合颈前肌群以前,取出垫在肩胛下的软枕,使颈前区组织松弛,查无出血后,置放引流,逐层关闭切口。

**2.甲状腺叶全切除术**

主要用于甲状腺乳头状癌病灶局限于一侧叶,无淋巴结转移,或甲状腺乳头状微小癌的手术。

(1)切口:向下游离到胸锁关节水平,应注意避免损伤连接两侧颈前静脉的颈静脉弓,必须在此交通弓下方贯穿结扎,以防发生空气栓塞,用两把止血钳提起覆盖在甲状腺上的疏松筋膜,用刀切开,其下方便是甲状腺外科囊(假包膜)与甲状腺纤维囊(真包膜)之间的间隙,将欲切除侧甲状腺完全显露出来。

(2)甲状腺血管的处理:同甲状腺叶次全切除术。

(3)切除峡部。

(4)切除甲状腺叶:将游离的甲状腺一侧腺叶再翻向内侧,从后面逐渐向靠近气管方向剥离,将甲状腺一侧腺叶完整地切除,如不慎刺进气管筋膜,将增加患者术后的不适,如粗暴地撕破纤薄的气管黏膜,术后患者可感觉异常疼痛及发生气管炎。

如甲状腺癌与颈前肌群粘连或浸润颈前肌群,应切除颈前肌群,应常规探查双侧的胸锁乳头肌内及后方淋巴结有无肿大,如证实为转移癌,应行颈淋巴结清扫术。

(5)关闭切口:关闭切口前要再一次检查甲状旁腺,相当于甲状软骨下部水平,即使已经确信甲状旁腺被保留下来了,仍有必要再一次仔细检查手术切下来的标本,如发现切卜来的标本上有甲状旁腺附着,哪怕是可疑甲状旁腺的扁平结节,也应做自体移植,将其移植至胸锁乳突肌内为宜。

撤除肩胛下的软枕,松解颈部的张力,用温盐水冲洗创口,如术野已无出血或渗血,可于气管旁放置胶皮膜引流或胶管引流,从胸锁乳突肌与舌骨下肌群之间引出,有导致遗留残腔的可能时,可考虑采用负压吸引引流,将其短臂劈开(剪去一端短臂),置于残余甲状腺后方的气管隐窝内,其长臂自颈前肌间隙穿出,从切口中点下方 2～3cm 处另切一小口引出,接一次性负压吸引器,质地柔软而抗压,分别间断缝合颈阔肌和皮下组织,不能缝合在一起,以免术后形成粘连,或用可吸收线皮内缝合。

**3.全甲状腺切除术**

为完整地切除全部甲状腺腺体,临床用于:①分化型甲状腺癌(包括乳头状癌、滤泡状癌及乳头状滤泡状混合癌);②甲状腺双腺叶多发性甲癌;③髓样癌;④滤泡状癌发生远处转移,全切除有利于术后应用31I放射治疗;⑤早期可切除的肿瘤较小的未分化癌;⑥甲状腺恶性淋巴瘤,局限于腺体内。

(1)显露甲状腺:按甲状腺叶次全切除术进行,在颈阔肌下方间隙潜行分离皮瓣,分开舌骨下肌群,于肌群组织的上 1/3 处横行切断双侧胸骨舌骨肌和胸骨甲状肌,显露出甲状腺。

(2)游离甲状腺叶:在甲状腺真包膜外,以手指或止血钳由内向外仔细钝性游离甲状腺侧叶至其边缘(一般先从右侧叶开始),继续稍做分离,紧靠甲状腺结扎。

(3)结扎:钝性游离甲状腺下极,显露甲状腺下静脉将其结扎,仔细辨认其主干及分支与喉返神经的解剖位置关系,紧靠甲状腺结扎,显露甲状腺上极,紧靠甲状腺结扎,注意勿伤及喉上神经外支。

(4)切除甲状腺腺叶:游离甲状腺峡部,切断甲状腺峡部,仔细向气管方向游离甲状腺,在确切保留甲状旁腺。以同样方法切除对侧甲状腺腺叶。

在游离,一定要在切除的全程看到喉返神经,以防切除甲状腺的同时损伤喉返神经,但也不需游离全段喉返神经,以防发生术后暂时性声带麻痹。

(5)缝合:创面充分止血,缝合切断的肌肉组织,于气管两旁置引流,从胸锁乳突肌与舌骨下肌群之间引出,缝合皮肤,结束手术。

4.近全甲状腺切除术

主要用于分化型甲状腺癌(包括乳头状癌,滤泡状癌)。

切除甲状腺叶方法同全甲状腺切除术,保留喉角部位喉返神经入喉处的少许甲状腺组织,峡部和锥状叶应同时切除,应切除颈前肌群,术中常规探查双侧胸锁乳头肌内外群及后方淋巴结有无肿大,如有应切除送冰冻切片,证实为转移癌后,应行颈淋巴结清扫术。

5.根治性颈淋巴结清扫术

完整地切除颈前后三角区,颌下区及颏下区内所有脂肪淋巴组织,以及胸锁乳头肌,是为根治性颈淋巴结清扫术。临床用于:①分化型甲状腺癌合并颈淋巴结转移;②髓样癌合并颈淋巴结转移。

(1)颈部淋巴结分组。颈部淋巴结可分为 11 组:①喉前淋巴结,甲状腺软骨,喉返神经入喉处的气管旁淋巴结;②甲状腺周围淋巴结,在甲状腺前面和侧面与甲状腺接近的淋巴结,在甲状腺外侧与甲状腺附着的组织中的淋巴结;③颈深上淋巴结,分布于环状软骨缘以上,沿颈内静脉分布的淋巴结,5a 颈总动脉下方淋巴结,5b 颈总动脉上方淋巴结;④颈深下淋巴结,分布于环状软骨上缘以下,沿颈内静脉分布的淋巴结,含锁骨上淋巴结;⑤颈深外淋巴结,胸锁乳突肌,为根治性颈淋巴结清扫术,如胸锁乳突肌,是为改良式颈淋巴结清扫术。

(2)切口选择。根据清除淋巴结的区域和范围有多种选择,同时行颈部淋巴结清扫术常用的"X"形切口,即由两个钝角切口通过一垂直短切口连接起来而成,切至颌中线的下方;下切口自斜方肌起,切至颈中线,连接上下切口的垂直切口则为上下两切口线钝角顶点的连线,术中证实为癌改做颈淋巴结清扫术时,可沿胸锁乳突肌后缘向上伸延,形成"L"形切口,即在颌下 2cm 做横切口,沿胸锁乳突肌后侧缘向前下伸延,至胸骨切迹上方。

切口与皮瓣:对已经确定做甲状腺一侧腺叶切除,同时行颈部淋巴结清扫术的患者,按设计的切口线切开皮肤,沿颈阔肌深面用剪刀或电刀锐性游离皮瓣,以保证术后皮瓣的存活,也利于创口愈合后不致发生皮肤与颈深部组织粘连造成的瘢痕。

游离皮瓣:后侧方游离至斜方肌前缘,前侧游离至颈正中线,上方游离至下颌骨下缘,下方游离至锁骨上缘,游离上方皮瓣时,必须注意勿伤及面神经下颌缘支,横行穿过颌外动脉和面前静脉,与下颌骨下缘平行,偶尔此神经也有位置较高者,一定要注意保护,应在下颌骨下缘至少 1cm 处找出面动,将其结扎,向上翻起固定在颈阔肌上,覆盖住面神经下颌缘支,起到保护面神经下颌缘支的作用。

(3)清扫颈外三角。将下方皮瓣向下翻转,在锁骨上方约 2cm 处结扎,并在锁骨和胸骨上方将其切断,要注意勿伤及深面颈动脉鞘内的颈内静脉,用锐性和钝性交替的办法显露斜方肌前缘,不得不切断副神经,沿锁骨上方向前解剖,显露肩胛舌骨肌后腹和颈横动,以增加对深部肌肉和臂丛神经的显露,位于前斜角肌上,否则此神经应予以保存,以防相应部分的膈肌瘫痪。

(4)清扫颈深淋巴结及颈后三角。牵拉胸锁乳突肌断端向上解剖显露颈后三角,仔细游离出颈内静脉,在其下端双重结扎,再贯穿缝扎,然后将其切断,避开胸导管,解剖覆盖在颈深部肌肉的椎前筋膜(如左侧颈部手术应注意避开胸导管),同时也将沿颈内静脉行程的该区域疏松结缔组织及淋巴组织,连同颈内静脉一起整块向上翻转,膈神经和臂丛均被椎前筋膜覆盖,在清扫中如若遇到,从穿出处切断即可,可予以结扎。

(5)游离甲状腺,在胸骨切迹上方,将颈前肌群横行切断,或与颈内静脉一并向上翻转,将患侧甲状腺完全显露,结扎,显露并认清甲状腺下动静脉与喉返神经的解剖位置关系后,在远离甲状腺的后下方,在靠近颈总动脉处双重结扎,显露并结扎,在颈外动脉分叉处将甲状腺上动脉结扎,向甲状腺方向清扫气管前,连同甲状腺一并清除。

在切断胸骨甲状肌及清扫甲状腺上周围淋巴结时,要注意防止喉上神经的损伤,如甲状旁腺未受癌的侵犯,可将其保存。将游离的甲状腺与颈内静脉等到被清扫组织同时做整块向上翻转。

(6)清扫颌下三角和颏下三角。为彻底清扫颌下三角,宜先沿颈正中线切开颈筋膜,显露二腹肌前腹及其下方的下颌舌骨肌,先清扫颏下三角内的淋巴结,并将其从基底部解剖出来,结扎,切除颌下腺。

有时为了更清楚地显露颌下三角,也可先向上解剖胸锁乳突肌,于近乳突处切断之,使可在颈总动脉分叉上方约 1cm 处看见横过颈外动脉浅面的舌下神经,二腹肌后腹的深面便是颌下三角,结扎,故结扎颈内静脉必须在高位置钳,尚需切除腮腺尾部,可完全切断甚至切除二腹肌后腹,以增加显露,做局部彻底清扫。

此时,包括颈内静脉及其周围淋巴组织,如此切下整个手术标本,整块清扫切除的大块组织中可不含甲状腺叶,于创腔内只能见到气管。

(7)关闭切口。用温盐水冲洗创腔,认真止血,置入创腔部分要剪有多个侧孔。间断缝合颈阔肌。

6.改良式颈淋巴结清扫术

既往认为,如无颈部广泛淋巴结转移,则可行保留胸锁乳突肌和颈内静脉的改良根治术,有人主张即使发现了广泛的颈部淋巴结转移,也可采取"改良的甲状腺癌颈部清扫术",满足患者在生活质量方面的要求,因为术后一旦发生皮瓣坏死,则可造成难以处理的颈总动脉裸露;再者,如果术后做放射疗法,表浅的颈总动脉在放射线的作用下很容易发生破裂,导致难以救治的大出血。

改良的甲状腺癌颈淋巴结清扫术的做法,可按根治性颈淋巴结清除术用切口,并将其向上翻起,清扫颈外三角内的疏松结缔组织内的淋巴组织,方法可以用纱布条将其牵拉起来,清扫其下方的颈内深淋巴组织,再将切断的胸锁乳突肌缝合起来,不切断胸锁乳突肌,仅将其游离起来,在其下方进行适当范围的淋巴结清扫,行改良的甲状腺癌颈部淋巴结清扫术,清扫颈后三角时不可游离得过深,切勿损伤纵向走行于前斜角肌筋膜下的膈神经和颈总动脉伴行的迷走神经。

对颈部淋巴结根治性清扫术的改进,旨在保留更多的组织和功能,如胸锁乳突肌。

操作方法:一般采用"7"或"L"形切口,向上,以暴露术野,在切除甲状腺叶后,将甲状腺床外侧缘深筋膜切开,暴露颈动脉鞘,打开颈动脉鞘,分离颈内静脉,沿颈内静脉向上切开深筋膜直至颌下,向下达锁骨上,将其外侧颈动脉鞘壁分离,向外翻转,上方将颈上区的淋巴结和脂肪组织向下向外剥离,必要时将颌下淋巴结一并剥离,并沿斜方肌前缘切开深筋膜,将椎前筋膜前整块的淋巴结和脂肪组织从上向下清除,注意保护副神经,下方清除直达锁骨上窝区,也可视情况切除与胸骨附着的肌束,而保留与锁骨附着的肌束,一般仅缝合颈阔肌和皮肤即可。

### (五)术后处理

不论是何种甲状腺癌,均应在术后(至少 5 年内)应用左甲状腺素钠($L-T_4$)抑制血 TSH 水平在 0.1mU/L 以下(sTSH 或 uTSH 法),5 年后可用左甲状腺素钠($L-T_4$)维持在 0.1~0.3mU/L范围内。

甲状腺癌术后应常规用左甲状腺素钠($L-T_4$)替代治疗,以维持甲状腺功能,如肿瘤摘除后仍保留有足够的甲状腺组织,一般亦主张加左甲状腺素钠($[L-T_4$)(或甲状腺片),其目的是抑制 TSH 分泌,防止肿瘤复发,血 Tg 正常或稍高,停用 $T_4$ 后 Tg 升高;无复发的临床表现和影像学依据,用 $T_4$ 治疗时或停用 $T_4$ 后 Tg 均正常,后两类患者均应积极使用 $T_4$ 抑制 TSH分泌,一旦确诊为复发,应再次手术或采取放射性碘治疗。

术后追踪的主要生化指标是血清 TSH 和 Tg,一般每 3~6 个月复查 1 次,亦可考虑做全身放射碘扫描追踪(至少相隔 2 年),而上述影像检查阴性,可考虑做 $^{201}$TI,或 $^{99m}$Tc($^{99m}$Tc-sesta-MI1 B1)扫描,或 18 氟-脱氧葡萄糖-PET,或 11G-蛋氨酸-PET 扫描,以确定复发病灶的部位和程度。

(1)患者取半卧位,以降低颈部的静脉压,以减少术后创腔发生出血的机会,不能过伸,以防误吸发生,均应在术后监护 48 小时。

(2)床边备气管切开包,给予吸氧,以防发生急性气管塌陷,有无手足麻木和搐搦等,可经静脉注射 10％葡萄糖酸钙 20mL;同时口服甲状腺片,每天 80~120mg 或左甲状腺素钠每天100~150mg。

(3)静脉输液直至患者能口服流质饮食。

(4)术后 24~48 小时以后可根据情况拔除引流胶皮膜或胶管,5 天后即可拆除缝线。

### (六)术后并发症的处理

#### 1.创口血肿

术后创口一旦形成血肿,可先采用穿刺抽吸或包扎,可开放引流,用换药方法使其愈合。

2.皮瓣坏死

小范围的皮肤坏死,可不必处理,待其自然脱落,应将其切除,然后用换药或植皮等方法处理,有可能使颈总动脉受腐蚀破坏引起出血,若发现有感染趋向,应早期做坏死皮肤切除,预防感染腐蚀血管引起出血。

3.乳糜漏

对较轻的乳糜漏,用压迫的方法一般可以治愈,用压迫方法无效者,可考虑采用手术结扎漏口。

术后患者的病情变化可能有 3 种主要类型:①局部复发或远处转移;②临床上有或无症状体征;用 $T_4$ 治疗时,血 Tg 正常或稍高,停用 $T_4$ 后 Tg 升高;③无复发的临床表现和影像学依据,用 $T_4$ 治疗时或停用 $T_4$ 后 Tg 均正常,后两类患者均应积极使用 $T_4$ 抑制 TSH 分泌,一旦确诊为复发,应再次手术或采取放射性碘治疗。

## 六、非手术治疗

甲状腺癌最有效,术后的多种非手术辅助治疗对长期生存率及复发率,特别是高危组患者有很大的影响,某些不能完整切除的甲状腺癌,如局部固定,或不能切除的恶性程度甚高的甲状腺癌,如已浸润腺体外组织,以及已有远处转移或局部复发无法切除的肿瘤,非手术的辅助治疗尚有缓解症状,延长寿命的效果。

### (一)分化型甲状腺癌的促甲状腺素抑制疗法

DTC 术后正确应用促甲状腺素(TSH)抑制疗法可使多数患者获得良好的疗效,局部复发率及远处转移率明显下降。30 年生存率也明显提高。

1.TSH 抑制疗法的机制

尽管现已发现许多刺激甲状腺生长的因子以及与甲状腺肿瘤有关的基因,如表皮生长因子(EGF)及其受体(EGFr),但仍以 TSH 最为重要,刺激甲状腺滤泡摄碘及促进碘的有机化,通过腺苷环化酶使细胞内的单磷酸环化酶(cAMP)增加,导致胞质蛋白磷酸化和增加细胞核的复制能力,从而加速肿瘤恶化,腺苷环化酶已增高,再抑制 TSH 时,反应性使降低,TSH 抑制疗法对已形成的癌肿并无治疗作用,但可延缓其发展,而且,只有去除了原发灶,抑制疗法才可能有较好的疗效。

现已证实,在滤泡细胞源性 DTC 中均有 TSH 受体,体外实验也发现此受体对 TSH 刺激有反应,服用甲状腺素抑制 TSH 可预防甲状腺肿瘤产生,TSH 尚可刺激磷脂酰肌酐磷酸激酶(PKC)系统,特别在缺碘时,促使甲状腺结节形成。

Dunhill(1937)首先提出应用抑制 TSH 的方法治疗甲状腺癌,并广泛应用于已有转移的 DTC,以及预防已切除的肿瘤复发。

甲状腺素对 TSH 具负反馈作用,是实施抑制疗法的基础,但生理功能相当于 $T_4$ 的 3～5 倍,主要由肝,80%的甲状腺乳头状癌及滤泡状癌对各种治疗均有很好的疗效,可造成诸多危害,另外,使用半衰期较长的制剂如甲状腺片,有的学者反对抑制治疗,但比较 30 年生存率,抑制疗法组明显高于对照组,如指征,注意及避免各种不良反应,抑制疗法的确有肯定的价值。

2.TSH 抑制疗法的实施

(1)治疗指征:由于高危组 DTC 的预后不及低危组,而甲状腺素对心脏耗氧的增加及导致骨质疏松,因此抑制疗法的最佳指征是年龄<65 岁,尤其是高危组及绝经期前妇女。

其次,DTC 做全甲状腺切除术后也应使用抑制疗法,特别在容易复发的术后 5 年内,必须根据局部复发或全身转移的可能性评估,做出个体化处理,当存在某些预后不佳因素时,应给予抑制疗法,如不摄碘的甲状腺癌,侵犯包膜等。

(2)制剂的选择:目前常用制剂为左甲状腺素钠(L-T_4),半衰期较长,约 7 天,而碘塞罗宁(T)的半衰期仅 24 小时,对于随时须做核素扫描的高危组患者有利,以缩短检查前停药时间,及时做扫描检查。

左甲状腺素钠(L-T_4)制剂纯净,甲状腺素的含量精确,无过敏反应之虞,但价格昂贵,生物制剂甲状腺片虽其制剂粗糙,但因其价廉,仍有应用价值,须将甲状腺片与左甲状腺素钠(L-4)互换时也很方便。两者互换的对等剂量约为甲状腺片 40mg 相当于左甲状腺素钠(L-T_4)100mg。两者半衰期也相似。

(3)剂量的掌握:应根据高敏度免疫测定法测得的血清中 TSH(S-TSH)浓度及 T_3,而 T_3 通常为<0.3mU/mL,甚至<0.01mU/mL,常在 0.3~1.0mU/mL(S-TSH 正常参考值为 0.3~6.3mU/mL)。

美国临床内分泌协会和美国甲状腺协会推荐的方案为对低危组患者,即 MACIS 积分<6.0,使 TSH 小于正常低值;对中危组患者,即 MACIS 积分 6.0~6.9,但不应出现临床甲亢;对高危组者患者,即 MACISS 积分>7.0,但要密切监察其并发症,特别是绝经期妇女的骨质疏松。

此外,甲状腺素的剂量须随年龄的增加而减少,以免骨质疏松,心肌耗氧增加之虞。但有以下因素时剂量必须增加:①胃肠道吸收不良者,如肝硬化;②同时服用某些阻止 T_4 吸收的药物,如氢氧化铝;③同时服用某些阻断 T_3 向 T_4 外周转化的药物者,如胺碘酮(乙胺碘呋酮);④同时服用抑制非去碘化 T_4 清除的药物,如哌替啶;⑤硒缺乏者;⑥妊娠。

甲状腺癌术后初期或高危组患者的治疗应采用全抑制疗法,每天左甲状腺素钠(L-T_4)有效剂量为<60 岁,2.2mg/kg;>60 岁,1.5~1.8mg/kg,须随甲状腺功能的测定值调整剂量。低危组患者只需部分抑制疗法即可。

(4)治疗时限:术后何时给药尚未统一,不论单侧或双侧甲状腺叶切除,术后 3 周内血清甲状腺素水平基本处在正常范围内,不会产生甲减的临床表现,尤以单侧切除者多见,且术后 5 天左右 T_4 和 FT_4 并不明显降低,早期给予外源性激素可能会进一步升高体内激素水平,加重上述症状,部分患者术后短期内 S-TSH 尚处于短暂抑制状态,故从抑制角度讲,早期服药尚不合适,应待术中释放激素的效应消失后再开始给药,单侧甲状腺切除的患者术后 3 周,超出正常范围上限一倍,因此建议在术后 2~3 周起,即单侧甲状腺切除术后 3 周起,双侧甲状腺切除术后 2 周起给予抑制疗法较为妥当。

至于服用期限,高危组患者最好终身服用,而低危组因术后最初 5 年为容易复发时间,在术后 5 年内可施行全抑制治疗,并严密随访,定期做病理学检查,5 年后可做部分抑制治疗或不予治疗,或术后已做核素碘消融治疗,将残留甲状腺已全部毁灭,则在随访时监测血清 TG 水平极有意义,TG 不应增高,血清 TG 增高>5ng/mL,必须警惕肿瘤复发或转移,血清 TG 水平比核素扫描还敏感,即使核素扫描阴性,也不能完全除外癌肿转移,Duren 等认为 TG 的敏感性及特异性达 91％及 99％,由于 TG 由 TSH 刺激甲状腺滤泡所致,因此任何使甲状腺功能增加的疾病均可增高,如结节性甲状腺肿,当存在有功能的甲状腺滤泡时,TG 增高并不意味有恶性肿瘤。

3.抑制疗法的不良反应

只要甲状腺素的剂量恰当,大多无甚不良反应,必须预防。

(1)甲状腺功能亢进(甲亢)或亚临床型甲亢:只要定期复查甲状腺功能,使 $T_3$ 便可避免此不良反应。

(2)骨质疏松:表现为骨痛,血清甲状旁腺激素降低,特别在摄钙不足。

(3)心肌耗氧量增加,促发心绞痛,甚至心肌梗死,对伴有冠状动脉硬化性心脏病,以及伴心房纤维性颤动时必须慎用或弃用抑制疗法。

4.抑制疗法的疗效

抑制疗法使甲状腺乳头状及滤泡状腺癌的复发率及与甲状腺癌相关的病死率减少,甚至在老年进展期患者中已获证实,显示术后应用左甲状腺素钠($L-T_4$)抑制疗法者累计复发率为 17％,而对照组达 34％,尽管抑制疗法组与对照组的 10 年生存率无明显差异,但 30 年生存率显示抑制疗法组明显优于对照组。

**(二)核素碘治疗**

1.分化型甲状腺癌的核素碘治疗

某些 DTC,如乳头状,因此这些甲状腺癌具良好的疗效,但必须在至少去负荷手术后才能发挥其最大作用,即只能作为 DTC 的辅助治疗。

由于核素碘伴有一定的不良反应,因此,DTC 术后是否均须行核素碘治疗仍有争论,10 年生存率已相当高,而且 Crile(1988 年)认为抑制疗法的疗效与核素碘相仿,发现术后用核素碘加上抑制疗法者为 6.4％,单独应用抑制疗法者为 13.1％,两种疗法均不用者达 40％,发现术后行核素碘治疗组达 100％,而对照组仅 33.3％。

近年来越来越多的学者重视核素碘的治疗,但因其对低分化及未分化甲状腺癌的疗效极差,较少应用。

根据治疗目的,核素碘的治疗可分为甲状腺切除术后的消融(ablation)疗法,及发现转移而无法再手术的内照射治疗两种。

(1)消融疗法:消融疗法系在 DTC 做甲状腺近全切除术后,应用核素碘销毁残留的正常甲状腺,达到甲状腺全切除的目的,而无甲状腺全切除术的众多并发症,如甲状旁腺功能减退,无须另外再服用核素碘及其他准备,通常可发现以 2mCi 小剂量 131I 所做的诊断性扫描不能探及的病灶,可发现 24％～39％术中及胸部 X 线片不能发现的转移灶,故兼有进一步诊断转移灶的作用。

基于消融疗法所用的核素碘剂量较大,故术后是否均须用此疗法尚有争议,此疗法并不能改善长期生存率及肿瘤复发率,发现消融组与对照组相比,他们认为若求 30 年生存率,应考虑术后消融疗法,只要初期手术范围恰当,对低危组患者,特别是乳头状癌患者,术后消融疗法的意义不大,发现术后永久性甲状旁腺功能减退的发生率为 2％,永久性喉返神经损害发生率为 1％,30 年复发率也仅为 19.1％,而术后消融组也有 16.6％(P＝0.89),无明显差别(P＝0.43),

滤泡状特别是 Hurthle 细胞甲状腺癌,应做术后消融治疗,以达到早期发现转移灶及延长寿命的作用,完全消融后血清 TG 一旦升高,特别是在 TSH 增高时便可考虑有转移的可能,应及早处理,近年在适当剂量的控制下术后消融疗法已被广泛接受。

采用消融疗法的意义在于:①甲状腺本身系多病灶性,根据甲状腺全切除标本的连续病理切片证实,对侧腺体的隐性癌肿发生率高达 10%～25%,甚至 80%,因此可选择以核素碘消融甲状腺近全切除术后残留的腺体,既可达到全切除的目的,消除所有腺内隐性病灶,又无众多的甲状腺全切除的并发症,还可达到早期诊断难以发现的转移病灶,并及早行进一步治疗,若术后采用消融治疗,可减少此种转化的可能;②指征:而初次手术仍残留部分甲状腺时,作为进一步核素碘治疗的准备;③消融时机:通常以术后 2～3 周最为恰当,TSH 才增高达30mU/mL,此时,局限性转移灶或残留的病灶摄碘能力最强,>50mU/mL 时,反而抑制核素碘的吸收;④消融剂量消融成功的指标为:48 小时摄碘量<1%;消融后甲状腺扫描不显影。

在一定范围内,核素碘的剂量与消融的有效率成正相关,100～150mCi 为 85%～95%,过大的剂量并不增加疗效,由于初次剂量越大,消融有效率越高,重复治疗次数减少,Balc 等建议初次应用核素碘的合适剂量应≥30mCi,Beieraltes 认为,当服用 1～5mCi 的核素碘,进行诊断性扫描不能显示隐性转移灶时,特别是术前摄碘率<4% 时,须应用 100～149mCi 大剂量核素碘治疗,初次治疗宁可应用较安全的剂量,必要时在初次核素碘治疗 6～12 个月后,再追加75～100mCi 或分次消融治疗,以求安全有效。

(2)不能切除的原发灶,或发生颈部淋巴结转移时,应首选再次手术治疗,或伴肝,以及不能手术的原发病灶,只要局部能摄碘均可采用核素碘治疗,然后再用较大剂量的核素治疗,剂量依临床表现而定,最大剂量为 800～1 000mCi,但不良反应极大。

核素碘治疗对复发,尤其是有约 70% 的甲状腺滤泡状癌有效,对儿童,具摄碘功能的甲状腺乳头状癌肺转移时,应用核素碘治疗后,10 年生存率可达 74%,而无摄碘功能者仅 6%,在DTC 伴骨,5～10 年生存率在核素碘治疗的具摄碘功能者为 79%,而不摄碘者仅为 55%。甲状腺癌的摄碘率明显影响核素碘的疗效,年轻者甲状腺癌的摄碘率高于年老者,伴有轻度甲状腺功能减退者的转移灶常伴甲状腺功能而易吸碘,其中 30～50mU/mL 为最佳,>50mU/mL时反而与摄碘率成反比,可抑制甲状腺释放碘而不改变碘的摄取功能,故可增加核素碘的疗效。

此外,核素碘的疗效还与以下因素有关:非浸润性而有淋巴结转移者的核素碘的疗效较好,而具周围组织浸润能力的 DTC 的核素碘的疗效较差,但被核素扫描发现的小灶性肺转移疗效较好,可减少 50% 的病死率,而其他影像学发现的肺转移灶,病死率是核素扫描发现小灶性肺转移的 6 倍,疗效较差,疗效更差,治愈率仅 7%,而改善率仅 36%,疗效也差,对水肿造成的神经损害,可应用肾上腺皮质激素或重组人类促甲状腺素(rhTSH)预防,防止严重的后果产生。

2.髓样癌的核素碘治疗

家族性甲状腺髓样癌ⅡA 型(MENⅡA)的预后较散发性好,散发性为 55%,10 年生存率仅 50%,又做甲状腺全切除者,10 年生存率达 95% 以上。若初次手术时已有腺外侵犯。

通常认为髓样癌不摄取碘,核素碘对其无治疗作用,当残留腺体内癌肿复发,尽管导致髓样癌的 C 细胞不摄碘,但正常甲状腺滤泡具摄碘功能,可照射附近 C 细胞,所谓旁观效应达到一定的疗效。但也有人对此效应持反对意见。

若初次手术发现肿瘤局限在腺体内,未做甲状腺全切除而术后血清降钙素增高,说明残留腺体内可能有隐性病灶,核素碘仍可做为有价值的辅助治疗,并大多能延长生存期,对残留的局灶性病灶用 150mCi 的核素碘治疗,但疗效并不可靠,如骨,核素碘治疗并不适用,因转移灶内只有不摄碘的癌变 C 细胞,而没有具摄碘功能的正常甲状腺滤泡。

3.核素碘治疗的并发症

(1)早期并发症:好发于服药后 3 周内,小剂量(<30mCi)核素碘治疗时极少发生。当剂量>200mCi 时发生率便增高。

1)急性放射病:发生率<1%,好发于服药后 12 小时内。表现为乏力。

2)唾液腺炎:发生率为 5%～10%,可在服药后即刻或数天后发生,严重时可有腮腺,而味觉改变可持续数周或数月。

3)短暂的放射性胃炎:极少见,于口服药物后 1/2～1 小时内产生,表现为恶心。

4)放射性膀胱炎:表现为膀胱刺激症状,保持每 2～3 小时排空膀胱 1 次,如服药 24 小时内饮水不够,或未及时排空膀胱,可发生放射性膀胱炎。

5)腹部不适及轻度腹泻:好发于服药后第 1～2 天。

6)颈部水肿:常见于消融疗法后,好发于残留甲状腺较多,且摄碘良好时,表现为类似血管神经性的颈部水肿。

7)短暂性甲亢:核素碘导致甲状腺大量破坏,甲状腺素快速释放可致短暂性甲亢,肿瘤消退时。

8)骨髓抑制:几乎均有产生,特别在剂量过大时,可导致严重的骨髓抑制。

9)暂时性喉返神经麻痹:在甲状腺近全切除后作核素消融疗法时产生。

10)肿瘤转移灶出血,也可造成致命性脑水肿,在脑转移应用核素碘治疗前,应使用肾上腺皮质激素预防。

(2)后期并发症:治疗 3 个月后产生的并发症为后期并发症。

1)放射性肺炎和肺纤维化:好发于摄碘功能良好的肺广泛转移者,特别是剂量过大时。预防方法有:48 小时内的核素碘剂量控制在 80mCi 内;治疗前应用肾上腺皮质激素。

2)持久性骨髓抑制:极少见。仅发生于骨转移应用的核素碘剂量过大时。

3)白血病:少见,发生率<2%,尤在 50 岁以上的老人中发生。最佳预防方法是延长核素碘的治疗期达 6～12 个月。

4)精(卵)子减少或无功能症:好发于 20 岁以下患者,长期随访可发现 12%不育。因此建议应在治疗后 6 个月才妊娠。

5)膀胱癌:极少发生,超大剂量(>800mCi)。

6)分化型甲状腺癌转化为未分化癌:大多数认为系癌肿本身转化,并非核素碘所致。

**(三)放射治疗**

放射治疗(即外照射治疗)对控制甲状腺癌的残留病灶及某些转移灶有一定疗效,特别是对一些不摄取核素碘的病灶,如梭形细胞及巨细胞癌更是理想治疗方法,可与核素碘治疗联合应用,可采用放射线治疗,亦可用外放射治疗。

1.指征

放射治疗的最佳指征是经过手术但残留了不摄碘的病灶,但对完全不能手术切除的病灶疗效较差。

以下情况是放射治疗的常用指征:①不摄取核素碘的颈中部,不论病灶是否摄碘,均以放射治疗的疗效较好;②脑转移及其他疗法无效的肝转移病灶;③为减轻软组织压迫所致致命症状者,如上腔静脉受压综合征;④对某些巨大甲状腺癌为增加切除率及提高疗效的某些术前治疗;⑤作为贯序或联合化学疗法的一部分,如甲状腺淋巴瘤,特别是甲状腺未分化癌。

2.治疗剂量及疗程

对甲状腺淋巴瘤的放射剂量为4～5周内45Gy,对其他甲状腺癌的治疗剂量均较大,多在7.5周内应用70Gy以上。

3.疗效

放射治疗的疗效与病理类型有关。

(1)分化型甲状腺癌:DTC的预后较好,Mayo医院报道在确诊时无远处转移,25年生存率达94.5%;而197例滤泡状癌为75.2%,这类患者术后无须放射治疗。

因DTC通常能摄碘,故放射治疗的指征仅为不能摄碘的复发转移,放射治疗不应在核素治疗前进行,因为这样将有损核素碘的疗效。

Farahati报道,Ⅳ期的DTC 99例,在甲状腺全切除后经核素碘消融,并用TSH抑制疗法后再作放射治疗,包括甲状腺,照射剂量为每次1.8～2.0Gy,7～8周内总量达65～70Gy,但对无淋巴转移者无效(P=0.27),区域性或远处转移率(P=0.0003),肿块显著缩小或消失,生存期达25年。

Tubiana报道,放射治疗97例DTC术中残留病灶,15年及25年生存率分别达57%及40%,而对照组15年生存率仅39%;15年局部复发率明显下降(11%vs23%),但15年生存率相差甚远(7%vs39%),表明放射治疗尚有一定疗效。

(2)髓样癌:局部放射治疗对髓样癌的疗效尚有争议,10年局部无复发的无瘤生存率达86.5%,仅对有骨,放射治疗较好,能延长75%患者的生存期,5例肿块缩小>50%,一例获完全缓解,生存期达6年,另一例生存4年,5例3年后死亡。放射治疗对骨转移所致的疼痛及区域转移所致的症状有一定的缓解作用。

(3)未分化癌:甲状腺未分化癌的预后极差,1年生存率仅0%～20%,单独放射治疗的疗效也不满意,中位生存期为3～7个月,部分病例甚至在6周内应用60Gy仍无效,1年生存率仅6%,以维持治疗期间的气道通畅,有生存期延长数年的报道,但治疗的并发症甚多,而且能手术切除,特别是未侵及甲状腺包膜者,能明显延长生存期,对局限于腺体内的未分化癌仍以手术为主,放射作为辅助治疗,不延长生存期。

(4)原发性甲状腺淋巴瘤:原发性甲状腺淋巴瘤较少见,仅占甲状腺肿瘤的4%～8%,占淋巴瘤的1.3%,几乎均为B细胞淋巴瘤,常伴慢性淋巴性甲状腺炎,早期患者术后宜辅以放射治疗,在4～5周内总剂量40～50Gy,可控制局部病灶,疗效良好,应联合化学治疗,以增强局部疗效及预防远处转移。

Mayo 医院以 40Gy 做颈部或加做纵隔放射治疗者,5 年无病生存率达 57%,且与病灶残留量有关,5 年生存率为 59%,其中局限于腺体内达 75%～85%,低度恶性者可达 90%,侵犯到腺外者仅 35%～59%。

Mayo 医院以 40Gy 做颈部或加做纵隔放射治疗者,5 年无病生存率达 57%,且与病灶残留量有关,5 年生存率为 59%,其中局限于腺体内达 75%～85%,低度恶性者可达 90%,侵犯到腺外者仅 35%～59%。

**(四)化学治疗**

甲状腺癌对化学治疗的敏感性及疗效不及核素碘及放射治疗,大多只能起局部缓解作用,单药治疗的疗效更差,特别是对核素碘及放射治疗不敏感者,可用于甲状腺癌综合性姑息治疗。对晚期甲状腺癌或未分化癌可试用环磷酰胺。

毛霉素为法尼基－蛋白转移酶抑制药,常单独或与其他药物(如 paclitaxel)联合用于治疗未分化性甲状腺癌。

近年来开始试用的单克隆抗体靶向治疗可能是治疗甲状腺癌(主要是髓样癌)的一种新途径(如抗 CEA 放射标记的抗体)。

有人试用生长抑素类似物和干扰素治疗甲状腺髓样癌,有一定疗效,化疗药物与免疫调节药合用,可提高机体免疫力,加强抗癌效果。

1.分化型甲状腺癌的化学治疗

对核素碘及放射治疗不敏感,或有手术反指征的进展期 DTC,特别是伴肺,化学治疗有一定疗效,治疗伴心力衰竭,有效率为 17%,但无 1 例显效,有效率达 26%,其中 11.6%获显效,2 年以上生存率达 10%,5%患者停药后仍存活。

Burgess 等(1978)单用多柔比星(阿霉素)治疗甲状腺癌 53 例,2/3 有效,肿块稳定或缩小,生存期延长,尤以分化型及髓样癌较敏感,未分化癌的疗效较差,中位有效期 8 个月,生存期为 17 个月,避免产生严重并发症。

2.髓样癌的化学治疗

大多数甲状腺髓样癌的预后较好,但约有 20%的患者进展迅速,出现远处转移,预后欠佳,即 APUD 肿瘤,特别是多柔比星(阿霉素),疗效可达 15%～30%,单药治疗的疗效不及联合用药。

用长春新碱(1.4mg/m²),qd×2 静脉滴注,每个 3～4 周 1 疗程治疗伴肺,4 例有效,其中 2 例血清降钙素及肿块均见明显下降及缩小,持续达 14～19 个月,有效率 57%,其中 28%显效,仅有轻到中度的消化道症状,少数(2/7)中度血常规减少。

Petursson 治疗 1 例 20 岁髓样癌伴肺,用链佐星,先以链佐星(500mg/m²)qd×5,多柔比星(阿霉素)(60mg/m²)每 3 周静脉注射,每 6 周为 1 个疗程,待肺部转移控制后,改用达卡巴嗪(250mg/m²)和氟尿嘧啶(5－Fu)(450mg/m²)qd×5,以后再用 75%量,每 4 周为 1 个疗程,结果肿块缩小,持续达 10 个月,治疗后 21 个月最终因肺部病灶复发而死亡。

3.甲状腺未分化癌的化学治疗

甲状腺未分化癌的预后极差,虽对化学治疗的疗效较差,但仍有一定的反应,反应率达 33%,而单用多柔比星(阿霉素)的反应率仅 5%,平均年龄 68 岁,2 例生存超过两年(28,因此,对治疗方法匮乏的进展期末分化癌,在放射治疗无效或不宜应用时,化学治疗不愧为可能有效的方法。

4.原发性甲状腺淋巴瘤的化学治疗

原发性甲状腺淋巴瘤的化学治疗与淋巴瘤相似,8年生存率达100%。

#### (五)髓样癌的生物制剂疗法

甲状腺髓样癌由滤泡旁细胞发展而来,尚分泌其他肽类物质,如血清素,P物质等,导致髓样癌特有的某些临床症状,应用对抗这些肽类的生物制剂进行治疗,有对症治疗的作用。

生长抑素可抑制肿瘤细胞中几种生长因子及激素的分泌,而且50%的髓样癌有生长抑素受体,生长抑素可使因这些激素造成的症状,如腹泻,生长抑素使肿瘤缩小的可能性较小,亦有报道称,生长抑素能使肿瘤稳定数月,IFN对已有转移的APUD肿瘤也有某些疗效,可阻断肿瘤细胞在$G_0 - G_1$期的分裂,并可激活免疫调节系统,干扰素(rIFN-0x-2A)在治疗神经内分泌肿瘤时,主要症状的改善率达64%。

1.生长抑素

自然生长抑素的半衰期仅3分钟,疗效短暂,必须持续不间断地用药,才能保持有效的血药浓度,因此临床上难以推广。

2.生长抑素衍生物

目前常用的生长抑素衍生物有奥曲肽,它们的半衰期明显延长,已应用于临床。生长抑素衍生物抑制肿瘤生长的机制是:①抑制促进肿瘤生长的介质;②抑制肿瘤的血管生长;③调节免疫活性;④通过肿瘤细胞的生长抑素受体,阻止肿瘤细胞的有丝分裂。

八肽奥曲肽可改善甲状腺髓样癌的症状,并降低血清降钙素及CEA,但抗肿瘤的疗效较差,腹泻,且所有病例的血清降钙素均下降,奥曲肽只能改善虚弱,血清降钙素仅4例下降,只有1例具抗肿瘤效果,单独应用八肽奥曲肽的疗效并不十分满意。

3.奥曲肽与干扰素联合应用

Joensuu(1992)联合应用奥曲肽和干扰素(重组干扰素α-2b)治疗终末期转移性类癌,发现血清肿瘤标志物的水平下降,甚至正常,提示在治疗其他神经内分泌肿瘤时也可能有效,8例散发性甲状腺髓样癌有已不能切除的转移灶(纵隔),并经$^{111}$In-DTPA证实有生长抑素受体,300mg/d再皮下注射6个月,干扰素(r-FN-0x-2b)500万U/d,肌内注射,每周3次,共12个月,其中有5例的潮红,6例的血清降钙素及CEA下降,为原来的32%~88%,提示肿瘤被抑制,但转移灶并未缩小,也发现具有稳定病变,降低血清降钙素及CEA的结果,是必须每日注射奥曲肽,费用较高。

4.缓释奥曲肽与干扰素联合应用

缓释奥曲肽是一种新型的环八肽生长抑素衍生物,与缓释剂螯合后半衰期大大延长,10~14天注射1次即可维持有效的血药浓度,每2周肌内注射缓释奥曲肽30mg,6个月后,改为每10~14天肌内注射缓释奥曲肽30mg,再用6个月,开始用干扰素(r-IFN-a-2b)500万U肌内注射,每周3次,共用缓释奥曲肽12个月,r-IFN-a-2b 11个月,疗效明显,其中2例小转移灶消失,3例肿瘤稳定,而大部分(85%)症状明显改善。

总之,生长抑素衍生物与干扰素(重组干扰素)联合应用,可缓解肿瘤分泌多肽类激素引起的症状,降低血清肿瘤标志物水平,提示肿瘤抑制,但对肿瘤本身的控制作用仍较为微弱。

### (六)经皮酒精注射治疗

主要用于实性小至中等结节的治疗,在结节内找到血管最丰富的区域后,用21~22号针头注入酒精。治疗前和治疗后应追踪TSH。此法可有60%左右的治愈率。

酒精注射主要用于治疗无功能性甲状腺结节,尤其是有转移和局部压迫症状者,不能首选酒精注射治疗。

### (七)对症治疗

甲状腺癌术后出现甲状旁腺功能减退时,可补充钙剂和维生素D,可服用赛庚啶缓解症状。

### (八)甲状腺癌的综合治疗

甲状腺癌的治疗除手术外,有多种非手术疗法,各种疗法的单独使用有局限性,疗效有时不尽如人意,而在某些情况下联合应用,可达到事半功倍的作用,但必须恰当掌握指征,否则会造成事倍功半。

1.分化型甲状腺癌的综合治疗

(1)核素碘消融联合TSH抑制疗法:Mazzaferri等认为,确诊时年龄>40岁,肿瘤>1.5cm的DTC,在较大范围的手术(甲状腺近全切除)后,联合应用核素碘消融残留腺体及TSH抑制疗法能有效地提高30年生存率及减少复发率,中位随访达15.7年,发现术后只用TSH抑制疗法的疗效不及核素碘消融治疗,后者的复发率减少1/3,而术后两者联合应用无1例死于甲状腺癌。

由于TSH影响核素碘的摄取,以血清TSH在30~50mU/mL时为核素碘治疗的最佳时机,甲状腺术后2~3周内TSH明显增高,故应在术后2~3周后监测血清TSH,可做全身小剂量的核素碘(1~5mCi)扫描了解有无摄碘能力,可做抑制疗法,若能摄碘,则可初步了解有无转移,则应用核素碘治疗剂量;若无转移可采用消融剂量做核素碘消融治疗,以了解有无未被小剂量核素碘显示的隐性转移灶,应追加治疗剂量,再用抑制疗法以增强疗效,确定须否再次应用治疗剂量的核素碘。

(2)核素碘联合放射治疗:主要指征是具有一定摄碘能力但不足够的DTC,或具有手术反指征,联合放射治疗可提高长年生存率。

Tsang报道放射治疗手术后镜下残留病灶的乳头状癌155例,加用放射治疗较不用放射治疗,能增加10年生存率(100%vs95%)及10年无瘤生存率(93%vs70%),在大体标本残留乳头状癌病灶的33例,加用放射治疗后5年生存率也达65%,5年无瘤生存率为62%;但无残留病灶者,加用放射治疗并不延长无瘤生存率。

2.甲状腺未分化癌的综合治疗

若单独应用手术,明显提高疗效,5年生存率可达10%左右。

Kin以小剂量多柔比星(阿霉素,10mg/m² · 周)加放射(1.6Gy,2次/天,每周3次,共40天,总量57.6Gy)治疗进展期甲状腺未分化癌19例,2年局部复发率仅32%,中位生存期达1年,用放射治疗,其中1例(10%)存活12年,用多柔比星(阿霉素)联合术前(30Gy),局部复发率52%,仅24%的病例死于局部病变,且无转移,联合治疗并无重大并发症,表明放射治疗能延缓局部病灶的过程,联合治疗有效。

3.原发性甲状腺淋巴瘤的综合治疗

大多数甲状腺淋巴瘤须做放射加化学的综合治疗,尤其是病变伴有纵隔延伸者,发现远处转移及复发率明显低于单独放射治疗组者,前者 5 年生存率达 100%,无瘤生存率为 72%。

**(九)各种甲状腺癌非手术治疗的选择**

包括未分化癌在内所有甲状腺癌,在有条件时均应以手术为首选治疗方法,因手术治疗的疗效肯定,且为今后的非手术疗法奠定了基础,非手术疗法是在无手术条件或作为术后辅助治疗时的选择,通常在众多的非手术疗法中选择 TSH 抑制疗法。但应根据肿瘤的病理类型最后决定。

低危组 DTC 只要手术范围恰当,术后只需行 5 年 TSH 抑制疗法并定期随访,再辅以核素碘消融治疗,治疗方案应根据肿瘤摄碘情况而定,具摄碘功能者首选治疗量的核素碘,摄碘功能较差者可选用核素碘与放射联合治疗,无摄碘功能者单独应用放射治疗,其间仍应坚持 TSH 抑制疗法。

低分化甲状腺癌,如圆柱细胞癌有时对核素碘也有一定疗效。

甲状腺髓样癌术后只有血清降钙素或 CEA 增高,而无临床影像学复发,应首先除外因乳腺癌,可选用核素碘消融疗法,消融后 5~10 天扫描,只有生化复发者的 10 年生存率仍高达86%,若已有临床或影像学的复发,而不能再手术时,可采用放射治疗,化学治疗也可能有效,可选用生物疗法,特别是联合应用生长抑素衍生物及干扰素(r-IFN-x-2b),具减轻及缓和症状作用,只有淋巴转移者的 5 年生存率也有 94.5%,明显高于淋巴外转移(41%)。

未分化癌若病变局限在腺内,仍以手术为主,术后辅以放射治疗,放射及化学联合治疗不失为可行的方法。

甲状腺淋巴瘤过去以广泛切除为主,但近来认为,大多数病例已同时伴有其他部位的淋巴瘤,因此仅对局限于甲状腺的淋巴瘤行手术切除,属Ⅰ,手术只起诊断性作用,须在减负手术后加做放射与化学联合治疗。

Mayo 医院对 DTC 均做甲状腺近全切除术,术后根据 MACIS 积分,决定不同的术后处理方案,以减少术后复发率及提高长期生存率,并以最佳的经济效益比达到合适的治疗目的,既不治疗过分,也不治疗不足。

他们将 MACIS 积分<6.0 的乳头状癌作为低危组,只应用抑制疗法到 TSH 正常低值即可,极少需要其他辅助治疗,只需进行物理学检查。

对于 MACIS 积分在 6.0~6.99 的乳头状及伴包膜浸润的滤泡状癌,纳入中危组,须积极处理,但与癌肿有关的病死率并不高,术后应做核素碘的消融治疗($^{131}$I 30~75mCi),并做抑制疗法,只需使 TSH 刚低于正常值,手术 6~12 周后,做重组人类 TSH(rhTSH)刺激后的核素扫描,术后 3~6 个月做 B 超,以后每年 1 次,至少维持 5 年,并在刺激试验后测血清 TG,即在停服甲状腺素时全身核素扫描前服用测血清 TG。

MACIS>7.0 的乳头状或广泛浸润(血管),术后应更积极地检查与治疗,术后 6 周须做核素消融治疗,数月后做进一步的核素治疗($^{131}$I 100~200mCi),5~10 天后全身扫描以发现隐性病灶,同时做更积极的抑制疗法,尽可能地降低血清 TSH 值,并在刺激试验后测血清 TG,

以后至少在 5 年内每年重复 1 次。

对滤泡状癌的老年患者尚需检查远处转移,可用几个疗程的核素治疗延长寿命,放射治疗可减少局部症状及病理性骨折的危险性。无法切除的病灶可联合核素及放射治疗。

# 第六章 乳腺外科疾病

## 第一节 乳房发育异常和畸形

### 一、乳腺发育不良

乳腺发育不良表现为乳房发育不良,乳房发育不良是一种先天性疾患,主要为腺体组织缺少,皮肤仍光整而有弹性。发生在单侧者常伴胸大肌发育不良或阙如。也可因青春期前乳房区烧伤引起。双侧者可能系发育成熟期乳腺组织对性激素不敏感所致。乳头发育可以正常。乳房是一个外胚层器官,起源于皮肤,属于胸壁浅层结构。女孩从 12～13 岁起,乳房开始发育,至 15～17 岁基本成熟。尽管有种族群差异,大致上乳腺是由 15～20 个腺叶组成。乳房发育不良本质上是一种组织缺少,故治疗上宜增加乳房内容物,扩大体积、改善外形,使女性体现,出特有的曲线美及其魅力。

#### (一)病因

乳腺发育不良是指女性,在无其他内分泌异常的情况下,至青春期后仍无乳腺发育或乳腺发育未达正常体积的情况。其发病率实际上要比估计的更高,大多患者并未因此就诊。

#### (二)发病机制

乳腺发育不良可为先天性。也可为获得性。获得性乳腺发育不良是由于幼年乳腺芽受损害,常见于婴儿期和童年期乳腺部位受到辐射,如因皮肤血管瘤接受放射治疗。

先天性乳腺发育不良常可伴有其他发育异常,如骨、肾、牙的发育不良。在 Becker 痣(单侧多毛色素过度沉着损害)可同时并发单侧乳腺发育不全和同侧胸大肌发育不良。据估计,90％的先天性乳腺发育不良与胸大肌发育不良有关。获得性乳腺发育不良的严重程度与辐射剂量正相关。另外,早发育乳腺的不必要的活组织检查和不适当的外科治疗也可导致乳腺发育不良。

#### (三)病理

严重乳腺发育不良时在皮下活检时找不到乳腺原基上皮残留。

#### (四)分类

根据乳腺发育不良的严重程度可分为无乳腺发育、乳腺发育不良和小乳房。

#### (五)临床表现和诊断

因乳腺发育过程在正常妇女也存在较大的个体差异,故患者至发现异常后很久才就诊。患者常因女性性成熟年龄后仍无乳腺发育,或双侧乳腺发育明显差异而就诊。最严重的无乳腺发育包括乳头在内的单侧或双侧乳房完全阙如。

乳房的大小在人种和个体均存在很大差异,乳房大小与泌乳能力也并不完全相关。除无乳腺发育外,乳房发育不良和小乳房并无一定的诊断标准。

**(六)治疗**

乳腺发育不良无特殊治疗。对体形上的缺陷可用佩带义乳的方法纠正。成年后对有要求的患者可考虑手术纠正。

## 二、巨乳症

巨乳症又称乳房肥大、大乳房或巨乳房,是指女性乳房过度发育,含腺体及脂肪结缔组织过度增生,体积超常,与躯体明显失调。可发生胸部压迫感,慢性乳腺炎、疼痛、肩部酸痛沉重及乳房下皮肤糜烂等。巨乳症多见于青春期少女或青年女性,常发生在两侧,偶见限于一侧。

乳房过大系因腺体及脂肪结缔组织对雌激素异常敏感所致。遗传因素亦属有关因素之一。许多巨乳患者由于体形欠美,逃避社交,滋生病态心理,故乳房缩小整形术具有治疗及美容的双重意义。理想的缩乳术应兼顾外观与功能。此外,巨乳症应与乳腺肿瘤相鉴别。

**(一)病因**

巨乳症病因尚不完全明了。

**(二)发病机制**

一般认为是乳腺组织的靶细胞对于雌激素敏感性增高有关。

**(三)病理**

主要表现为间质性胶质和脂肪细胞极度增加,仅有少数病例出现导管上皮增生。

**(四)分类**

青春期巨乳房,妊娠期巨乳房。

**(五)临床表现**

巨乳房主要临床表现为乳腺的进行性生长,导致在1～2年内乳腺大大超出正常范围。以后的数年里乳腺增大并不减小。常需进行不断的外科处理。部分巨乳症患者可伴有多毛等其他异常情况。

**(六)特殊检查**

部分患者可发现有内分泌的异常。

**(七)诊断**

正常人乳房的体积在不同个体可有很大差异,同一个体在不同生理阶段也有很大变化。目前尚没有一个公认的巨乳症诊断标准。临床上接受乳房减容整形手术的患者大多并不符合巨乳症诊断。一般认为巨乳症是指乳房在没有明显诱因的情况下持续的增大。

**(八)治疗**

目前主要依靠手术整形治疗。

## 三、男性乳腺发育症

男性乳腺发育症是常见的临床疾病。一般认为男性除了3种情况:新生儿的一过性乳腺增生症、青春期乳腺增大和偶尔发生在老年男性的乳腺增生外,可触摸到乳腺组织即视为异常。

**(一)病因**

男子乳腺发育都是由于雌激素分泌增多或雄激素/雌激素比值降低所致。雌激素过多是男子乳腺发育症的主要原因,给男性外源性雌激素制剂,如前列腺癌患者用雌激素治疗,转性男性长期使用雌激素以及肾上腺或睾丸肿瘤分泌过多的雌激素均可导致乳腺增生症。

### (二)发病机制

男性乳腺发育可继发于身体其他病理情况,如睾丸、垂体、肾上腺皮质肿瘤,由它们引起体内激素不平衡而致病。也可继发于体内激素代谢障碍,如肝硬化时肝脏对雌激素代谢灭活能力降低。另外,应用洋地黄、利舍平、西咪替丁等许多药物也可引起男性乳腺发育。

### (三)病理

男性乳腺发育的主要病理变化为腺体增生和腺泡形成,同时伴有腺泡外间质组织和脂肪组织增多,特别是在乳腺叶间组织更为明显。

### (四)分类

青春期男性乳腺发育,成人型男性乳腺发育。

### (五)临床表现

男子出现单侧或双侧可触及的乳腺组织,呈圆盘状结节或弥散性增大,有时可伴有乳头和乳晕增大。局部可感隐痛不适或触痛,少数患者在挤压乳头时可见少量白色分泌物溢出。器质性疾病引起的病理性男子乳腺发育症,应还有原发病的临床表现。

### (六)实验室检查

在男性乳腺发育患者中仅不到20%的患者可发现体内雌激素过高或雄激素过低。

### (七)影像学检查

正常男性在乳晕不应有密度增高区,即使在体检中未发现乳房明显隆起的乳房,但如X线检查发现在结节状或树枝状阴影也应讼为有男性乳腺发育。

### (八)诊断

一般临床表现即可诊断,但要注意发现继发性男性乳腺发育的原发病变。只有在排除其他系统病变的基础上才可诊断原发性男性乳腺发育。

男性乳腺发育主要须与男性乳癌和假性男性乳腺发育症鉴别。

男性乳癌的肿块更偏硬一些,常不以乳头为中心而偏向某一个象限。肿块可与乳晕皮肤粘连,可有腋淋巴结肿大。红外热像图检查肿块增温可>1℃。X线检查可见肿块边界呈毛刺状。

假性男性乳腺发育是由于胸部皮下过多脂肪组织形成假性男性乳腺发育。一般见于全身肥胖症,在乳腺X线检查中没有乳腺组织阴影而仅为脂肪组织。

### (九)治疗

对继发性男性乳腺发育症应查明原因,治疗原发病变。男性乳腺发育一般不需要治疗而有自愈倾向。症状明显时,可用甲睾酮、三苯氧胺等药物治疗。对于经久不消或继发肿块或疑有男性乳癌可能的病例可予手术切除。手术时可做环乳晕的弧形切口,保留乳头与皮肤。

# 第二节 急性乳腺炎

急性乳腺炎是乳腺的急性化脓性感染,为外科女性患者中一种多见的化脓性疾病。常见于产后哺乳期妇女,特别是初产妇,往往发生于产后3~4周,亦可见于产后4个月,甚至1~2

年。可发生于乳房的任何象限。多为金黄色葡萄球菌感染,少数为链球菌或其他细菌。

## 一、分型

其临床表现可有明显个体差异,应用抗菌药物治疗的患者,临床症状可被掩盖。按典型临床过程可分为:

### (一)急性单纯性乳腺炎

症状较轻,有压痛,乳房局部出现边界不清的硬结。

### (二)急性蜂窝组织炎

疼痛可呈搏动性,有明显硬结,触痛明显加重,同时出现寒战、高热、头疼、无力、脉快等全身症状。

### (三)脓肿形成

由于治疗不力和病情加重,局部组织坏死、液化,大小不等的感染灶相互融合形成脓肿,脓肿可分为单房或多房。感染严重或抵抗力低下者,可并发脓毒血症。

## 二、诊断

### (一)诊断要点

1.病史

初产哺乳期妇女,乳房出现胀痛,伴全身发热,不能哺乳,应首先怀疑乳腺炎之可能。

2.症状

(1)局部表现:患侧乳房疼痛,体积增大,局部变硬,形成疼痛性硬结或包块,皮肤发红、发热,触之有压痛。进而局部变软,形成不同部位的脓肿,检查有波动,有时可自行破溃,若穿入乳管可有乳头溢脓,亦可侵入乳房后间隙的疏松结缔组织,形成乳房后脓肿。常可伴患侧腋窝淋巴结肿大疼痛。

(2)全身症状:起病时,全身可伴有高热、寒战、脉快、周身不适,食欲缺乏,头痛、无力、出汗等。严重者,亦可有全身中毒症状,出现败血症或脓血症的症状。

(3)治疗不当或引流不充分可导致慢性乳腺炎,乳房内形成硬结,边界不清,活动度不大。

3.体征

乳房出现局限性红、肿、热、痛;扪及炎性疼痛性肿块,触之压痛,波动试验阳性。

### (二)辅助检查

(1)常规检查:

1)血常规:白细胞计数可出现不同程度的升高,常伴有核左移现象,严重者亦可出现中毒颗粒。

2)穿刺抽吸:压痛最明显处穿刺,若抽到脓液表示脓肿已形成。

3)乳房B超:有助于确定炎性病灶有无脓肿形成。乳腺炎时,显示炎性肿块边缘模糊、界限不清,内回声增强,但分布不均且压痛。形成脓肿时边缘清楚,边界增厚,中间可见脓腔的无回声区,内可见有强光点和强光团回声,后方回声增强。

(2)可选择检查:脓液细菌培养加药物敏感实验,随着抗生素应用的增多,应警惕原发性耐药菌株感染的可能,必要时应尽早行脓液细菌学培养及药物敏感试验,以指导临床用药。

### 三、鉴别诊断

本病可与积乳囊肿、浆细胞性乳腺炎及乳腺结核等混淆,但主要与炎性乳腺癌相鉴别。

炎性乳腺癌:多发生于年轻妇女,其皮肤病变范围一般较广泛,尤以乳腺下半部为甚。皮肤颜色为一种特殊的暗红或紫红色,皮肤肿胀,呈橘皮样。乳腺一般无明显疼痛和压痛,可触及无痛性肿块,并可伴同侧腋窝淋巴结肿大。全身炎性反应较轻或无。临床鉴别困难时往往需要病理确诊。

### 四、治疗

原则是消除感染、排空乳汁。根据炎症不同阶段而采取不同的治疗措施,方法有非手术治疗和手术治疗。

#### (一)炎症初期,卡他性炎症期

仅有轻度肿胀,尚无皮肤红肿及全身寒战高热时,即仅有乳汁淤积,而无细菌感染阶段,主要采取非手术治疗。

(1)卧床休息,安静睡眠。

(2)佩戴乳罩,将乳房托起,减轻症状。

(3)局部冷敷,清洗乳头,可用注射器吸出,清除乳管开口堵塞物,亦可用吸乳器排出淤积的乳汁,起到引流作用。

(4)局部封闭疗法:可用0.25%～0.5%的普鲁卡因加庆大霉素或青霉素,于患乳的基底部或周围封闭注射治疗。

#### (二)急性蜂窝织炎期

此期尚未形成脓肿,是治疗的关键阶段,非手术治疗处理得当可防止形成脓肿,避免手术治疗。

1.全身治疗

因主要病原菌为金黄色葡萄球菌,可不必等待细菌培养的结果即可给予抗感染治疗。首选青霉素。若青霉素过敏,则应用头孢菌素或红霉素。如治疗后病情无明显改善,则应得复穿刺以证明有无脓肿形成,以后可根据细菌培养结果指导选用抗菌药。抗菌药物可分泌至乳汁,因此如四环素、氨基糖苷类、磺胺类和甲硝唑等药物应避免使用,以免影响婴儿。

2.局部治疗

可用25%硫酸镁局部湿热敷,每次20～30分钟,每日3～4次;亦可用1:1粥状甘油硫酸镁、鱼石脂油膏外敷。如有乳头皲裂或破损,可用3%硼酸溶液清洗干净后外敷消炎软膏促进愈合。

3.同乳或中断哺乳

炎症初期可继续哺乳,以防止乳汁淤积,但哺乳前后应清洗乳头及其周围和婴儿口腔。对停止哺乳者可用手法或吸乳器排乳,达到疏通乳管作用。

4.物理疗法

可用超短波、超声波、音波和红外线理疗促进炎症吸收。

5.中医治疗

应用清热解毒之中药亦有良好效果。蒲公英、野菊花各9g,水煎服;瓜蒌牛蒡汤加减:熟牛蒡、生山栀、银花、连翘各 9g,全瓜蒌(打碎)、蒲公英各 12g,橘皮、叶各 4.5g,柴胡 4.5g,黄芩 9g。

### (三)脓肿形成期

应停止或中断哺乳(一般健侧乳房不需要停止哺乳,因停止哺乳不仅影响婴儿喂养,且为乳汁淤积提供了条件。但患侧要停止哺乳,以防炎症扩散)。可口服溴隐亭 1.25mg,每日 2 次,共 7～14 日;或己烯雌酚 1～2mg,每日 3 次,共 2～3 日;或肌内注射苯甲酸雌二醇,每次 2mg,每日 1 次,共 5～7 日;或中药炒麦芽 60g 水煎,每日 1 剂,共 2～3 日;给予高热量、高蛋白、高维生素等易消化吸收饮食;有败血症时,亦可多次少量输入新鲜血液,增加机体抗感染能力;选用适当的广谱抗生素,可根据药敏试验针对性选用敏感抗生素。

但如此时仅用抗生素治疗,则可导致更多的乳腺组织遭受破坏,应及时采取手术治疗。可根据脓肿严重程度选择穿刺排脓或切开引流法。

1.穿刺排脓疗法

若波动不明显,可行穿刺排脓疗法。抽出脓液,用生理盐水冲洗脓腔,然后注入庆大霉素或青霉素,每日一次,一般经 3～4 次处理方可治愈,免去了手术切开引流的伤害和痛苦。

2.脓肿切开引流术

乳房脓肿形成,经上述治疗无效,应立即采取脓肿切开引流术。其注意事项有:

(1)适应证:检查有脓肿波动,即波动试验阳性;局部试穿抽出脓液者,应立即引流。

(2)切口选择:一般选用放射状或轮辐状切口,避免伤及乳管,形成乳瘘;乳晕下脓肿应沿乳晕边缘做弧形切口;深部脓肿或乳房后脓肿可沿乳房下缘做弧形切口,经乳房后间隙引流之;脓腔较大时,可在脓腔的最低部位另加切口做对口引流。

(3)麻醉选择:一般选择局部浸润麻醉即可获得良好的麻醉效果。

(4)通畅引流:切口要够大,与波动明显处切开,低位切开,便于体位引流。脓肿如超越两个象限者,亦可行对口引流。切开后探查脓腔,以手指轻轻分离脓肿的多房间隔,以利引流。

(5)避免副损伤:切口选择合适,避免伤及乳管,形成乳瘘;对乳房内脓肿,避免损伤乳房内动脉。

(6)细菌培养及药敏试验:引流的脓液必须做化脓菌涂片或细菌学培养以及抗生素敏感试验,以利有的放矢地选用敏感的抗生素治疗。

(7)引流物选择:不宜采用管状或膜状引流物。可采用干纱布、油纱布、油纱布包裹干纱布填塞三种方法,尤以后者为佳。

(8)术后换药:若敷料渗湿较轻,可于术后第三日开始换药;若敷料渗湿较严重,则可适当增加换药频率。换药时要不断清除创腔内坏死组织、脓苔、异物(如线结)等。应根据肉芽情况,适当调整换药次数,保护新鲜肉芽,促进愈合。换药时必须严格遵循无菌操作规程,动作敏捷,手法轻柔,避免创腔出血。

# 第三节 乳腺良性增生性疾病和肿瘤

## 一、乳腺良性增生性疾病

乳腺良性增生性疾病包括一大类发生在终末导管小叶单位（TDLUs）的良性增生性病变，主要表现为上皮和间质的增生和化生性改变。由于这类病变的组织形态学变化多样，故诊断名称繁多，目前尚未完全统一。

### (一)病因

主要是由于内分泌水平的不平衡或终末导管小叶单元的上皮或叶间结缔组织对激素的敏感性增高引起。

### (二)发病机制

正常情况下，乳腺组织受体内激素的周期性调节并产生相应的变化。雌激素诱导终末导管上皮和小叶间结缔组织的增生和发育，孕激素则诱导小叶－导管－腺泡结构的发育。当雌激素水平绝对或相对较高时，可引起间质的纤维化，使导管腔狭窄，分泌物积聚，导管扩张，也就形成囊肿。

### (三)病理

乳痛症的病理改变轻微，常只有终末导管小叶单位的轻度增生，与正常乳腺组织的周期性增生变化不易区别。乳腺小叶增生时则增生更明显，小叶内导管及腺泡数目增加，小叶体积增大，小叶内结缔组织增生。如进一步发展可出现小叶内导管或腺泡的囊性扩张，出现直径＞500pm 的小囊腔，乳腺小叶增生时常可伴有乳腺组织的大汗腺化生，透明细胞化生或泌乳细胞化生。乳腺囊性增生的囊腔的扩大则可形成囊肿。乳腺腺病是乳腺良性增生性疾病中最常见的病变，其病理改变也较为复杂多样，主要表现为腺体和间质的非肿瘤性增生，小叶变形以致小叶结构不明显，增生的腺管伸长、扭曲、盘绕。有时病变以叶间纤维组织增生为主，纤维组织在小叶内伸展，使导管或小叶受压变形，导管腔变小甚至完全闭塞，上皮细胞可萎缩或全实性索条状排列。乳腺良性增生性病变的上皮增生可伴有不同程度的异型。一般认为大多数乳腺良性增生性病变并非癌前病变，一般不伴有乳腺癌发生危险性增加。

### (四)分类

根据临床症状及体征，一般可分为乳痛症、乳腺小叶增生、乳腺囊性增生、乳腺腺病四类，但这四类病变可同时存在于同一病例中。

### (五)临床表现

乳腺良性增生性疾病可发生在青春后期至绝经期后的任何年龄，但以育龄妇女多见，30～40 岁为好发年龄。

乳痛症患者主要表现为乳腺疼痛，疼痛大多为胀痛、刺痛，少数患者可有乳头周围的敏感性增高疼痛。疼痛大多表现为经前期疼痛，经后疼痛可缓解。疼痛时间长短不一，可为经前1～2 天的疼痛，也可为月经净后数日即出现疼痛一起持续到下次月经来潮。疼痛有时可向腋下、肩背甚至上臂放射。部分患者疼痛的发生与情绪焦虑有明显关系。乳痛症患者体检常无明显异常,部分患者可有乳房压痛,触诊可发现乳腺组织增厚或呈颗粒状增生,表面皮肤无改变。月经后复查体征常消失。

乳腺小叶增生患者可有疼痛,但乳腺检查常可发现乳腺大小不等的增生结节,结节一般偏软,界限不清,常为多个部位。可伴有患侧淋巴结的轻度肿大。乳腺结节常在经后明显变软,缩小。也可出现乳头浆液性溢液。

乳腺囊性增生时患者疼痛反而较轻而乳腺结节更明显,常在增生的乳腺组织基础上可触及小结节,此类结节体积大小不等,直径一般在 0.5cm 以下,亦有少数患者形成较明显大囊肿。与国外患者相比,中国妇女形成明显囊肿的比例要低得多。此类囊肿结节在经后亦不会缩小变软。

乳腺腺病患者常表现为乳房的肿块,在纤维增生为主的病例肿块更明显。肿块边界不清,质偏硬或韧。但不累及皮肤。

在同一病例乳腺良性增生性疾病的不同表现可同时存在。

**(六)实验室检查**

实验室检查常无特殊发现。

**(七)影像学检查**

乳腺良性增生性疾病的 X 线检查主要表现为多发的密度增高阴影,边界常过渡不清而不呈毛刺状,阴影内部也常不均匀。也可看到呈短弧形阴影的囊肿壁。大多数病例不出现皮肤增厚改变。另有少数患者也可出现细小钙化,需与乳癌鉴别。

**(八)乳腺超声检查**

乳腺良性增生性疾病的乳腺超声检查主要表现为病变乳腺组织较增厚,回声低于周围乳腺组织,无包膜回声,乳腺内导管回声存在但失去正常排列。如有囊肿则超声可见无回声区及周围包膜回声,后方回声可增强。

**(九)特殊检查**

乳腺良性增生性疾病的热像图检查常表现为肿块部位的皮温可增高,但一般不超过 1℃。

**(十)诊断及鉴别诊断**

乳腺良性增生性疾病主要依靠症状及体格检查时发现。乳腺良性增生性疾病是乳腺疾病发病率最高的疾病,在排除其他乳腺疾病以后常将患者归于此类疾病。确诊仍依赖于病理检查。

**(十一)治疗**

乳腺良性增生性疾病大多为多发。故治疗应以调节内分泌为主,内科治疗可用复方碘溶液,三苯氧胺及许多中成药来调节乳腺组织对激素的敏感性或体内激素水平。但治疗有效停药后有一半以上病例可有不同程度的反复。

用乳罩托起乳房可减轻疼痛。中药疏肝理气及调和等方法也可以缓解疼痛。如逍遥散 3~9g,每日 3 次;或 5％碘化钾 5mL,每日 3 次。小剂量间断服用三苯氧胺也有一定疗效。

手术治疗常不能根治疾病,主要用于排除癌变可能。外科切除仅限于局部肿块明显或临床不能排除乳癌者。可在局麻下行肿块切除术,并常规做病理检查。手术切除局部病变并不能防止其他部位良性增生病变的发生。另外,乳房单纯皮下切除偶尔也可应用于广泛而严重的乳腺良性增生疾病。对于有乳腺癌家族史,或切除后病理发现导管上皮细胞增生显著,且并有Ⅱ～Ⅲ级病变时,可行单纯乳房切除术。

## 二、乳腺纤维腺瘤

乳腺纤维腺瘤是发生于乳腺小叶内纤维组织和腺上皮的混合性瘤,是乳房良性肿瘤中最常见的一种。乳腺纤维腺瘤可发生于青春期后的任何年龄的女性,但以18～25岁的青年女性多见。本病的发生与内分泌激素失调有关,如雌激素相对或绝对升高可引起本病。

### (一)病因

本病产生的原因是小叶内纤维细胞对雌激素的敏感性异常增高,可能与纤维细胞所含雌激素受体的量或质的异常有关。雌激素是本病发生的刺激因子,所以纤维腺瘤发生于卵巢功能期。

### (二)病理

肿瘤由增生的间质和上皮成分组成。各病例可因间质、上皮的比例不同而命名为纤维腺瘤或腺纤维瘤。间质可围绕导管生长或挤压导管生长,间质多为成纤维细胞,肿瘤周围常有明显的纤维性包膜。在青年患者中部分纤维腺瘤中的间质和上皮均明显增生,被命名为"富于细胞的纤维腺瘤"或幼年性纤维腺瘤。

### (三)分类

临床上可分为三型。

1.普通型纤维腺瘤

此型最多见,瘤体小,生长缓慢,一般在3cm以下。

2.青春型纤维腺瘤

大多发生在月经初潮期,临床较少见,特点为生长较快,瘤体较大,病程在1年左右可占满全乳房,肿块最大径为1～13cm。

3.巨纤维腺瘤

中年妇女多见,可见于妊娠、哺乳、闭经前后妇女,特点是生长较大,可达10cm以上或更大,偶可有肉瘤变。

### (四)临床表现

1.肿块

大多在无意中发现乳房有肿块,2/3的肿块大小在1～3厘米,个别有达10cm以上者,最大可达24cm。部位多在乳腺外上方,大多为单发性,少数为多发,呈圆形或椭圆形,边界清楚,表面光滑,具韧性,活动良好,与表皮和胸肌无粘连。

2.疼痛

大多为无痛性肿块,仅14％有轻度疼痛,呈阵发或偶发或月经时激发。

3.乳头

有清亮溢液,但少见,约占0.75％。

4.腋窝淋巴结

不肿大。

（五）检查

1.实验室检查

实验室检查无特殊。

2.影像学检查

X线检查纤维腺瘤多呈密度均匀,边界锐利的圆形阴影,在脂肪组织多的乳房较易显现,有时可见周围细窄的透明晕。在致密乳腺中纤维腺瘤常可不显现。存在已久的纤维腺瘤可因退行性变而出现钙化。钙化较粗糙,可呈片状、环状、斑点状等形状。

3.超声检查

病变常呈中低回声,大部分可见中等强度的包膜回声伴侧壁组织受压的侧壁回声。后方回声增强较明显。

4.热像图检查

无异常温差。

（六）诊断

乳腺纤维腺瘤的论断主要依赖临床诊断。患者年龄、临床体检发现是诊断主要依据。最后确诊需依靠病理。

乳腺纤维腺瘤主要需与乳腺良性增生性疾病和早期乳腺癌鉴别。

部分乳腺良性增生性疾病可发展为纤维腺瘤。临床上可见从乳痛症渐发展至纤维增生为主的增生性疾病,然后包膜逐渐形成至纤维腺瘤的整个过程。纤维腺瘤形成后一般无症状,而增生性疾病常有疼痛,肿块边界不清,质偏软。超声检查对乳腺囊肿和纤维腺瘤的鉴别很有帮助。

早期乳腺癌在未累及皮肤以前常不易和纤维腺瘤鉴别。乳腺癌在X线检查时且可见特征性的细粒状钙化,边界大多不规则。超声检查中常无侧壁回声,也无增强的后壁回声。

（七）治疗

尽管纤维腺癌的生长有一定自限性,但由于临床诊断的不肯定性使大多数病变仍采用手术治疗。手术方式应以肿瘤挖出为主,尤其在较年轻妇女更不应轻易切除过多正常乳腺组织。手术中要注意病变的多发性,有时一个主瘤旁边可有多个小子瘤,如遗漏可造成术后的早期"复发"。对多发性纤维瘤患者在手术切除已明确主要病变的病理性质后也可采用观察的方法。如肿瘤较小,长期不增大的病灶可不处理。

## 三、导管内乳头状瘤

女性乳腺有15～20个乳腺导管,开口于乳头。乳腺导管内乳头状瘤是指发生在导管上皮的良性肿瘤,其发病率仅次于乳腺纤维腺瘤和乳腺癌。根据2003年世界卫生组织(WHO)乳腺肿瘤分类,将导管内乳头状瘤分为中央型和外周型。中央型乳头状瘤多发生在乳管壶腹以下大约1.5cm的1、2级乳管(壶腹是指乳管接近乳头膨大成囊状的部位),又称大导管内乳头状瘤,位于乳腺中央区乳晕下方,一般认为其不增加患乳腺癌的风险。外周型乳头状瘤是指终末导管－小叶系统发生的多发性导管内乳头状瘤,曾使用过"乳头状瘤病"的名称,位于乳腺的周围象限,一般认为是癌前期病变,癌变率为5%～12%。乳腺导管内乳头状瘤多见于产后妇女,以40～50岁者居多,是临床上常见的乳腺良性肿瘤。

**(一)病因和发病机制**

病因及发病机制不清。

**(二)病理**

表现为乳腺导管内上皮的乳头状增生,增生可呈复杂的分叉状。乳头状瘤表面覆以上皮细胞及肌上皮细胞,基底膜下有纤维血管间质。覆盖上皮立方或柱状,无异形性,少分裂象细胞。如出现较重的间变或不典型增生,则需注意有无导管内癌的存在。有时因肿瘤存在使局部导管呈囊状扩张,有人将其称为囊状乳头状瘤,其实仍是导管内乳头状瘤的一种。

**(三)分类**

导管内乳头状瘤;导管内乳头状瘤病。

**(四)临床表现**

1.乳头溢液

乳头出现血性、浆液血性或浆液性溢液,溢液可为持续性或间断性。有些患者在挤压乳腺时流出溢液,也有些患者是无意中发现自己内衣或乳罩_上有溢液污迹。个别患者可出现疼痛或有炎症表现。中央型导管内乳头状瘤较易出现乳头溢液,而外周型乳头状瘤很少出现溢液。

2.乳腺肿块,

由于乳腺导管内乳头状瘤瘤体小,多数情况下临床查体摸不到肿块。有些中央型乳头状瘤可在乳晕附近摸到结节状或条索状肿块,质地较软,轻压肿块时可引出溢液。外周型乳头状瘤发生在乳腺周围象限,若能触及肿块可在乳腺周边部位。

**(五)检查**

1.实验室检查

实验室检查无特殊发现。

2.影像学检查

X线检查可分为乳腺软组织摄影和乳腺导管造影两类。单纯乳腺软组织摄影对导管内乳头状瘤意义不大。有时可发现局部导管不规则扩张,沿扩张的导管出现小结节状致密阴影。部分乳头状瘤可有桑甚状或小点状钙化。乳腺导管造影对诊断意义较大。一般找到溢液的导管口后插入细平头针注入造影剂 $1\sim3mL$。注射前需注意排出空气以免引起假象。注入造影剂后即摄片可见造影之导管的充盈情况。典型的导管内乳头状瘤呈圆形,类圆或半圆形的边缘完整的充盈缺损区。在多发性乳头状瘤有时可见多个散在的颗粒状缺损区。少数患者可表现为导管的扩张,而又因肿瘤完全阻塞而充盈中断。

3.超声检查

用 $10MH_2$ 高频探头探测可观察到扩张的乳腺导管无回声区。沿无声区探测可在乳晕下的导管中找到乳头状瘤声影。瘤体常为中、低回声突入管腔的无回声区中,可发现瘤蒂与管壁相连。有时也表现为一囊肿,囊内有较大的乳头状中回声区。

4.细胞学检查

利用乳头溢液涂片送细胞学检查可见到单个或成堆的上皮细胞。细胞异型小,无分裂象可见。

5.内镜检查

近年出现了纤维乳管内镜可深入乳腺导管观察管内病变。对导管内乳头状瘤诊断很有帮助。

（六）诊断

对临床任何有乳头溢液或溢血的病变应疑及导管内乳头状瘤。乳腺高频超声常可证实诊断，而导管造影亦可明确病变部位。溢液涂片找到成巢上皮细胞有助于诊断但尚不足以完全排除乳腺导管内癌。最后确诊仍依赖于病理切片。

乳腺导管内乳头状瘤的鉴别诊断对象主要是乳腺导管扩张和乳腺导管癌。乳腺导管扩张可表现为乳腺导管的溶液或溢血，也可在乳晕下触及肿块。乳腺导管扩张的溶液常较混浊，呈炎性溢液状，量亦较少。溢液涂片没有上皮细胞而为较多的炎性细胞。高频超声检查和乳腺导管造影可鉴别。

乳腺导管癌（导管内癌）也可表现为溢液和乳头周围肿块。一般先有溢液后出现肿块的以良性病变为多，而先有肿块后再现溢液的则恶性机会较大。乳腺导管癌在乳腺 X 线检查时有时可见较典型的砂粒状钙化。乳头溢液的细胞学检查不易分乳头状瘤和导管内癌。高频乳腺超声对鉴别诊断较有帮助。

（七）治疗

20 世纪 50 年代以前曾将导管内乳头状瘤视作癌前病变。现在认为单发的无不典型增生的导管内乳头状瘤的癌变率应低于 5%，故治疗仍应以局部切除为主。常见手术为乳腺导管剥离加或不加乳腺区段切除。术中用平头针头插入乳头出血溢液的导管开口并注入亚甲蓝染色导管，皮肤沿着导管的方向做放射状切口，沿染色导管行剥离术及其所属的乳腺小叶切除术。手术中要点是要找准病变导管，将导管自开口处剥离切除至预定肿瘤处。导管尤其是大导管剥离不彻底常会引起术后仍有少量乳头溢液以致患者认为肿瘤又复发了。乳头状瘤患者以后乳腺癌的发生危险性较普通人群稍有增高，尤其发生于小导管的乳头状瘤常为多发性，有恶变倾向，可考虑做单纯乳房切除。年龄大者也可酌情行单纯乳房切除术。在乳导管内乳头状瘤术后需随访，复查患者。

## 四、乳腺叶状囊肉瘤

乳腺叶状囊肉瘤又称巨大纤维腺瘤，临床少见，仅占乳腺肿瘤的 1%。根据细胞分化程度及临床表现分为良性、恶性和低度恶性。它有时具有恶性肿瘤的特点，同时又具有良性肿瘤的特点。该瘤的成分与结构颇似管内型纤维腺瘤，常常在同一个肿瘤内，一部分是纤维腺瘤，一部分是叶状囊肉瘤的结构。本瘤虽称为肉瘤，但只是指其组织学结构而言，在临床上绝大多数是良性的，即使因局部手术切除不当而复发，也极少发生转移。

（一）病因

本病发病原因不明，可能和体内雌激素水平失调有关。有报道认为，月经初潮前后内分泌功能为不稳定阶段，性成熟早期及老年不同阶段的妇女，内分泌均发生重大变化，容易产生不协调其中，雌激素分泌增多为叶状囊肉瘤发生的基础，故内分泌因素在病因学中有很大关系。

（二）病理

肿瘤常有包膜，肿瘤内有裂隙而呈分叶状，内可见囊肿形成，切面呈灰白色鱼肉状。细胞有良性的上皮细胞和分化程度不同的间质细胞,间质细胞大多为成纤维细胞。呈现不同的分化,间质也可向脂肪肉瘤、软骨肉瘤、骨肉瘤等其他间质肉瘤分化。肿瘤中有上皮成分是与间质肉瘤区别的要点。上皮成分亦发生癌变则可称为癌肉瘤。

### (三)分类

可根据间质细胞间变程度,核分裂象的多少定其分化程度。分化好的叶状囊肉瘤常不会转移,局部复发也较少,而分化差的肿瘤则可能转移,局部复发机会也大。

### (四)临床表现

最常见临床表现为局部无痛性肿块,患者几乎都因为发现肿块而就医,也有少数患者有刺痛或轻度胀痛。在临床查体时一般可触及 1～3cm 肿块。文献报道,肿块最大者可达 40～50cm,质地可硬可软,多数为单侧发生,双侧者极少病程 1 个月至十余年不等,最长可达成四十余年,平均 4.5 年。肿瘤生长一直是缓慢的,但大多数是一向缓慢而近期迅速增大,而肿瘤生长的快慢和良恶性关系不大。瘤体虽然可以很大但与周围组织及皮肤无粘连,个别病例可因瘤体巨大使局部皮肤变薄、发亮充血,甚至因压迫而形成溃疡。乳头被推移,但很少发生回缩或溢液。少数患者可有腋窝淋巴结肿大,但也通常没有转移。

### (五)影像学检查

X 线检查在年轻妇女的致密性乳房中常无异常发现,对比度较好的脂肪型乳房可见圆形、卵圆形的致密阴影,其边缘清晰。亦可呈不规则形分叶状的致密阴影。X 线检查在叶状囊肉瘤无特征性表现。

### (六)诊断

叶状囊肉瘤少见,无特异诊断方法。术前诊断几无可能。即使病理诊断时常也有分歧而无法统一。

叶状囊肉瘤的鉴别诊断对象有增大快速的纤维腺瘤,乳腺癌和乳腺肉瘤。

纤维腺瘤好发于青春期女性,尤其是幼年性纤维腺瘤常可增大迅速。发病年龄是两者鉴别的要点,最后鉴别需依赖病理检查。

乳腺癌常早期累及皮肤,有无皮肤粘连是鉴别乳腺癌与叶状囊肉瘤的要点。极少有肿块超过 4cm,而尚不累及皮肤的乳癌。

乳腺肉瘤亦是乳腺少见的恶性肿瘤,与叶状囊肉瘤的鉴别只能依赖病理检查。

### (七)治疗

因叶状囊肉瘤的术前诊断不易明确,其分化程度更需术后的详细病理检查方能确定,故首期治疗除少数肿瘤较大,或患者年事已高患者可直接行单纯乳房切除外,大部分患者常先采取肿瘤局部切除,再根据病理检查的结果决定是否加行单纯切除术。因淋巴结转移少见而不需行淋巴清扫术。局部切除的局部复发率为 20% 左右。而单乳切除后局部复发率在 4%。另有10% 左右的患者可出现血行转移。分化差的肿瘤更易局部复发和转移。此病化疗、放疗效果尚难评价。

# 第四节　乳腺癌

乳腺癌是女性最常见的恶性肿瘤之一,仅次于宫颈癌,近年来有超过宫颈癌的倾向,呈逐年上升趋势。发病年龄以 40～60 岁居多。发病原因尚不清楚,但与女性激素雌酮及雌二醇有关,同时有家族发病倾向。

## 一、分型

乳腺癌有多种分型方法,目前国内多采用以下病理分型。

### (一)非浸润性癌

包括导管内癌(癌细胞未突破导管壁基底膜)、小叶原位癌(癌细胞未突破末梢乳管或腺泡基底膜)及乳头湿疹样乳腺痛(伴发浸润性癌者不在此列)。此型属早期,预后较好。

### (二)早期浸润性癌

包括早期浸润性导管癌(癌细胞突破管壁基底膜,开始向间质浸润)、早期浸润性小叶癌(癌细胞突破末梢乳管或腺泡基底膜,开始向间质浸润,但仍局限于小叶内)。此型仍属早期,预后较好。

### (三)浸润性特殊癌

包括乳头状癌、髓样癌(伴大量淋巴细胞浸润)、小管痛(高分化腺癌)、腺样囊性癌、黏液腺癌、大汗腺样癌、鳞状细胞癌等。此型分化一般不高,预后尚好。

### (四)浸润性非特殊癌

包括浸润性小叶痛、浸润性导管癌、硬癌、髓样癌(无大量淋巴细胞浸润)、单纯癌、腺癌等。

此型一般分化低,预后较上述类型差,且是乳腺癌中最常见的类型,占 80%,但判断预后尚需结合疾病分期等因素。

## 二、诊断

### (一)诊断要点

#### 1.肿块

大多是偶然发现的,早期多无症状。单发,质硬,边界不清,表面不光滑,与周围组织分界不很清楚,在乳房内不易推动。随着肿瘤增大可引起乳房局部隆起。肿块多在乳房的外上象限(45%～50%),其次是乳头乳晕区(15%～20%),少数在内下象限。晚期因向深部扩散侵及筋膜和胸肌而固定。

#### 2.局部皮肤改变

(1)皮肤水肿:水肿是重要的临床表现,出现"橘皮样"外观。早期水肿局限于肿痛的皮肤,晚期范围较广泛。体积较大的肿瘤皮肤表浅静脉怒张,也可出现肿瘤局部皮温增高。

(2)皮肤浸润和溃疡:肿瘤到晚期可侵犯皮肤,出现局部皮肤溃烂,形成溃疡。肿瘤组织呈菜花样,常继发感染,有恶臭的坏死组织,伴出血和疼痛。

(3)皮肤卫星样结节:肿瘤沿淋巴结扩散到皮肤,在皮肤表面有散在的卫星样硬结。

(4)酒窝征:肿瘤侵犯乳房的 Cooper 韧带,收缩致局部皮肤凹陷称之为"酒窝征"。

3.特殊类型的癌

(1)炎性乳腺癌少见,局部皮肤呈炎症性表现,开始时较局限,不久即可扩展到乳房大部分皮肤。皮肤发红、水肿、增厚、粗糙,表面温度升高,发展迅速,预后差。

(2)湿疹样癌少见,恶性程度较低,发展慢。乳头有瘙痒、烧感。以后出现乳头和乳晕的皮肤粗糙、糜烂,如湿疹进而形成溃疡。有时可出现黄褐色鳞屑样痂皮,部分病例于乳晕区可触及肿块,淋巴结转移较晚。

(二)辅助检查

1.乳腺 X 线片

是诊断乳腺癌的一项较为成熟的检查方法。常用的有钼靶和干板摄片两种,表现为密度增高的肿块影,边界不规则或呈毛刺征。

2.红外线扫描

可鉴别乳腺肿块,乳腺癌的征象是由浅到深灰甚至黑色多个灰度中心的阴影。肿块边界不清,形状不规则,周边伴有异常血管影,粗大扭曲中断,呈放射状、条束状、鼠尾状。

3.病理检查

是最可靠的方法。包括乳头溢液细胞学检查;乳头、乳晕有湿疹样病变的患者,可做印片或刮片检查;细针穿刺细胞学检查;手术肿块切除病理切片检查。

4.超声检查

可以显示乳腺的各层结构,肿块的形态及其质地。诊断乳腺癌正确率达 80% 以上。但对肿瘤直径小于 1cm 时鉴别能力差。

5.CT 检查

可用于不能扪及的乳腺病变活检前定位,确诊乳腺癌的术前分期,检查乳腺癌术后腋下及内乳淋巴结有无肿大,有助于制订治疗计划。

6.乳腺导管造影

乳腺导管造影影像特征可因癌肿的浸润、梗阻、破坏引起乳腺导管壁僵硬、局部狭窄、管壁不规则破坏或突然中断。

7.标志物检查

癌胚抗原(CEA)铁蛋白缺乏特异性。

8.乳管镜检查

有乳头溢液的患者通过乳管镜活检,对早期乳腺癌可诊断。

三、鉴别诊断

(一)纤维腺瘤

好发于 18~25 岁妇女,肿瘤大多为圆形或者椭圆形,边界清楚,活动度大,发展慢,同侧腋下淋巴结不大。但 40 岁以后的患者不要轻易诊断为纤维腺瘤,必须排除恶性肿瘤的可能。

(二)乳腺囊性增生

多见于中年妇女,特点是乳房胀痛,肿块可呈周期性变化。与月经周期有关。肿块或局部乳腺增厚,与周围乳腺组织分界不明显,可观察一至数个月经周期,不排除恶性肿瘤时做手术活检。

（三）浆细胞性乳腺炎

是乳腺组织的无菌性炎症，临床上 60％ 呈急性炎症表现，皮肤可有"橘皮样"变。40％的患者为慢性炎症，可有乳头下陷，局部肿块，也可伴有腋下淋巴结肿大，酷似乳腺癌。可抗感染治疗，不确定时行细针穿刺细胞学检查或手术病理检查。

（四）乳腺结核

好发于中青年，病程长，发展慢，局部表现为乳房肿块，质地硬，边界不清，伴有疼痛，可穿破皮肤形成溃疡、腋下淋巴结肿大，常继发于其他部位的结核病灶，伴有全身结核中毒症状，抗结核治疗后好转。确诊困难，需细针穿刺或手术活检。

## 四、乳腺癌的临床分期

现多采用国际抗癌协会建议的 T（原发癌瘤）、N（区域淋巴结）、M（远处转移）分期法，具体如下。

$T_0$：原发癌瘤未查出。

Tis：原位癌（非浸润性癌及未查到肿块的乳头湿疹样乳腺癌）。

$T_1$：肿瘤直径 $<2cm$。

$T_2$：肿瘤最大直径 $>2cm$，但 $<5cm$。

$T_3$：肿瘤最大直径 $>5cm$。

$T_4$：肿瘤不论大小，但侵及皮肤或胸壁（指前锯肌，肋间肌及肋骨）。炎性乳癌亦属之。

$N_0$：同侧腋窝无肿大淋巴结。

$N_1$：同侧腋窝有肿大淋巴结，但尚可推动。

$N_2$：同侧腋窝肿大淋巴结彼此融合，或与周围组织粘连。

$N_3$：同侧胸骨旁淋巴结有转移。

$M_0$：无远处转移。

ML：有锁骨上淋巴结转移或远处转移。

根据以上情况进行组合，可把乳腺癌分为以下各期。

0 期：$TisN_0M_0$。

Ⅰ 期：$T_1N_0M_0$。

Ⅱ 期：$T_{0\sim1}N_1M_0$，$T_2N_{0\sim1}M_0$，$T_3N_0M_0$。

Ⅲ 期：$T_{0\sim2}N_2M_0$，$T_3N_{1\sim2}M_0$，$T_4$ 任何 $NM_0$，任何 $TN_3M_0$。

Ⅳ 期：包括 $M_1$ 的任何 TN。常见的有锁骨上淋巴结转移或骨、肺、肝、脑等远处转移。

## 五、治疗

### （一）手术治疗

仍为乳腺癌的主要治疗手段之一。术式有多种，对其选择尚缺乏统一意见，总的发展趋势是，尽量减少手术破坏，在设备条件允许下对早期乳腺癌患者尽力保留乳房外形。无论选用何种术式，都必须严格掌握以根治为主，保留功能及外形为辅的原则。

1.手术方法

（1）乳腺癌根治术：手术应包括整个乳房、胸大肌、胸小肌、腋窝及锁骨下淋巴结的整块切除。有多种切口设计方法，可采取纵或横行梭形切口，皮肤切除范围一般距肿瘤 3cm，手术范围上至锁骨,下至腹直肌上段,外至背阔肌前缘,内至锁骨旁或中线。该术式可清除腋下组(胸小肌外侧)、腋中组(胸小肌深面)及腋上组(胸小肌内侧)三组淋巴结。乳腺癌根治术的手术创伤较大,故术前必须明确病理诊断,对未确诊者应先将肿瘤局部切除,立即进行冰冻切片检查,如证实是乳腺癌,随即进行根治术。

(2)乳腺癌扩大根治术:即在上述清除腋下、腋中、腋上三组淋巴结的基础上,同时切除胸廓内动、静脉及其周围的淋巴结(即胸骨旁淋巴结)。

(3)乳腺癌改良根治术:有两种术式,一是保留胸大肌,切除胸小肌;一是保留胸大、胸小肌。前者淋巴结清除范围与根治术相仿,后者不能清除腋上组淋巴结。根据大量病例观察,认为Ⅰ、Ⅱ期乳腺癌应用根治术及改良根治术的生存率无明显差异,且该术式保留了胸肌,术后观察效果较好,目前已成为常用的手术方式。

(4)全乳切除术:手术范围必须切除整个乳房,包括腋尾部及胸大肌筋膜。该术式适宜于原位癌、微小癌及年迈体弱不宜做根治术者。

(5)保留乳房的乳腺癌切除术:手术包括完整切除肿块及腋窝淋巴结清扫。肿块切除时要求肿块周围包括适量正常乳腺组织,确保切除标本的边缘无肿瘤细胞浸润。术后必须辅以放疗、化疗。

关于手术方式的选择目前尚有分歧,但没有一个手术方式能适合各种情况的乳腺癌。手术方式的选择还应该根据病理分型、疾病分期及辅助治疗的条件而定。对可切除的乳腺癌患者,手术应达到局部区域淋巴结能最大限度地清除,以提高生存率,然后再考虑外观及功能。对Ⅰ、Ⅱ期乳腺癌可采用乳腺癌改良根治术及保留乳房的乳腺癌切除术。在综合辅助治疗较差的地区,乳腺癌根治术还是比较适合的手术方式。胸骨旁淋巴结有转移者如术后无放疗条件可行扩大根治术。

**2.术中注意事项**

(1)严格遵守无瘤术各项原则:如皮肤切除范围应够大,不应为考虑缝合皮肤困难而保留过多的皮肤。清除锁骨下、腋窝的淋巴结及脂肪时必须干净彻底。术中使用温生理盐水冲洗创面。手术中不应为了单纯争取缩短手术时间而影响手术的彻底性。

(2)防止血管神经损伤:剥离切断胸大肌时,应注意防止损伤头静脉。锁骨下保留一横指宽的胸大肌束可达到此目的。如果损伤,可将其结扎。尚不至于引起上肢循环障碍。

剥离腋部血管时,操作要轻柔准确,因为静脉壁薄,切勿将其与血管鞘膜一起剪开。应该将鞘膜用镊子提起,先剪一小口,将止血钳插入,沿血管表面分离,使血管与鞘膜间有一间隙,再将血管鞘膜提起剪开,即可防止剪破血管。如果有损伤,需要镇静,以纱布或手压迫,勿盲目用止血钳钳夹,以免挫伤血管壁。准备血管缝合器械,立即进行缝合,如果损伤过大,应行血管吻合,不得将其结扎。对侵及血管壁不易分离的淋巴,不必强行分离,以免造成血管损伤。

清理腋窝时应注意保护胸长神经及胸壁神经。前者在胸壁外,沿前锯肌表面下行,支配前锯肌,后者在胸长神经外侧,沿肩胛下肌、大圆肌下行,支配上述二肌及背阔肌。为避免损伤上述两神经,如辨认不清楚,可用镊子轻轻夹持,观察是否因其所支配的肌肉收缩,即可得到证实。

(3)防止创缘皮肤坏死:乳癌根治切除术后,形成血肿较常见,好发生于锁骨下窝及腋窝下部。其原因主要是止血不彻底,引流不畅及压迫包扎不准确。如果术中术后注意以上三点,可以防止血肿。

3.术后处理

(1)体位:取半坐位,以利于呼吸,患侧肢体抬高,以利于静脉、淋巴回流,减少肿胀。

(2)血肿的预防及处理:将腋窝部引流管负压吸引。如果无吸引器可用大注射器间隔吸引,直至渗血已基本停止,或流出的液体变为淡黄色时(一般为术后 2~3 天),即可拔去引流管。如果术后已经发生血肿,可以用粗针头反复穿刺抽出血液,然后加压包扎。如果血肿距切口较近,可拆除 1~2 针缝线,排出积血及血块。如果血肿较大,并形成凝血块,穿刺抽吸压迫无效者,则需切开引流。即在血肿中央切一小口,排出血块,放置纱布引流条,间隔换药,多能很快愈合。

(3)抗生素的应用:乳癌根治切除术虽然是无菌性手术,但是由于创面过大,且容易渗血,有发生感染的可能。故一般均应给予抗生素,以预防感染。

(4)功能练习:由于切除了胸肌及腋部瘢痕愈合,可能患侧上肢功能受限。如果患者在拔除引流管后,能尽早地积极进行上肢高举,不断扩大肩关节的活动范围,可使肢体功能逐渐恢复。

(5)拆线时机:乳癌根治切除术后皮肤均有不同程度的张力,影响切口愈合。过早拆线可能造成切口裂开,一般在手术后 8 天间隔拆线,10 天后根据情况拆除全部缝线,减张缝合线可最后拆除。如果已经嵌入皮内,已经失去减张作用也应及早拆除。

(6)植皮区的处理:植皮区不宜过早更换敷料,以免将位于创面充分愈合的皮片撕脱造成坏死。如果创面感染化脓,皮片被脓汁浸泡则极易坏死。应该提前更换敷料以利于脓汁排出,故术后判断植皮区有无感染很重要。术后 3~5 天,吸收热已消退,体温又升高,局部疼痛加重,渗出液增多,并带有臭味,则为感染征兆,应该提前更换敷料。如术后恢复顺利,可在术后10 天更换敷料。首次更换敷料很重要,为避免撕脱皮片,应以无菌生理盐水将紧贴皮片的内层敷料充分浸泡,然后将湿纱布轻轻提起,见到植入皮片边缘后,用镊子剥离,使其与纱布分开,以免撕脱。如有撕脱,须重新将皮片至于创面上,加压包扎,仍可成活。

(7)切口皮肤边缘坏死的处理:皮肤边缘出现坏死时,待其坏死界限清楚后,将坏死部分剪除。如果创面小于 3cm 宽,可经换药治愈。如果超过 3cm,可待肉芽组织形成,条件良好时进行植皮。

(8)上肢水肿的处理:乳癌根治切除术后,由于腋窝部淋巴组织被清除,上肢淋巴回流障碍,常有上肢水肿,但多无影响。可行热敷,弹力绷带包扎,肢体抬高练习,多能自行恢复。如水肿消退后又有复发,并呈进行性加重,常为腋部癌症复发的表现。

(9)乳癌术后妊娠问题:乳癌术后如有妊娠或授乳,易引起癌症复发。在对侧乳房发生癌瘤时,往往发展迅速。因此术后患者 3 年内应避孕,如有妊娠应早期中断。若患者坚持保胎,必须每月检查一次,到停止授乳后一年为止。

**(二)放射治疗**

放射治疗是乳腺癌综合治疗的重要组成部分,包括术前和术后放疗。

1.术前放射治疗

提高手术切除率,使部分不能手术的患者再获手术及机会,降低术后复发率,提高生存率。适应证:

(1)原发灶较大,估计直接手术有困难者。

(2)肿瘤生长迅速,短期内明显增长者。

(3)原发灶有明显皮肤水肿,或胸肌粘连者。

(4)腋淋巴结较大或与皮肤及周围组织有明显粘连者。

(5)应用术前化疗,肿瘤退缩不理想的患者。

(6)争取手术切除的炎性乳腺癌患者。

2.术后放射治疗

根治术后是否需要放射,曾经是乳腺癌治疗中争论最多的问题。近年来,较多学者承认术后放疗能够降低局部、区域性复发率。自从 Fisher 对乳腺癌提出新的看法后,乳腺癌的治疗已逐渐从局部治疗转向综合治疗。术后辅助化疗广泛应用,术后放射已不再作为根治术后的常规,治疗,而是选择性地应用。适应证:

(1)单纯乳房切除术后。

(2)根治术后病理报告有腋中群或腋上群淋巴结转移者。

(3)根治术后病理证实转移性淋巴结占检查的淋巴结总数一半以上,或有 4 个以上淋巴结转移者。

(4)病理证实乳内淋巴结转移的患者(照射锁骨上区)。

(5)原发灶位于乳房中间或内侧者做根治术后,尤其有腋淋巴结转移者。

### (三)化学疗法

乳腺癌是实体瘤中应用化疗最有效的肿瘤之一,化疗在整个治疗中占有重要地位,一般认为辅助化疗应于术后早期应用,联合化疗的效果优于单一化疗。治疗期不应过长,以 6 个月左右为宜。浸润性乳腺癌伴腋窝淋巴结转移者是应用辅助化疗的指征。对腋窝淋巴结阴性的患者是否应用辅助化疗尚有不同意见。推荐方案 CMF(环磷酰胺、甲氨蝶呤、氟尿嘧啶)。术前新辅助化疗多用于Ⅲ期病例,可使肿瘤缩小,提高手术切除率,也可探测肿瘤对药物的敏感性。常用方案为 CMF 或 CAF。

### (四)内分泌治疗

对肿瘤组织当中雌激素受体(ER)、孕激素受体(PR)阳性者可口服他莫昔芬。

### (五)生物治疗

近年临床上已渐推广使用的曲妥珠单抗注射液,系通过转基因技术制备,对 CerbB－2 过度表达的乳腺癌患者有一定效果,特别是对其他化疗药无效的乳腺癌患者也能有部分疗效。

# 第五节 乳腺增生症

乳腺增生症是女性乳腺疾病中常见的一类非炎症、非肿瘤性病变。其本质是由于卵巢内分泌功能失调而引起的乳腺小叶和中、末导管的扩张、增生和囊性改变为主的一种缓慢的病理过程。

本病命名较多,如乳腺腺病、乳腺结构不良、乳房囊肿病、纤维囊性乳腺病、乳痛症、乳腺小叶增生症等。国内 1972 年全国肿瘤防治办公室定名为"乳腺增生症",国外多称"乳腺结构不良症"。

乳腺增生症是一种最常见的慢性良性乳腺病,好发于 25～45 岁中青年妇女,极少数绝经后妇女也有发病。本病的临床表现有时与乳腺癌有所混淆,须提高警惕。统计发现,乳腺增生者乳腺癌的发生率较预期癌发生率高 2～3 倍,乳腺小叶或导管上皮不典型增生者,癌变率较一般人高 5～18 倍。本病是乳腺癌的高危因素之一,上皮不典型增生多认为是癌前病变。

## 一、分型

根据临床症状表现特点,可将乳腺增生症分为以下三种类型,以利治疗。

### (一)乳痛症

1.周期性乳痛症

多见于青年女性,常为双乳疼痛,月经前显著,月经来潮逐步减轻,多为胀痛、坠痛和触痛,每月的程度可不同,部分可自愈。

2.非周期性乳痛症

多见于年龄较大者,疼痛与月经无关,常为任意性、持续性,疼痛常较严重,常可影响日常生活和工作。

乳痛症患者触诊乳房无结节,仅有乳房腺体增厚感。

### (二)乳腺小叶增生症

发病率占所有乳房疾病的 75％,多见于 20～50 岁育龄期妇女,青春期或绝经后妇女一般不患此病。表现为月经来潮前 7～10 日一侧或两侧乳腺出现疼痛,可放射至腋下及肩背部,乳房内可触及硬结或条索状、扁平、颗粒样肿块。月经期后乳腺疼痛减轻或消失,肿块变软、缩小,甚至消失。部分患者可有乳头溢液或瘙痒。

### (三)乳腺囊性增生病

大多数无明显临床症状,部分患者主诉乳腺痛或乳腺肿块,或两者兼有。体检乳腺触诊时可扪及乳腺结节感和囊性肿块,初期乳腺可呈多发的颗粒结节状,严重时部分或整个乳腺腺体呈盘状,质较韧。

## 二、诊断

### (一)诊断要点

1.病史

中青年女性,乳房疼痛,伴或不伴乳房内出现多发结节、团块,且症状与月经周期有关,呈现周期性、规律性、反复性之特点,首先要考虑本病之可能。

2.症状

突出的表现是乳房胀痛和肿块,具有周期性、规律性、反复性之特点。疼痛常为周期性,性质为胀痛、刺痛,或向腋窝部放射,与月经周期有关,月经前加重,月经来潮后减轻或消失,有时整个月经周期都有疼痛。

3.体征

乳房内可触及条索状或散在、成片的小结节,质韧,沙粒样感,与周围组织界限不清。不与皮肤、胸肌粘连,活动度大,压痛。有时表现为边界不清的增厚区。肿块在经前期变硬、增大,月经来潮后症状大多缓解。囊肿者可在乳内触及较大球形肿块,表面光滑,活动。

**(二)辅助检查**

1.常规检查

(1)乳腺红外线检查:轻度增生者乳腺红外线扫描一般情况下透光无明显异常。重度增生者乳腺透光度降低,呈云雾状透光,无明显灰团块影像,血管走行无明显改变。

(2)乳腺钼靶摄片:诊断率为80%～90%,为常用方法。增生部位呈"棉花团状"或"毛玻璃状边缘模糊不清"的密度增高影,或有条索状结缔组织穿越期间。若伴有囊肿形成,可见不规则增生阴影中有圆形透亮区。

(3)乳腺 B 超:正确诊断率可达 90%左右。B 超特点为:乳腺组织增厚,腺体层结构紊乱,可见粗大的线状或带状强回声带;增生部位呈不均匀的低回声区;有囊性病变时可见大小不等的无回声暗区,其后回声增强。

2.可选择检查

(1)乳腺导管造影或乳管镜检查:有乳头溢液时可采用。

(2)乳头溢液涂片:根据脱落细胞是炎症细胞、脓细胞、浆细胞、淋巴细胞、恶性细胞来判断病变性质。有一定假阳性及假阴性率。

(3)细针抽吸细胞学检查(FNAC):诊断符合率达 90%以上,应多处多点穿刺。方法为检查者以左手拇、示指固定肿块,皮肤消毒后以细针直刺肿块,针筒保持负压下将针头退至近肿块边缘,上下左右变换方向并抽吸,去除负压后退出针头,将针头内细胞碎屑推至玻片上,95%酒精固定。

4)手术切除活检:对清楚扪及之乳腺肿块,临床诊断不能排除恶性时,可以考虑切除活检。

**三、鉴别诊断**

一般结合病史、体征,再加辅助检查,综合分析判断,对本病不难做出正确诊断。但尚需与下列疾病鉴别。

**(一)浆细胞性乳腺炎**

又称导管扩张症。乳晕区集合管明显扩张,管周纤维化,多量炎症细胞,特别是浆细胞浸润为特征的乳腺良性病变。炎性结节或肿块,多伴有乳头内陷或乳头溢液。

**(二)胸部肋软骨炎**

表现为乳房疼痛综合征。约占乳腺疼痛患者的 10%,常伴有明显的定位;表现胸部肋软骨肿大;隆起、疼痛或压痛为其特点。

### （四）乳腺纤维瘤

乳腺结构不良症，囊肿形成期时应与小的乳腺纤维腺瘤鉴别。后者多为单发、孤立性结节（或肿块），表面光滑，境界清楚，活动良好，与周围组织无粘连，一般不伴有疼痛或压痛。

### （四）早期乳腺癌

乳腺癌肿块一般表现为无痛性、质硬、不规则性，进展较快，不随月经周期而变化。最终鉴别主要依据病理诊断。

### （五）乳管内乳头状瘤

乳腺囊性增生期时应与之鉴别。其多位于乳腺中间带，或邻近的乳晕部，呈单囊性，可伴有血性乳头溢液。最终确诊需借助病理活检。

## 四、治疗

以药物治疗为主，必要时辅以手术治疗。

### （一）一般治疗

临床症状轻微者可不用药物治疗，嘱患者调节情绪，保持心情愉快，3～6个月定期随访，并指导患者自查。建议患者佩戴合适的乳罩以支持乳房，减少咖啡因等的摄入，避免上臂的过度运动等。

### （二）药物治疗

1.西药治疗

西药治疗种类繁多，主要用以下药物为主。

（1）溴隐亭：多巴胺受体长效激活剂，作用于垂体催乳细胞上的多巴胺受体，抑制催乳素的合成与释放，同时减少催乳素对促卵泡激素的拮抗，促进排卵恢复，调节激素平衡，使临床症状缓解。用法：每次2.5mg，每日2次口服，3个月为一个疗程。疗效不确切，不常规用。正在服用利尿药或降压药者不宜用此药。

（2）丹那唑：为雄激素衍生物，抑制某些酶类，阻碍卵巢产生类固醇物质，从而调整激素平衡，达到治疗目的。用法：每次100mg，每日2次。口服2～6个月为一个疗程。疗效显著，但不良反应大（体重增加、痤疮、多毛、月经紊乱等）。用于其他药物无效时的治疗。

（3）他莫昔芬（TAM）：雌激素受体拮抗剂，阻断体内高含量的雌激素对乳腺的刺激增生作用。给药方法有二：一是每次10mg，每日2次口服，3个月为一个疗程，此方法适用于症状较重的患者；另一是周期性给药，即月经后3～5天开始口服他莫昔芬，共用药15～20天。

（4）小剂量碘化钾：刺激黄体，产生黄体生成素，使卵巢滤泡囊肿黄体化，雌激素降低，恢复卵巢功能，同时有消肿作用，亦可减轻症状，达到治疗目的。用法：0.1g，每日3次，饭后口服，1～2个月为一个疗程。

（5）维生素E：调节黄体酮与雌二醇的比值。用法：每次100mg，每日3次口服，无明显不良反应，但作用不大。

2.中药治疗

软坚散结，疏肝理气，调和任冲，活血化瘀，消瘕止痛的中药或中成药，如乳宁颗粒、乳核散结片、逍遥丸、小金丹等，可使患者症状得到一定缓解。

### (三)手术治疗

1.适应证

(1)年龄 40 岁以上,经药物治疗无效者。

(2)局部肿块不随月经周期发生动态变化者,或肿块变大变硬者,或不能排除乳癌的其他情况。

(3)一个久存肿块或结节,与癌块不易区别者。

(4)重度增生伴单个或多个瘤样增生者。

(5)合并乳腺纤维腺瘤者。

(6)乳头溢液,保守治疗无效者。

(7)绝经期前后发现乳腺增生者且局限于一侧,病变较硬者。

(8)病变广泛,症状严重,影响患者工作、生活,久治无效,患者要求切除者。

2.手术方式

(1)肿块(或瘤块)切除术:适用于瘤样变形或合并乳腺纤维腺瘤者。

(2)腺叶切除术:增生结节局限于某一腺叶者。

(3)象限切除术:肿块融合,在某一象限者。

(4)全乳切除术:结节癌变,或细胞增生活跃,或有病理证实者。

(5)简化根治术:术中冰冻切片证实为癌变者。

# 第七章　泌尿外科疾病

## 第一节　肾积水

泌尿系统及其邻近各种病变均可引起尿路梗阻,最终都可造成肾积水。若不及时解除尿路梗阻,肾积水可导致肾实质严重破坏,萎缩变薄,肾功能逐渐减退,直至衰竭。

### 一、诊断方法

#### (一)临床表现

(1)肾积水症状多不典型,一般多无症状,或偶有腰部胀感不适,急性梗阻如输尿管结石突然引起梗阻可出现肾绞痛,伴恶心、呕吐,肾区有叩击痛。

(2)有造成肾积水的尿路梗阻疾病的相应症状,尤以下尿路梗阻性疾病(如前列腺增生,,出现排尿困难等症状)为甚。

(3)严重肾积水,在患侧腹部可触及囊性包块,少数可并发高血压。

(4)继发感染时可现寒战、高热、腰痛及尿路刺激症状;当引起肾功能损害时会出现相应的临床症状,如恶心、食欲减退、皮肤瘙痒。

#### (二)辅助检查

1.B 超检查

B 超是诊断肾积水的首选方法,可迅速确定肾积水的程度和肾实质的厚度。

2.X 线检查

(1)腹部平片(KUB):可观察肾脏轮廓,积水侧肾轮廓增大,同时可发现不透 X 线的尿路结石。

(2)静脉尿路造影(IVU):可显示肾盂肾盏的扩张情况及梗阻部位,对严重肾积水还可估计肾功能情况。严重肾积水由于肾功能减退,可采用大剂量造影剂延缓造影(60 分钟、90 分钟、120 分钟等分别摄影)或许可获得较好的显影效果。但需考虑造影剂对肾功能的损害,可在造影后水化。

(3)逆行尿路造影:能进一步明确梗阻部位与积水原因,但有引起逆行感染的可能,因此要谨慎从事,并严格执行无菌操作。

(4)肾穿刺造影:在 B 超引导下进行,可显示积水与梗阻病变情况。

(5)泌尿系统 CT 三维重建及 MRI 水成像:可清楚显示肾积水的程度及肾实质萎缩情况,还可以明确梗阻部位与病因等。

(6)放射性核素肾显像可区别肾积水与肾囊肿,并可了解肾实质损害的程度。利尿性肾图对判定.上尿路有无梗阻及梗阻的性质有一定帮助。

## 二、治疗原则

肾积水的治疗原则应根据造成积水的梗阻病因、发病缓急及肾脏损害程度等综合考虑。

### (一)病因治疗

就目前而言,病因治疗是最理想的治疗方法。

**1.先天性肾盂输尿管连接部狭窄**

通过开放性、腹腔镜成形手术治疗,以解除狭窄。

**2.输尿管结石引起的梗阻**

应用体外冲击波碎石(ESWL)或输尿管镜下或经皮肾镜下碎石技术,将结石粉碎,上述方法如不成功可开放或腹腔镜下手术取石、解除梗阻。

**3.膀胱出口梗阻性疾病(如前列腺增生症、膀胱颈挛缩等)引起的肾积水**

可通过留置尿管或膀胱造瘘术引流尿液,待肾功能恢复,病情允许情况下,行增生前列腺切除术等。

### (二)肾造口术

在病情紧急、梗阻病因不清楚或一时难以除去梗阻时,可在 B 超引导下行肾穿刺造口,然后进一步检查与治疗。如果梗阻病变不能除去,肾造口则作为永久性的治疗措施。

### (三)肾切除术

严重肾积水至肾功能丧失或继发严重感染、积脓、肾实质严重破坏萎缩,而对侧肾功能良好者,可行患肾切除。

### (四)双侧肾积水

应先寻找下尿路梗阻的病因,先治疗肾功能较好的一侧,待情况好转后再处理严重的一侧。

# 第二节　尿道狭窄

尿道狭窄可因炎症、创伤、医源性和先天性等原因引起,使排尿阻力增加,发生排尿困难甚至尿潴留。多见于男性。严重尿道狭窄如不能及时解除,也可致肾积水,导致慢性肾功能减退甚至衰竭。

## 一、诊断标准

### (一)临床表现

(1)有反复尿道感染史或骑跨伤或骨盆骨折外伤史。

(2)排尿困难:这是尿道狭窄最重要症状,表现为排尿不畅,尿线细分叉,有时排尿中断,严重者排尿呈滴沥状,甚至不能排尿。

(3)尿潴留继发感染:可出现尿痛、尿频,并发尿道周围炎可出现会阴部红肿、疼痛;脓肿形成破溃后可形成尿漏。并发急性附睾睾丸炎时,阴囊红肿,疼痛并伴高热及白细胞数升高等全身症状。

（4）长期排尿困难可引起上尿路病理性改变：如肾积水、肾萎缩、肾功能不全等不良后果。

（5）由于长期增加腹压排尿，部分患者可并发腹股沟疝、脱肛、痔等。

### （二）辅助检查

1.金属尿道探条或诱导探丝检查

可了解尿道有无狭窄、狭窄部位及程度。

2.膀胱尿道造影

能显示尿道狭窄部位及狭窄程度，是确定尿道狭窄非常重要的检查手段。

3.B超检查

可显示上尿路有无积水存在。

4.膀胱尿道镜检查

为进一步明确狭窄病变情况，通常在麻醉下，手术开始前行此检查。

5.静脉尿路造影

可了解肾积水及双肾功能情况。

## 二、治疗原则

### （一）尿道扩张术

适于尿道狭窄轻且狭窄较短的患者，常需定期做尿道扩张。常用的器械有金属尿道探条和可塑性诱导探条（丝）。使用金属尿道探条扩张时，手法应轻柔，切忌勿使用暴力，以免造成假道。

### （二）尿道（口）切开术

适于尿道外口狭窄或前尿道炎性狭窄且狭窄段较长的病例。狭窄尿道切开半年后，视局部情况可行尿道成形修复术。

### （三）开放手术尿道修补

常用方法有狭窄段尿道切除对端吻合及尿道套入术。

### （四）尿道内切开术

对能通过金属导丝的尿道狭窄，经尿道内切开术应作为首选的治疗方法。对后尿道狭窄（闭锁）段长度超过1cm者，在内切开基础上，行瘢痕电切除与创面植皮尿道内成形术，效果较满意。

### （五）激光或等离子体气化治疗术

应用接触式激光或等离子体气化行狭窄段瘢痕切除，也是一种理想而有效的治疗方法。

### （六）尿流改道术

尿道狭窄范围广，多种尿道修补术失败后，或伴有尿道直肠瘘、膀胱挛缩、肾积水反复尿路感染者，可考虑行尿流改道术。

# 第三节　急性尿潴留

急性尿潴留的病因很多，例如前列腺增生、前列腺癌、尿道损伤、尿道狭窄、尿道结石、膀胱颈部肿瘤、盆腔肿瘤、处女膜闭锁的阴道出血均可能诱发急性尿潴留。此外，中枢和周围神经系统损伤、炎症、肿瘤、糖尿病晚期、便秘、麻醉及药物等亦可导致膀胱排尿障碍,引起急性尿潴留。

## 一、诊断标准

### (一)临床表现

(1)发病突然,以往可有或无排尿困难史。

(2)膀胱胀满但滴尿不出,患者非常痛苦。

(3)耻骨上可触及膨胀的膀胱,按压有强烈尿意。

(4)部分患者有充盈性尿失禁现象。

### (二)辅助检查

B超检查膀胱内有大量尿液,并可了解某些引起急性尿潴留的有关疾病。

## 二、治疗原则

### (一)病因明确

病因明确并有条件时,应立即解除病因,恢复排尿是急性尿潴留的治疗原则。

### (二)在病因未明确或梗阻一时难以解除时

此情况下,只能先引流尿液,方法如下。

(1)无菌条件下导尿是较常见的方法,但导尿时应使尿液缓慢流出,间断排空充盈的膀胱,以免膀胱内压迅速下降而引起膀胱内出血,造成严重血尿。导尿管可保留适当时间再拔除。

(2)不能插入导尿管者,可行耻骨上缘膀胱穿刺,抽出尿液或行耻骨上膀胱穿刺造瘘术。

# 第四节　上尿路结石

上尿路结石包括肾和输尿管结石。肾结石患者男性多于女性,多在青壮年,21～50岁患者占83.2%。左右侧发病相似,双侧占10%。输尿管结石90%以上是在肾内形成而进入输尿管的,男性多于女性,20～40岁发病率最高,两侧发病数相等,双侧结石约占5%。输尿管结石成分和肾结石一样,但其外形多呈枣核或椭圆形。

## 一、诊断

### (一)临床表现

1.病史

(1)现病史:对患者主诉应仔细询问,如患者主诉疼痛,应对疼痛的性质、程度、部位、放射情况、发作时间、伴随症状、有无血尿,以及缓解方法等加以详细询问。如有排出结石,除了解排出结石的大小、数目、形状、色泽、硬度外,还应记录排出的时间、次数和结石化学分析结果。

(2)既往史:应记录与尿结石有关的病情经过,当时诊断和治疗效果以及有无并发症,如应了解是否施行过结石手术及手术方法,有无肠切除手术、溃疡病、慢性腹泻、骨折、长期卧床、青光眼等病史。

(3)流行病学史:成人尿路结石应了解职业和劳动条件、周围环境温度。平时饮食习惯如是否喜欢甜食、鱼、肉和家禽类食物以及食量多少。此外,还要注意饮水习惯及喜欢何种饮料等。儿童患者除应了解患儿生长发育、是否食母乳和哺育时间、何时添加辅食及添加何种辅食外,还应了解产妇饮食营养情况及泌乳量多少。

(4)女性患者应仔细询问月经史,分析疼痛与月经周期的关系,此外,亦应记录绝经年龄。

(5)药物史:服用某些药物可以致尿结石,如大量服用维生素 C、碱性药物、磺胺药、吡醇羟乙酯等,应详细记录用药开始时间及用药量。

(6)家族史:某些结石患者有阳性家族史,应询问患者家属结石病史,胱氨酸结石、尿石结石及部分特发性高尿钙患者有阳性家族史。

2.症状

上尿路结石的症状个体差异颇大,症状主要是由结石本身所致的局部刺激、梗阻、继发感染及肾尿液引流阻碍所引起,临床症状可有下列 8 种表现。

(1)无症状结石患者可以无症状,有的患者肾结石很大,甚至已呈鹿角状,也无疼痛和其他不适。这些患者常常在正常体检时 B 超发现或做胸部或腹部 X 线检查,或其他原因做泌尿系统检查时被发现。

(2)疼痛:这是多数患者的常见症状,肾和输尿管结石可以引起腰部钝痛和肾绞痛。疼痛多数发生在患侧,极少数患者可出现结石患侧无疼痛,而对侧有反射痛,诊断上易发生混淆,应引起注意。①肾区钝痛:肾区钝性疼痛因症状轻微常不引起重视,这种钝痛常固定于患侧脊肋角或肾区部位,暗示可能存在尿路梗阻病变。②肾绞痛:肾绞痛又称输尿管绞痛,常可由肾结石和输尿管结石引起肾盂或输尿管平滑肌痉挛或管腔急性部分梗阻所致。表现为突然发作的脊肋角区剧烈疼痛,呈刀割样。发作时患者常辗转不安,屈腿压腹,呻吟不止。疼痛常起始于一侧脊肋角或上腹部,常放射至患侧下腹部、腹股沟及股内侧。疼痛发作时患者面色苍白、全身冷汗、脉搏快速微弱甚至血压下降,体温正常或稍高,常伴有恶心、呕吐和腹胀。肾绞痛发作时间短者数分钟,长者达数小时,一旦痉挛或梗阻解除,绞痛症状可自行缓解。绞痛症状缓解后患者常呈精疲力竭极度虚弱状态,并常有多尿。

(3)血尿:血尿是肾和输尿管结石的另一常见症状,血尿可为肉眼血尿或镜下血尿。在肾绞痛发作后患者的尿液中常可找到不同数量的红细胞。有时在肾绞痛发作后的第一次排出的尿液中未见到红细胞,而在第二次排出的尿液中找到红细胞,这可能是由于输尿管的剧烈痉挛,上尿路的尿液尚未排入膀胱,故第一次尿标本未见红细胞。无血尿病例约占 20%。

(4)感染引起的症状:有时尿结石仅表现为急性或慢性感染,如寒战、发热、腰痛、尿频、尿急和脓尿等,此时应仔细检查感染原因,方不致误诊。

(5)部分患者可自行排出砂石或结石。

(6)急性尿闭:这是少见但极为严重的上尿路结石的并发症,这也可能是某些尿结石患者的首发症状。完全性尿路梗阻时可产生这种症状可能有下列几种情况引起完全尿路梗阻:两侧上尿路完全被结石梗阻,孤立肾或唯一有功能的上尿路梗阻,一侧上尿路被结石梗阻而另一侧正常肾脏发生反射性。

(7)膀胱刺激症状:近膀胱的输尿管下段结石和膀胱结石常有这种症状,后者除膀胱刺激症状外常伴有排尿困难和尿线中断,而前者常先有多次肾绞痛病史,当结石下行至输尿管下段时出现尿急、尿频和尿痛症状,除非有并发感染,尿液白细胞增多在这种情况是不明显的。

(8)肾功能不全症状:一侧肾和输尿管结石的梗阻,可引起一侧肾积水和进行性肾功能减退,如双侧肾和输尿管结石或孤立肾的上尿路结石引起梗阻,最终将可能发展为尿毒症。

**3.体征**

上尿路结石局部体征主要有肾区叩击痛和脊肋角压痛。伴有肾区积水时,在肾区可扪及包块,包块随肾盂积水的大小而异。当伴有炎症时,肾活动受限,且压痛、叩击痛明显。在腹部一般扪不到输尿管结石,但当结石位于输尿管下段近膀胱时,男性可经直肠指诊,已婚妇女可经阴道指检时扪到。

当伴有肾功能不全时可出现各种不同程度的氮质血症表现,如贫血、水肿、血压升高及代谢性酸中毒的表现。由痛风、原发性甲状旁腺功能亢进引起的结石有原发病全身表现。

**(二)实验室检查**

**1.尿液检查**

蛋白微量,有多量红细胞、白细胞和结晶。尿结晶检查对判断某些类型结石有特殊意义,常见的有草酸钙、磷酸钙和尿酸结晶。

**2.尿培养**

继发感染者有细菌生长。

**3.其他**

对于双肾复发性结石,可通过血清钙、磷及 24 小时尿钙、磷测定排除甲状旁腺功能亢进,必要时做钙负荷试验、快速输钙试验和肾小管磷回收试验。血清尿酸的测定有助于排除尿酸结石。血清电解质、二氧化碳结合力、尿素氮和肌酐的测定对肾功能的评估有重要作用。

**(三)结石成分分析**

当获得患者自行排出或以前手术取出的结石时,应做结石成分分析,以明确结石类型,这对尿石症的诊断和防治均有重要意义。

肉眼观察,草酸钙或草酸钙磷酸钙混合石表面呈桑葚样,或为星状突起,多被血染成褐色,质较硬;磷酸镁铵磷酸钙混合石呈白色,表面粗糙,常为鹿角形,质较脆;尿酸结石表面光滑或粗糙,呈黄色或褐色;胱氨酸结石表面光滑为黄蜡样,质地坚硬。必要时,应做结石化学定性分析。

**(四)特殊检查**

**1.X 线检查**

95％以上的患者腹部平片(KUB)肾区显示结石阴影,在侧位片上,其与腰椎重叠或在椎体前缘 2cm 以内,形态可为圆形、卵圆形、桑葚形或鹿角形。结石各种成分在 X 线片上的致密度从高到低为:草酸→磷酸钙→磷酸镁铵→胱氨酸→尿酸,结石附近的骨皮质致密度约相似于磷酸钙的致密度。

排泄性尿路造影(IVP),可以了解肾盏、肾盂形态及肾功能状态,有助于判定肾内(外)肾盂类型、肾盂输尿管连接部狭窄、多囊肾碎铁形肾、海绵肾及肾积水等。IVP 到目前为止对尿路结石患者来说仍是最有效、最有价值的基本检查方法。做这种检查之前应先做 KUB 及检查肾功能。泌尿系结石患者如果不常规先摄 X 线平片,而直接做泌尿系造影,则结石阴影可能被造影剂遮盖而遗漏结石的诊断。输尿管结石梗阻患者在造影片上可见肾或输尿管周围造影剂外渗的影像,其原因是梗阻后引起的腔道内压力升高所致。输尿管结石梗阻患者在造影片上可见肾或输尿管周围造影剂外渗的影像,其原因是梗阻后引起的腔道内压力升高所致。对轻度肾功能不全病例采用双倍剂量或大剂量及延缓造影,常有助于尿路更好地显影。

经膀胱镜输尿管插管逆行造影不作为常规检查,但经 KUB 及 IVP 不能确诊、高度怀疑的上尿路结石,尤其是透 X 线结石,经膀胱镜输尿管插管逆行造影是最佳检查手段。

**2.B 超**

B 超检查有助于对囊性、占位性、积水、结石等病变的鉴别诊断,特别是对 X 线不显影的尿酸结石意义更大。B 超应与其他检查方法配合应用。

**3.放射性核素扫描及肾图**

放射性核素扫描不仅可显示结石,而且也能确定肾功能损害的程度,肾图提示有无梗阻。

**4.CT**

CT 目前为诊断泌尿系结石的常用检查手段,而对 X 线检查阴性结石或者怀疑合并肾肿瘤者有重要的诊断价值,它同样有助于结石或血块的鉴别。

**5.肾动脉造影**

仅个别患者需要做肾动脉造影检查。如先天性蹄铁形肾或融合肾并发结石拟行手术取石时,肾动脉造影可显示畸形动脉,有助于拟定手术方案。

**6.MRI**

结石在磁共振扫描不能成像,故不宜用于结石病的诊断。

**(五)鉴别诊断**

**1.急性胆绞痛**

急性胆绞痛表现为突然发作的右上腹疼痛,易于与右侧肾绞痛相混淆。但有右上腹局限性压痛、反跳痛及腹肌紧张,可触及肿大的胆囊,墨菲征阳性;尿液常规检查无异常发现。

**2.急性阑尾炎**

急性阑尾炎表现为右下腹疼痛,须与肾绞痛时下腹部的放射性疼痛相鉴别。但可伴发热,压痛部位局限,右下腹麦氏点压痛、反跳痛及肌紧张,罗夫辛征阳性;尿液检查一般无异常发现;尿路平片无结石影像;放射性核素肾图和肾超声检查也无结石征象。

**3.肾盂肾炎**

肾盂肾炎可表现为腰痛及血尿症状。但多见于女性,无发作性疼痛或活动后疼痛加重的病史。尿液检查可以发现多量蛋白、脓细胞及管型。尿路平片肾区无结石影像;超声检查无强回声光点及声影。

**4.肾结核**

肾结核可表现为血尿及病肾钙化灶。但有明显的膀胱刺激症状,多为终末血尿;尿路平片上钙化影像分布于肾实质,呈不规则斑块状,密度不均匀。

**5.肾、输尿管癌**

肾、输尿管癌表现为腰痛、血尿,尿路平片亦可出现钙化影像,有时与本病相混淆。但为无痛性肉眼血尿,常混有血块。尿路平片上钙化局限于肿瘤区,呈大小不等的斑点状或螺旋状。

IVP 示肾盂、肾盏或输尿管受压、变形、易位或缺失,或者肾脏不显影。

### 6.海绵肾

海绵肾的尿路平片可出现钙化影像,但其为多发的小结石,位于锥体囊性扩张的乳头管和集合管内,呈簇状或放射状排列。IVP 可见肾小盏周围多发梭形小囊,呈葡萄串样排列,病变多为双侧。

### 7.腹腔内淋巴结钙化

腹腔内淋巴结钙化一般为多发、散在,且靠近脊柱,很少局限于肾区,其密度不均匀,呈斑点状。IVP 肾盂、肾盏形态正常,侧位片位于肾区阴影之外。

### 8.肾盂血块

在 IVP 肾盂表现不规则的充盈缺损。可在 2～3 周后复查,充盈缺损可以缩小或消失。

### 9.卵巢破裂

卵巢破裂多发生在生育期年龄,突然发生下腹部剧痛,应注意与输尿管结石鉴别。该病多在月经前发病,突然发生剧痛,短时间后呈持续性坠痛。由于内出血,有休克症状。检查下腹部,有轻度触痛,重者触痛明显且有反跳痛。尿液检查多正常,泌尿系平片可帮助鉴别诊断。

### 10.宫外孕

宫外孕多为输卵管妊娠破裂。有突然下腹部剧痛。但宫外孕有闭经史及失血症状,下腹部有腹膜刺激征,妇科检查有相应体征。尿液检查及泌尿系平片可帮助鉴别诊断。

## 二、治疗

上尿路结石治疗的主要目的是解除梗阻,保护肾脏功能,排出结石并防止其复发。大多数结石是全身代谢紊乱的表现,因此取出或排出结石后,应进行结石成分分析,寻找结石病因,根据每个患者的具体情况,制订治疗方案。

### (一)保守治疗

适用于结石直径小于 0.6cm,光滑,无尿路梗阻及感染,肾功能正常,多发或复发性的小结石。

#### 1.一般治疗

大量饮水可以降低尿内形成结石无机盐的浓度,减少沉淀成石的机会,也有利于感染的引流。应保持每日尿量在 2 000～3 000mL 或以上。适当运动,改变睡觉姿势,可促进小结石排出。根据结石成分,合理调整饮食,避免过多食用含结石成分的食物。结石伴发感染时,根据细菌培养及药物敏感试验合理选用抗菌药物。

在肾绞痛发作时应首先解除痛苦。剧烈的肾绞痛、腹胀、恶心及呕吐,在输液、局部热敷、注射解痉止痛药物后可缓解:采用的药物有解痉剂,如颠茄合剂 10mL 每天 3 次、654－210mg 静脉滴注、黄体酮 20mg 肌内注射、吲哚美辛(消炎痛)25mg 每天 3 次或硝苯地平(心痛定) 10mg 每天 3 次,疼痛剧烈者可用止痛栓塞肛,或布桂嗪(强痛定)2mL 肌内注射,如症状无好转,每 4 小时可重复一次。对麻醉类药物如哌替啶、吗啡宜慎用。

#### 2.病因治疗

未解除病因的上尿量结石,无论采取何种方式取出或排出结石,复发率与随诊期成正比,因此寻找结石的病因及其治疗是极重要的。如原发性甲状旁腺功能亢进患者,应先治疗甲状旁腺病变;尿酸结石患者应控制高尿酸尿及可能存在的高尿酸血症;感染性结石,无论在手术或体外冲击波碎石治疗后,均应长期使用尿培养生长细菌敏感的抗生素,以控制感染的扩散。

3.药物治疗

对某些类型的结石甚至可以达到消石的目的。如由原发性高尿钙引起的含钙结石,服用氢氯噻嗪(双氢克尿噻),防止结石复发有效率 90%;尿酸结石患者可口服枸橼酸钾等药物碱化尿液,服用别嘌呤醇降低尿酸含量;胱氨酸结石患者除碱化尿液外,服用 D 青霉胺可降低尿内的胱氨酸水平;而感染性结石则需要服用氯化铵酸化尿液。

4.中医中药治疗

对 0.6cm 以下的结石,无明显梗阻、感染、出血的并发症,可用中医中药治疗。中草药对排石的治疗原则是清热利湿和通淋消石,药物的主要作用是利尿、消炎,增强输尿管蠕动,降低输尿管平滑肌张力(解痉),有利于结石的排出。同时可用针灸、运动和叩打(适用于肾结石)等疗法。

**(二)体外冲击波碎石(ESWL)**

直径小于 2cm 的肾输尿管结石,均可行 ESWL 治疗。但有心脏疾患、全身出血性疾患、结石以下尿路存在器质性梗阻病变和尿路有急性感染者,不宜采用 ESWL 治疗。治疗前要做血、尿常规,肝、肾功能和出凝血时间检查,同时拍摄 KUB 和 IVP,以了解结石的部位、大小及数目,以及结石造成尿路梗阻的程度及肾功能状况,若疑有结石以下尿路有梗阻,则需行膀胱镜检、输尿管逆行插管造影。ESWL 的并发症有血尿、绞痛、发热、皮肤损伤、肾周围血肿等,因此 ESWL 术后应鼓励患者多饮水,止血、抗感染治疗,促进结石排出等。术后 3、7 天拍腹部平片,观察结石排出情况,了解碎石治疗后有无残余结石及结石的部位、大小、密度以及是否形成石街等,如结石长期不能排出要及时处理。远期随访内容包括有无结石复发、肾功能和血压变化等。

**(三)手术治疗**

1.非开放手术治疗

(1)经皮肾镜取石或碎石术:经皮肾镜取石适用于肾盂、肾盏、上段输尿管结石(输尿管上段 $L_4$ 椎体以上),乃至肾盏憩室内的结石均可取出。对再次手术、残余结石及有活跃性代谢疾病时尤为适宜。目前 PCNL 技术发展较为完善,已逐步成为上尿路结石治疗的金标准。

(2)输尿管肾镜取石或碎石术:采用此法对位于输尿管中、下段的结石易于取出,位于输尿管上段的结石在操作中易使之推入肾盂而导致取石失败。对结石以下尿路有器质性梗阻病变者,特别是前列腺增生患者、全身性出血性疾患及尿路有急性炎症者不宜采用此法。

(3)输尿管软镜取石或碎石术:采用此法对于输尿管、肾脏结石都可进行治疗。缺点是价格昂贵,对肾下盏结石处理困难。

(4)腹腔镜输尿管、肾盂切开取石:相对应用较少,只有少数情况如腹腔镜行其他手术的同时,顺带取石。

2.开放手术

(1)适应证:①ESWL、URS 和(或)PCNL 作为肾结石治疗方式存在禁忌证。②ESWL、PCNL、URS 手术治疗失败,或上述治疗方式出现并发症需开放手术处理。③存在同时需要开放手术处理的疾病,例如肾内集合系统解剖异常、漏斗部狭窄、肾盂输尿管交界处梗阻或狭窄、肾脏下垂伴旋转不良等。

(2)手术方式:①单纯性肾盂或肾窦内肾盂切开取石术。②肾盂肾实质联合切开取石术。③无萎缩性肾实质切开取石术。④放射状肾实质切开取石术。⑤肾脏部分切除和全切除术。

(3)上尿路复合结石的手术治疗原则:①双侧肾结石,根据结石情况和肾功能决定。原则上应尽可能保留肾脏。一般先处理伴有梗阻的一侧,在梗阻侧肾脏无结石或经过一段时间的恢复后再开始治疗对侧肾结石。若肾功能极坏,梗阻严重,全身情况差,宜先行经皮肾造瘘,待情况改善后再处理结石。②双侧上尿路结石或孤立肾上尿路结石梗阻引起急性完全性梗阻无尿时,在明确诊断后,若全身情况允许,应及时施行手术;若病情严重不能胜任手术,可试行输尿管插管,若能通过结石,可留置导管引流;亦可行经皮肾造瘘,待病情好转后再手术。③双侧肾及输尿管结石,先处理发生急性梗阻的一侧;总肾功能尚好但分侧肾功能较差时,先处理损害较重的一侧;总肾功能及分侧肾功能均差时,应先处理损害较轻的一侧。双侧结石合并肾功能不全及双侧肾脏损害均较严重时,宜双侧同时手术或一侧手术取石,另一侧肾穿刺造瘘引流尿液,使双侧梗阻都能得到解除,以尽可能地使肾功能得到改善。④肾结石及同侧输尿管结石,先治疗输尿管结石,待输尿管结石梗阻解除后再处理肾结石。如输尿管结石小,且为不全梗阻,ESWL粉碎顺利及肾结石又不大时也可同时处理。⑤一侧输尿管结石,对侧肾结石,先处理输尿管结石。⑥双侧输尿管结石,先处理梗阻严重侧;条件允许,可同时取出双侧结石。

### 三、疗效标准及预后

疗效标准:去除泌尿系结石,防止结石复发和感染,保护肾功能。预后取决于结石复发的预防:①手术应彻底清除所有结石碎片,避免复发。②梗阻因素去除与否。③感染因素控制与否。④原发病的治疗,如甲旁亢及其腺瘤摘除与否。⑤ESWL所致"石街"处理妥否。此外,养成大量饮水习惯和调整饮食结构亦是预防结石复发不可忽视的因素。

# 第五节　下尿路结石

下尿路结石包括膀胱和尿道结石,近年来其发病率有减少趋势。

### 一、膀胱结石

在经济发达的地区膀胱结石常见于一些高龄的患者;在一些经济不发达的地区则多见于儿童,且男性多于女性,与低蛋白及磷酸盐饮食有关。气候炎热、腹泻、脱水亦有助于膀胱结石的形成。除某些地方性膀胱结石主要成分是尿酸盐外,继发性膀胱结石是多种因素的结果,男性与泌尿系梗阻和反复的尿路感染有关。前列腺增生、尿道狭窄所导致的尿路梗阻,神经源性膀胱功能阻碍所引起的尿路感染,长期留置导尿管,因尿液潴留,组织脱落和尿钙的沉积物等均易产生结石。也有一部分膀胱结石来自肾脏和输尿管。膀胱结石的组成取决于尿液的pH和尿液的成石因素。

（一）诊断

1.临床表现

（1）症状：膀胱结石的症状是排尿困难、血尿和排尿疼痛。结石在膀胱内活动时，则排尿困难的症状时轻时重，有时排尿至中途因结石堵塞尿道内口而突然中断，必须改变体位，如卧床后才能继续排出，结石较大者这种症状更为显著。小儿患者常用手搓拉阴茎，哭闹叫喊，表现极为痛苦，可伴有直肠脱出。结石对膀胱黏膜的刺激及其引起的膀胱炎使患者的排尿次数频繁，同时因造成黏膜损伤和溃疡，可以发生血尿，最初常表现为终末血尿。

膀胱结石几乎均引起继发感染，患者有脓尿，感染严重时原有的症状都加重。但极少数梗阻可引起输尿管、肾积水或引起肾盂肾炎，以致肾功能减退。长期膀胱刺激可引起膀胱鳞状，上皮癌等严重并发症。有时，有排砂石史。

（2）体征：膀胱结石的阳性体征较少，体格检查时，很少发现局部异常。排空膀胱后，行直肠或阴道和耻骨上双合诊检查可触及结石。

2.实验室检查

尿液常规检查尿中有红细胞和白细胞、结石晶体。

3.特殊检查

（1）X线检查：膀胱区平片能看到不透光的结石阴影。由于膀胱结石也可来自上泌尿系统，在膀胱内逐渐增大，因此X线检查时，平片应包括肾、输尿管和膀胱。

（2）B超检查：可以探到结石，并能明确结石的大小、数目和形状。

（3）金属尿道探杆检查：探杆可碰到结石并有碰撞声。

（4）膀胱镜检查：在膀胱镜下能直接看到结石的大小和数目，还可以了解有无膀胱憩室、前列腺增生和其他病变。确定结石的诊断后均需寻找其发生原因，如先天性病变、前列腺增生、尿道狭窄、神经性膀胱功能障碍、憩室及各种异物等。

4.鉴别诊断

（1）膀胱异物：有膀胱异物置入的病史。但多掩盖病史，需仔细询问。膀胱镜检查是主要鉴别手段，可以直接看到异物的性质、形状和大小。膀胱区平片对不透光的异物有鉴别诊断价值。

（2）前列腺增生：前列腺增生发生于老年人，排尿困难的病史长，逐渐加重，开始尿线细而无力。渐成滴沥以致发生尿潴留。不似膀胱结石那样突然尿中断，排尿时剧痛。膀胱区平片没有不透光的阴影。膀胱造影见膀胱颈部有负影响膀胱内突入，膀胱颈抬高。直肠指诊可触及增大的前列腺体，中央沟消失。

（3）后尿道瓣膜：常见于小儿，可有排尿困难。膀胱区平片无不透光阴影。但排尿期尿道造影，见瓣膜以上尿道扩张、增长，瓣膜以下尿道正常。尿道镜检查，可在后尿道看到瓣膜，呈活瓣样隔膜，多位于前壁。膀胱镜检查膀胱内无结石。

（4）尿道结石：尿道结石常嵌顿于后尿道和舟状窝，后者可以触到。用金属探杆可以碰到结石，并有碰撞感。尿道前后位及斜位片可以看到不透光阴影，呈圆形或卵圆形，一般如花生米大小。

### (二)治疗

膀胱结石的治疗原则是取出结石和消除形成结石的病因。具体治疗方法随结石的大小和伴随的疾病有所不同,目前采用的方法有机械碎石(非窥视下碎石和窥视下碎石)、液电碎石、气压弹道碎石及耻骨上膀胱切开取石术。尽管体外冲击波碎石也能治疗膀胱结石,但一般不主张用这种方法治疗。

**1.机械碎石术**

方法有两种,即非窥视下碎石和窥视下碎石。前者能适用于较大结石,但需有正确的操作方法才能成功,目前因此法易造成严重并发症,已被废弃。后者碎石在窥视下进行,只适用于较小的结石。下列情况不宜行机械碎石术:年龄小不能放入碎石器械;结石坚硬且直径超过2~2.5cm;膀胱容量太小;膀胱憩室内结石;膀胱出口有梗阻性病变如前列腺增生、膀胱颈纤维化等;严重泌尿系感染或一般情况极差不能经受手术操作者。

**2.经膀胱镜碎石术(液电、超声、激光气压碎石术)**

适应证及禁忌证同机械碎石术,但疗效优于后者。

**3.耻骨上膀胱切开取石术**

对于较大而坚硬的膀胱结石,或膀胱结石合并膀胱病变以及膀胱出口梗阻性病变如膀胱憩室结石、前列腺增生等,宜行开放性手术治疗,在取石的同时治疗梗阻性病变。对于直径在2cm以下的单发或多发膀胱结石,合并前列腺增生或膀胱颈纤维化的患者,可先在窥视下碎石,用 Ellik 冲洗器洗出碎石,然后做经尿道前列腺切除术或膀胱颈切开术。

**4.其他疗法**

婴幼儿只要有足够的乳制品喂养,就可以预防膀胱结石的发生。此外,预防和治疗尿道狭窄等梗阻性疾病可以防止结石形成。在膀胱手术时不能用不吸收的缝线穿入膀胱壁;长期带有膀胱造瘘管或导尿管的患者,应定期更换造瘘管或导尿管,避免异物长期滞留于膀胱腔内,成为结石核心。

## 二、尿道结石

尿道结石较为少见,且大多数发生在男性。在膀胱结石的多发地区尿道结石也相对多见。多数尿道结石是膀胱结石或上尿路结石排出过程中经过尿道时被阻或停留于尿道前列腺部、球部、阴茎部以及舟状窝或外尿道口处。少数患者的尿道结石则在尿道狭窄部近端或在尿道憩室内形成。

### (一)诊断

**1.临床表现**

(1)症状:尿道结石的主要症状是疼痛、尿流梗阻和感染症状。疼痛一般为钝痛,但也可以是锐利的,并常可放射至阴茎头。前尿道结石的疼痛常局限于结石嵌顿处,后尿道结石疼痛常放射至会阴或肛门。尿流由于结石梗阻而变细,患者常能指明尿流受阻部位。对阴茎部尿道结石,患者常能扪及,并主诉在排尿时结石梗阻部尿道近侧隆起伴有胀痛。结石嵌顿于尿道、梗阻严重以及伴有梗阻时,可引起严重症状,如剧痛、急性尿潴留、尿外渗、会阴部脓肿及尿道瘘等。偶尔见到嵌顿于后尿道的结石可引起急性附睾炎症状,如发热、附睾肿大和疼痛。

(2)体征:查体时位于尿道口及舟状窝的结石肉眼常能见到或扪及,前尿道结石都能触及,后尿道结石可经直肠指诊时扪到。用金属探条探查尿道时能感到触及结石和摩擦音。

**2.实验室检查**

同膀胱结石结果。

**3.特殊检查**

X线平片可见不透光结石影。需做泌尿系平片和造影片,了解泌尿系全面情况,并有助于了解结石来源。患者若无上尿路结石或膀胱结石,则应做尿道造影以发现有无尿道狭窄和尿道憩室情况。尿道镜检查可确诊尿道结石的存在。

**4.鉴别诊断**

(1)尿道狭窄:尿道狭窄往往无肾绞痛史及尿砂石史,而有其原发病因,如损伤、炎症或先天性、医源性等原因,其排尿困难非突发性。尿道探查可于狭窄部位受阻。X线平片无结石阴影,尿道造影可显示狭窄段。

(2)非特异性尿道炎:无肾绞痛史及尿砂石史,无急性排尿困难,尿道扪诊不能触及硬结,X线检查无结石阴影。

(3)尿道痉挛:无尿砂史及尿频、尿急等症状,不能扪及尿道硬结,尿道探查探子可正常通过,X线检查无异常,用镇静剂后症状可缓解。

(4)尿道异物:有明确病因,X线检查可见尿道内充盈缺损,或异物阴影。尿道镜检查可见异物。

**(二)治疗**

男性尿道结石视结石的大小、位置和尿道有无原发病变而采取不同的治疗方法,原则上前尿道结石可经尿道取出结石,后尿道结石则将其推入膀胱后按膀胱结石处理。继发于尿道病变的结石在去除结石的同时应治疗尿道原发病变。对结石引起的急性尿潴留、尿外渗、会阴脓肿及尿道瘘时,应先做耻骨上膀胱穿刺造瘘引流尿液,待一般情况改善和局部炎症消退后再根据具体情况处理。

# 第六节  原发性醛固酮增多症

醛固酮增多症是由肾上腺皮质或异位肾上腺(罕见)分泌过多的醛固酮而引起的高血压和低血钾综合征。醛固酮分泌增多有原发性和继发性之分。原发性醛固酮增多症(简称原醛症)是1954年由ConnJW首次报道的一种以高血压、低血钾、低血浆肾素及高血浆醛固酮水平为主要特征的临床综合征,又称Conn综合征,它是一种继发性高血压,其发病年龄高峰为30～50岁,女性患者多于男性。它是由于肾上腺皮质肿瘤或增生,分泌过多的醛固酮所致,导致潴钠、排钾,体液容量扩张,抑制了肾素-血管紧张素系统,产生以高血压和低血钾为主要表现的综合征,但以腺瘤为多见,故经手术切除肾上腺腺瘤后,原醛症可得到治愈。但是如不能早期诊断和及时治疗,则长期高血压可导致严重的心、脑、肾血管损害。而继发性醛固酮增多症是由肾上腺以外的疾病引起肾上腺分泌过多的醛固酮所致,如肝硬化、充血性心力衰竭、肾病综合征、肾性高血压等。

醛固酮是从肾上腺皮质球状带合成与分泌的一种 C21 类固醇激素，其分子量为 360.44Da，它是体内调节水盐代谢的一种重要激素。正常成年人在普食状态下肾上腺皮质球状带细胞的醛固酮分泌率为 $50\sim250mg/24h$，血浆中醛固酮的浓度为 $100\sim400pmol/L$。醛固酮作为体内一种主要的盐皮质激素，其生理作用为潴钠排钾。当肾上腺皮质发生腺瘤或增生，使醛固酮自主分泌过多，通过增加肾小管对钠的重吸收产生钠、水潴留而使血容量增加，外周阻力增大；醛固酮还可影响去甲肾上腺素的代谢，使交感神经系统兴奋性增加；促使肾排镁离子增多，综上作用而导致血压升高。醛固酮还通过 $Na^+-K^+$ 和 $Na^+-H^+$ 置换而增加 $K^+$、$H^+$ 排出，使肾小管排泄钾离子增多而产生尿钾升高、血钾水平降低及代谢性碱中毒。

目前认为原醛症可分为以下 6 大类。

(1)肾上腺皮质分泌醛固酮的腺瘤，即 Conn 综合征，是真正的原醛症。

(2)两侧肾上腺皮质增生，可呈结节性增生，又称特发性或假性醛固酮增多症。

(3)原发性肾上腺皮质增生，其内分泌及生化测定类似腺瘤，肾上腺大部切除可治愈。

(4)分泌醛固酮的肾上腺皮质腺癌。

(5)家族性用糖皮质激素治疗有效的醛固酮增多症，又称为 ACTH 依赖型醛固酮增多症，被认为是常染色体显性遗传，测定血浆 17－去氧皮质酮升高，服用地塞米松 2mg，每日 1 次，3 周后患者血钾、血压、醛固酮分泌量恢复正常，则可确诊。

(6)不定型原醛症，包括异位肾上腺皮质腺瘤及卵巢恶性肿瘤分泌醛固酮所致的醛固酮增多症。

## 一、临床表现

本病临床主要表现有三大类，均与醛固酮长期分泌过多有关。

### (一)高血压

几乎所有患者都有高血压，且出现较早，常于低血钾引起的症状群出现之前 4 年左右即出现。一般为中度升高，且以舒张压升高较明显。呈慢性过程，与原发性高血压相似，但降压药物治疗效果较差。其发病原理与醛固酮分泌增多引起钠潴留和血管壁对去甲肾上腺素反应性增高有关。在晚期病例则更有肾小球动脉硬化和慢性肾盂肾炎等因素加入，致使肿瘤摘除后血压仍不易完全恢复正常。长期高血压常引起心脏扩大甚至心力衰竭。

以下两组症群可能主要由低血钾引起，但尚有其他电解质如钙、镁代谢紊乱的因素参与。

### (二)神经肌肉功能障碍

1.神经肌肉软弱和麻痹

一般地说，血钾越低，肌病越重。劳累、受冷、紧张、腹泻、大汗、服用失钾性利尿药（如氢氯噻嗪、呋塞米）均可诱发。往往于清晨起床时发现下肢不能自主移动。发作轻重不一，主要影响到躯干和下肢，重者可波及上肢，有时累及呼吸肌。脑神经支配肌肉一般不受影响。发作时呈双侧对称性弛缓性瘫痪。开始时常有感觉异常、麻木或隐痛。呈周期性发作，可以数小时至数日，甚至数周，多数为 $4\sim7d$。轻者神志清醒，可自行恢复。严重者可致昏迷，应尽早抢救。发作频率自每年几次到每周、每日多次不等。当累及心肌时有期前收缩、心动过速等心律失常，甚至伴血压下降，偶见室颤。心电图示明显低血钾图形，T 波变平或倒置、U 波增大 ST 段下降、P－R间期延长。

2.阵发性手足搐搦及肌肉痉挛

见于约 1/3 的患者,伴有束臂加压征(Trousseau 征)及面神经叩击征(Chvostek 征)阳性。可持续数日至数周。可与阵发性麻痹交替出现。发作时各种反射亢进。低血钾时神经肌肉应激功能降低而肌肉麻痹。当补钾后应激功能恢复而抽搐痉挛。这种症状与失钾、失氯使细胞外液及血循环中氢离子减低(碱中毒)后钙离子浓度降低,镁负平衡有关。

### (三)失钾性肾病和肾盂肾炎

长期失钾,肾小管近段发生病变,水分再吸收的功能降低,尿液不能浓缩,比重多在 1.015 以下,因而出现烦渴、多饮、多尿,尤以夜尿增多显著。钠潴留亦可刺激下视丘司渴中枢而引起烦渴。由于细胞失钾变性,局部抵抗力减弱,常易诱发逆行性尿路感染,并发肾盂肾炎。有慢性肾盂肾炎时尿中可见白细胞和脓血胞。虽然大部分病例均由肾上腺皮质腺瘤引起,但术前仍应尽可能明确定性和定位诊断,以利手术和治疗。

## 二、诊断

### (一)定性诊断

1.血生化检查

(1)血钾:确定有无低血钾对本病诊断有重要意义。为确保测定结果可靠,检查前应停用利尿药 3～4 周。有人主张在检查期间,每日口服氯化钠 6g(分 3 次口服)共 5～7d,并需连续多次测定才更可靠。血钾可降至 2.0～3.0mmol/L,最低可降至 1.4mmol/L。但是,本病早期低血钾的临床症状常不存在,甚至血钾也在正常范围内,此时仅可从醛固酮分泌率增快、血浆肾素活性偏低及高血压才疑及此病。数年后才发展成间歇性低钾血症期,伴应激后发生阵发性肌无力及麻痹表现。至较晚期才发展为持续性低血钾伴阵发性麻痹症状。尤其是肾小管病变更是长期低血钾的后果。因此,低钾血症是随病情加重而逐渐明朗化的。

(2)血氯化物:常低于正常值。

(3)血钠:有轻度增高。

(4)二氧化碳结合率:常上升,提示代谢性碱中毒。

(5)血浆 pH 常偏高,可达 7.6。

(6)钙、磷:大多正常。有搐搦者游离钙常偏低。

(7)镁:正常血镁(0.85±0.15)mmol/L。患者可轻度降低。

(8)糖耐量试验:由于失钾,抑制了胰岛素的分泌,口服葡萄糖耐量试验可呈糖耐量减低。

(9)静脉血浆中醛固酮测定:正常人卧位为(5.2±2)μg/dl。本病患者明显升高,肾上腺皮质肿瘤者尤为明显。

(10)血浆 18 羟皮质酮(18－OH－B)或 18－羟皮质醇(18－OH－F)水平:醛固酮腺瘤及特发性醛固酮增多症患者血中醛固酮的前体－18－OH－B、18－OH－F 水平明显增高,血浆 18－OH－B 水平多＞2.7mmol/L(100ng/dl),而 IHA 和原发性高血压患者则低于此水平。

2.尿

(1)尿量增多。尿常规比重减低,且趋向固定。常呈碱性或中性,有时有尿路感染表现。

(2)尿钾。在普通饮食时虽有低血钾,但尿钾仍较多,为 25～30mmol/24h,是本病的特征。

(3)尿醛固酮。常高于正常(10μg/24h)。但尿醛固酮排出量受许多因素影响,测定时应固定钠、钾的摄入量(钠 160mmol/d,钾 60mmol/d)。并反复多次测定才可靠。当血钾严重降低时,尿醛固酮排出增多则不明显。对尿醛固酮排出量正常者则必须补钾后再测尿醛固酮、醛固酮分泌率或静脉血浆醛固酮,若增高则有诊断价值。

3.钾负荷试验

在普通饮食条件下(钠 160mmol/d,钾 60mmol/d),观察 1 周,可发现钾代谢呈负平衡。继之补钾 1 周,每日增加钾 100mmol,但仍不能纠正低钾血症。而其他原因所致的低血钾者,血钾却有明显的升高。

4.食物中钠含量改变对钾代谢的影响

(1)低钠试验:正常人当食物中氯化钠摄入为 20～40mmol/d,1 周后,尿醛固酮增高,尿钠降低,但尿钾不降。但在原醛症者,由于继续贮钠排钾,则尿钠降低,原已增高的醛固酮不再进一步升高,而尿钾也同时降低。尿钾降低的原因是由于尿钠降低,限制了与钾的交换。

(2)高钠试验:对病情轻、血钾降低不明显的疑似原醛症患者,可做高钠试验。每日摄钠 240mmol,共 1 周。如为轻型原醛症则由于大量钠进入远曲小管并进行离子交换,使尿钾排出增加,血钾将更降低。对严重低血钾的典型病例不应做高钠试验,以免加重病情。

5.螺内酯(安体舒通)治疗试验

此药可拮抗醛固酮在肾小管中对电解质的作用而改善症状,但尿醛固酮排量仍显著增高。方法是每日分 3～4 次口服螺内酯 300～400mg,连续 1～2 周或以上。患者服药后血钾升高恢复正常,血压下降至正常。继发性醛固酮增多症的患者结果与原醛症相同。

6.卡托普利(开博通)试验

卡托普利是一种血管紧张素转化酶抑制药,可抑制正常人的血管紧张素Ⅰ向Ⅱ转换,从而减少醛固酮的分泌,降低血压。为避免盐水滴注试验增加血容量而加重病情的危险,可推荐采用卡托普利试验。具体做法如下,于普食、卧位过夜,如排尿则应于次日早晨 4 时以前,早晨 4～8 时应保持卧位,于早晨 8 时空腹卧位取血并测血压,取血后立即口服卡托普利 25mg,然后继续卧位 2h,于上午 10 时卧位取血并测血压。血标本的处理、保存和测定与卧、立位试验一样。在正常人或原发性高血压患者,服卡托普利后血浆醛固酮水平被抑制到 15ng/dl(416pmol/L)以下,而原醛症患者的血浆醛固酮则不被抑制,该试验诊断原醛症的灵敏度为 71%～100%,特异度为 91%～100%。

7.血浆醛固酮、肾素活性、血管紧张素Ⅱ测定及卧、立位醛固酮试验

原醛症性及血管紧张素Ⅱ的方法如下,于普食卧位过夜,如排尿则应于次日早晨 4 时以前,早晨 4～8 时应保持卧位,于早晨 8 时空腹卧位取血,取血后立即肌内注射呋塞米 40mg(明显消瘦者按 0.7mg/kg 体重计算,超重者亦不超过 40mg),然后站立位活动 2h,于上午 10 时立位取血。如患者不能坚持站立 2h,则只测定卧位;如患者在站立过程中有不适或昏厥时,则立即让患者躺下、抽血及结束试验,必要时可静脉输液予以治疗。抽血后血标本应在低温下(4℃)放置,经分离血浆后,于-20℃保存至测定前,血浆醛固酮、肾素活性及血管紧张素Ⅱ水平分别用放射免疫分析法进行测定。需强调的是目前国内实验室均测定的是血浆肾素活性

（PRA），而不是直接肾素浓度测定。

利尿药、血管紧张素转化酶抑制药、米诺地尔（长压定）可增加肾素的分泌，而阻断药却明显抑制肾素的释放。年龄、性别、月经周期妊娠期、日内、日间变化，食物钠、钾摄入量、体位、降压利尿药等因素均可影响醛固酮、肾素活性及血管紧张素Ⅱ的测定。因此测定前，在保证患者安全的情况下，应尽可能地停用治疗药物 2～4 周，同时患者应进正常钠、钾含量的饮食。

8.地塞米松抑制试验

用于诊断糖皮质激素可抑制性醛固酮增多症患者。在此类患者中，因醛固酮增多可被小剂量糖皮质激素持久抑制，故口服地塞米松 2mg/d，服药 3～4 周或以后，醛固酮可降至正常，低肾素活性、高血压及低血钾等症状可被改善并恢复至正常或接近正常。长期应用小剂量地塞米松（如 0.5mg/d）即可使患者维持正常状态，因此地塞米松抑制试验是诊断糖皮质激素可抑制性醛固酮增多症的主要依据。

（二）定位诊断

当原醛症的定性诊断明确后，需进一步鉴别醛固酮腺瘤和特发性醛固酮增多症，因其治疗方法明显不同，醛固酮腺瘤需手术治疗，特发性醛固酮增多症则需用药物治疗。由于引起原醛症的肾上腺皮质腺瘤大多比较小，B 超、CT、MRI 及核素标记[131]I－19－碘化胆固醇做肾上腺扫描等辅助检查对肿瘤定位有帮助，但有遗漏小腺瘤的可能。选择性肾上腺静脉造影不但能显示肾上腺的影像，还可通过静脉导管采血测定醛固酮，以明确定位。但有肾上腺出血、肾上腺周围粘连、下肢血栓性静脉炎等并发症可能。

常用的定位诊断方法有以下几种。

1.B 超

直径＜1cm 的肾上腺肿瘤 B 超常难以发现。

2.肾上腺 CT 扫描

为首选的无创性定位方法，其诊断醛固酮腺瘤的符合率为 70%～90%，近年来随着 CT 机器性能的提高，扫描技术的进步，采用连续薄层（2～3mm）及注射造影剂增强扫描，使醛固酮腺瘤的诊断阳性率明显提高。

3.肾上腺核磁共振显像（MRI）

MRI 因价格昂贵，且对较小的醛固酮腺瘤的诊断阳性率低于 CT 扫描，故临床上不应作为首选的定位方法。

4.1311－19－碘化胆固醇肾上腺核素显像

核素显像对腺瘤、癌和增生的鉴别有较大帮助，如一侧肾上腺显示放射性浓集区，提示该侧有醛固酮肿瘤的可能；如双侧显示，提示双侧增生或双侧腺瘤可能。

5.肾上腺静脉血浆醛固酮水平测定

采用下腔静脉插管分段取血并分别检测两侧肾上腺静脉醛固酮浓度，如操作成功，并能准确插入双侧肾上腺静脉，则腺瘤侧醛固酮明显高于对侧，其诊断符合率可达 95%～100%。因该操作复杂，需特殊设备，且为侵入性检查及有肾上腺出血的危险，近年来随着 CT 扫描技术的提高，此项检查已较少使用。

### (三)诊断标准

当血浆醛固酮水平及尿醛固酮排量明显增加,同时血浆肾素活性及血管紧张素水平受到严重抑制时,有助于原醛症的确诊。1969 年 Conn 曾提出诊断原醛症的 3 项标准如下。

**1.高醛固酮**

醛固酮分泌增多,且不被高钠负荷产生的高血容量所抑制。

**2.低肾素**

肾素分泌受抑制,且不因立位及低钠刺激而增高。

**3.正常皮质醇**

尿 17-羟皮质类固醇或皮质醇水平正常。Conn 认为不论有无低血钾,凡符合上述条件均可诊断,其诊断符合率达 94%。

**4.血浆肾素活性(PRA)**

低 PRA 水平且不因低钠、脱水或站立体位等刺激而增高,为诊断原症的标准之一,但有一定局限性,因约 35% 的原醛症患者在上述刺激时 PRA 水平可升高,而 40% 的原发性高血压患者的 PRA 也可被抑制。

**5.血浆醛固酮水平**

原醛症患者的血浆醛固酮水平升高,但部分原醛症和原发性高血压患者的血浆醛固酮浓度(PAC)有重叠,因此,仅用 PAC 来作为筛选试验是不够的。为了提高 PAC 和 PRA 测定的诊断符合率,目前大多数学者提出用 PAC 与 PRA 的比值(PAC/PRA)来鉴别原醛症或原发性高血压,如 PAC(ng/dl)/PRA[ng/(mL·h)]>25,高度提示原醛症的可能,而 PAC/PRA>50,则可确诊原醛症。如果同时运用下述标准,PAC/PRA>30,PAC>20ng/dl,其诊断原醛症的灵敏性为 90%,特异性为 91%。但是腺瘤也和正常人一样,其醛固酮分泌可有波动,因此计算 PAC/PRA 比值时,最好用立位 2h 测定值,其诊断符合率较卧位值高。

诊断原醛症最好的单次试验是在盐负荷条件下测定 24h 尿醛固酮水平,大多数患者可与原发性高血压鉴别,原醛症患者血、尿醛固酮浓度测定值与原发性高血压患者的重叠率分别为 39% 或 7%。

由于严重低血钾本身可明显减少醛固酮的合成,并能使升高的醛固酮降至正常,因此最好在低血钾纠正后再测定醛固酮水平。

## 三、鉴别诊断

### (一)肾上腺腺瘤(APA)与增生(IHA)的鉴别

**1.症状与体征**

一般来说,APA 患者的高血压、低血钾的症状及体征较 IHA 患者严重,血浆醛固酮水平也较高,PRA 受抑制更明显。

**2.体位变化**

大多数 IHA 患者在站立 2~4h 或以后,因肾血流量减少而使 PRA、醛固酮轻度升高;而大多数 APA 患者的醛固酮分泌却对体位变化缺乏反应,或随 ACTH 分泌节律的变化而减少,因此血浆醛固酮水平在早上 8 时时升高,在中午时降低,但 PRA 仍受抑制,体位试验的诊断符合率为 60%~85%。有 25%~42% 的 APA 患者对直立体位或输注血管紧张素 Ⅱ 表现为阳性反应,即血浆醛固酮水平可随站立体位而增高,故称为对肾素有反应的醛固酮分泌腺瘤或血管紧张素Ⅱ反应性腺瘤。

3.血浆 18－羟皮质酮(18－OH－B)或 18－羟皮质醇(18－OH－F)

APA 及 PAH 患者的血浆 18－OH－B 或 18－0H－F 水平明显增高,而 IHA 和原发性高血压患者则降低。

4.地塞米松抑制试验

糖皮质激素可抑制性醛固酮增多症患者的醛固酮过量分泌可被小剂量糖皮质激素持久抑制,而 APA 及 IHA 患者,其血浆醛固酮水平仅暂时能被地塞米松所抑制,但抑制时间一般不会长于 2 周。

5.肾上腺影像学检查

进行肾上腺 CT 或 MRI 等影像学检查,可鉴别肾上腺腺瘤或增生。

(二)高血压、低血钾的鉴别

临床上发现有高血压、低血钾的患者,除进行原醛症的确诊检查外,应与下列疾病进行鉴别。

1.原发性高血压

长期服用噻嗪类排钾利尿药的原发性高血压患者,可出现低血钾而不易与原醛症进行鉴别。一般来说,可先停用利尿药或含利尿药的降压药 2～4 周,观察血钾变化,如为利尿药引起,则停药后血钾可恢复正常。此外,详细询问病史及高血压家族史,测定血浆醛固酮、肾素活性水平,必要时可行肾上腺 CT 扫描、卡托普利试验等,对鉴别原醛症与原发性高血压均有较大帮助。

2.继发性醛固酮增多症

因肾血管、肾实质性病变引起的肾性高血压,急进型、恶性高血压致肾缺血,均可产生继发性醛固酮增多症,其中大部分患者也可有低血钾。但其高血压病程进展较快,眼底改变较明显,肾动脉狭窄时腹部可闻到血管杂音,恶性高血压者常有心、脑、肾并发症,测定血浆醛固酮及肾素活性水平均增高;而原醛症为高醛固酮,低肾素活性。故从病史、体征及肾功能化验,血浆醛固酮、肾素活性等测定亦不难予以鉴别。此外,肾血流图、肾血管多普勒超声检查、卡托普利肾图、肾动脉造影等均可以帮助确诊肾动脉狭窄。

3.肾疾病

(1)低钾性肾病。如低钾性间质性肾炎、肾小管酸中毒、Fanconi 综合征等肾疾病,因有明显的肾功能改变及血 pH 的变化,且为继发性醛固酮增多,而不难与原醛症进行鉴别。

(2)Liddle 综合征,是一种少见的常染色体显性遗传性家族性疾病,因远端肾小管及集合管的上皮细胞钠通道的调控序列发生突变,导致钠通道被过度激活,引起钠重吸收增加,细胞外液容量扩张,钠、钾离子转运异常,表现为肾潴钠过多综合征,高血压、低血钾、碱中毒、尿钾排泄增多,但醛固酮分泌正常或稍低于正常,口服醛固酮拮抗药螺内酯(安体舒通)不能纠正低钾血症,仅有肾小管钠离子转运抑制药氨苯蝶啶才可使尿排钠增加,排钾减少,血压恢复正常。故可用上述两种药物的治疗效果来进行鉴别。

(3)肾素瘤,是一种因肾产生分泌肾素的肿瘤而致高肾素,高醛固酮的继发性醛固酮增多症,多见于青少年。测定血浆醛固酮水平及肾素活性,行肾影像学检查等则可确诊。

4.雌激素及口服避孕药所致高血压

因雌激素可通过激活肾素－血管紧张素系统而刺激醛固酮分泌,引起高血压、低血钾,故鉴别诊断主要依据病史、服药史以及停药后上述改变可恢复正常来进行判断。

**(三)与肾上腺疾病的鉴别**

1.皮质醇增多症

因肾上腺肿瘤或增生而分泌大量皮质醇,临床上也可出现高血压、低血钾,但此症有典型的向心性肥胖及其他高皮质醇血症的体征,且血、尿皮质醇水平增高,因此可与原醛症进行鉴别。

2.异位 ACTH 综合征

常见于支气管燕麦细胞癌、类癌、小细胞肺癌、胸腺类癌等恶性肿瘤患者,由于肿瘤组织产生 ACTH 样物质刺激肾上腺,引起肾上腺皮质增生,临床上出现高血压、低钾血症,但此类患者一般有原发病的症状和体征,也不难予以鉴别。

3.先天性肾上腺皮质增生(CAH)

在肾上腺类固醇激素合成过程中,由于 11b 或 $17\alpha$－羟化酶缺乏时,醛固酮的合成减少,但去氧皮质酮(DOC)、皮质酮(B)、18－羟去氧皮质酮(18－OH－DOC)及 18－羟皮质酮(18－OH－B)的生成增加,临床上出现盐皮质激素增多所致的高血压、低血钾等症状,但因同时也存在性激素合成障碍而表现为性腺发育异常,如原发闭经、假两性畸形等。因此,从病史、体征,染色体及实验室检查等可予以鉴别。

4.肾上腺去氧皮质酮(DOC)或皮质酮(B)分泌瘤

因肾上腺肿瘤分泌大量 DOC 而产生盐皮质激素性高血压,临床表现为血压高、血钾低,但此肿瘤瘤体通常较大并多为恶性,有的可分泌雄激素或雌激素而在女性出现多毛、在男性出现女性化表现,其皮质醇分泌正常,有的患者可有水肿。由于 DOC 水平明显升高,抑制肾素及醛固酮,CT 扫描可提示肾上腺肿瘤。因此,对低醛固酮、低肾素的肾上腺肿瘤应注意鉴别是否为肾上腺去氧皮质酮或皮质酮分泌瘤。

## 四、治疗

**(一)手术治疗**

醛固酮腺瘤的治疗方法是切除肾上腺醛固酮肿瘤。术前补充钾及口服螺内酯。螺内酯 $120\sim480mg/d$;每日 3 次口服,服用 $2\sim4$ 周或以后使血压及血钾达正常范围后手术。因绝大多数病例由肾上腺皮质腺瘤所致,切除肿瘤可望完全康复。如由双侧肾上腺增生引起,则需做肾上腺次全切除(一侧全切除,另一侧大部分切除)。也可先切除一侧肾上腺,如术后仍不恢复,再做对侧大部或半切除。其效果不如腺瘤摘除病例。腺癌及病程较久已有肾功能严重损害者,预后较差。

**(二)药物治疗**

对于不能手术的肿瘤并且以及特发性增生性患者(未手术或手术后效果不满意),宜用螺内酯治疗,用法同手术前准备,长期应用螺内酯可出现男子乳腺发育、阳痿、女性月经不调等不良反应,可改为氨苯蝶啶或阿米洛利,以助排钠潴钾。必要时加降压药物,对 ACTH 依赖型应用地塞米松治疗,每日约 1mg。

钙通道阻滞药可使一部分原醛症患者醛固酮产生量减少,血钾和血压恢复正常,因为醛固酮的合成需要钙的参与,对继发性醛固酮增多症患者,血管紧张素转化酶抑制药也可奏效。先天性醛固酮增多症则不能用手术治疗,可试用地塞米松(氟美松)等药物。

# 第七节  肾上腺嗜铬细胞瘤

## 一、概述

嗜铬细胞瘤是一种较少见的疾病,但它却是肾上腺髓质的最主要疾病。患者可因高血压造成严重的心、脑、肾血管损害,或因高血压的突然发作而危及生命;但是如能早期、正确诊断并行手术切除肿瘤,它又是临床可治愈的一种继发性高血压。

### (一)发病机制

嗜铬细胞瘤的典型症状是阵发性高血压或持续性高血压阵发性加重、心悸和大汗,严重者以高血压危象、急性左心衰竭、脑出血等并发症为首发症状。临床常见表现是继发性高血压,高血压发作时伴有头痛、心悸和多汗三联征最富有诊断意义,但少数病例可无任何症状。实验室检查,包括血浆和尿中儿茶酚胺及其代谢产物的定量分析对于嗜铬细胞瘤的诊断具有非常重要的意义。影像学检查在肿瘤的定位、筛查、良恶性的鉴别及分期等方面具有十分重要的价值。随着临床诊断水平及检测技术的提高,肾上腺嗜铬细胞瘤的术前诊断率已明显提高。

嗜铬细胞瘤是由神经嵴起源的嗜铬细胞产生的肿瘤,属 APUD 系列,这些肿瘤合成、贮存和释放大量儿茶酚胺(CA),表现为高儿茶酚胺血症,引起持续性或阵发性高血压和多个器官功能及代谢紊乱,故近年来有的学者又称其为儿茶酚胺分泌瘤。90%的嗜铬细胞瘤来源于肾上腺,但由于神经嵴起源的嗜铬细胞可分布在颈动脉体、主动脉化学感受器、交感神经节、嗜铬体等肾上腺外部位,包括腹主动脉两旁、输尿管末端的膀胱壁、胸腔、心肌、颈动脉体及颅脑等处。故肾上腺外的嗜铬细胞瘤又可按其解剖部位不同而称为副神经节瘤、化学感受器瘤、颈动脉体瘤或膀胱嗜铬细胞瘤等。嗜铬细胞瘤除产生肾上腺素(E)和去甲肾上腺素(NE)外,还可分泌嗜铬粒蛋白、促肾上腺皮质激素、促肾上腺皮质激素释放激素、生长激素释放激素、降钙素基因相关肽、心钠素等多种肽类激素,也可并发其他内分泌系统肿瘤,引起多种内分泌功能失调。儿茶酚胺几乎影响体内每一组织和器官,它通过靶细胞膜上的特异受体,即 $\alpha_1$、$\alpha_2$、$\beta$、$\beta 2$、多巴胺-1(DA1)及多巴胺-2(DA2)等不同的肾上腺能受体亚型,在全身多个系统中发挥不同的生理学效应。

### (二)嗜铬细胞瘤的病理改变

嗜铬细胞瘤来源于肾,上腺髓质的嗜铬细胞,瘤细胞可分泌肾上腺素。病理组织学上肿瘤通常呈圆形,有完整包膜,血管丰富,其内常有出血和坏死。显微镜下可见细胞形态怪异,呈多角形细胞巢,伴有致密大核或多核,血管丰富,胞质偏嗜碱性,不管组织学形态如何,肿瘤若未侵犯包膜或转移,可看作为良性。电镜下肿瘤细胞质中可见大量含肾上腺素及去甲肾上腺素的神经分泌颗粒。免疫组织化学染色 CgA、NSE、S-100 蛋白、Syn 表达阳性。嗜铬细胞瘤是一种"10％"肿瘤,约 10％是肾上腺以外的,约 10％是恶性的,约 10％是双侧性的。除了肾上腺,肿瘤可见于腹膜后沿着主动脉旁交感神经链的嗜铬组织、颈动脉体、主动脉旁交感神经节、肠胃-泌尿系统、脑、心包和皮样囊肿里。

### (三)临床表现

当嗜铬细胞瘤阵发或持续性地分泌释放大量儿茶酚胺,作用在不同组织上的 α 和(或)β 肾上腺能受体时,可产生不同的效应。由于上述不同的分泌方式、肿瘤的大小、E 和 NE 分泌量的多少及比例不同等差异,使嗜铬细胞瘤的临床表现多种多样。

1.高血压

嗜铬细胞瘤患者最常见的临床症状即是血压增高,由于肿瘤分泌 E 及 NE 的方式不同,高血压可表现为阵发性、持续性或在持续性高血压的基础上阵发性加重。有 50％～60％的患者为持续性高血压,其中有 50％患者呈阵发性加重;40％～50％的患者为阵发性高血压,发作持续的时间可为几分钟、几小时或数天不等;开始时发作次数较少,以后逐渐发作频繁,可由数周或数月发作 1 次逐渐缩短为每天发作数次或 10 余次;其血压明显升高,收缩压可达 26.7～40kPa(200～300mmHg),舒张压可达 20～24kPa(150～180mmHg)或以上。阵发性高血压发作是嗜铬细胞瘤患者的特征性表现,平时血压正常,而当体位变换、压迫腹部、活动、情绪变化或排大、小便等时可诱发发作。有的患者病情进展迅速,严重高血压发作时可出现眼底视网膜血管出血、渗出、视盘水肿、视神经萎缩以致失明,甚至发生高血压脑病或心、肾严重并发症而危及生命。嗜铬细胞瘤患者高血压发作时,一般降压药治疗常无明显效果。也有部分阵发性高血压病患者由于发作时间很短,甚至持续不到 1min 而不易观测到发作时的血压,故给临床诊断带来困难。近年来随着 24h 动态血压监测仪的临床应用,对短暂发作的血压增高可进行及时记录,而为嗜铬细胞瘤患者提供了诊断手段。

2.头痛、心悸、多汗三联征

嗜铬细胞瘤高血压发作时最常见的伴发症状为头痛、心悸、多汗,其发生率分别为 59％～71％、50％～65％、50％～65％。因血压突然升高而出现剧烈头痛,甚至呈炸裂样,患者往往难以忍受;心悸常伴有胸闷、憋气、胸部压榨感或濒死感,患者感到十分恐惧;有的嗜铬细胞瘤患者平时即怕热及出汗多,发作时则大汗淋漓、面色苍白、四肢发凉。近年来较多学者认为高血压发作时伴头痛、心悸、多汗三联症,对嗜铬细胞瘤的诊断有重要意义,其特异性及灵敏性均为 90％以上。

3.直立性低血压

大多数持续性高血压的嗜铬细胞瘤患者,在治疗前常出现明显的直立性低血压,其原因可能与长期儿茶酚胺水平增高而使血管收缩、循环血容量减少、肾上腺能受体降调节、自主神经功能受损致反射性外周血管收缩障碍等多因素有关。有报道约 40％的伴直立性低血压的嗜铬细胞瘤患者有低血浆容量;也有极少数患者的低血压是因肿瘤主要分泌多巴和多巴胺而使血管扩张所致。高血压患者伴有直立性低血压及头痛、心悸、多汗三联征时,其诊断嗜铬细胞瘤的特异性可高达 95％。但是嗜铬细胞瘤患者在接受 a 受体阻断药及扩容治疗后,随着血压降低,直立性低血压亦明显减轻。

### 4.嗜铬细胞瘤高血压危象

当嗜铬细胞瘤患者的血压时而急剧增高,时而骤然下降,出现大幅度波动,即高、低血压反复交替发作,甚至出现低血压休克时,称为嗜铬细胞瘤高血压危象发作。有的患者可同时伴有全身大汗、四肢厥冷、肢体抽搐、神志不清及意识丧失,有的患者在高血压危象时发生脑出血或急性心肌梗死。其发病机制可能与嗜铬细胞瘤突然大量分泌、释放儿茶酚胺并作用于血管舒缩中枢,影响血管运动反射;特别是当肿瘤分泌大量 E,兴奋 β 肾上腺能受体时可产生较强的血管舒张效应;此外,由于血管收缩,加之大量出汗,造成血容量减少;长期高浓度儿茶酚胺损害心肌致儿茶酚胺心肌病、心力衰竭;肿瘤内坏死、出血或栓塞以及与体内多种调节血压的激素水平发生动态变化等因素有关。

### 5.代谢紊乱

嗜铬细胞瘤分泌大量儿茶酚胺可引起糖代谢功能障碍,肾上腺素和去甲肾上腺素在体内可促进肝糖原、肌糖原分解及糖原异生;抑制胰岛素分泌及对抗内源或外源性胰岛素的降血糖作用,而使血糖升高。因此嗜铬细胞瘤患者高血压发作时可伴有血糖增高,有的患者可出现糖耐量减退或糖尿病,甚至发生糖尿病酮症酸中毒。

肿瘤分泌大量 E 和 NE 还可引起其他代谢紊乱,如促进脂肪分解,使血中自由脂肪酸浓度升高;增加代谢率,患者可有怕热、多汗、体重减轻等代谢增高的症状和体征;部分患者平时为低热,当血压急剧上升时体温亦随之增高,有时可达 38～39℃,并伴有白细胞增高而被误诊为感染性疾病。

### 6.其他系统的症状

(1)心血管系统:嗜铬细胞瘤患者由于长期高儿茶酚胺水平,使心肌细胞出现灶性坏死、变性、心肌纤维化而引起儿茶酚胺心肌病,此外,还可出现多种心律失常、心肌缺血或梗死、甚至心功能不全等心血管疾病症状。在主要分泌 E 的嗜铬细胞瘤患者中,临床表现可仅有收缩期高血压,也有的患者为低血压,此外,还可有心动过速、心律失常和(或)非心源性肺水肿等不同的发作症状及体征。

(2)消化系统:高血压发作时患者常有恶心、呕吐等胃肠道症状;长期高浓度儿茶酚胺使肠蠕动减慢而出现便秘、结肠扩张,甚至肠梗阻;还可发生胃肠道壁内血管增生性或闭塞性动脉内膜炎而致腹痛、肠梗死、溃疡出血、穿孔、腹膜炎等;儿茶酚胺可使胆囊收缩力减弱、胆汁潴留致胆石症;如肿瘤位于盆腔或直肠附近,用力排大便时因腹压增加可诱发高血压发作。

(3)泌尿系统:约 1% 的嗜铬细胞瘤位于膀胱,又称为膀胱嗜铬细胞瘤,它来源于膀胱壁内交感神经系统的嗜铬组织,其中 40% 在膀胱三角区。如果肿瘤瘤体较大并与肾紧邻时,可使肾位置下移或压迫血管而致肾动脉狭窄。长期、严重的高血压可使肾血管受损、肾功能不全,有的患者在高血压发作时可出现蛋白尿。如肿瘤位于膀胱壁,患者可有血尿并且排尿时可诱发高血压发作。

(4)神经系统:有些患者在高血压发作时有精神紧张、烦躁、焦虑,甚至有恐惧或濒死感,有的患者可出现昏厥、抽搐、症状性癫痫发作等神经、精神症状。

(5)内分泌系统:多发性内分泌腺瘤病(MEN)II 型中,除嗜铬细胞瘤外,可同时或先后发生甲状腺髓样癌、甲状旁腺功能亢进症;或合并有 MEN－I 型的疾病如垂体瘤、胰腺肿瘤等而组成 MEN 混合型,此时可表现出相应疾病的临床症状和体征。

(6)腹部肿块:约 15% 的病例在腹部可触及肿块,如瘤体内有出血或坏死时则在相应部位出现疼痛等症状,出血多时可有血压下降。在给高血压患者,特别是同时患有糖尿病的患者做腹部检查发现肿块时,应高度怀疑嗜铬细胞瘤,尤其是轻轻按压腹部肿块而使血压明显升高时,更支持该病的诊断。但应注意按压肿瘤时为避免高血压危象发作,应准备好抢救药品及物品。

总之,临床症状是诊断肾上腺嗜铬细胞瘤的重要线索,高血压是其主要表现,临床常表现为持续性或阵发性高血压,常伴有头痛、呕吐、大汗淋漓、面色潮红等症状。体位改变、腹压增高、劳累、麻醉、手术或某些药物可成为诱因。上述因素可使瘤体突然释放大量儿茶酚胺入血液循环而引起症状。有的还引起高代谢、高血糖、发热等症状,严重者有心脑血管病变。

**(四)诊断**

生化检查是定性诊断肾上腺嗜铬细胞瘤的重要依据。目前常用的是测定尿 VMA,其具有价格低廉,操作简便,特异度高等优点,但由于灵敏度低,易出现假阴性,尤其是在高血压未发作期间所测。综合和合理地运用各种影像学检查方法可提高肾上腺细胞瘤的定位诊断水平。

近年来,随着对嗜铬细胞瘤认识的提高,典型的肾上腺嗜铬细胞瘤的诊治方法已逐渐被临床医生所掌握,对持续性和阵发性高血压伴有血尿儿茶酚胺升高或 24h 尿 VMA 升高者,均应考虑到嗜铬细胞瘤的可能。尿 VMA 及血尿儿茶酚胺的测量是肾上腺嗜铬细胞瘤定性诊断的最可靠的实验室检查之一,在影像学方面若 B 超或 CT 检查提示肿瘤超过 4cm 且患者无其他相关的内分泌疾病的症状或肿瘤在 MRI $T_2$ 加权像上呈现高强度信号,则嗜铬细胞瘤的可能性极大。近年来 I-MIBG 对嗜铬细胞瘤的诊断准确率高达 95% 以上。目前通过 B 超、CT、MRI 和核素 I-MIBG 的检查,并将这些结果进行综合分析,可将肾上腺嗜铬细胞瘤的定性检查阳性率提高到 90% 以上。一般来讲,B 超及 CT 已能较好地解决定位诊断问题,而 I-MIBG 则对双侧肾上腺嗜铬细胞瘤以及静止型嗜铬细胞瘤的诊断更具临床意义。术前行 B 超及 CT 或 MRI 的定位检查,对明确肿瘤大小,与周围脏器及大血管的关系,对手术方式及手术的难易度做出充分评估。

1.定性诊断

实验室测定血浆和尿的游离儿茶酚胺(CA)及其代谢产物如 VMA 是传统诊断嗜铬细胞瘤的重要定性诊断方法。由于肿瘤儿茶酚胺的释放入血是呈间歇性的,直接检测易出现假阴性。但 24h 尿儿茶酚胺仍是目前定性诊断的主要生化检查手段,对于结果阴性而临床高度可疑者建议重复多次和(或)高血压发作时留尿测定,阴性不排除诊断。

由于儿茶酚胺在瘤细胞内的代谢呈持续性,其中间产物甲氧基肾上腺素类物质(MNs)可持续释放入血,血浆游离 MNs 和尿分馏的甲氧肾上腺素的诊断敏感性优于儿茶酚胺的测定。通过测定血及尿 MNs,对于嗜铬细胞瘤的定性诊断具有重要参考价值。

(1)激素及代谢产物测定:在嗜铬细胞瘤的定性诊断中,测定血浆或尿游离儿茶酚胺(包括去甲上腺素、肾上腺素、多巴胺)及其代谢产物的浓度具有很重要的意义。

1)尿儿茶酚胺测定:正常人尿儿茶酚胺排泄量呈昼夜周期性变化,即白昼的排泄量高于夜间,并在活动时排量增多。大多数嗜铬细胞瘤患者在发作或不发作时的尿儿茶酚胺均明显增高,往往>1500nmol/d(250mg/d),但少数阵发性高血压病患者,在不发作时尿儿茶酚胺水平可正常,故对此类患者应收集高血压发作时的尿来进行测定。有时因发作时间很短,尿儿茶酚胺排量短暂增高,如仍留24h尿则可被全日尿量所稀释而测定值正常,故应收集发作一段时间(如2～4h)的尿测定儿茶酚胺排量,并与次日不发作时的同样时间和同样条件下收集的尿所测定的儿茶酚胺值比较,如明显增高则应进一步检查以帮助诊断。有的患者需多次留尿进行测定,或在24h动态血压监测下,分段留尿,观察儿茶酚胺排量与血压的关系。留尿时间应准确,于收集尿标本的容器中应加入6N HCl使其尿pH<3.0,并放置在低温下以保持儿茶酚胺测定的稳定性。由于尿儿茶酚胺的排量受尿量及肾功能的影响,特别与肌酐清除率有关,因此在测定尿儿茶酚胺的同时最好应测定肌酐值来进行校对。24h尿儿茶酚胺的正常值因各实验室的测定方法不同而有差异。

2)尿VMA或HVA排量测定:VMA即3-甲氧基,4-羟基扁桃酸,是去甲肾上腺素及肾上腺素的最终代谢产物,HVA即高香草酸,是多巴胺通过儿茶酚甲基转移酶(COMT)和单胺氧化酶(MAO)的降解产物。同时测定尿儿茶酚胺及其代谢产物的水平可增加诊断的准确性,并可判断肿瘤分泌儿茶酚胺的转化率。如肿瘤重量<50g时其儿茶酚胺转化率较快,主要释放大量儿茶酚胺入血,此时尿中的儿茶酚胺排量相对较多,而代谢产物浓度较低;如肿瘤重量>50g,则CA转化率较慢,有相当一部分儿茶酚胺在瘤体内被代谢,故主要释放儿茶酚胺的代谢产物,如VMA入血。因此,瘤体虽小但其分泌释放功能活跃的患者往往血或尿儿茶酚胺水平较高而尿VMA正常,且临床症状较瘤体大者为重;瘤体较大的患者则可能以尿VMA水平增高为主。

3)尿MN及NMN排量测定:MN(3-甲氧基肾上腺素)及NMN(3-甲氧基去甲肾上腺素)是E和NE的中间代谢产物,正常人尿MN+NMN排量<1.3mg/d(7.2mmol/d),其中MN<0.4mg/d(2.2mmol/d),NMN<0.9mg/d(5.0mmol/d)。大多数嗜铬细胞瘤患者的尿MN+NMN排量高于正常值2～3倍,此排量的多少可反映嗜铬细胞瘤分泌儿茶酚胺的功能活性。测定MN+NMN的灵敏性及特异性较儿茶酚胺及VMA高,故对嗜铬细胞瘤的诊断有较大价值。

4)血浆儿茶酚胺浓度测定:由于血浆儿茶酚胺测定受多种生理病理因素及药物的影响,而且每个血标本仅代表单一的时间点,它并不能代替收集时间段尿的累加作用,因此,应在患者空腹、卧位和安静状态下抽血,用保留针头取血的方法于静脉穿刺后至少保留20min再抽取血标本,置入用肝素抗凝的试管中混匀,在1h内进行低温离心、分离血浆、冷冻储存于-20℃以下,并尽快进行测定。正常人在平卧及安静状态时血浆去甲肾上腺素浓度为500～600pg/mL(3.0～3.5nmol/L),肾上腺素浓度<100pg/mL(545pmol/L);而大多数嗜铬细胞瘤患者往往血浆去甲肾上腺素>1500pg/mL(9nmol/L),肾上腺素>300pg/mL(1.6nmol/L)。

5)二羟苯甘醇(DHPG):近年来有人提出,如果同时测定NE和它的代谢产物二羟苯甘醇(DHPG),可以提高嗜铬细胞瘤的诊断特异性,因为DHPG仅从神经元,而不从血液循环中的NE降解所产生,因此,如仅有血浆DHPG水平增加或血浆NE·DHPG>2.0,即提示嗜铬细胞瘤,如该比值<0.5则可除外。在剧烈活动、精神紧张、充血性心力衰竭时,其比值可增高,

但不超过 1.0,在分泌 E 为主的嗜铬细胞瘤患者中 NE·DHPG 可在正常范围内。

6)嗜铬粒蛋白 A(CGA):CGA 是一种酸性可溶性单体蛋白,它伴随 NE 一起在交感神经末梢颗粒中合成、储存和释放。近年来有报道嗜铬细胞瘤患者的 CGA 水平增高,其灵敏度为 83%,特异性为 96%。血浆 CGA 水平高低与肿瘤大小、瘤体中 NE 和 CGA 的含量以及尿 VMA 排量相关,而与血压、血浆或尿儿茶酚胺水平无相关,此外,肾衰竭时血浆 CGA 水平也升高。

内啡肽、神经元特异性烯醇化酶(NSE)和神经肽 Y(NPY):它们存在于交感神经系统的神经元、嗜铬细胞瘤以及某些肿瘤患者的血浆中。所有良性嗜铬细胞瘤患者的血浆 NSE 水平正常,而在 50%恶性嗜铬细胞瘤患者中却明显增高。因此,测定血浆 NSE 水平可用于鉴别良、恶性嗜铬细胞瘤。

虽然恶性嗜铬细胞瘤患者的血浆 NPY 水平增高与良性肿瘤者相比有明显统计学意义,但血浆 NPY 水平增高的两组患者的百分数却无明显区别。

(2)激素及代谢产物测定的意义及影响因素:在上述各种测定中,没有一种单一的测定手段可 100%的肯定诊断嗜铬细胞瘤,但测定 24h 尿儿茶酚胺或 MN+NMN 水平却有相对高的灵敏度和特异性,因此如能同时或多次测定基础状态下及高血压发作时的血或尿儿茶酚胺及其代谢产物的浓度,则可大大提高嗜铬细胞瘤的诊断符合率。然而部分有典型发作史的嗜铬细胞瘤患者在血压正常及未发作时测定血或尿儿茶酚胺浓度正常,而不能因此除外嗜铬细胞瘤的存在;有些有嗜铬细胞瘤家族史的患者虽无症状和体征,儿茶酚胺测定也正常,但影像学检查确实发现有嗜铬细胞瘤,在此类患者中,有时可有致命性的高血压发作,因此,这种患者的血或尿 E 水平测定尤为重要;此外,某些分泌 E 为主的肿瘤同时也可分泌大量去甲肾上腺素。但在一些发作性血压增高的患者,如发作时多次测定血或尿儿茶酚胺值均为正常,则基本可除外嗜铬细胞瘤的诊断。

除了卒中、出血等中枢神经系统疾病、急性心肌缺血、血管造影、应激或剧烈运动时可使血、尿儿茶酚胺水平明显增加外,多种药物或食物因有荧光反应、刺激内源性儿茶酚胺的合成或代谢或产生干扰性代谢产物而分别影响血、尿儿茶酚胺及其代谢产物的排泄或测定。

(3)药理试验:

1)激发试验:包括冷加压试验、胰高糖素试验、酪胺试验、甲氧氯普胺(胃复安)试验等,他们适用于临床上疑诊为嗜铬细胞瘤的阵发性高血压患者,在其血压正常时或较长时间未能观察到症状发作而不能排除或确诊的患者。因该类试验有一定危险性,故对持续性高血压或年龄较大的患者,不宜做此试验,以免发生心、脑血管意外。某些阵发性高血压患者在发作时已测定到血、尿儿茶酚胺水平明显增高并已能确诊者,也不需再做此试验。此外,应先做冰水冷加压试验以观察患者的血管反应性,并准备 α 受体阻断药酚妥拉明,以用于治疗可能发生的严重高血压或高血压危象。近年来随着血、尿儿茶酚胺及其代谢产物测定的广泛应用,激发试验已有被激素测定取代的趋势。

2)抑制试验:包括酚妥拉明试验、可乐定(氯压定)试验等,适用于持续性高血压、阵发性高血压发作期,或上述激发试验阳性的患者,当血压>22.7/14.7kPa(170/110mmHg)或血浆儿茶酚胺水平中度升高在 5.9~11.8nmol/L(1 000~2 000pg/mL)时,可做下述抑制试验以进一步明确诊断。

酚妥拉明试验:酚妥拉明是短效 a 肾上腺素能受体阻断药,可阻断 CA 在组织中的作用,因此用来鉴别高血压症候群是否因嗜铬细胞瘤分泌过多儿茶酚胺所致。当患者血压>22.7/14.7kPa(170/110mmHg)时,可做此试验。

可乐定(氯压定)试验:可乐定是作用于中枢的 $\alpha_2$ 肾上腺素能激动药,当 $\alpha_2$ 受体被激活后,儿茶酚胺释放减少,故可乐定能抑制神经源性所致的儿茶酚胺释放增多。正常人及非嗜铬细胞瘤的高血压患者在紧张、焦虑时,由于交感神经系统兴奋性增高,血浆儿茶酚胺释放增多,而嗜铬细胞瘤患者因肿瘤分泌大量儿茶酚胺直接进入血液循环中,而可乐定抑制非嗜铬细胞瘤患者的儿茶酚胺释放,却对嗜铬细胞瘤患者分泌和释放儿茶酚胺无抑制作用。此试验安全,仅适用于基础血浆儿茶酚胺水平异常升高的患者。

2.定位诊断

B 超是一种非侵害性检查手段,具有操作简便、经济易行、重复性强等优点,是一种常规手段。肾上腺嗜铬细胞瘤的典型声像图特征为:肾上腺的中等大小肿块,呈圆形或类圆形,边界回声强而清楚,形态规则;较小肿块内部回声低而均质,较大肿块回声不匀,中心常可见液化坏死形成的不规则暗区;实性部分血流信号较为丰富;肿块后方回声稍衰减或不变。恶性嗜铬细胞瘤肿块形态多不规则,常有周围组织的浸润及远处转移,生长速度较快,但超声定性诊断比较困难。

CT 检查被认为是肾上腺嗜铬细胞瘤定位诊断的"金标准",特别是多层螺旋 CT 对肾上腺嗜铬细胞瘤的诊断具有明显优势,目前多采用 16 层或 64 层螺旋 CT 机,薄层扫描,增强扫描行动脉期、静脉期及延迟期三期扫描,动、静脉期薄层重建,工作站上行多平面重组(MPR)及最大密度投影(MIP)处理。CT 三维重建可以提供肾上腺及周围脏器的三维立体结构关系,准确判断肿瘤的来源,为外科手术提供帮助,经多层螺旋 CT 增强扫描后进行多平面重建对嗜铬细胞瘤的影像诊断优势如下。①清晰显示肿瘤的大小、形态及内部结构特征;②清晰显示肿瘤与周围组织器官的毗邻关系,为肿瘤的定位诊断提供充分的影像信息。增强扫描能直观显示肿瘤的供血血管及走行途径,为手术提供直观的血管示意图。嗜铬细胞瘤的 CT 表现:嗜铬细胞瘤 CT 平扫表现为单侧肾上腺较大肿块,偶为双侧性肿瘤,肿块直径通常为 3~5cm,但也可较大,甚至达 10cm 以上。研究表明,有功能的嗜铬细胞瘤直径多大于无功能的肿瘤。肿块通常为圆形或卵圆形,边界清晰,密度均匀或不均匀,较小的肿瘤多密度均匀,其密度类似于肾脏密度,较大的肿瘤多密度不均匀,中央更低密度为出血坏死区,病变区可有钙化,有研究表明钙化更倾向发生于有症状的嗜铬细胞瘤患者。CT 增强后因肿瘤实质血供丰富而呈明显不均匀强化,而陈旧出血、坏死或囊变区无强化。有研究提示嗜铬细胞瘤大部分增强后 CT 值>80Hu,占 88%,由于是富血管肿瘤,最高 CT 值甚至达 240Hu;双期均呈不均匀强化较多见,占67%,双期均呈均匀强化较少见,占 16%;以动脉期强化为著的占 40%,以实质期强化为著的占 60%。有学者认为 CT 上发现肿瘤直径>5cm 时应考虑有恶性嗜铬细胞瘤倾向。有学者认为当肿瘤体积小、外形光滑、呈圆形或椭圆形、内部结构均匀者以良性嗜铬细胞瘤居多,直径大(>6cm)且外形不规则、瘤体内部不均质多为恶性。同时恶性嗜铬细胞瘤在 CT 上还可表现侵犯周围组织,与主动脉或下腔静脉等粘连或包埋大血管,压迫肾静脉,局部可见淋巴结转移,肺、肝、骨等远处转移表现。总之,CT 对嗜铬细胞瘤定性诊断具有重要价值,因此是首选的影像学检查方法。认为其平扫特征为 3cm 以,上肿块,密度均匀或不均匀,境界清楚;其增强特征为实性部分呈明显不均匀强化,最高 CT 值＞80Hu,结合临床资料,可做出嗜铬细胞瘤的诊断。

MPR、MIP 对外科手术的价值:肾上腺嗜铬细胞瘤因释放儿茶酚胺,术前术中及术后能引起高血压,术前正确诊断及术前准备尤为重要。在切除肿瘤时,避免触摸肿瘤诱发高血压,应尽量减少对肿瘤组织的挤压,仔细沿肿瘤包膜分离后先结扎肿瘤内侧血管组织,以减少肿瘤内激素进入血,因此,术前肿瘤血管的显示尤为重要,MIP 能直观显示肿瘤的血管及走行途径,为外科手术做出准确的血管示意图。MPR 能清晰显示肿瘤与周围组织器官的毗邻关系,定位准确。清晰显示肿瘤的大小、形态及内部结构特征,为肿瘤定性提供帮助。肿瘤切除后若血压下降不明显,效果好或下降后又很快回升,则应警惕其他部位嗜铬细胞瘤的存在,单纯 CT 横断面检查,病变不易与肠管相鉴别,MPR 能准备显示肿瘤与肠管的位置关系,为肿瘤定性定位提供帮助。

MRI 检查也是解剖学定位的重要手段。$T_1WI$ 上嗜铬细胞瘤表现为较肝实质稍低的信号,如瘤内伴有出血,可表现为混杂的稍高信号;$T_2WI$ 上呈明显不均匀,高信号,多较肾实质信号高,甚至与脑脊液信号相仿,这种表现在 $T_2WI$ 脂肪抑制序列上更为明显。瘤内伴有囊性变时,信号不均匀,可见 $T_1WI$ 明显低信号、$T_2WI$ 明显高信号的区域,且增强扫描无强化或中等强化。$T_2WI$ 上呈明显高信号是嗜铬细胞瘤的特征性表现,但并不绝对,多数嗜铬细胞瘤包膜完整,病变较大时常挤压周围结构,但与之分界清楚。恶性嗜铬细胞瘤的 MRI 信号强度、增强表现多与良性嗜铬细胞瘤相似,但肿瘤形态不规则,包膜亦不完整,可侵犯局部血管或邻近组织,病灶周围也可出现小的卫星结节,局部淋巴结和远处转移也是诊断恶性嗜铬细胞瘤的重要依据。增强 MRI 检查,病灶的实性部分均表现为快速、明显和持续较长时间的强化,伴有坏死、囊性变和出血的病变强化不均匀,肿瘤间质成分的总量与其延迟强化程度明显相关,即肿瘤间质成分(包括血管成分、玻璃样变等)越多,延迟期强化程度越明显,这可能与对比剂在间质成分中滞留时间相对较长有关。

[131]I－MIBG 也是重要的解剖定位手段,特别是对于术后肿瘤复发者更具有重要意义。肾上腺髓质和肾上腺能神经能储存[131]I－MIBG,正常情况下肾上腺髓质摄取量少,静脉注射[131]I－MIBG 后 24h 一般不显影,而嗜铬细胞瘤摄取率增加,24h 即在肿瘤处呈放射性明显浓聚,随时间延长而愈加清晰,提高了此类功能静止型嗜铬细胞瘤的术前定性诊断。有研究发现其诊断的阳性率达 96.6％,特异性达 100％,证明此项检查在嗜铬细胞瘤诊断中的独特临床价值。[131]I－MIBG 核素显像尚具有全身扫描的优点,有的病例为多发或 CT 禁忌,可以首选[131]I－MIBG 核素显像。由于[131]I－MIBG 核素显像对肾上腺外或者转移性嗜铬细胞瘤不能得出准确的解剖定位,如能同机进行同体位图像融合断层显像(SPECT/CT),诊断率可达 100％,使嗜铬细胞瘤的术前诊断技术更加全面。

**(五)鉴别诊断**

肾上腺嗜铬细胞瘤应与皮质腺瘤、皮质癌、转移瘤鉴别。

1.肾上腺腺瘤

功能性腺瘤(Cushing 腺瘤及 Conn 腺瘤),肿瘤一般体积较小,B 超表现为肿块边界回声明亮,内部为中等或低回声,不易出现液化坏死,血流信号不丰富。皮质腺瘤直径多<5cm,形态规则,边界清晰,有完整包膜,密度均匀,轻度强化,以功能性肿瘤占大多数。醛固酮腺瘤发生于肾上腺皮质球状带,CT 表现为低密度肿块,CT 值多在 18Hu 以下,增强后轻度强化。皮质醇腺瘤发生于肾上腺皮质束状带,瘤体直径多为 2～5cm,CT 表现为中等密度的均质肿块,增强后轻度强化。肾上腺嗜铬细胞瘤可呈低密度,与腺瘤相仿,两者镜下均可见脂肪,而 CT上却未能测到脂肪密度。

2.肾上腺皮质腺癌

癌瘤体较大,直径多>7cm,呈类圆形、分叶或不规则形,密度不均,内有出血和坏死低密度区,瘤体 CT 值低于嗜铬细胞瘤,强化亦不如后者。增强后肿瘤强化不明显或呈不均匀强化,可呈周边不规则环状强化。可直接侵犯邻近组织,以肾、下腔静脉及局部淋巴结最常见,远处转移以肝常见。

3.肾上腺转移瘤

患者有原发肿瘤的病史(以肺癌最多见),诊断主要依据是发现原发肿瘤,原发灶多为肺癌,多无肾上腺功能改变。转移灶可双侧或单侧,大小不等,直径多为 2～5cm,密度均匀,大的肿瘤内有坏死性低密度区,增强呈均匀或不均匀强化。总之,临床疑为嗜铬细胞瘤患者,当CT 检查发现肾上腺较大肿块,密度均匀或不均并有实体部分明显强化,结合其特殊临床表现阵发性高血压伴头胸腹痛、盗汗、心悸、面色苍白,化验检查血、尿儿茶酚胺增高,通常可做出准确定位和定性诊断。当有典型症状而未发现肾上腺肿块时,须行全腹扫描,必要时行纵隔扫描,以发现异位的嗜铬细胞瘤。

4.恶性嗜铬细胞瘤

迄今恶性嗜铬细胞瘤的诊断仍是根据肿瘤侵及邻近嗜铬脏器及组织或转移至无嗜铬组织的嗜铬细胞而定。肿瘤细胞分化程度,如丝状分裂活性,核酸多型性等均不适用于区别嗜铬细胞瘤的良、恶性。恶性嗜铬细胞瘤诊断病理及影像学缺乏特异性指标,公认的金标准是在没有嗜铬细胞瘤的区域出现转移灶。有学者认为恶性嗜铬细胞瘤的判断方法:①高度复发性,即肿瘤切除后复发;②影像学检查提示肿瘤直径>5cm,呈分叶状,内部密度不均,可有液化坏死区;③异位或多发嗜铬细胞瘤;④术中探查,恶性者浸润性生长,肿瘤界限不清晰。另外生化检查如肿瘤标志物等有一定参考价值。

## 二、手术治疗

### (一)治疗

手术切除肿瘤是唯一的治疗方法。由于儿茶酚胺对机体的毒性作用,手术风险极高。绝大多数嗜铬细胞瘤围术期的危险主要来源于肿瘤切除后的低血压及休克。由于嗜铬细胞瘤释放的儿茶酚胺使体内微循环处于收缩状态,肿瘤切除后儿茶酚胺锐减,微循环迅速扩张造成有效循环血量减少引起低血容量性休克。因此,充分的术前准备和精细的术中操作及阻断瘤体血供前后的血压控制是手术顺利完成的三个重要环节。

术前充分准备,可降低血压,减轻心脏负荷,改善心脏功能,扩充血容量。常规使用 α 受体阻滞药酚苄明一般能达到降压效果,哌唑嗪能有效降压但术中血压波动较大。有时可加用钙离子通道阻滞药硝苯地平(心痛定)、波依定等药,阻滞钙离子进入细胞内抑制肾上腺嗜铬细胞瘤释放儿茶酚胺。或使用血管紧张素转化酶抑制药卡托普利,因为在高儿茶酚胺的刺激下,产生高肾素血症,使血管紧张素生成增加。对于心率$>90/\min$者可应用$\beta_2$受体阻滞药普萘洛尔。

扩容准备充分与否,一般通过血压正常、体重增加、鼻塞和手暖来估计,缺乏直观量化标准。目前在部分医院已引入指端微循环图像分析技术,显微镜下观察微动脉形态,计算机测算微动脉管襻数、管径值和管襻长度,提高了对微循环状态的客观判断能力。因此认为,指端微循环图像分析可做为判断术前扩容程度的参考标准。由于嗜铬细胞瘤患者血容量不足,术中切除肿瘤后表现更为突出。常用平衡液、全血或低分子右旋糖酐扩容。术前给药应用东莨菪碱或哌替啶(杜冷丁),禁忌使用阿托品。麻醉管理:对肾上腺嗜铬细胞瘤既可使用连续硬膜外麻醉,亦可使用全麻,还可两者联合。采用连续硬膜外麻醉,主要适用于术前定位准确,界限清楚的较小单独瘤体。优点是对机体干扰小,减少肺部感染。但不如全麻对术中血压的调整。术中应行CVP、MAP监测。选择手术径路的原则是必须有良好的术野显露,便于操作同时又要使创伤尽量减少。对于瘤体定位准确,瘤体较小且与周围组织无明显粘连,故多采用了腰部切口(以第11肋间为主)。腹部切口主要适用于确定或怀疑为双侧、多发性或异位肾上腺嗜铬细胞瘤以及巨大肿瘤与大血管关系密切的患者,能较好控制术中所致大出血。手术方式可采取肿瘤切除术和包膜内剜除术。与肾周组织粘连严重,疑有恶变可连同肾一并切除。术中操作要轻柔,取下瘤体之前应告知麻醉师做好升压准备,防止低血压、休克。近年来,腹腔镜手术治疗肾上腺嗜铬细胞瘤已在国内应用。具有创伤小、出血少、并发症少、恢复快、住院时间短等优点。但应注意掌握好手术适应证。

### (二)术后处理

术后主要危险是心力衰竭和低血压。术后72h乃至更长时间内应行心电、血压监测,及时调整输液速度,必要时应用升压药物。

关于围术期的处理:肾上腺嗜铬细胞瘤的根本治疗方法是手术,手术效果良好,但风险大。为降低手术风险,围术期处理是关键,我们的经验是充分认识嗜铬细胞瘤具有低血容量、高血压的病理生理特点,通过妥善的围术期处理,把风险降到最低。具体措施包括①控制血压;②扩容;③纠正心律失常;④改善一般情况,如纠正电解质紊乱,调整血糖及术前心理准确工作;⑤术后低血压和心力衰竭的防治。

术前应用α受体阻滞药并维持一个阶段,可使血压缓慢下降,血管床扩张,血容量逐渐增加。常用药物酚苄明(酚苄明)其阻滞$\alpha_1$受体作用强于$\alpha_2$受体,控制血压效果好,口服用药方便,从30mg/d开始,逐渐增加到60～120mg/d,用药时间为1～2周。哌唑嗪选择性抑制$\alpha_1$受体,作用缓和,对心律影响小,但该药属突触后抑制,对术中探查肿块引起的高血压控制不满意,常用量2～3mg/d,用药时间为1周。扩容是一项十分重要的措施。嗜铬细胞瘤分泌过量儿茶酚胺使外周血管强烈收缩,血管床容积减少,血容量绝对不足。切除肿瘤后,儿茶酚胺减少,血管床开放,容量不足成为矛盾。术前在控制血压的前提下补充一定的血容量,可使术中血压下降减缓,术后血压恢复快而稳定。术前患者如有心律失常者,常用药为普萘洛尔20～

40mg/d,使心率<90/min、血细胞比容≤0.45。如患者有电解质紊乱及高血糖者,常规纠正电解质紊乱及降低血糖等治疗。术后主要危险是低血压及心力衰竭,导致术后低血压的主要原因为术前儿茶酚胺分泌量大,外周血管长期处于收缩状态,血管容积减少。切除肿瘤后,儿茶酚胺水平迅速下降血管扩张,血容量相对不足。因此,适量输血或羧甲淀粉以及加量补液,即可纠正低血容量,但输液速度不宜过快,注意防止心力衰竭及肺水肿的发生。

1.手术径路的选择,手术方式及术中注意事项

目前外科手术切除肿瘤是治愈本病的唯一有效方法。手术径路的选择,必须以损伤小,显露满意,便于操作为准则。要做到这一点,必须通过对患者影像学资料的分析,根据肿瘤大小、部位、数目以及肿瘤与周围脏器,血管的毗邻关系,对手术难易度做出评估。随着微创腹腔镜手术技术的发展,越来越多的肾上腺嗜铬细胞瘤能通过腹腔镜实施手术切除,已成为泌尿外科医师的首选,但一部分巨大肾上腺嗜铬细胞瘤仍需要行开放手术,而机器人辅助腹腔镜技术的兴起无疑为外科医师切除肿瘤提供了更多的选择。

对于巨大嗜铬细胞瘤的血供来源异常,侧支循环多。在手术过程中,随着肿瘤供应血管的结扎、阻断,肿瘤的血液回流受阻,肿瘤内的压力不断增高,术中渗血较多,分离肿瘤时失血量更大,及时输血、输液是保证手术成功的关键。采用自体血回收具有迅速、及时及避免输异体血的优点,洗涤红细胞新鲜,能立即发挥携氧功能,不良反应小。

对明确的单侧肾上腺嗜铬细胞瘤,如果肿瘤瘤体直径<6cm者,位置比较肯定,游离于周围血管者,采用第11肋间切口,更符合泌尿外科的手术原则。这样肿瘤显露满意,术后恢复快,但需注意避免胸膜的损伤。而对于较大的肾上腺嗜铬细胞瘤,虽然可以通过腹腔镜切除,但是巨大嗜铬细胞瘤的手术风险极大,大部分肿瘤存在出血、坏死和水肿,与周围组织分界不清,特别是与大血管粘连严重。因此,良好的手术视野对肿瘤能否切除是十分关键的。且与腹腔动静脉关系密切,分界不清者,采用经腹切口,可进行多方位探查,充分显露下腔静脉与腹主动脉,防止肿瘤粘连而引起大血管的损伤。手术中显露肿瘤时应尽量减少挤压和牵拉,以免血压波动人,先分离结扎肿瘤内侧血管,钳夹血管时应通知麻醉师观察血压变化。手术原则为肿瘤切除术,但肿瘤如与正常肾上腺组织分界不清,可行连肿瘤在内的肾上腺全切术或肾上腺部分切除术。对右侧肾上腺嗜铬细胞瘤,因肿瘤与下腔静脉关系密切,注意勿损伤下腔静脉。

肾上腺嗜铬细胞瘤患者术后仍有 10%～15%患者存在高血压,可能原因:①体内多发性肿瘤;②肿瘤恶性变,有转移灶;③长期高血压造成肾血管病变,产生肾性高血压;④长期高血压使血管壁发生改变,小动脉弹性减弱,脆性增加,产生高血压;⑤肾上腺髓质增生。

2.腹腔镜肾上腺切除术

腹腔镜肾上腺切除术(LA)的优势显而易见,患者术后疼痛较轻,恢复快,住院时间短,术中出量少,深部手术视野显露较好。有证据表明,LA同其他肾上腺手术一样安全,而且患者恢复较好对于位置深、体积小、显露困难的肾,上腺肿瘤,腹腔镜手术更能体现出巨大优势,目前LA被认为是治疗肾上腺良性肿瘤的金标准。但LA治疗嗜铬细胞瘤尚存在争议,肾上腺嗜铬细胞瘤的特点是血供丰富,肿瘤体积大于其他的肾上腺肿瘤,术中易产生的并发症包括无法控制的高血压、血流动力学不稳定、侵犯周围组织及局部复发,这些因素均可能导致LA进行困难而中转开放手术,而LA本身气腹的建立也可能刺激儿茶酚胺的分泌,从而增加手术的

风险。有研究表明,LA 中,肿瘤较大(≥5cm)、体质指数(BMI)≥24kg/m² 及嗜铬细胞瘤本身都是导致中转开放手术的高危因素。过去经常认为,肾上腺嗜铬细胞瘤的直径<6cm 可选择 LA,随着外科医师手术技术的提高,一些临床医学中心甚至报道了切除肿瘤直径为 11cm 的病例。术中如果发现肿瘤有局部侵犯现象,不少外科医师建议中转开放手术是一个比较恰当的选择。LA 术后肿瘤复发的可能性较大,这可能与局部无法完全切除侵犯灶以及肿瘤组织碎块残留有关。

LA 的手术径路又可分为经腹入路(TLA)和经后腹膜入路(RLA)。TLA 又可分前入和侧入,其优势在于视野开阔,操作空间大,解剖清楚,显露肾上腺完全,能及早控制肾上腺血供,而且能同时检查腹腔脏器情况;主要缺点在于手术过程中易受腹腔脏器干扰,术后易发生肠粘连、感染等。RLA 又可分为侧入和后入,其主要优点在于能快速进入手术视野,对腹腔脏器干扰少,泌尿外科医师对此途径熟悉;主要缺点在于操作空间小,立体空间感差等。目前文献报道,肾上腺嗜铬细胞瘤 LA 的手术径路以 TLA 居多。由于 TLA 操作空间大,解剖清楚,能够以最小的幅度处理肿瘤,而且进腹后术者能尽快找到并结扎肾上腺中心静脉,因此能有效控制术中患者血压的波动。除了能较早分离、结扎肾上腺静脉外,TLA 还能方便地处理双侧肾上腺病变、较大的肾上腺肿瘤以及肾上腺外嗜铬细胞瘤。但是由于 TLA 有干扰腹腔脏器、手术操作时间长等缺点,尤其对于曾行腹部手术的患者,TLA 并不被所有泌尿外科医师推崇。采用何种径路取决于患者的病情以及术者的经验和操作水平。手术医师应分别掌握这两种手术路径,以便对不同患者能灵活运用腹腔镜技术,从而更好地解决患者的痛苦。

3.机器人辅助腹腔镜技术

机器人辅助腹腔镜技术(RA),这项技术被越来越多的外科医师掌握。RA 和 LA 一样非常安全,出血较少,患者恢复快,住院时间短,围术期并发症发生率也与 LA 相似。与 LA、开放手术相比,RA 具有独特的优势。目前,Da Vinci 机器人包括 3 个操作臂(中央的操作臂用来安装镜头,两边的操作臂则可以装卸各种外科手术器械)以及一个远程的控制器,施术者可以坐着操作控制器完成手术,他的助手负责更换操作臂上的手术器械。Da Vinci 机器人的 InSite TM 视觉系统为施术者提供了一个更清晰的手术视野,它可以将操作对象放大 10 倍,并生成一个三维图像,施术者可以根据自己的需要随意调整内视镜的角度以获得良好的操作视野,这使得位于深部的肾上腺肿瘤手术能够获得更好的手术视野,为外科手术切除提供了保障。其次,机器人提供了 Endowrist 的操作工具,与传统的腹腔镜操作器械不同,施术者通过它可以十分自由灵活地操作手术器械,使得外科手术能够实施得更加灵敏,手术操作更加精确、迅速。机器人系统还可以让外科手术在一个相对放松、惬意的环境下进行,施术者不易产生疲劳感,保障了手术质量。术中,患者取健侧体位,先于脐与患侧肋缘与锁骨中线交点连线的中点放置一个 12mm 的摄像头,然后在肋缘下二横指处开始,沿着锁骨中线放置 2 个机器人器械操作臂,接着在上腹中间做一 10mm 切口,安装一个使肝脏能够回缩的器械,很多情况下最后还需要在患侧腹部置入一个 12mm 的 trocar,用来使用 Ligasure 或超声刀,手术过程则与传统的 LA 非常相似。通常认为,与 LA 相比,RA 的手术时间较长、手术花费高。

机器人安装成本及维护费用相对较高是影响手术费用的关键,一些国外的机器人手术中心随着每年手术例数的不断增加,相对每台手术的费用有所下降,而且接受机器人手术的患者恢复更快,减少了住院时间,从另一方面减少了患者整体的住院费用。机器人系统操作也有缺点,施术者在手术过程中缺乏对于器官直观的触觉,增加了潜在的损伤邻近器官的可能性。综上所述,尽管目前一些肾上腺嗜铬细胞瘤患者仍然通过开放手术进行治疗,但 LA 和 RA 技术在创伤小、失血少、恢复快、切口美观等方面是开放手术无法做到的。随着腹腔镜以及机器人技术的不断发展,越来越多的患者将接受 LA、RA,从而达到更好的临床效果。

# 第八节　皮质醇增多症

皮质醇增多症简称皮质醇症,又名库欣综合征,是肾上腺皮质功能亢进症中最常见的一种。皮质醇增多症是由于肾上腺皮质分泌过量糖皮质激素(主要是皮质醇),导致人体代谢明显紊乱,从而出现一系列相应的临床表现,包括满月脸、水牛背、皮肤菲薄多血质、痤疮或色素沉着、肌肉消瘦无力、腹部紫纹、高血压、糖耐量减退等。

## 一、临床表现

皮质醇增多症的病因及其表现如下:

### (一)下丘脑－垂体性皮质醇增多症

因下丘脑－垂体释放促肾上腺皮质激素过多而引起肾上腺皮质增生所致,称为库欣病,占库欣综合征的 70%～80%。多数患者伴有垂体 ACTH 微腺瘤。库欣病患者临床可有向心性肥胖、满月脸、多血质、宽大紫纹等典型症状,血尿皮质醇升高,昼夜节律消失,双侧肾上腺增生。但是皮肤色素沉着与低血钾一般不明显,大剂量地塞米松多数能抑制。

### (二)肾上腺皮质肿瘤

包括肾上腺皮质腺瘤或者肾上腺皮质癌;临床可有向心性肥胖、满月脸、多血质、宽大紫纹、色素沉着及低血钾等症状,大剂量地塞米松不能抑制,血浆 ACTH 正常或低于正常范围。

### (三)异源促肾上腺皮质激素综合征(异位 ACTH 综合征)

因垂体、肾上腺以外的肿瘤(如肺癌、胸腺类癌等)产生具有促肾上腺皮质激素活性的物质,刺激肾上腺皮质增生所致。临床可有或无典型的库欣综合征表现,但多有比较严重的水肿、肌无力和明显的色素沉着,血尿皮质醇升高,昼夜节律消失,大剂量地塞米松抑制试验不能抑制,血浆 ACTH 明显高于正常范围。

此外,也可出现医源性皮质醇症,长期大量使用糖皮质激素治疗某些疾病可出现皮质醇症的临床表现,这在临床上十分常见。这是由外源性激素造成的,停药后可逐渐复原。但长期大量应用糖皮质激素可反馈抑制垂体分泌 ACTH,造成肾上腺皮质萎缩,一旦急骤停药,可导致一系列皮质功能减退的表现,甚至发生危象,故应予注意。长期使用 ACTH 也可出现皮质醇症。

## 二、诊断

多见于女性,女与男之比约为 5∶1,以 15～40 岁多发。

（一）症状与体征

（1）向心性肥胖,满月脸,项背部脂肪隆起,腹部膨出,四肢肌肉相对细小。

（2）多血质皮肤菲薄,面部红润多脂。

（3）紫纹为本症特征性表现之一,形状为中间宽,两端细,呈紫红或淡红色,常为对称性分布,多见于下腹部、臀部、股部等处。常有皮肤瘀斑及痤疮。

（4）多毛,头面部毛发增多、增粗、全身毳毛浓密、较粗硬,腋毛及阴毛亦增多,女性阴毛呈男性分布。

（5）糖尿病表现可表现"多尿、多饮、多食"三多症状。

（6）高血压,通常为持续性,收缩压与舒张压常同时升高,伴有头晕、头痛等。

（7）骨质疏松骨质极脆,容易发生多处骨折。

（8）性功能障碍:女性常有月经量减少或闭经、不孕;男性则常有性欲减退、阳痿等。

（9）神经、精神障碍,患者可有不同程度的精神忧郁、烦躁、失眠、记忆力减退等改变。严重者有自杀倾向。

（10）感染的易感性增加,患者体液免疫及细胞免疫均受抑制,抵抗力明显降低,容易受化脓性细菌、真菌和某些病毒感染,且易扩散,可形成败血症。

（二）实验室检查

（1）嗜酸性粒细胞计数绝对值减少,很少超过每立方毫米 50 个;淋巴细胞降至 $15\%\sim20\%$。

（2）空腹血糖增高,葡萄糖耐量减少,少数有糖尿。

（3）血钠增高,血钾、血氯降低,严重时可产生低钾、低氯性碱中毒。

（4）尿 17－羟皮质类固醇增高,多在 20mg/24h 以上,显著增高时可能为肾上腺皮质增生。尿 17－酮类固醇可正常或增高,明显增高时可能为肾上腺皮质癌。

（5）血皮质醇增高,为正常平均值的 2～3 倍,正常的昼夜节律性消失,晚上血皮质醇不明显低于清晨血皮质醇浓度。

（三）特殊检查

1.小剂量地塞米松试验

晚上 23:30～24:00 顿服地塞米松 1mg(或 1.5mg),次日晨 8:00 抽血,测定血浆游离皮质醇。测定值较对照值下降超过 50%,可诊断为单纯性肥胖症。

2.大剂量地塞米松试验

晚上 23:30～24:00 顿服地塞米松 8mg,次日晨 8:00 抽血,测定血浆游离皮质醇。皮质醇抑制超过 50%,提示为垂体性皮质醇增多症,而肾上腺皮质肿瘤或异位 ACTH 综合征不被抑制。

（四）X 线检查

①垂体部位 X 线摄片,可见蝶鞍扩大;小腺瘤可用断层摄片发现。②颅骨、肋骨、脊椎等摄片示明显的骨质疏松或伴有病理性骨折。③B 超波检查可发现肾上腺 1cm 以上的肿瘤,双侧肾上腺由于:增生产生增大的改变。④放射性核素[131]1－19－碘化胆固醇肾上腺皮质显像增生者显示两侧显影较浓聚;肿瘤则病变侧显影浓聚,而对侧肾上腺不显影或显影很差。若分不

清皮质增生还是肿瘤,在做地塞米松抑制试验后复查,可发现皮质增生被抑制,而腺瘤仍浓集放射性。⑤CT 或 MRI 可发现<1cm 的垂体微腺瘤。

## 三、鉴别诊断

### (一)病因鉴别

肾上腺皮质增生与肿瘤的鉴别。

(1)ACTH 刺激试验:每日 ACTH 25mg,静脉滴注,维持 8h,连续 2d 后,如属皮质增生者,刺激后 24h 尿中 17－羟类固醇显著增加,达基值的 3～7 倍;腺瘤者反应较弱;癌肿者一般不受 ACTH 刺激。

(2)大剂量地塞米松抑制试验皮质醇抑制到对照值的 50% 以下提示增生,而肿瘤则不受抑制。

### (二)症状鉴别

(1)单纯性肥胖:肥胖可伴有原发性高血压、糖耐量减低,月经稀少或闭经,皮肤亦可出现紫纹、痤疮、多毛,24h 尿 17－羟类固醇和 17－酮类固醇排出量比正常增高。与皮质醇增多症表现相似。但单纯肥胖症其脂肪分布均匀;无皮肤菲薄及多血质改变;紫纹大多为白色,有时可为淡红色,但一般较细;血皮质醇浓度不高,正常昼夜节律存在,小剂量地塞米松抑制试验大多能被抑制;X 线检查蝶鞍无扩大,亦无骨质疏松。

(2)颅骨内板增生症多见于女性,临床表现有肥胖、多毛症、高血压及神经精神症状。须与皮质醇增多症相鉴别。前者肥胖以躯干及四肢较显著;颅骨 X 线片显示额骨及其他颅骨内板增生,而无蝶鞍扩大与骨质疏松改变,亦无皮质醇分泌过多引起的代谢紊乱表现。

## 四、治疗

治疗的目的是祛除病因,纠正皮质醇增多的状态,并保护垂体及肾上腺的功能。对于肿瘤的治疗,关键是将肿瘤彻底切除。文献报道,不典型类癌的早期淋巴结转移率为 27%～66%,而典型类癌的早期淋巴结转移率为 2.3%～11%,远低于不典型类癌。如果肿瘤已有转移,也应将原发肿瘤及转移灶尽可能切除干净,手术以后再加局部放疗,必要时加用药物治疗,可以改善疗效,延长患者的生存时间和改善患者的生活质量。一般来说,支气管类癌的治疗效果最好。胸腺类癌疗效相对较差,主要因为肿瘤大,淋巴结转移较多,以及与心脏大血管关系密切,手术较难彻底切除,但手术后局部放疗加药物治疗使患者的生存时间明显延长。

### (一)库欣病

(1)治疗的关键在于控制垂体分泌过多 ACTH,包括手术切除垂体腺瘤,放疗以及药物抑制 ACTH 的分泌。

经蝶窦切除垂体微腺瘤,是治疗本症的首选方法,对于大部分患者可找到微腺瘤,摘除腺瘤可治愈。对垂体大腺瘤者可做开颅手术治疗,尽可能切除肿瘤。对不能完全切除者应辅以放射治疗。本症患者术后可发生暂时性垂体－肾上腺皮质功能减退,需补充糖皮质激素至垂体－肾上腺功能恢复正常。如经蝶窦手术未发现并摘除垂体微腺瘤,或因某种原因不能做垂体手术,可行垂体放射治疗。经放射治疗后 3～6 个月,症状可有好转,体征逐渐消失。对病情严重需迅速缓解症状者,可做一侧肾上腺全切,另一侧切除,90% 术后做垂体放疗。

(2)某些药物如赛庚啶、利舍平、溴隐亭等可减少垂体 ACTH 的分泌,可用于治疗库欣病,但疗效较差,仅可做为辅助用药,也可酌情使用抑制肾上腺皮质激素合成的药物。

### (二)肾上腺皮质腺瘤

手术切除肾上腺腺瘤并保留已萎缩的腺瘤外肾上腺。由于长期皮质醇增多致下丘脑、垂体以及腺瘤对侧的肾上腺组织均处于受抑制状态,故术后极易发生肾上腺皮质功能不足。因此,术中及术后应注意补充糖皮质激素,一般术中可用氢化可的松 $100\sim300mg$ 加入 $5\%$ 葡萄糖盐水 $500\sim1\,000mL$ 中静脉滴注,手术日一般可静脉滴注 $200\sim300mg$。术后继续静脉滴注,每日 $100\sim200mg$。至手术后 $6\sim7d$,改为口服泼尼松 $5\sim7.5mg$,每日 $2\sim3$ 次。$1\sim2$ 周或以后逐渐减量直至 $5\sim7.5mg/d$ 的维持量,术后服药时间 $3\sim6$ 个月,个别患者需超过 1 年。术后应定期观察患者有无肾上腺皮质功能减退表现,以便调整泼尼松剂量。

### (三)肾上腺皮质腺癌

除及早手术切除,也可使用下列药物抑制肾上腺皮质激素的合成。

(1)密妥坦(米托坦):可抑制皮质醇合成中的多种酶,直接作用于肾上腺细胞,使皮质醇合成减少。用于治疗转移癌,切除后的复发癌或不可切除的皮质癌,也可做为皮质癌切除后的辅助治疗。一般初始用量为 $2\sim6g/d$,分 3 次口服,逐渐增大剂量,最大剂量为 $8\sim10g/d$,起效后逐渐减至 1g,每日 3 次。疗效较确切,约 $80\%$ 患者服药后数周至数月血皮质醇逐渐下降,转移癌可缩小,但停药后易复发,且不良反应严重,可有恶心、呕吐、皮疹、视物模糊、嗜睡、运动失调等。

(2)酮康唑、美替拉酮(甲吡酮)、氨鲁米特(氨基导眠能)等药物均为肾上腺皮质酶抑制药,通过抑制肾上腺皮质激素合成酶的活性而减少皮质醇、皮质酮的合成。如无 OP'DDD 每次或用之无效或患者不能耐受时,可试用这类药物。酮康唑 $200\sim400mg$,1 日 2 次口服,多数患者有效,于用后 $1\sim2$ 周皮质醇水平逐渐下降,不良反应较少(主要是肝毒性)。也可用美替拉酮($2\sim6g/d$)加氨鲁米特($0.75\sim1g/d$)分次口服,也有一定疗效,但价格昂贵且不良反应较大。

### (四)结节性肾上腺皮质增生

如系 ACTH 依赖性(多数为大结节性增生),则治疗原则与库欣病一致。如系非 ACTH 依赖性,不论是大结节性还是小结节性增生,均应做双肾上腺全切手术,术后终身服用糖皮质激素替代治疗。

### (五)异位 ACTH 综合征

治疗异位 ACTH 综合征的关键是切除引起 ACTH 高分泌的肿瘤,因此肿瘤的定位诊断至关重要。显性肿瘤的定位比较容易,但隐性肿瘤则很困难。国内外均有报道,临床上诊断异位 ACTH 综合征,但就是找不到肿瘤,尤其是原发肿瘤。由于异位 ACTH 分泌瘤的高发区是胸部,拍摄 X 线胸片已成为常规检查项目。大多数胸腺瘤可以通过 X 线胸片检出。支气管类癌、甲状腺髓样癌、纵隔的某些肿瘤很小,X 线胸片常常阴性,应做胸部 CT 或 MRI,甚至进行胸腔镜和纵隔镜检查。胸部 CT 目前已经作为常规检查,MRI 也已经广泛应用,在 CT 未能定位情况下,可加做 MRI,部分病例能较 CT 更早地发现肿瘤部位。腹部超声、CT 对于腹腔、盆腔肿瘤的发现也是必要的,胰腺、肾上腺、肝、腹膜后应重点搜索,性腺也应列入视线。异位 ACTH 分泌瘤无所不在,曾有肿瘤被发现在卵巢,甚至在大腿内侧软组织,因此不能放过任何一个部位。如肿瘤已转移不能手术,则只能用药物治疗减少皮质激素的产生,如酮康唑、美替拉酮、氨鲁米特、OPDDD 等,要注意监测肾上腺皮质功能,避免过低。对严重低血钾盐口服,并加用螺内酯以对抗盐皮质激素过多。

# 第八章 肝胆外科疾病

## 第一节 原发性肝癌

### 一、概述

至今手术切除仍是原发性肝癌(以下简称肝癌)最有效的治疗方法。肝癌外科的发展大致经历了以下三个阶段:20世纪50~60年代,由于肝外科解剖学基础和生化基础的确立,规则性肝切除成为肝癌根治性治疗的可能手段。但由于手术者多为大肝癌,手术病死率较高,5年生存率较低。70~80年代,由于 AFP 用于普查和临床诊断,以及影像学技术的发展。使肝癌的早期发现、早期诊断和早期治疗成为可能。使肝癌的病程、诊断、治疗概念得以更新,小肝癌的发现和局部切除是小肝癌外科治疗取得较好远期疗效的主要原因。使肝癌手术切除率提高,手术病死率明显下降,小肝癌术后5年生存率可达60%~70%。80年代以来,随着现代科技的进步,使肝癌治疗新技术不断出现,其中尤以局部治疗的发展更为突出。提高了部分无法手术切除肝癌的疗效,而"不能切除肝癌的综合治疗与二期切除"的出现使肝癌的外科治疗出现新的转机,亦使切除以外的各种姑息性外科治疗如肝动脉插管(HAI)、结扎(HAL)、冷冻、微波、术中瘤内无水酒精注射等以及肝癌局部治疗的地位有所上升;同时由于对肝癌复发、转移问题的重视,使亚临床复发、转移的早期发现和再手术成为可能;肿瘤外科生物学概念的进展和肝癌综合治疗的广泛应用,扩大了临床治疗的范围,均使肝癌的治疗疗效和总体预后获得了明显的改善。

近年,肝癌外科治疗的主要进展包括:早期切除、难切部位肝癌的一期切除和再切除、不能切除肝癌的二期切除、姑息性外科治疗、肝移植等。小肝癌治疗已由单一切除模式转变为切除为主的多种方法的合理选用。近年大肝癌外科的趋势为:①明显提高了难切部位肝癌的切除率。1998年 Takayama 等报道30例尾叶肝癌切除的5年生存率达41%。②对合并门静脉、肝静脉、下腔静脉较局限的癌栓采用较积极的外科治疗。Tanaka 等报道62例门脉主干或一级分支癌栓者行切除和癌栓取除,中位生存期305天,而保守治疗者仅90天。③对原先无法耐受巨量肝切除者,先行超声引导肝内门脉无水酒精注射,待对侧肝代偿增大后再行肝癌切除。

### 二、流行病学

#### (一)发病率

原发性肝癌较之继发性肝癌虽为罕见,但在我国其实际发病率却远较欧美为高。据 Charache 统计:美洲原发性肝癌与继发性肝癌之比例在 1:(21~64)之间,Bockus 估计则在 1:40左右;但在我国,原发性肝癌与继发性肝癌之比则通常在 1:(2~4)之间。又据 Berman 报道:原发性肝癌在美国的尸检资料中平均占0.25%,占所有癌瘤患者之2.1%;Maingot 估计原发性肝癌在欧洲约占尸检资料的 1％，占癌瘤患者之 1.2％。但我国病理学会在 1958 年综合全国 38 个医学院校 21 706 例尸检资料，原发性肝癌占全部尸检的 1.2％，占癌瘤 939 例中之 26.2％，为尸检时最常见的病变。近年来不少地区进行了有关肝癌的普查工作，肯定原发性肝癌是我国常见恶性肿瘤之一，其发病率平均约在 10/10 万人口左右；有些地区的发病率特高，如江苏启东市的肝癌发病率及病死率分别为 55.63/10 万及 47.93/10 万人口，广西扶绥县的肝癌病死率亦达 40.67/10 万。

患者大多为男性，其与女性之比约为（6～10）：1。患者之年龄则多在中年前后，以 30～50 岁最多见，20～30 岁者次之，其发病年龄较一般癌瘤为低。作者曾遇 1 例原发性肝癌为 3 岁男孩，于 1961 年 8 月作楔形切除后 8 个月发生肺部转移。文献中报道的原发性肝癌，最幼患者仅为 4 个月的婴儿，林兆耆等报道，年龄最小者 5 个月，最大者 71 岁。徐品琏等报道，男女之比为 3.3：1（44：13），年龄最小者为 12 岁，最大者 70 岁，绝大多数患者（50/57 例＝87.7％）是在 30～59 岁之间。

**（二）病因**

原发性肝癌的真实病因，像其他癌肿一样，至今尚未明确，据临床和实验的观察，可能与下列因素有关：

**1.肝硬化**

肝硬化与肝癌的关系极为密切。据临床观察，肝癌患者约 65％～80％并有肝硬化现象，而据尸检之资料，约 4.5％～10％的肝硬化患者并有肝细胞癌。大概患肝硬化者，其肝细胞有代偿性增生，一旦此种增生超过正常范围，即有可能转变为癌。亦可能某种刺激因素先使肝脏产生硬变，再进而转化为癌。然而年龄较轻的肝癌患者多不伴有肝硬化，故肝癌与肝硬化的关系尚不能谓已完全确定无疑。温州医学院附属医院 57 例肝癌中仅 13 例（24.5％）伴有肝硬化，而第二军医大学第一医院 181 例肝癌中有 126 例（69.6％）合并肝硬化。

**2.慢性炎症**

任何病变可导致肝脏广泛炎症和损害者，均可能引起肝脏的一系列变化，并最后导致肝癌之发生。Sanes 曾观察到在肝内胆管结石及胆管炎的基础上发生胆管细胞癌的事实。Stewart 等则曾结扎实验动物的肝胆管使发生胆汁积滞，结果导致胆管黏膜的乳头状及腺瘤样增生，且伴有明显的核深染色及丝状分裂现象。

**3.肝寄生虫病**

肝寄生虫病与肝癌的发生可能有关。它可能先引起肝脏的硬变，再进而发生癌变；也可能是由于肝细胞直接受到刺激的结果。但不少学者也注意到在印度尼西亚爪哇地方肝癌很常见，而该地既无肝蛭亦无血吸虫流行；在埃及则血吸虫病颇多而肝癌鲜见；因此肝寄生虫病与肝癌的关系尚有待进一步研究。

**4.化学品的刺激**

化学物质有致癌之作用者，迄今已发现有 250 种以上，其中凡属有机的偶氮化合物具有导致肝癌的可能性。早在 1932 年，Yoshida 即已发现把某些偶氮染料饲喂家鼠，能诱发原发性肝癌；而食品中常用的着色染料如"奶油黄"即为一种偶氮化合物（二甲氨基偶氮苯），由此导致肝癌发生自亦可能。偶氮染料在化学结构上与胆固醇酯、求偶素及胆酸等颇相近似，故此等物质在体内的自然存在,也可能是诱发肝癌的一因素。

5.营养不良

长期的营养不良,特别是蛋白质和 B 族维生素的缺乏,于肝癌的发生有一定影响。已经证明:癌组织中含有多量的 biotin,它与癌肿的生长与发展或有密切关系;而禽卵蛋白中则含有另一物质称为 avidin,能使 biotin 的吸收减少,作用迟缓,且可保护肝脏免遭毒害,对肝脏毒素有解毒作用。Smith 曾将卵蛋白和奶油黄共饲家鼠,发现可以使肝硬化与肝癌的发生率大为减少。酵母内的食物性因素,特别是复合 B 族维生素或者核黄素,亦可减轻或抑制这些损害的发生。因此,长期的营养不良可能使肝脏易受毒素作用,最终导致肝癌。

6.其他因素

霉菌毒素中的黄曲霉毒素对实验动物有肯定的致癌作用,故人类如食用被黄曲霉毒素污染的花生或其他粮食制品,也可引起肝癌。先天性缺陷及种族或家族的影响,亦曾疑与某些肝癌的发生有关。其他如外伤、静脉充血等亦曾被疑为肝癌之病因,但均无确定佐证。

(三)预防

在中国,75%～80% 的肝硬化和 90% 以上的肝癌与慢性乙型肝炎相关,还有相当部分的肝硬化和肝癌与丙型肝炎相关。因此慢性乙型或丙型肝炎患者预防肝癌的关键在于抑制乙肝和(或)丙肝病毒的复制、延缓肝硬化发病进程;提高自身免疫力;以及减少其他理化因素损伤等三个方面。

乙型或丙型肝炎一旦转为慢性化,肝硬化是必然的发展趋势。现有的医学手段尚不能完全清除慢性肝病患者体内的乙型肝炎病毒。但正规的抗病毒治疗,抑制病毒的复制程度,减少肝脏损伤,还是能起到延缓肝硬化病程、减轻肝硬化程度的效果。干扰素、拉米夫定等长期抗病毒治疗可显著降低肝癌的发生。

肝癌发生的因素非常复杂,乙肝病毒只是始动原因。食物中的黄曲霉素,饮水中的亚硝胺和其他污染物,某些重金属如铝、铜、锌等的密切接触,都与肝癌的发生有关系。应该通过综合的措施防止癌变的发生。尽可能避免使用损害肝脏的药物;避免进食霉变或污染的食物,避免有害的物理因子刺激,减少放射性物质对肝脏的照射。

## 三、病理

### (一)大体分型

原发性肝癌肉眼观察时可以分为三种类型:

1.结节型

肝脏多呈硬变,但有结节性肿大;其结节为数众多,常在肝内广泛分布,直径自数毫米至数厘米不等,颜色亦有灰黄与暗绿等不同。

2.巨块型

肝脏往往有明显增大,且包有一个巨大的肿块;该肿块大多位于肝右叶,在肿块的周围或表面上则有继发的不规则突起。

3.弥散型

肝大小多正常,有时甚至反而缩小,似有广泛的瘢痕收缩;肝表面有无数的细小结节,外观有时与单纯的肝硬化无异,只有用显微镜检查方可确认。

肉眼观察原发性肝癌既有上述不同类型,其发生之方式因此也有不同解释。有的学者认,为肝癌的发生是多中心的,即癌肿是同时或相继地自不同的中心生出;也有人认为癌肿的发生是单中心的,即癌肿初起时仅有一个中心,而肝内的其他结节均为扩散转移的结果。就临床的观点看来,不论肝癌是以何种方式发生,显然结节型及弥散型的肝癌更为严重,因为这种肝癌的恶性程度很高,且病变常累及肝脏的两叶,无法手术切除,预后最差。

### (二)组织学分型

以组织学论之,则原发性肝癌也可以分为以下三类:

#### 1.肝细胞癌(恶性肝瘤)

一般相信系由实质细胞产生,约占肝癌病例之 90%～95%,主要见于男性。其典型的细胞甚大,呈颗粒状,为嗜酸性,排列成索状或假叶状,于同一病例中有时可见结节性增生、腺瘤和肝癌等不同病变同时存在,且常伴有肝硬化。

#### 2.胆管细胞癌(恶性胆管瘤)

可能由肝内的胆管所产生,患者以女性为多。其肿瘤细胞呈圆柱状或立方形,排列成腺状或泡状。

#### 3.混合型

即上述两种组织之混合,临床上甚为罕见。

上述组织学上之不同类别与肉眼所见的不同类型之间并无明显关系;不论是何种组织型类,肿瘤都可呈巨块型,或者弥布在整个肝脏中。总的说来,原发性肝癌绝大多数是肝细胞癌,主要见于男性,而在女性则以胆管细胞癌为多见。

由于肿瘤细胞的侵袭,肝内门静脉和肝静脉内可有血栓形成,因此约 1/3 的肝癌病例可有肝外的远处转移;以邻近的淋巴结和肺内最多,肋骨或脊柱次之,其他的远处转移则属罕见。上项远处转移,亦以肝细胞癌发生较早,而胆管细胞癌发生肝外转移者少见。

### 四、临床表现

原发性肝癌的临床病象极不典型,其症状一般多不明显,特别是在病程早期;而其病势的进展则一般多很迅速,通常在数星期内即呈现恶病质,往往在几个月至 1 年内即衰竭死亡。临床病象主要是两个方面的病变:①肝硬化的表现,如腹腔积液、侧支循环的发生,呕血及肢体的水肿等;②肿瘤本身所产生的症状,如体重减轻、周身乏力、肝区疼痛及肝大等。根据患者的年龄不同、病变之类型各异,是否并有肝硬化等其他病变亦不一定,故总的临床表现亦可以有甚大差别。一般患者可以分为四个类型:

肝硬化型:患者原有肝硬化症状,但近期出现肝区疼痛、肝大、肝功能衰退等现象;或者患者新近发生类似肝硬化的症状如食欲减退、贫血清瘦、腹腔积液、黄疸等,而肝脏的肿大则不明显。

肝脓肿型:患者有明显的肝大,且有显著的肝区疼痛,发展迅速和伴有发热及继发性贫血现象,极似肝脏的单发性脓肿。

肝肿瘤型:此型较典型,患者本属健康而突然出现肝大及其他症状,无疑为一种恶性肿瘤。

癌转移型:临床上仅有癌肿远处转移之表现,而原发病灶不显著,不能区别是肝癌或其他癌肿;即使肝大者亦往往不能鉴别是原发性还是继发性的肝癌。

上述几种类型以肝肿瘤型最为多见,约半数患者是以上腹部肿块为主诉,其次则为肝脓肿型,约 1/3 以上的病例有上腹部疼痛和肝大。肝癌的发生虽与肝硬化有密切关系,但临床上肝癌患者有明显肝硬化症状者却不如想象中之多见。除上述几种主要类型外,钟学礼等曾描述肝癌尚有突出的表现为阻塞性黄疸、腹腔内出血、血糖过低、胆囊炎和胆石症、慢性肝及腹内囊肿等现象者,共计将肝癌分成十种类型。作者则观察到不少肝癌可有上腹部饱胀不适、食欲减退、消瘦乏力等类似胃病的表现。此外,林兆耆等观察到肝癌患者有时周围血中白细胞数和中性粒细胞的百分比显著增加,骨髓检查则显示粒细胞显著增生,类似白血病;亦有因原发性肝癌细胞转移至腰椎引起损坏,表现为脊髓截瘫者,其实即是癌肿转移的一种表现而已。

### (一)症状

肝癌患者虽有上述各种不同的临床表现,但其症状则主要表现在全身和消化系统两个方面。约 60%～80%患者有身体消瘦、食欲减退、肝区疼痛及局部肿块等症状。其次如乏力、腹胀、发热、腹泻等亦较常见,约 30%～50%的患者有此现象;而黄疸和腹腔积液则较国外报道者少,仅约 20%的患者有此症状。此外还可以有恶心、呕吐、水肿、皮肤或黏膜出血、呕血及便血等症状。

### (二)体征

患者入院时约半数有明显的慢性病容(少数可呈急性病容)。阳性体征中以肝大最具特征:几乎每个病例都有肝大,一般在肋下 5～10cm,少数可达脐平面以下。有时于右上腹或中上腹可见饱满或隆起,扪之有大小不等的结节(或肿块)存在于肝脏表面,质多坚硬,并伴有各种程度的压痛和腹肌痉挛,有时局部体征极似肝脓肿。唯当腹内有大量腹腔积液或血腹和广泛性的腹膜转移时,可使肝脏的检查发生困难,而上述的体征就不明显。约 1/3 的患者伴有脾脏肿大,多数仅恰可扪及,少数亦可显著肿大至脐部以下。20%的患者有黄疸,大多为轻中度。

其余肝硬化的体征如腹腔积液、腹壁静脉曲张、蜘蛛痣及皮肤黏膜出血等亦时能发现;其中腹腔积液尤属常见,约 40%的患者可能有之。

上述症状和体征不是每例原发性肝癌患者都具有,相反有些病例常以某几个征象为其主要表现,因而于入院时往往被误诊为其他疾病。了解肝癌可以有不同类型的表现,当可减少诊断上的错误。

### (三)少见的临床表现

旁癌综合征为肝癌的少见症状,如红细胞增多症、低血糖症等。红细胞增多症占肝癌患者中的 10%左右,可能与肝细胞癌产生促红细胞生成素有关。低血糖症发生率亦为 10%左右,可能与肝癌细胞可异位产生胰岛素或肝癌巨大影响肝糖的储备有关。但近年临床上肝癌合并糖尿病者并不少见。文献中经常罗列不少其他旁癌综合征,如高钙血症、高纤维蛋白原血症、高胆固醇血症等,但临床实践中并不多见。

### (四)转移

肝癌的血路转移较多。侵犯肝内门静脉可致肝内播散;侵入肝静脉则可播散至肺及全身其他部位。肺转移常为弥散多个肺内小圆形病灶,亦有粟粒样表现或酷似肺炎和肺梗死者;如出现在根治性切除后多年者,则常为单个结节。肺转移早期常无症状,以后可出现咳嗽、痰中带血、胸痛、气急等。骨转移在晚期患者中并不少见,肾上腺、脑、皮下等转移亦可见到。骨转移常见于脊椎骨、髂骨、股骨、肋骨等，表现为局部疼痛、肿块、功能障碍等，病理性骨折常见。脑转移可出现一过性神志丧失而易误为脑血管栓塞。肝癌亦可经淋巴道转移至附近的淋巴结或远处淋巴结，常先见于肝门淋巴结，左锁骨上淋巴结转移亦时有发现。肝癌还可直接侵犯邻近器官组织，如膈、胃、结肠、网膜等。如有肝癌结节破裂，则可出现腹膜种植。

### (五)并发症

常见的并发症包括肝癌结节破裂、上消化道出血、肝功能障碍、胸腔积液、感染等。少见者如因下腔静脉栓塞出现的相应症状等。肝癌患者的死亡原因通常为全身衰竭、肝性脑病、上消化道出血以及肝癌结节破裂内出血，偶见因肝静脉或下腔静脉癌栓脱落导致肺梗死而死亡。肝癌结节破裂表现为急腹痛，如小破裂可误为胆囊炎或急性阑尾炎，腹腔穿刺有血腹即为明证。上消化道出血多因食管胃底静脉曲张破裂出血，伴门静脉主干癌栓者可加重门静脉高压；上消化道出血还可能是肝功能障碍导致凝血机制低下、化疗药物损伤消化道黏膜等综合因素的结果。肝功能障碍常先有黄疸、腹腔积液，最终出现肝性脑病。胸腔积液多见于右侧，右侧血性胸腔积液可因右叶肝癌侵犯横膈所致。

### (六)自然病程

过去报道肝癌的平均生存期仅 2～5 个月，但小肝癌研究提示，肝癌如同其他实体瘤一样也有一个较长的发生、发展阶段。复旦大学肝癌研究所资料显示，肝癌的自然病程至少两年。小肝癌如用药物治疗，其 1、2、3、4 和 5 年生存率分别为 72.7%、36.49%、13.6%、13.6%和 0%；这一结果与 Ebara 报道的结果相仿，其小肝癌(<3cm)的 1、2 和 3 年生存率为 90.7%、55.0%和 12.8%。如果从患者患肝炎开始，由最早证实乙型肝炎开始至亚临床肝癌的发生，中位时间为 10 年左右。

## 五、实验室检查

肝癌的实验检查包括肝癌及其转移灶，肝病背景，患者的免疫功能，其他重要脏器的检查等，其中肝癌标记占最重要的地位。

### (一)甲胎蛋白(AFP)

1956 年 Bergstrand 和 Czar 在人胎儿血清中发现一种胚胎专一性甲种球蛋白，现称甲胎蛋白。1964 年 Tatarinov 在肝细胞癌患者血中测得 AFP。这种存在于胚胎早期血清中的 AFP 在出生后即迅速消失，如重现于成人血清中则提示肝细胞癌或生殖腺胚胎癌，此外妊娠、肝病活动期、继发性肝癌和少数消化道肿瘤也能测得 AFP。至今，AFP 仍为肝细胞癌诊断中最好的肿瘤标记，其引申包括 AFP 的异质体与单抗。我国肝癌患者约 60%～70% AFP 高于正常值。如用免疫反应或其他方法测得患者血内含有此种蛋白，要考虑有原发性肝细胞癌可能，而在胆管细胞癌和肝转移性癌则不会出现此种异常蛋白。试验的准确性仅为 70%～80%，但本试验一般只有假阴性而极少假阳性；换言之，原发性肝癌患者 AFP 测定有可能为阴性，而试验阳性者则几乎都是肝癌患者，这对肝细胞癌与其他肝病的鉴别诊断有重要意义。由于 AFP 在寡聚糖链结构上的不同，用扁豆凝集素(LCA)和刀豆素 A(Con A)可将其分为 LCA 亲和型与不亲和型，以及 Con A 亲和型与不亲和型。AFP 异质体的检测有助良、恶性肝病的鉴别，有助原发与继发性肝癌的鉴别。

### (二)其他实验室检查

随着病情的发展,多数患者可有不同程度贫血现象。白细胞计数虽多数正常,但有些病例可有明显的增加,可增至 $20×10^9$/L 以上。林兆耆报道的 207 例肝癌中有 2 例呈类白血病反应,其白细胞数分别增至 $120×10^9$/L 和 $88×10^9$/L,中性粒细胞分别占 95％与 99％,且细胞内出现毒性颗粒。

各种肝功能试验在早期的原发性肝癌病例多无明显变化,仅于晚期病例方见有某种减退。总体来说,肝功能试验对本病的诊断帮助不大。

## 六、影像学检查

### (一)超声波检查

肝癌常呈"失结构"占位,小肝癌常呈低回声占位,周围常有声晕;大肝癌或呈高回声,或呈高低回声混合,并常有中心液化区。超声可明确肝癌在肝内的位置,尤其是与肝内重要血管的关系,以利指导治疗方法的选择和手术的进行;有助了解肝癌在肝内以及邻近组织器官的播散与浸润。通常大肝癌周边常有卫星结节,或包膜不完整;超声显像还有助了解门静脉及其分支、肝静脉和下腔静脉内有无癌栓,对指导治疗选择和手术帮助极大。术中超声有助检出术前各种肝功能试验在早期的原发性肝癌病例多无明显变化,仅于晚期病例方见有某种减退。

总体来说,肝功能试验对本病的诊断帮助不大。

### (二)影像学检查

1.超声波检查

肝癌常呈"失结构"占位,小肝癌常呈低回声占位,周围常有声晕;大肝癌或呈高回声,或呈高低回声混合,并常有中心液化区。超声可明确肝癌在肝内的位置,尤其是与肝内重要血管的关系,以利指导治疗方法的选择和手术的进行;有助了解肝癌在肝内以及邻近组织器官的播散与浸润。通常大肝癌周边常有卫星结节,或包膜不完整;超声显像还有助了解门静脉及其分支、肝静脉和下腔静脉内有无癌栓,对指导治疗选择和手术帮助极大。术中超声有助检出术前遗漏的小肝癌,可更清晰地反映肿瘤与重要管道的相互关系,指导肝段或亚肝段切除,供冷冻治疗深度的监测。彩色超声有助了解占位性病变的血供情况,对肝癌与肝血管瘤的鉴别诊断有重要帮助;凡有动脉血供的占位性病变,又有 HBV/HCV 背景者,应高度警惕。超声还可用于做细针穿刺活检,或做瘤内无水酒精注射;还可了解癌周肝是否合并肝硬化,对肝细胞癌的诊断有辅助作用。超声显像的优点:为非侵入性,易于重复应用,价格相对较低廉,无放射性损害,敏感度高。缺点为:存在超声难以测到的盲区,影像的清晰度受治疗的影响(如经导管化疗栓塞后),受操作者解剖知识、经验与操作细致与否的影响。

2.电子计算机断层扫描(CT)

CT 在肝癌诊断中的价值有:有助提供较全面的信息,除肿瘤大小、部位、数目外,还可了解肿瘤内的出血与坏死,其分辨力与超声显像相仿;有助提示病变性质,尤其增强扫描,有助鉴别血管瘤。通常肝癌多呈低密度占位,增强扫描后期病灶更为清晰;近年出现的螺旋 CT,对多血管的肝癌,动脉相时病灶明显填充;CT 肝动脉-门静脉显像在肝癌诊断中的价值也得到重视;碘油 CT 有可能显示 0.5cm 的肝癌,即经肝动脉注入碘油后 7～14 天再做 CT,则常可见肝癌结节呈明显填充,既有诊断价值,又有治疗作用;CT 还有助了解肝周围组织器官是否有癌灶。CT 的优点是提供的信息比较全面,缺点是有放射线的影响,且价格比超声高。

3.磁共振成像(MRI)

MRI 的优点是:能获得横断面、冠状面和矢状面三维图像;对软组织的分辨较好;无放射线影响;对与肝血管瘤的鉴别有特点;不需要增强即可显示门静脉和肝静脉分支。通常肝癌结节在 $T_1$ 加权图呈低信号强度,在 $T_2$ 加权图示高信号强度。但亦有不少癌结节在 $T_1$ 示等信号强度,少数呈高信号强度。肝癌有包膜者在 $T_1$ 加权图示肿瘤周围有一低信号强度环,而血管瘤、继发性肝癌则无此包膜。有癌栓时 $T_1$ 呈中等信号强度,而 $T_2$ 呈高信号强度。

4.放射性核素显像

由于超声显像、CT、MRI 等的问世,核素显像在显示小肝癌方面已落后于前者。近年由于单光子发射计算机断层仪(SPECT)的出现,使放射性核素显像又重新受到重视。血池扫描有助肝血管瘤与肝癌的鉴别。近年由于放射免疫显像的兴起,采用放射性核素标记相对特异抗体,可能获得肿瘤的阳性显像。通常的核素扫描,肝癌多呈阴性缺损区。但用 $^{99m}Tc-PMT$ 肝胆显像剂作延迟扫描,约 60%肝癌,尤其分化好的肝癌有可能获得阳性显像。近年正电子发射计算机断层显像(PET)的问世,将有助了解肿瘤代谢,研究细胞增生,进行抗癌药物的评价,以及预测复发等。

5.肝动脉和门静脉造影

由于属侵入性检查,近年已不如超声显像与 CT 的常用。通常仅在超声与 CT 仍未能定位的情况下使用。近年出现数字减影血管造影(DSA)使其操作更为简便。肝癌的肝动脉造影的特征为:肿瘤血管、肿瘤染色、肝内动脉移位、动静脉瘘等。肝动脉内注入碘油后 7～14 天做 CT,有助 0.5cm 小肝癌的显示,但有假阳性。目前肝癌做肝血管造影的指征通常为:临床疑肝癌或 AFP 阳性,而其他影像学检查阴性;多种显像方法结果不一;疑有卫星灶需做 CTA 者;需做经导管化疗栓塞者。

### 七、诊断、鉴别诊断和临床分期

(一)诊断

20 世纪 60 年代末 AFP 的应用将"临床诊断"推进到"亚临床诊断";80 年代医学影像学的进步使亚临床诊断提高到 lcm 的水平。目前肝癌的诊断还是依靠甲胎蛋白结合影像学的分析。

血清 AFP 通常正常值为 $20\mu g/L$ 以下。凡 AFP＞$500\mu g/L$ 持续 1 个月或 AFP＞$200\mu g/L$ 持续 2 个月而无肝病活动证据,可排除妊娠和生殖腺胚胎癌者,应高度怀疑肝癌,通过影像学检查加以确诊。对肝癌诊断而言,假阳性主要来自与胚肝、卵黄囊、胚胎胃肠道有关的少数良、恶性疾病,尤其是肝炎与肝硬化伴活动性病变者。AFP 对肝细胞癌的临床价值可归纳为:为各种诊断方法中专一性仅次于病理检查的诊断方法;为目前最好的早期诊断方法之一,可在症状出现前 6～12 个月做出诊断;为反映病情变化和治疗效果的敏感指标;有助检出亚临床期复发与转移。又肝癌患者病情变化时其血清的 AFP 浓度也会随之变化,病情好转时 AFP 浓度降低,病情恶化时 AFP 浓度升高,故甲胎蛋白的定期复查,对判断肝癌患者的疗效和预后也有一定价值。

单凭发病史、症状和体征及各种化验资料分析,最多仅能获得本病的拟诊,而确切的诊断则有赖于病理检查和癌细胞的发现,临床上大多通过下列不同的方法来达到确定诊断的目的：①肝脏穿刺；②腹腔积液或胸腔积液中找癌细胞；③锁骨上或其他淋巴结或转移性结节之活组织检查；④腹腔镜检查；⑤剖腹探查等。

肝脏穿刺是诊断肝癌最常用的一种方法。如穿刺方法正确,应该没有多大危险性而又能获得较高的确诊率。穿刺途径以经由腹壁刺入为佳,且必须从可以扪及的结节处刺入,如此可有较多的机会找到癌组织或癌细胞,否则盲目穿刺,失败的机会必然较多。穿刺前应常规测定出凝血时间及凝血酶原时间,有出血趋势者穿刺应属禁忌；有深度黄疸或显著之血管硬化者亦忌穿刺。刺入之深度一般不应超过8cm,针头拔出后应紧压穿刺点3～5分钟,如此当可避免严重之穿刺后腹内出血。抽出物仅为少量黄白色的癌组织碎块,大多混在血液中,或者附着在注射器之内壁或穿刺针内,应小心用盐水冲洗并用细纱布滤出,然后将所得活组织做成涂片或切片检查,一般确诊率约在75%～85%之间。必须指出的是,穿刺活检一般虽不致有出血危险而又能获得较高的诊断率,但它肯定有使癌细胞播散的危险；对于有手术治疗可能的患者多不采用。

腹腔镜检查亦颇有助于诊断。诊断正确率高达90%以上；林兆耆报道的病例中有35例进行过腹腔镜检查,其中28例的结果符合于临床诊断。但癌肿如位于肝脏深部或膈面,或肝周围有广泛粘连者,腹腔镜检查即不可能获得满意结果；少数病例如弥散型肝癌与Laennec肝硬化,结节型肝癌与坏死后性肝硬化,有时单凭肉眼观察也不易辨认而可能误诊；且目前腹腔镜检查在国内因限于设备尚不普遍,故其实际应用价值似不如正确的肝脏穿刺为高。

**(二)鉴别诊断**

对有症状的大肝癌患者,鉴别一般没有困难。但在少数病例,其表现比较特殊,即使晚期病例也可能存在诊断上的困难。误诊原因和鉴别方法大概可归纳为下列几种：

(1)腹内炎性肿块误诊为肝癌,或腹内其他恶性肿瘤(如胃癌、结肠癌、胰腺癌、胆囊癌,或右侧肾癌等)误诊为肝癌。前一种情况根据病史分析、肿块硬度以及有无结节感,必要时进行穿刺活检,一般不难做出鉴别；后一类情况采用钡餐X线检查、胆囊造影或肾盂造影等方法,大多亦可做出诊断。

(2)原发性肝癌并有肝硬化,固有大量腹腔积液及其他肝硬化的体征而掩盖了肝癌的存在。此在适当抽出腹腔积液后再作体检,往往可以触得肿大而具有结节感的肝脏,必要时作肝脏穿刺,可以做出鉴别。

(3)原发性肝癌周围有明显的右,上腹疼痛、发热、白细胞增多、局部压痛和腹肌紧张,被误诊为肝脓肿或胆石症等。因肝癌内部大量坏死在扪诊时可有囊性感,也可被误诊为肝脓肿或其他囊肿。偶尔,肝癌组织破溃出血,可引起剧烈腹痛及各种腹膜刺激征,甚至出现休克,被误诊为脾破裂或其他的内出血。上述各种情况的临床确诊往往非常困难,只有在剖腹探查后方能真相大白。

(4)肝癌发生转移,如转移至脊柱、脊髓引起截瘫者可误诊为脊髓肿瘤,有继发腹膜转移者可能误诊为腹膜结核。上述情况也只有在剖腹手术后或尸体解剖时方能明确诊断。

(5)各种继发性肝癌误诊为原发性肝癌。一般说来,原发性肝癌的病程进展较快,黄疸可能较深,但主要需详细检查肝脏以外其他器官有无癌肿,有时依靠甲胎蛋白检查和肝穿刺活检也能鉴别是否为原发癌。

(6)偶尔,弥散性的原发性肝癌可能误诊为 Lae－nnec 肝硬化,或者结节性肝癌误诊为坏死后性肝硬化;此则唯有作肝脏穿刺或剖腹探查,方能确定诊断。

### (三)临床分期

国际抗盟(UICC)的肝癌 TNM 分期 2002 年第 6 版做了一些修改。T、N、M 分类主要依据体检、医学影像学和(或)手术探查。

$T_1$:单发肿瘤,无血管浸润

$T_2$:单个肿瘤,有血管浸润;多个肿瘤,最大者直径≤5cm

$T_3$:多发肿瘤,最大者直径＞5em,侵及门静脉或肝静脉的主要属支

$T_4$:侵及除胆囊以外的邻近器官,穿透脏腹膜

$N^1$:有区域淋巴结转移

$M_1$:有远处转移

进一步分为Ⅰ～Ⅱ期:

Ⅰ期:$T_1 N_0 M_0$。

Ⅱ期:$T_2 N_0 M_0$。

Ⅲa 期:$T_3 N_0 M_0$。

Ⅲb 期:$T_4 N_0 M_0$。

Ⅲc 期:任何 $TN_1 M_0$。

Ⅳ期:任何 T,任何 $NM_1$。

## 八、治疗

### (一)肝癌外科治疗的基本原则和手术适应证

肝癌外科治疗中的基本原则是既要最大限度切除肿瘤又要最大限度地保护剩余肝脏的储备功能。我国肝癌患者 85%～90%合并有肝硬化,原则上以局部切除代替规则性切除。具体而言:①对合并明显肝硬化者,宜做局部根治性切除,2cm 切缘可保证切除的根治性;②对伴有明显肝硬化,肿瘤巨大不宜做一期切除者,可做肝动脉结扎、化疗栓塞等综合治疗,待肿瘤缩小后再做二期切除。

近年来,对一些特殊病例也有采取更积极的外科治疗,如:①除因肝功能失代偿所致肝细胞性黄疸外,部分因肝门区肝癌压迫或癌栓侵犯胆道所致的梗阻性黄疸患者,如无其他手术禁忌证亦可做肝癌切除合并胆道癌栓取除,常可使黄疸消退;②对于肝癌伴有门静脉主干癌栓或肝癌合并脾亢、食管胃底静脉曲张乃至出血者,如肝脏代偿功能良好,可行肝癌切除,同时门静脉取癌栓并注入抗癌药物或肝癌切除合并脾切除和断流或分流术;③对大肝癌或特殊部位的肝癌如Ⅷ段肝癌、尾状叶肝癌、肝腔结合部肝癌,若不伴肝硬化,也可积极行根治性切除。积极治疗的前提是对肝癌的可切除性要有一个准确的估计和把握,精细的影像学检查及反复的超声共参是把握能否切除的关键,另外还须主刀医师肝外科技术娴熟,助手配合默契,对大出血等并发症处理有相当的经验。

合并肝硬化者肝切除范围原则一般为:轻度硬化可耐受半肝或扩大半肝切除,中度硬化且余肝肥大可行半肝切除,重度硬化只考虑局部切除;对术前肝功能评价,其失代偿标准一般为:

总胆红素或 ALT 大于正常值 2 倍,凝血酶原时间小于正常值 50%,总蛋白小于 6g 或清蛋白小于 3g。现经术前后积极保肝和支持治疗,部分肝功能失代偿并非是肝切除的绝对禁忌证。一般有黄疸、腹腔积液者无手术指征,但因肝门区肝癌尤其是肝门胆管细胞癌(Klatskin 癌)压迫引起梗阻性黄疸者,也可考虑手术探查。或行肿瘤根治性切除,或行肿瘤姑息性切除＋胆管内支架治疗。无法切除者可单行 HAI＋HAL 或 TACE,也可合并或单行 PEI、局部外放射,极个别可获二期切除。无法耐受手术探查者,应尽量缓解梗阻性黄疸,可考虑行经皮肝穿刺胆管引流(PTCD)、经内镜放置鼻胆管或内支架引流等治疗。

　　肝癌能否切除应根据肿瘤情况、肝硬化程度等综合判断。从肿瘤角度而言,一般涉及肿瘤大小、数目、位置、是否合并癌栓等方面:①对亚临床肝癌或小肝癌,如肝功能代偿应力争手术切除,合并肝硬化者宜局部切除,对合并严重肝硬化、肝萎缩者则应慎重切除。对不能切除的小肝癌,可行姑息性外科治疗,也可术中或术后行 B 超引导下瘤内无水酒精注射(PEI),未行HAI、HAL 者可行经皮肝动脉化疗栓塞治疗(TACE)。肝功能失代偿者,宜首选 PEI 等局部治疗,少数可酌情试行 TACE。②大肝癌切除包括一期切除和二期切除两方面,对肝功能代偿的大肝癌应力争根治性切除,现在认为肿瘤大小并非是可否切除的决定性因素,余肝大小和肝硬化程度是大肝癌能否切除的关键。对合并较严重肝硬化或余肝小而无法耐受根治性切除者宜采用二期切除。综合治疗是使肿瘤缩小的重要途径,一旦肿瘤缩小有切除可能应争取二期切除。同时,由于姑息性切除疗效较差,术后复发、转移机会大,应尽量避免,但对肿瘤巨大有破裂出血可能者亦应考虑,术后可辅以 TACE 等后续治疗。对已有肝内播散的大肝癌,可行HAI＋HAL 或 TACE 治疗。大肝癌肝功能失代偿者,只宜行免疫治疗、生物治疗或中药治疗等,少数可试行 TACE。③对多发性肿瘤,结节弥散或分布于两叶者,不考虑手术切除。对肝内播散结节邻近肿瘤、有可能切除较彻底者,可手术切除,但疗效稍差。④由于肝脏管道系统错综复杂,肿瘤的解剖位置对技术,上能否切除有很大影响。主要表现在中央型肝癌,尤其是Ⅰ段和Ⅷ段肝癌,过去多采用非手术切除方法。随着肝外科技术的提高,切除例数已有所增加。尽管切除中央型肝癌在技术上有较大困难,也有很大的手术风险,总体疗效也不够理想,但如有条件仍以采取积极的手术切除加术后综合治疗为好。如肿瘤与大血管关系太密切,技术上有困难,肝硬化很严重,则不应盲目尝试手术切除。⑤左叶肝癌尽可能采用左外叶或左半肝等规则性切除;右叶肝癌以局部不规则切除为主,既争取根治,又需考虑手术安全。⑥既往认为肝癌合并门脉癌栓者已失去肝切除机会。但由于其极易发生食管静脉曲张破裂出血、肝衰竭、顽固性腹腔积液或肿瘤自发性破裂,导致数月内病情急剧恶化或死亡,因此近年来多主张开展积极的手术治疗。对肿瘤能切除者,行肿瘤切除＋门脉切端或门脉主干、分支切开取栓,术后行 TACE 等治疗。对肿瘤无法切除者,可考虑行肝动脉、门静脉双插管术,但肝动脉不宜结扎。对无法耐受手术探查者,可行 PEI、B 超引导下经皮门静脉穿刺化疗或经皮门静脉内置管化疗,也可行经皮肝动脉化疗,栓塞治疗则宜慎用。⑦对个别肝癌合并肺转移者,由于肿瘤较大有破裂出血可能而技术上又有可能切除时,亦可考虑切除肝癌病灶。

　　肝癌手术适应证具体为:①患者一般情况好,无明显心、肺、肾等重要脏器器质性病变。②肝功能正常或仅有轻度损害,肝功能分级属Ⅰ级;或肝功能分级属Ⅱ级,经短期护肝治疗后有明显改善,肝功能恢复到Ⅰ级。③肝储备功能正常范围。④无广泛肝外转移性肿瘤。⑤单发的微小肝癌(直径≤2cm)。⑥单发的小肝癌(直径＞2cm,≤5cm)。⑦单发的向肝外生长的大肝癌(直径＞5cm,≤10cm)或巨大肝癌(直径＞10cm),表面较光滑,界限较清楚,受肿瘤破坏的肝组织少于30％。⑧多发性肿瘤,肿瘤结节少于3个,且局限在肝脏的一段或一叶内。⑨3～5个多发性肿瘤,超越半肝范围者,做多处局限性切除或肿瘤局限于相邻2～3个肝段或半肝内,影像学显示,无瘤肝脏组织明显代偿性增大,达全肝的50％以上。⑩左半肝或右半肝的大肝癌或巨大肝癌;边界清楚,第一、第二肝门未受侵犯,影像学显示,无瘤侧肝脏明显代偿性增大,达全肝组织的50％以上。⑪位于肝中央区(肝中叶,或Ⅳ、Ⅴ、Ⅷ段)的大肝癌,无瘤肝脏组织明显代偿性增大,达全肝的50％以上。⑫Ⅰ段的大肝癌或巨大肝癌。⑬肝门部有淋巴结转移者,如原发肝脏肿瘤可切除,应做肿瘤切除,同时进行肝门部淋巴结清扫;淋巴结难以清扫者,术后可进行放射治疗。⑭周围脏器(结肠、胃、膈肌或右肾上腺等)受侵犯,如原发肝脏肿瘤可切除,应连同做肿瘤和受侵犯脏器一并切除。远处脏器单发转移性肿瘤,可同时做原发肝癌切除和转移瘤切除。以上适应证中,符合第5～8项为根治性肝切除术,符合第9～14项属相对姑息性肝切除术。

**(二)手术操作要点**

肝癌切除有规则性和不规则性切除。肝癌肝切除术的技术,涉及的关键性步骤是患者体位、麻醉、切口的选择、肝血流的阻断、肝切除量的判断、肝实质的离断和紧贴肝门及下腔静脉肿瘤的处理等。

我们的经验是:①左叶肿瘤取平卧位,右前叶肿瘤右侧垫高45°,右后叶肿瘤90°向左侧卧位。②一般取全身麻醉加硬膜外麻醉,保证足够的肌松对肝切除极重要。③采用肋缘下斜切口,避免开胸,可显著降低术后并发症发生。④对小肝癌而言,左侧者可做左外叶切除或左半肝切除,也可以做局部切除,右叶者通常做离开肿瘤边缘2cm的局部切除,无肝硬化肝切除的极量为80％～85％。⑤采用常温下间歇性肝门阻断方法施行肝切除术,每次阻断时间应尽量控制在20分钟之内,但对有明显肝硬化者,每次肝门阻断时间应适当缩短,一般以15分钟为好。对位于肝脏周边的小肝癌可不做肝血流阻断,术中用手指挤压止血即可。⑥肝实质的离断方面采用指捏加钳夹法可显著缩短手术时间,并对深部如接近下腔静脉处的血管处理要有一个较好的手术视野。肝创面要认真止血,检查有无胆汁,用大网膜覆盖缝合固定或做创面对拢缝合。⑦对大血管损伤的处理,在肝切除实践中真正的下腔静脉横断需重新吻合的机会罕见,绝大多数为侧壁受侵,直视下予以缝合或钳夹后修补甚为安全,不需生物泵的支持。⑧术中B超有助于检测肿瘤大小、范围、有无癌栓、子灶等,利于根治性切除。⑨术中、术后充分供氧,充分引流,并给予必要的保肝治疗。

1.控制术中出血的方法

肝脏具有复杂的管道系统,血供丰富,保证术野清楚,尽可能减少切肝时出血和避免损伤肝内外重要结构,同时尽量缩短肝缺血时间,减少术后肝功能损伤,是肝脏手术的关键。我国原发性肝癌患者约90％合并不同程度肝硬化,对出血和缺血的耐受程度均大大降低,因此要求外科医师在术中根据肿瘤部位、大小尤其是肝硬化程度,合理选用控制出血的方法。目前方法有第一肝门暂时阻断法、褥式交锁缝扎法、半肝暂时阻断法、常温下全肝血流阻断法等,其中常用者为第一肝门暂时阻断法,采用乳胶管或普通导尿管套扎肝十二指肠韧带,方法简单且控制出血较满意。对合并肝硬化者,一次肝门阻断时间不宜超过 10～15 分钟,但必要时可间歇阻断。对合并严重肝硬化者,也可不阻断肝门,但切肝时应细致钳夹各管道以减少出血,如有难以控制的大出血时,可以左手示指探入小网膜孔内,拇指在前,两指压迫肝蒂可暂时减少出血;或采用微波切肝,既可减少出血又可杀灭切缘残癌,一般无须阻断第一肝门。褥式交锁缝扎法适用于病变较小而又位于肝边缘或肝组织较薄部位的肝切除,采用直针或大圆弯针距切缘约 1cm 处作贯穿全层肝组织的间断褥式交锁缝合。术中如估计有可能损伤下腔静脉等大血管或需切除部分下腔静脉管壁时,可采用常温下全肝血流阻断法。除乳胶管套绕肝十二指肠韧带阻断第一肝门外,可预先游离肝上、肝下下腔静脉并用细乳胶管套绕,以备随时阻断,方法为依次阻断第一肝门,肝下及肝上下腔静脉,然后切除肿瘤或修补血管,开放次序与阻断相反。此法不同于低温灌注无血切肝术,不需经门静脉和肝动脉插管冷灌注,也不需要阻断腹主动脉,操作简单,平稳,对血流动力学影响小,也无空气栓塞危险,术后并发症少。但全肝血流阻断时间受限,如合并肝硬化时阻断时间最好限定在 15 分钟以内,术者应具备熟练的切肝技术。

2.无瘤手术原则

由于肝脏在腹腔内位置较高且深,暴露较困难。现虽有肝拉钩协助术野显露,但在游离肝脏过程中,有时难免使肝脏和肿瘤受到挤压,有可能增加肿瘤转移的机会。但外科医师在肝肿瘤切除过程中仍需尽量遵循无瘤手术原则,尽量不直接挤压肿瘤部位,在切肝前可在切除范围内切线和肿瘤边缘之间缝合 2～3 针牵引线,既有利于切线内管道显露和处理,又有利于牵拉肝实质后减少肝断面渗血,而避免术者直接拿捏肿瘤。

3.肝断面处理

肝断面细致止血后上下缘或左右缘对拢缝合,对小的渗血点亦可达压迫止血作用。如肝断面对拢缝合张力大,或邻近肝门缝合后有可能影响出入肝脏的血流者,可采用大网膜或镰状韧带覆盖后缝合固定。近来,我们对此类肝断面常涂布医用止血胶再用游离或带蒂大网膜覆盖,止血效果满意。

**(三)术后并发症的预防和处理**

1.术后出血

与术中止血不周、肝功能不佳引起的出血倾向、断面覆盖或对合不佳等有关。术前要注意患者的凝血功能,术中要争取缩短手术时间,对较大的血管要妥善结扎,断面对合给予一定的压力且不留无效腔。一般保守治疗,若出血不止需探查。

2.功能失代偿

主要原因为肝硬化条件下肝切除量过大、术中失血过多、肝门阻断时间过长。处理包括足够的氧供,血与蛋白质的及时和足量的补充及保肝治疗。

3.胆漏

左半肝和肝门区肝癌切除后多见。术中处理肝创面前必须检查有无胆漏,处理主要是充分的引流。

4.膈下积液或脓肿

多见于右肝的切除,尤其是位于膈下或裸区者。主要与止血不佳,有胆漏或引流不畅有关。治疗主要是超声引导下穿刺引流。胸腔积液需考虑有无膈下积液或脓肿。

5.胸腔积液

多见右侧肝切除后。治疗主要是补充清蛋白和利尿,必要时抽胸腔积液。

6.腹腔积液

多见肝硬化严重者或肝切除量大者。处理为补充清蛋白和利尿。

**(四)外科治疗进展**

1.小肝癌切除

早期诊断是早期切除的前提。在高危人群和体检人群中开展 AFP 及 B 超检测,使小肝癌数有显著增加,小肝癌或微小肝癌切除可有效改善预后而术后发生肝衰竭的危险远较大肝癌小。复旦大学肝癌研究所 963 例小肝癌(≤5cm)切除的 5 年生存率为 65.1%,40 年间 3227 例肝癌术后生存 5 年以上者 328 例,其中小肝癌占 57.0%。

2.难切部位肝癌切除

中央型肝癌,特别是Ⅳ段、Ⅷ段、Ⅰ段肝癌解剖位置特殊,近年来由于解剖技术不断提高,国内外均有较多报道。肿瘤侵犯腔静脉或门静脉主干而需作静脉补片或血管移植,对于肝功能良好或无肝硬化者,无血切肝法使手术过程更加从容、有效。

3.复发性肝癌再切除

复发后再手术是延长无瘤生存的重要方法。复旦大学肝癌研究所 154 例根治切除后复发的再切除,其 5 年生存率自第 1 次手术算起为 56.1%,且有 55 例生存 5 年以上,而 37 例行姑息性外科治疗(肝动脉结扎,插管和冷冻治疗)的 5 年生存率为 44.4%,因此有条件者应积极提倡再手术切除。对于转移至腹腔、肺等单个病灶,若条件允许,再切除能延长患者的生命,而肝功能差,病灶深藏或多个的复发肝癌,则采用射频、微波、冷冻或 TACE、瘤内药物注射等方法,疗效确实,也简单易行。

4.肝癌的二期切除

巨大无法切除肝癌经综合治疗缩小后的切除,称为肝癌的二期切除。有可能使大肝癌变小的方法为:外科治疗包括 HAL、OHAE、DDS 等,非手术治疗的方法包括 TACE、PEI、导向治疗等,目前临床上以 TACE 最为常用。术后病理结果表明,即使经过综合治疗肿瘤有所缩小,但仍有残瘤细胞生长,表明二期切除有其必要。目前肝癌二期切除率报道不一,主要原因在于对原发肿瘤可切除性的判断上尚缺乏统一的尺度,肝癌的二期切除虽能使部分中、晚期肝癌获得二期切除的机会,但应注重避免这一方法的盲目性应用和范围的扩大化,应有一个准确的、精细的判断:①巨大肝癌,只要包膜完整,无子灶,无血管瘤栓,肝功能代偿良好,即使靠近肝门部,也应首选一期手术,此类手术的手术病死率和严重并发症发生率已降低至最低点,术后复发率也不一定比小肝癌高;②可切除性肝癌,只要边界清楚,无子灶,仍应首选一期切除,不必待 TACE 后再手术,以免部分患者失去根治切除机会,此处应将二期手术和术前 TACE 这两个概念区分开;③术前判断确为无法切除的巨大肝癌,首选 TACE。术中探查发现的无法切除肝癌可行微波固化、冷冻、多极射频等治疗。是否作肝动脉结扎、化疗栓塞,还是留待术后做 TACE 尚是一个值得对比研究的问题,但后者可反复进行是其优点;④TACE 有效的病例,肿瘤缩小后应不失时机地做二期切除。病理资料表明,约 80% 的患者,TACE 后瘤灶内存在生长活跃的癌组织,肝内外转移甚为常见。因此 TACE 仍属非根治性治疗方法,尚无法取代手术切除的地位。

5.肝癌合并门静脉癌栓的外科治疗

近年来随着肝癌综合治疗水平的提高及手术技术的进步,对门静脉癌栓(PVTT)治疗的认识趋于更积极,部分患者经过以手术为主的多模式综合治疗,疗效也有大幅度的提高,明显延长了生存时间,改善了生活质量。肝癌合并 PVTT 的手术切除指征包括:①患者一般情况较好,无明显心、肺、肾等重要脏器质性病变;②肝功能属于 Child—Pugh A 或 B 级;③肝癌局限在半肝,无肝脏以外的转移;④估计切除原发灶的同时可一并切除主支癌栓或可经门静脉残断或切开主干能取净癌栓。

Yamaoka 等总结了肝癌合并 PVTT 的 5 种切除方式:①半肝切除:肝癌原发灶位于左或右半肝,将原发灶连同 PVTT 及其相应的门静脉一并切除;②气囊导管法:类似 Fogarty 导管取栓法,暂时阻断门静脉主干,在门静脉侧壁,上切一小口,从此小口中插入气囊导管,直至超过 PVTT 所在处,然后用匙刀吸引器刮、吸癌栓;③搭桥术:当 PVTT 侵及门静脉壁很难取出癌栓时,可连同 PVTT 所在的门静脉支一并切除,然后用自体髂外静脉在脐静脉和门静脉主干之间搭桥保持门静脉血流至肝脏;④门静脉端端吻合术:当 PVTT 位于肝段门静脉分支交叉口时,先暂时阻断门静脉主干及第一分支,切除 PVTT 所在的门静脉支,然后再行门静脉分支,间端端吻合;⑤开窗术:门静脉主支或主干的癌栓,可暂时行全肝血流阻断,利用转流泵将门静脉和下腔静脉血流转流至腋静脉,纵行切开门静脉,取出 PVTT,最后连续缝合门静脉切口,这样行肝切除加 PVTT 切除出血很少。复旦大学肝癌研究所余业勤阐述了其采用的 PVTT 的切除方法:当行肝切除后,在十二指肠稍上方处,左手捏住门静脉主干,再开放门静脉分支残端,因门静脉腔压力较高,癌栓即成条成块地被排出。如癌栓堵塞很紧,需钳夹或用吸引器头插入腔内将其吸出,或用导管插入生理盐水缓缓冲吸。阻断门静脉的手指放松,见残端血流喷出呈扇形,提示癌栓已全部去除,缝合门静脉分支残端。术毕,以 B 超即时检测门静脉主干及分支,观察癌栓是否已完全清除干净,该方法简单可行,易于推广。

6.肝癌伴肝静脉、下腔静脉癌栓的外科治疗

肝癌伴肝静脉癌栓并不如门静脉癌栓常见,但癌栓可通过肝静脉侵犯下腔静脉甚至右心房,因此肝静脉癌栓患者很容易产生继发性 Budd—Chiari 综合征、肺梗死或肺转移等。对 HVTT 患者,肝切除及癌栓的清除是唯一获得根治的希望,但只有一小部分有良好肝功能储备的患者能耐受手术切除。单纯癌栓清除可以防止肺栓塞或减轻癌栓引起的水肿、腹腔积液等症状,但这样的手术效果短暂且有限,除非原发肿瘤能得到有效控制并能阻止癌栓进一步生长。即使手术能切除肿瘤及清除癌栓,预后依然很差,有报道认为术后预后与肝静脉癌栓的侵犯程度及是否伴有门静脉癌栓有关。手术技巧上,为控制出血及防止气栓形成,往往需行入肝或全肝血流阻断。复旦大学肝癌研究所吴志全等对手术进行改进,充分游离肝脏后,不阻断入肝或全肝血流,用手指控制肝上下腔静脉血流,经肝静脉断端或下腔静脉切口取栓,术式简单,对肝功能影响小,效果较好。

7.肝癌合并胆管癌栓的外科治疗

HCC 合并胆道癌栓的患者只要:全身情况良好,无重要脏器严重功能障碍;肝功能基本正

常,无腹腔积液;肝内病灶局限于一叶或半肝内,胆管癌栓非弥散性;无远处转移,应尽早争取施行手术。手术治疗原则是切除肝脏肿瘤,解除胆道梗阻和清除胆道癌栓。

近年来常用的手术方式有以下几种。

(1)肝癌切除加胆道癌栓清除术:此术式是本病最为理想的术式,其疗效类似于未侵犯胆管的肝癌切除。它的优点在于:A.切除了肝癌原发病灶,防止癌栓继续侵入胆管;B.清除了胆管癌栓,解除了胆道高压,改善了肝脏功能;C.使后续治疗得以顺利进行。

(2)肝癌切除加胆肠内引流术:若肿瘤已侵犯一侧肝门部,可行半肝切除,肝总管切除,行健侧肝管空肠 Roux－y 吻合术。

(3)胆道探查取栓术:HCC 多伴有肝硬化,因肝硬化较重,结节样改变明显,有部分患者即使是手术中也未见肝脏肿瘤。还有相当一部分患者肿瘤较大或肿瘤侵犯第一、二肝门及周围重要血管,原发肿瘤无法切除,可行胆道切开取栓,引流减压。需要注意的是胆道单纯取栓时,可出现胆管出血,有时量很大,术中可用肾上腺素纱条压迫止血,同时行肝动脉结扎,T 形管引流。

(4)肝动脉栓塞化疗(TAE)加胆道引流术:胆道癌栓与肝内原发灶接受同一动脉供血,因此 TAE 同时控制原发灶和胆道癌栓的生长,对肿瘤无法切除的患者也是一种积极的治疗方法。

(5)肝移植:在国外,小肝癌是肝移植的主要适应证,而大肝癌和手术无法切除的肝癌是否适合做肝移植尚存在争议。

8.姑息性外科治疗

尽管外科手术切除对肝癌的效果值得鼓舞,但临床上不能切除者占大多数,因此,切除以外的外科治疗有重要地位。切除以外的外科治疗称为姑息性外科治疗,分经血管和经手术的局部治疗。经血管的有肝动脉结扎(HAL),肝动脉插管药物灌注(HAI),门静脉插管药物灌注(PVI)及其合并应用。经手术的局部治疗包括冷冻治疗、术中微波、术中射频、术中瘤内无水酒精注射、氩氦刀等。姑息性外科治疗的远期疗效不仅不差甚至优于有残癌的姑息切除。综合和序贯治疗能够使一部分肝癌缩小,为今后的二期切除获得根治提供了机会。

9.肝癌的微创治疗

随着医疗技术和设备的飞速发展,腹腔镜肝脏外科以及经动脉栓塞化疗(CTA－CE)、射频毁损治疗(RFA)、经皮无水酒精注射(PEI)、微波治疗(MCT)、外科冷冻和激光热消融(LTA)等肝癌局部治疗方法不断兴起,应用范围逐渐扩大,疗效不断提高,为外科治疗小肝癌提供了全新的微创外科手段,射频和微波都是有效安全的高温物理方法,对于小肝癌,尤其是伴有重度肝硬化的,或位于肝门区靠近大血管的小肝癌,疗效好且损伤小。对于大肝癌,术中反复多次并结合术后 TACE 应用,可提高疗效。RF 治疗方法应用时间短,有待今后进行深入研究。微波除热凝固效应外,还有增强机体免疫功能作用。氩氦刀冷冻是一种只在刀尖冷冻,刀柄保持常温,唯一可用氦气解冻的微创靶向冷冻仪器。刀尖在 60 秒内温度降至－140℃,借助氦气又可使温度急速升至＋20～45℃,这种冷热逆转疗法对肿瘤摧毁更为彻底,并可调控肿瘤抗原,激活机体抗肿瘤免疫反应。氩氦刀冷冻治疗肝癌的适应证同微波和射频,术中冷冻对直径＞5cm 者也有效。腹腔镜微创外科对周边型小肝癌切除是一种简便有效的方法,但因视野小,出血不易控制,临床上尚难常规应用。

10.肝癌肝移植

国内肝移植近年来有了较大的发展,累计的病例越来越多,疗效肯定的主要是肝胆系统良性终末性疾病。目前一致的意见是小肝癌做肝移植比小肝癌根治切除术后的 5 年生存率好或相近。Yamamoto 等对照研究日本国家癌症中心和美国匹兹堡医学中心的资料,其中伴有肝硬化的肝癌行肝切除者 294 例,行肝移植者 270 例,两组 1、3、5、10 年总体生存率相似。对伴有肝硬化的小肝癌或微小肝癌疗效确切,复发率也低。肝癌肝移植手术指征的问题一直存在争论,复旦大学附属中山医院已经开展了大肝癌肝移植的尝试,从目前的临床疗效来看,曙光初现,但是术后的肝炎复发、肿瘤复发和转移、排斥反应等问题有待在基础和临床方面进一步的研究。

肝癌的治疗注重个体化及序贯治疗。临床上,应结合患者一般情况,病灶部位和数量及肝脏体积,残肝大小,有无门静脉、胆道癌栓、远处转移及肝功能状况等综合分析,提倡以手术治疗为主的综合治疗原则:①能一期切除者首选手术切除,术前不行 TACE;②不能切除者,行 TACE、PEI、RFA、免疫、中药治疗等,争取使肿瘤缩小后二期切除;③对于根治性切除后估计复发倾向较大者(如大肝癌、肿瘤与血管较近或血管内有癌栓),则采用手术切除附加肝动脉和(或)门静脉置泵(DDS),术中术后进行预防性或治疗性栓塞化疗;④对于术中发现多灶不能完全切除者,采用主瘤切除,子瘤无水酒精注射或冷冻,术后继续进行 TACE 和(或)PEI;⑤对肿瘤大,术中游离肝脏困难,有可能因挤压致癌细胞血管内扩散或切缘有阳性可能者行冷冻后切除或加 DDS,术中检查不能切除者,行冷冻、DDS,术后予 TACE 及 PEI;⑥根治性切除术后复发者争取再切除。

一百年的肝癌治疗史上,外科治疗始终占有最重要的地位,将来肝癌外科仍将占重要地位,但肝癌治疗的模式和重点将有所改变。综合治疗是肝癌治疗的主要模式;腹腔镜下的小肝癌切除将明显增加;微创外科以及微创外科观念将受到更多的关注;肝移植的数量将逐渐增多;肝癌治疗的疗效将显著提高;癌细胞生物学特性的研究将成为重点。

# 第二节　继发性肝癌

继发性肝癌是指身体其他部位的恶性肿瘤转移到肝脏而形成的肿瘤。由于肝脏特殊的肝动脉、门静脉双重供血特点,肝脏成为肿瘤转移最常见的器官,人体近 50% 的其他脏器的恶性肿瘤可发生肝转移。Pickren 报道 9700 例尸体解剖,共发现 10912 处恶性肿瘤,其中肝脏转移 4 444 例,占 41.4%。是除局部淋巴结转移(57%)以外转移最多的器官。在我国继发性肝癌的发病率与原发性肝癌发病率相近;而在欧美发达国家则远较原发性肝癌多见,约为后者的 20 倍(13~65):1。恶性肿瘤发生肝转移者预后差,但随着外科技术的进步和治疗观念的改变,肝转移性肿瘤的预后有了改善,尤其是结直肠癌肝转移者术后 5 年生存率可达 20%~40%。

全身各脏器的肿瘤均可转移到肝脏,最常见的转移途径是经门静脉和肝动脉。凡静脉血汇入门静脉系统的脏器如胃、肠、胰、胆囊、食管等的恶性肿瘤多循门静脉转移入肝,约占继发性肝癌的 30％～50％。而肺、乳腺、肾脏、甲状腺、鼻咽等脏器的恶性肿瘤多经肝动脉转移入肝。另外,尚有少部分癌肿可直接浸润蔓延到肝脏或经淋巴道转移入肝,如胆囊癌、胃癌、胰腺癌、肠癌等。

## 一、临床表现

继发性肝癌的临床表现与原发性肝癌相似,但因无肝硬化,常较后者发展缓慢,症状也较轻。早期主要为原发灶的症状,肝脏本身的症状并不明显,大多在原发癌术前检查、术后随访或剖腹探查时发现。随着病情发展,肿瘤增大,肝脏的症状才逐渐表现出来,如肝区痛、闷胀不适、乏力、消瘦、发热、食欲缺乏及上腹肿块等。晚期则出现黄疸、腹腔积液、恶病质。也有少数患者(主要是来源于胃肠、胰腺等)肝转移癌的症状明显,而原发病灶隐匿不现。

## 二、实验室与影像学检查

### (一)实验室检查

肝功能检查大多正常,肝炎病毒标志常阴性,血清碱性磷酸酶、乳酸脱氢酶、γ－谷氨酰转肽酶常升高,但无特异性。AFP 检查常阴性,少数胃肠肿瘤肝转移 AFP 可阳性,但浓度常较低,大多不超过 200mg/mL。消化道肿瘤特别是结直肠癌肝转移者,CEA 被公认具有一定特异性诊断价值,阳性率达 60％～70％。对结直肠癌术后定期随访,及早发现肝转移具有重要意义。

### (二)影像学检查

最常用者为超声显像。2cm 以上肿瘤的检出率可达 90％以上,但 1cm 以下肿瘤的检出率则较低,不超过 25％;且容易漏诊、误诊,有时假阴性率超过 50％。继发性肝癌在超声图像上表现为类圆形病灶,常多发。肿块较小时低回声多见,肿块大时则多为强回声,中心为低回声("牛眼症")。有时伴声影(钙化)。术中 B 超可发现直径 3～4mm 的极微小病灶,为目前最敏感的检查手段;并能帮助准确判断肿瘤与肝内主要管道(门静脉、肝静脉及肝管)的关系。CT检查敏感性高于超声,达 80％～90％。特别是肝动脉造影CT(CTAP)被公认是目前最敏感的检查手段之一,能检出直径仅 5mm 的病灶。表现为类圆形或不规则低密度病灶。注射造影剂后,病灶增强远不如原发性肝癌明显,仅病灶周围少许增强。MRI 的敏感性为 64％～90％,对小于 1cm 微小病灶的检出率高于 CT 和 B 超。用 AMI－25、钆等增强 MRI 检查,可将敏感性提高到 96％甚至 99％,并能检出直径 5mm 病灶,几乎可与 CTAP 媲美,而无侵入性。

## 三、诊断和鉴别诊断

### (一)诊断

①有肝外原发癌病史或证据;②有肝肿瘤的临床表现,血清学检查 CEA 升高,而 AFP 阴性,HBsAg 阴性,影像学检查(B 超、CT、MRI 等)发现肝内实质占位(常散在、多发),呈继发性肝癌征象;③原发癌术中或腹腔镜检查发现肝实质占位并经活检证实。亚临床继发性肝癌的诊断则较困难。原发癌术中仔细探查肝脏,必要时术中 B 超,术后定期复查血清 CEA 等并结合 B 超、CT 等检查,有助于亚临床继发性肝癌的及早发现。

### (二)鉴别诊断

**1.原发性肝癌**

多有肝炎、肝硬化背景,AFP、乙肝或丙肝标志物常阳性,影像学检查肝内实质占位病灶常单发,有时合并门静脉癌栓。

**2.肝海绵状血管瘤**

发展慢,病程长,临床表现轻。CEA、AFP均阴性,乙肝与丙肝标志物常阴性,B超为强回声光团,内有网状结构,CT延迟像仍为高密度,肝血池扫描阳性。

**3.肝脓肿**

常有肝外(尤其胆道)感染病史,有寒战、高热、肝区痛、血白细胞总数及中性粒细胞数增多,B超声、CT可见液平,穿刺有脓液,细菌培养多阳性。

**4.肝脏上皮样血管内皮细胞瘤**

是一种非常罕见的肝脏恶性肿瘤。其临床表现、血清学检查以及B超、CT等影像学表现都与继发性肝癌相似,临床上鉴别非常困难。尤其是原发癌隐匿的继发性肝癌,只能靠穿刺活检鉴别。穿刺组织第Ⅷ因子相关抗原阳性是其特征,为鉴别诊断要点。

## 四、治疗

继发性肝癌的自然病程与原发癌的生物学特性及肝脏受侵范围相关。肝脏受侵范围越大,预后就越差。如结肠来源的继发性肝癌其孤立性、局限性和广泛性转移的中位生存期分别为16.7、10.6和3.1个月。胃癌肝转移的中位生存期6.1个月,乳腺癌来源者6个月,而胰腺癌来源者仅2.4个月。笔者单位统计未经切除的继发性肝癌中位生存期5个月。其中来自结直肠者8个月,来自胃者3个月,来自胰者2.5个月。很少有长期生存者。Hughes等综合文献报道1650例未经治疗的继发性肝癌,仅发现14例存活5年以上,且其中仅4例是经组织学证实。

近年来随着诊断水平的提高,肝外科技术的进步以及肝动脉栓塞化疗、冷冻、微波、放射治疗、生物免疫治疗等多种治疗方法的综合应用,继发性肝癌的预后有了较大的改观。继发性肝癌的治疗主要有以下几种。

### (一)手术切除

**1.适应证**

①原发癌可以切除或已经切除;②肝转移灶单发或局限一叶,或虽侵犯二叶但肿瘤数目不超过3个;③术前详细检查无肝外转移灶;④患者全身情况尚可,无严重心、肺、脑疾患,肝肾功能正常。

**2.手术切除方式**

继发性肝癌的切除方式与原发性肝癌相似,主要根据肿瘤大小、数目、位置及患者全身情况而定。因继发性肝癌患者多无肝硬化,可以耐受较大范围的肝脏切除,术中肝门阻断时间可以延长,必要时可达30~45分钟而无大碍。但单发小肿瘤,只需行局部或肝段切除,并保持切缘(>1cm)已够。因为扩大切除范围并不能改善预后,反而可能增加并发症甚至死亡的发生率。若肿瘤较大或局限性多发,局部或肝段切除不能保证一定切缘时,则行次肝叶或规则性肝叶切除。对身体条件好的年轻患者,若肿瘤巨大,必要时可行扩大肝叶切除。对根治性手术而言,术前详细的 B 超、CT 检查,必要时 CTAP 或术中 B 超以明确肿瘤大小、数目、位置、与肝门及肝内主要管道的关系,从而决定手术方式,力争做到安全、彻底。

3.手术时机

继发性肝癌的手术是同期还是分期进行,意见不一。有的学者认为一旦发现肝转移即应立即手术,否则可能延误治疗;有的则认为继发性肝癌的预后主要与肿瘤的生物学特性有关,主张行分期手术。笔者的观点是:若原发癌术时肝转移灶可切除、患者能耐受,则行同期手术;反之,则待原发癌术后 1～4 个月行分期手术。因为短时间推迟手术,病情并不会出现大的变化。适当延期可有充分的时间进行全面检查评估,明确肝转移灶数目、大小、位置、有无肝外转移等,从而采取最佳治疗方案。克服了同期手术难以发现肝内微小隐匿病灶或肝外转移灶而盲目手术的缺点。

4.复发再切除

继发性肝癌术后复发是导致手术治疗失败、影响患者术后长期生存的重要因素。50％～70％的结直肠癌肝转移患者术后 2 年内复发,约 20％～30％的患者复发局限在肝内。复发后,手术切除仍是唯一可根治的手段。复发再切除的并发症、病死率与第一次手术相似,1、3、5 年生存率可达 91％±3％ 、55％±5％ 及 40％±7％;而复发后未再手术者则极少长期生存。复发再切除的指征与第 1 次肝手术相同。据统计 10％～15％的复发患者适合再切除。继发性肝癌复发再切除的逐步推广应用是近年继发性肝癌疗效进一步提高的重要原因之一。

5.手术切除的疗效

近年来随着诊断及外科技术水平的不断提高,继发性肝癌的手术切除率由过去的 5％提高到 20％～25％,手术病死率则由过去的 10％～20％降到 5％甚或 2％以下,生存期也明显延长。Hughes 等统计 859 例结直肠癌肝转移手术切除后 5 年生存率为 33％。Scheele 等总结469 例结直肠癌肝转移术后 3、5、10 年生存率分别为 45％、33％及 20％。其中根治性切除的 5年生存率达 30.3％。Nordlingcr 等分析 1568 例结直肠癌肝转移术后 1、3、5 年生存率分别为88％、44％及 28％。这是迄今世界上 3 个最大系列报道。非结直肠癌肝转移的疗效也有了很大提高。Harrison 等报道 96 例来源于泌尿生殖道、软组织、胃肠道(非结直肠)等非结直肠癌肝转移病例术后 1、3、5 年生存率分别达到 80％、45％、37％,几乎和结直肠癌肝转移手术效果一样。最近,Ohlsson 等分析 1971～1984 年以及 1985～1995 年两段时间内结直肠癌肝转移术后手术病死率由前段时间的 6％降至近期的 0％,5 年生存率由 19％提高到 35％,复发再切除比例由 23％提高到 52％。认为近年来围术期处理水平的提高、影像学技术(包括术中 B 超)的发展、肝外科技术的进步以及复发再切除比例的增多是继发性肝癌手术效果提高的关键因素。

6.影响手术疗效的因素

影响手术疗效的因素很多,如原发癌分期、转移癌数目、术前 CEA 水平、切缘、无瘤间期、输血多少等,但一直存有争议。一般认为,原发癌分期、转移瘤数目、切缘、无瘤间期是影响继发性肝癌手术疗效的重要因素。原发癌 Dukes B 期、转移瘤数目不超过 3 个、切缘＞1cm、无瘤间期＞2 年者其手术疗效好于原发癌 C 期、转移瘤数目超过 3 个、切缘＜1cm、无瘤间期＜2年者。

### (二)切除以外的局部治疗

虽然外科手术治疗是继发性肝癌的首选治疗方法,但适合手术治疗的只占一小部分,大部分患者发现时已无手术指征。近年肝动脉化疗栓塞、无水酒精注射、冷冻、微波、生物治疗以及中医中药等非手术治疗的发展和进步,特别是多种治疗方法的综合应用,延长了继发性肝癌患者的生存期,改善了他们的症状,也提高了他们的生活质量。

#### 1.肝动脉化疗栓塞

肝动脉化疗栓塞适用于肿瘤巨大、多发而不能切除或肿瘤能切除但患者不能耐受手术,或作为术后辅助治疗。可延缓肿瘤发展,延长生存期,但远期疗效仍不尽如人意。国内有人报道肝动脉灌注化疗、栓塞治疗 118 例继发性肝癌,其 1～5 年生存率分别为 86％、42％、25％、7％及 3％。国外报道 1、3、5 年生存率分别为 86％、31％和 7％。鉴于肝转移性肿瘤尤其周边主要由门静脉供血,单纯肝动脉化疗栓塞难以使肿瘤完全坏死,经肝动脉、门静脉双重化疗并选择性肝叶段栓塞有可能提高其疗效。常用的化疗栓塞药有氟尿嘧啶(5－FU)、丝裂霉素(MMC)、顺铂(CDDP)、表柔比星(ADM)及碘化油、吸收性明胶海绵等。

#### 2.瘤内无水酒精注射

简便易行,对患者损伤小,有一定的疗效。国外有人用此法治疗 40 例继发性肝癌,56％肿瘤完全坏死,3 年生存率达 39％。主要适用于肿瘤直径<5cm(最好<3cm)、肿瘤数目不超过 4 个。

#### 3.冷冻、微波、激光

在临床上也取得了一定的疗效。如 Steele 等用冷冻治疗 25 例继发性肝癌患者,中位生存期 20 个月,7 例无复发。

#### 4.放射治疗

能改善患者症状,延长生存期。国内有报道放射治疗继发性肝癌 36 例,1、2、3 年生存率为 55.6％、28.1％及 9.7％。中位生存期 12 个月,且多属晚期病例。Sherman 等报道 55 例继发性肝癌放射治疗后中位生存期 9 个月。

#### 5.生物治疗及中医中药治疗

细胞因子如白细胞介素－2(IL－2)、干扰素(IFN)、肿瘤坏死因子(TNF)及过继细胞免疫治疗如 LAK 细胞、TIL 细胞等均有增强机体免疫力,杀伤肿瘤细胞的效应。中医中药有调理机体抗病能力,扶正祛邪,改善症状,延缓生命的作用。

# 第三节　肝脏良性肿瘤和瘤样病变

## 一、良性肿瘤

根据组织学分类,来源于上皮组织的有肝腺瘤、胆管腺瘤、胆管囊腺瘤、胆管乳头瘤病等;来源于间叶组织的有血管瘤、血管内皮瘤、淋巴管瘤、脂肪瘤、平滑肌瘤、血管平滑肌脂肪瘤、纤维瘤等;混合性的或其他来源的有畸胎瘤、间叶错构瘤等。限于篇幅,仅述及要者。

### (一)海绵状血管瘤

是肝脏最常见的良性实质性肿瘤。尸检发现率为 $0.4\%\sim7.4\%$。据复旦大学肝癌研究所 $1990\sim1999$ 年 10 年间的资料,海绵状血管瘤占手术患者中良性实质性占位的 $59.0\%$。本病可发生于任何年龄,多见于 $30\sim50$ 岁。女性多见,男女比例为 $1：(5\sim7)$。

**1.病因**

确切发病原因尚不清楚。多数学者认为由胚胎发育过程中血管发育异常所致,其生长是因为血管进行性的扩张而非增生或肥大。服用口服避孕药及妊娠的妇女血管瘤体积会增大,提示女性激素在海绵状血管瘤发展中具有促进作用。

**2.病理**

可单发或多发。右叶多见。大小不一,最小的须在显微镜下确认,大者可达数十千克。肿瘤位于包膜下者呈紫红色或紫蓝色,表面光滑,可见有明显的血管分布,质软,有弹性感,可伴有局部质硬区。血管瘤切面呈海绵状,与周围肝组织分界清楚,但通常没有包膜,病灶内含有大量暗红色血液,局部可见血栓或机化的瘢痕块。镜下可见病灶由大小不等的血管腔道组成,覆盖有单层扁平内皮细胞,被厚薄不等的纤维间隔分隔,血管腔内有时可见血栓形成。部分血管瘤可发生退行性变;局部或弥散性地出现胶原增加、玻璃样变,甚至钙化。

**3.临床表现**

小于 4cm 的血管瘤通常没有症状,常因其他原因行影像学检查或手术时发现。大于 4cm 的肿块有 $40\%$ 的患者有症状,超过 10cm 者,则 $90\%$ 以上患者有症状。上腹不适及腹痛是最常见的症状,肿瘤巨大,压迫邻近脏器还可导致腹胀、畏食、恶心等。这些症状可以持续数日或数年。短暂的腹部急性疼痛史可因瘤内血栓形成或出血引起。这些症状都不具特征性,很多情况下可由伴发的胆石症、消化性溃疡等引起。血管瘤破裂引起急性腹腔内出血者罕见。多不伴肝炎、肝硬化等检验异常。

**4.影像学检查**

超声显像小的血管瘤表现为强回声、边界清楚的占位性病变,但无声晕;大者可呈低回声或混合回声占位,可见网状结构;表浅者腹部加压时可见压陷;多普勒超声多为静脉血流。CT 平扫呈低密度灶,边缘光滑;增强后强化区由病灶边缘逐渐向中心推进;至延迟相时,病灶呈等密度填充。MRI $T_1$ 加权相呈低信号,$T_2$ 加权相呈高信号,且强度均匀,边缘清晰,与周肝反差明显,被形容为"灯泡征"。这是血管瘤在 MRI 的特异性表现。放射性核素血池扫描,延迟相呈过度充填。

**5.治疗**

小血管瘤不需要治疗。若有明显症状,血管瘤大于 5cm,可手术切除。

### (二)肝细胞腺瘤

是一种肝细胞来源的肝脏良性肿瘤。

**1.病因**

肝腺瘤的确切发病机制仍不十分清楚。关于雌激素通过肝细胞表面受体直接诱导正常肝细胞转化的推测尚有争论,但动物实验表明雌激素是一种致瘤因子,能刺激肝细胞再生。根据国外资料,肝腺瘤还与糖尿病、肝糖原累积病(GSD)和促进合成代谢的类固醇等有关。男性和儿童发病多与这些代谢性疾病有关。在 GSD 患者,可能的发病机制包括胰高血糖素/胰岛素失衡、细胞糖原过载和原癌基因的激活等。胰岛素依赖型糖尿病患者血胰岛素水平低、血糖高,可能和 GSD 有相同的致病途径。

**2.病理**

多单发。切面颜色浅褐或黄色,有完整或部分包膜,病灶内常见出血或坏死。镜下见腺瘤细胞与正常肝细胞及高分化的肝癌细胞难以区分,细胞可较正常大,含有糖原或脂滴,呈增强的嗜酸性染色或透明细胞样改变。腺瘤细胞排列成索状,每层有 2～3 个细胞厚,被血窦所分隔,没有胆管、门静脉管道和中央静脉等结构。肿瘤与正常肝组织间由不同厚度的纤维包膜分隔,周围肝细胞被压缩。

**3.临床表现**

多见于年龄超过 30 岁、有多年口服避孕药史的育龄妇女,最常见的症状是右,上腹胀痛不适或扪及腹块。约 30% 患者肿瘤发生破裂,因突发剧烈腹痛而就诊,尤在月经期或经后短期内、孕期或产后 6 周内多见,重者可引起低血压、休克甚至死亡。5%～10% 的患者无任何症状,因行影像学检查或外科手术而偶然发现。肝炎标志物和 AFP 为阴性,偶尔可以发现 AKP 或 GGT 轻度升高,多见于有瘤内或腹腔内出血患者。影像学较难与 AFP 阴性肝癌相鉴别。放射性核素血池扫描应用肝胆显像剂,如 99m－PMT(99 锝－吡多醛－5 甲基色氨酸)。因为腺瘤内胆管成分阙如,无法排泄此类物质,故延迟相常为高度放射性浓聚,其程度大于分化好的肝癌。

**4.治疗**

对部分患者可先试行停药等措施,以观察肿瘤是否会缩小,但在观察期内应密切随访AFP 及 B 超。值得注意的是有停药后肿瘤缩小以后仍发生癌变的病例报道。因肝腺瘤有发生破裂出血的倾向,对不能排除肝癌,或停药后肿瘤无明显缩小者,应手术切除。可选择肝切除或肿瘤剜出术。对于大的难以切除的肿瘤可先行肝动脉栓塞,防止肿瘤破裂或出血,待肿瘤体积缩小行二期切除。

## 二、肝脏瘤样病变

主要有局灶性结节性增生、炎性假瘤、肝局灶性脂肪变等。

### (一)局灶性结节性增生

局灶性结节性增生(FNH)是一种少见的肝细胞来源的肝脏良性实质占位性病变。居肝脏良性实质占位病变的第二位,仅次于肝血管瘤,但远较血管瘤少见。国外报道发病率为0.31%～0.6%。

**1.病因**

尚无定论。过去认为它是一种肿瘤性病变。现在多数学者认为它是肝细胞对局部血管异常产生的一种非肿瘤性的增生性反应。在 FNH 病灶的中心区域可以发现不伴门脉及胆管的异常动脉,该动脉分支呈星状,将肿块分为多个结节。

**2.病理**

常单发,也有多发。多数直径小于 5cm,很少超过 10cm。位于包膜下多见,并在肝表面形成脐凹,也可突出肝表面甚至成蒂状,切面一般成浅棕色或黄白色,很少见出血或坏死。有清楚的边界,但无包膜。切面中央可见星状的瘢痕样纤维组织,形成间隔向四周放射而分隔肿块,这是 FNH 的特征性结构,瘢痕组织基底部可见与其相应部位不相符的异常增粗的动脉,该动脉随纤维间隔不断分支,供应各结节。镜下所见与非活动性肝硬化有相似之处。肝细胞再生结节被纤维间隔包绕,结节内肝细胞形态常有异常,成颗粒状或空泡状。正常的索状排列结构丧失,中央静脉缺失但有库普弗细胞的存在。大小不等的纤维间隔内含有增生的胆管,血管,并有明显的慢性炎性细胞浸润,可与腺瘤相鉴别。动脉或静脉的分支常出现内膜及肌层的增生,内膜下纤维化,管壁增厚,管腔狭窄、偏心甚至血栓形成。

FNH 可以分成实质型和小血管扩张型两种类型。实质型多见,两种类型可见于同一患者。小血管扩张型病灶中央区的动脉小而多,可见到多发的扩张血管,类似血管瘤。

3.临床表现

可发生于各年龄段,但 20～50 岁多见。生育期的女性多见,男女比例为 1：(8～9)。50%～90% 的患者没有症状,在行影像学检查、外科手术或尸检中发现。症状多见于服用避孕药的女性患者,往往由较大的病灶引起,常见的如上腹不适、扪及腹块或疼痛,破裂出血非常少见。少数位于肝门区的肿块可因压迫门脉而产生门脉高压症状。一般没有肝炎或肝硬化背景。多数学者认为 FNH 不会癌变。

常规 B 超示肿块内部回声分布均匀,可有点线状增强,边缘清晰,无包膜。星状瘢痕检出率低,彩超则可显示病灶中央有粗大的动脉向四周呈星状放射,动脉血流流速高而阻力低,这是 FNH 特征性表现。CT 平扫为低密度或等密度占位。增强后动脉期即出现快速、显著、均匀的强化,门脉期强化已消退,肿块呈低密度。43%～60% 的患者可在肿块中央见到星状瘢痕组织的征象,平扫呈稍低密度,增强后可不明显,但延迟相可呈高密度,这是由于造影剂在其中积聚而排泄缓慢之故。

4.治疗

对于诊断明确的无症状的 FNH 可以进行密切观察。对难以排除肝癌者,仍需手术切除。

(二)炎性假瘤

炎性假瘤是一种少见的由感染引起的局限性的良性增生性病变,各年龄段均可发病,男性多于女性。

组织学上病灶由纤维组织及肌成纤维细胞组织组成,伴大量炎症细胞的浸润,主要是浆细胞。纤维组织呈片层样排列,可以见到血栓性静脉炎表现。病灶可单发,部分为多发,大小从 1～25cm 不等,通常境界清楚,部分可有包膜。

症状轻微或不明显,病程较长。主要症状为发热(多为低热),上腹部不适或疼痛,体重减轻,有时可扪及腹块或肝大。CT 可见形状不规则的边界清晰的病灶,不能被造影剂增强。MRI 检查 $T_1$ 加权相为低信号,$T_2$ 加权相为均匀性高信号,外周有信号较正常肝实质高、形状不规则、宽窄不等的晕环。

病灶可以缩小甚至消失,诊断明确而无严重症状者,可以随访。手术治疗多因有症状或恶性不能除外而施行。

(三)局灶性肝脂肪变

局灶性肝脂肪变是各种原因引起的,局部肝脏肝细胞内脂肪堆积所致。常见的诱因有酗酒、肥胖、营养不良、全肠外营养、化疗、糖尿病等。

病灶可为单发或多发,可以呈孤立的结节,也可表现为与肝叶或肝段解剖一致的不规则脂肪浸润。病灶外观为黄白色,而周肝正常,镜下见弥散性的肝细胞脂肪变化。

患者就诊时多有近期过度酗酒史,或有血糖控制不佳的糖尿病等。肝功能检查可能有异常但无特异性。CT上病灶多呈非圆球形、接近水样的低密度占位,边界清楚,增强不如正常肝脏明显。对肝静脉或门静脉无侵犯或压迫,病灶内可见正常形态的管道结构通过。$^{99m}$Tc硫胶不能显示占位性改变,因为病灶内库普弗细胞数目及功能正常。在纠正致病因素后,肿块可在一段时间内缩小甚至消失,随访CT,若有上述变化,则可明确诊断。治疗应针对原发病为主。

# 第四节　肝脏先天性、寄生虫性和感染性疾病

## 一、肝囊肿

先天性肝囊肿并非是一个独立而明确的疾病,它包括一组在胚胎发育时期因肝内胆管或淋巴管发育障碍所致的肝脏囊性病变。根据形态和临床特征,简单地将其分为孤立性肝囊肿和多囊肝两类。以往认为本病较少见,随着影像检查的广泛应用,先天性肝囊肿的临床检出率明显增加,已成为临床常见的肝脏良性疾病。

### (一)临床表现

女性多见,男女比例为1：4。多数患者无任何症状,仅在作B超检查或腹部手术时发现。症状多因囊肿较大、牵拉肝包膜或压迫邻近脏器引起。常见的有上腹不适、隐痛、餐后饱胀、食欲减退、恶心呕吐、上腹肿块等。巨大囊肿可引起呼吸困难,门静脉高压及黄疸等,但较少见。囊肿破裂或囊内出血、带蒂囊肿扭转可引起突发,上腹疼痛。囊内发生感染则可出现畏寒、发热等。这些症状都可以在手术行囊肿切除或引流后得到根治。很少一部分肝囊肿伴发先天性的肝纤维化、门静脉高压,或进行性的肾单位损耗则预后不佳,终因肝功能、肾衰竭或相应并发症而死亡。体格检查的主要发现是触及肝大或右上腹肿块,有囊性感,表面光滑无压痛。巨大囊肿可见腹部明显膨隆。单纯的肝囊肿多无实验室生化检查异常。

B超声像图中的典型表现是,圆形或椭圆形的液性暗区,壁薄,边界清晰光滑,后壁及深部组织回声增强。CT显示肝囊肿为境界清楚的圆形或椭圆形低密度区,边缘清晰光滑,注射造影剂后病灶无增强,与周围肝组织对比明显提高。

临床上须与肝脓肿、肝包虫病、血肿、巨大肝癌中心坏死液化及肝外腹腔内囊肿作鉴别。

### (二)治疗

对于多数无症状,B超随访未发现有明显变化的囊肿不需要治疗,只需定期观察。囊肿较大,压迫、挤压邻近脏器产生症状者可以考虑治疗。囊肿破裂或囊内出血、感染,或短期内生长迅速,疑有恶变需手术治疗。

1.B超引导囊肿穿刺引流或注射硬化剂治疗

B超引导穿刺引流适用于囊肿表浅,或不能耐受手术的巨大囊肿患者。操作简单,创伤小,可在一定程度上缓解症状,但穿刺引流后短期内囊肿仍可增大,需反复治疗,并且容易引起感染。有报道尝试在穿刺抽液后注入无水酒精或其他硬化剂进行治疗,目的在于破坏具有分泌功能的内壁细胞,但疗效仍不肯定。

2.手术治疗

可切除或引流囊肿,效果确切,复发少,若患者情况许可应作为首选。手术治疗包括囊肿开窗(揭顶)术、局部切除术和囊肿内引流术3种:①对于巨大的位于肝表面的孤立性囊肿、囊液清而无胆汁者,可选择囊肿开窗术,方法是吸尽囊液后切除位于肝表面的大部分囊壁,切缘缝合止血,术后分泌的囊液将流入腹腔吸收,以后囊壁纤维化而治愈。注意切除囊壁的范围一定要足够大,以免复发;②有蒂囊肿并发扭转可能,或囊肿内有出血、感染、疑有恶变者,应行局部肝切除术;③囊液中若见胆汁成分,提示囊肿与肝内胆管相通,以往多行囊肿空肠 Roux－en－Y 吻合术,因有发生逆行感染的可能,目前已少用。现在主张在开窗引流后直视下用于纱布敷贴寻找囊壁上的小胆管开口后做缝补。

多囊肝合并肝纤维化、肝功能损害或进行性肾脏病变者一般不宜手术治疗,若因局部大囊肿引起症状时可行 B 超引导穿刺引流缓解症状。

## 二、肝包虫囊肿

包虫病又称棘球蚴病,是我国西北地区常见的一种人畜共患的寄生虫病。导致人体致病的主要是细粒棘球绦虫(EG)和多房棘球绦虫(EM),分别引起单房型或囊型包虫病(CE)和多房型或泡型包虫病(AE)。CE 和 AE 两型在病原、病理、临床表现、影像学检查、治疗和预后等方面均不相同。CE 发病率高,囊肿呈膨胀性缓慢生长,临床表现为肝大,一般情况好。而 AE 呈浸润性生长,可侵犯邻近组织器官或转移至肺、脑等器官,酷似恶性肿瘤,预后差。

EG 和 EM 的生活环境都是通过两个哺乳动物宿主完成:犬或狐、狼等为终宿主,羊和人为中间宿主。成虫寄生于终宿主小肠上,虫卵随粪便排出,污染动物皮毛、水源、蔬菜和土壤,虫卵被人吞食后在消化道中孵化发育为六钩蚴,穿过小肠壁,随门脉血流进入肝脏,大多数六钩蚴在此停留,进一步发育为 CE 或 AE,少数可随体循环达到肺、脑等脏器致病。

棘球蚴病以肝脏发病最多见。CE 在肝脏产生的囊肿样病变,多数为单发,多见于右叶,包虫囊分内囊和外囊,外囊是宿主的组织反应形成的纤维包膜,内囊又可分为外面的角皮层和内面的生发层,生发层即为虫体本身,内含许多细胞,有显著繁殖能力,向囊内芽生形成生发囊与头节,生发囊有蒂与生发层相连,生发囊脱落即成为子囊,子囊又可产生子囊。包虫囊内含无色的蛋白囊液,具有抗原性。AE 可在肝脏产生多发性包虫囊,肝脏呈结节状改变,质硬如软骨,剖面如蜂窝状,邻近肝组织纤维化或增生形成肉芽肿反应。

### (一)临床表现

可发生于任何年龄的男性或女性。病程发展缓慢,感染至出现症状常在 10 年以上。CE 的临床症状随肝脏病灶的部位和有无并发症而定。若包虫囊无继发感染或破裂等,患者可长期无症状,巨大的肝包虫囊可引起上腹饱满或胀痛感,肝下缘的包虫囊肿可在肋下扪及边缘整齐的无痛性囊肿,光滑,有张力感。若肝包虫囊并发细菌感染,临床症状酷似肝脓肿,囊肿破裂入胆道可表现为轻重不等的胆绞痛、黄疸和荨麻疹,重者可发生急性化脓性梗阻性胆管炎。囊肿破入腹腔可出现腹痛和腹膜刺激征,腹膜吸收囊液可引起荨麻疹、休克等过敏反应。囊肿还可破入胸腔、肾、结肠或肾盂等而引起各种症状。囊肿破裂可导致种植扩散,引起继发性棘球蚴病,包虫呈多发性,手术根治困难。

AE 患者亦可有较长的潜伏期而多年无症状,但一旦出现症状,多已发展至晚期,肝脏病变范围广伴肝功能损害,肝脏硬化,出现黄疸、腹腔积液、门脉高压或继发性肺、脑转移。囊肿也可发生感染或破裂等并发症,引起相应症状。肝脏触诊质硬如软骨,表面有结节感,压痛轻或无。

X 线可示肝影增大,横膈抬高和膈肌活动受限。肝区可有弧形或环形弥散性的点、团状钙化。B 超下囊形包虫囊肿呈球形、边界明确的液性暗区,囊壁有子囊附着,呈光点或小光团,囊内有光点游动或漂浮。泡型包虫囊肿显示为大块实质占位性肿块,边缘不清,内部结构紊乱,其中见液性暗区。CT:囊形包虫囊肿多为圆形或椭圆形的水样密度占位灶,囊壁薄而完整,母囊内出现子囊是其特征性表现,多个小囊充满内囊时呈多房状或蜂窝状改变。包囊壁可钙化呈弧形或蛋壳状。泡型包虫病无上述特征,病灶边缘模糊,不规则,呈低或混合密度,可见广泛钙化,病灶中心可发生液化坏死,增强扫描病灶不强化。

### (二)治疗

多可采用外科治疗,为防止术中囊肿破裂、囊液溢入腹腔引起过敏性休克,可于术前适量静脉滴注皮质激素。显露包虫囊肿后用厚纱垫保护切口及周围脏器,以粗针穿刺吸除内容物后在确定无胆漏的情况下,向囊内注入 4%～10% 的甲醛溶液,等待 6～8 分钟以杀死头节,再用吸引器吸尽囊内容物,若内容物过于浓厚或含有大量子囊,可用匙掏尽。经处理后内囊塌陷,易与外囊分离,切开外囊壁,摘除内囊并用浸有 10% 甲醛溶液的纱布擦抹外囊壁以破坏可能残留的生发层、子囊、头节等,再以等渗盐水冲洗,确定外囊腔无出血或胆漏后将囊壁缝合,若存在胆漏应做缝补。

若包虫囊破入腹腔,应尽量吸除腹腔内囊液和囊内含物,并放置橡皮管引流数日。囊肿若破入胆管、胆囊,做胆囊切除、胆总管切开,清除包虫囊内容物后置管引流。

包虫囊肿合并感染的,子囊和头节多已死亡,可切开外囊壁,清除所有内容物,用双套管负压吸引、引流、配合抗生素治疗。

多房型肝包虫病若病灶尚局限于肝叶或半肝,可以行半肝或部分肝切除。侵犯两叶或肝门及下腔静脉而无法切除者应以药物治疗为主。常用的药物有甲苯达唑和丙磺咪唑类等。

### 三、肝脓肿

肝脓肿有细菌性和阿米巴性两大类。随着药物疗效的提高,穿刺引流脓液等技术的广泛应用,多数已不需要外科治疗。

### (一)病因

细菌性肝脓肿常见致病菌,成人为大肠埃希菌、变形杆菌、铜绿假单胞菌,在儿童为金黄色葡萄球菌和链球菌。以经由血行感染和胆道上行感染最为常见。阿米巴性肝脓肿由溶组织阿米巴引起,多发生在阿米巴痢疾后数周或数月。

**（二）临床表现**

细菌性肝脓肿男性多见，其与女性之比约为 2：1。中年患者约占 70％。起病一般较急，通常在继某种先驱病变以后（例如急性胆道感染）有突然的寒战、高热及上腹部疼痛；病程较短，患者在短期内即显有重病容。体检可见肝大，且有显著触痛。重者可出现黄疸、肝功能异常。实验室检查见白细胞及中性粒细胞增高，ALT 升高、碱性磷酸酶升高，重者胆红素升高、清蛋白下降。超声见边界不清的低回声区，脓肿形成后为液性暗区。CT 为低密度区，其密度介于囊肿和肿瘤之间。B 超引导下穿刺出脓液可确诊。阿米巴肝脓肿发展较慢。有发热、肝大及压痛。脓肿形成后常有弛张热。可有贫血，血清补体结合试验有诊断价值，B 超引导下穿刺抽出巧克力样无臭脓液多可诊断。

**（三）治疗**

细菌性肝脓肿早期，可通过予以敏感抗生素，并加强支持治疗而得到控制。脓肿形成后可通穿刺抽脓或置管引流。对脓肿较大、非手术治疗未能控制或有并发症者可经手术切开引流。慢性厚壁脓肿亦可做肝叶切除。阿米巴性肝脓肿主要应用氯喹、甲硝唑和依米丁药物治疗，加上穿刺抽脓治疗。少数治疗无效者，手术切开引流。

# 第五节　胆管损伤

胆管损伤主要由于手术不慎所致，其后果往往形成胆管狭窄。据一般估计，在 200～300 次胆囊切除术中约可发生胆管损伤 1 次，即其发生率为 0.3％～0.5％。随着胆囊结石发病率的上升、腹腔镜胆囊切除术的推广应用以及部分单位采用小切口胆囊切除术，胆管损伤的病例比以前有所增加。一部分胆管损伤病例虽可在手术的当时被发现而做了处理，但常可因处理不够恰当，而带来以后许多处理上的问题。尤其不幸的是大部位病例常在手术后才发现，造成处理上的困难，也影响了治疗的效果。

**一、原因**

胆管损伤大多数发生在胆囊切除过程中。胆总管探查、肝脏手术、十二指肠憩室手术所致的胆管损伤也偶有发生。尚有少数发生于胆总管切开探查术后（如胆总管剥离太多，以致影响管壁的血供，或机械性损伤等）。腹部损伤直接造成胆管损伤者甚为少见。

分析胆囊切除术时造成胆管损伤的原因和类型可大致归纳为以下几种：

**（一）解剖因素**

文献报道肝外胆管和血管解剖变异的发生率超过 50％，尤以胆道变异多见。胆道变异主要有两个方面：①右肝管的汇合部位异常：副右肝管多见；②胆囊管与肝外胆管汇合部位异常。

一般认为胆囊管缺乏或直接开口于右肝管、副肝管开口于胆囊管以及肝外胆管管径细小者均对手术构成潜在危险，术者对此应有足够认识和准备。

1.胆囊管解剖变异

包括胆囊管的长度、汇入肝外胆管部位及汇合形式等多种变异。

一般胆囊管只有1条,个别报道有胆囊管阙如或2～3条胆囊管。胆囊管过短或阙如者,特别是在病变情况下胆囊颈与胆总管粘连时,术中误将胆总管作为胆囊管而切断,或在分离胆囊颈和壶腹部时易损伤黏着的肝外胆管前壁或侧壁;在结扎胆囊管时过于靠近胆总管,致使结扎部分胆总管壁而致胆总管狭窄。

胆囊管绝大多数(96％)汇入胆总管,少数(4％)汇入右肝管或副肝管。胆囊管汇入胆总管的部位多在肝外胆管中1/3范围内(65％以上),下1/3者次之(25％以上),上1/3者较少。胆囊管多以锐角汇入胆总管右壁(60％以上),其他变异型有胆囊管与肝总管并行于右侧一段后汇入胆总管,胆囊管斜经肝总管后方而汇入胆总管左壁,胆囊管潜行于并汇入肝总管后方,胆囊管汇入胆总管前方等。

胆囊管本身的种种变异是增加胆囊切除术复杂性的重要解剖学因素,在合并病变的情况下此种变异可使情况更为复杂,可能在判断和识别上造成困难而致错误的处理。如与肝总管并行低位开口于胆总管下段的胆囊管,未解剖清晰即行钳夹切断会造成胆总管损伤,若胆囊管汇入走行位置低的右肝管,在分离胆囊与肝门部结缔组织时可误将右肝管切断。在胆囊切除术中分离胆囊管时必须追溯至胆囊管汇入胆总管处,认清胆囊管系与胆总管及肝总管的关系之后,方可切断。

2.副肝管变异

副肝管是肝内外胆道中最复杂而且最常见的解剖变异之一,随着逆行胰胆管造影术(ERCP)的不断普及和腹腔镜胆囊切除术(LC)的广泛开展,副肝管的诊断及其临床意义越来越受到重视。副肝管的认识为各种胆道手术特别是LC的顺利开展提供了详细的胆道解剖和变异资料,在预防胆管损伤及其他胆道并发症的发生中起了重要作用。副肝管多:位于胆囊三角或肝门附近,与胆囊管、胆囊动脉、肝右动脉的毗邻关系密切,胆囊切除术或肝门区手术时容易受到损伤。根据其汇入肝外胆管的部位不同,分为三种类型:

(1)汇接于肝总管或胆总管:副肝管开口越低,越接近胆囊管开口,则胆囊切除时被损伤的机会越大;低位开口于胆总管右侧的副肝管,若不加注意,可能被误认为是胆囊管的延续或粘连带而被切断。

(2)汇接于胆囊管:开口于胆囊管的右侧副肝管,在首先切断胆囊管的逆行法胆囊切除术,常被认为胆囊管而被切断,或当胆囊管被切断后才发现连接于其上的副肝管。

副肝管损伤所致胆漏在术中常难发现,细小的副肝管损伤后胆漏,经一段时间引流后漏胆量逐渐减少以至停止,不会遗留严重后果。但若腹腔未放置引流或引流不充分,胆汁聚积于肝下区及胆总管周围,可引起胆汁性腹膜炎、膈下感染,日久可致胆管狭窄。

副肝管虽然常见,但其出现并无一定的规律性,主要依靠手术时的细心解剖,对未辨明的组织,绝不可贸然结扎或切断,以避免损伤副肝管。术中胆道造影对确定副肝管的来源、走向、汇合部位等很有帮助。近年来,国外许多医院在腹腔镜胆囊切除术中常规做胆道造影以发现可能存在的胆管变异。

对不同类型的副肝管损伤,在处理上应分别对待。若副肝管管径较细,其引流肝脏的范围有限,被切断后只需妥善结扎,防止胆汁漏,并无不良后果。多数副肝管可以结扎。对管径较粗的副肝管被切断后则应做副肝管与肝外胆管端侧吻合或肝管一空肠吻合。

3.肝管变异

具有临床意义的肝管变异主要是一级肝管在肝门区的汇合方式。肝门区胆管的解剖主要受右肝管变异的影响，较少来自左肝管变异。最常见的右肝管变异是肝右叶段肝管分别开口于肝总管而不形成主要的右肝管，在这种分裂型右肝管中可能有一支段肝管开口于左肝管，最多见为右前叶肝管(占 51%)，其次为右后叶肝管(占 12%)。由于右肝管有部分收纳变异的前、后叶肝管及右前叶下部胆管，在行左半肝切除术时，应分别在上述异位肝管汇入点左侧结扎切断肝管。在做右半肝切除时，应在肝切面上妥善处理上述可能出现的肝管。上述肝管变异，事先很难发现，若在开口处切断左肝管，则将切断异位开口的肝管。左肝管在肝门部的解剖较恒定，很少无左肝管，但左内叶段肝管与左肝管汇合的变异较常见。如左内叶肝管汇入左外上段肝管、左外叶，上与下段肝管汇入处，其中一些变异在做左侧肝段切除术时肝切面不当会导致损伤。术中胆道造影有助于判别变异的肝管。

4.血管变异

肝右动脉和胆囊动脉变异，是胆囊切除术术中出血的主要原因之一，盲目止血则易导致胆管损伤。

(二)病理因素

包括急慢性或亚急性炎症、粘连；萎缩性胆囊炎；胆囊内瘘；Mirizzi 综合征；胆囊颈部结石嵌顿及慢性十二指肠溃疡等。

(三)思想因素

对胆管损伤的潜在危险性认识不足、粗心大意，盲目自信，多在胆囊切除手术很顺利时损伤胆管。过分牵拉胆囊使胆总管屈曲成角而被误扎。

(四)技术因素

经验不足、操作粗暴；术中发生大出血，盲目钳夹或大块结扎，损伤或结扎了胆管；胃和十二指肠手术时损伤胆总管。

(五)腹腔镜胆囊切除术胆管损伤的原因

(1)操作粗暴，套管针及分离钳扎破、撕裂胆管。

(2)分断胆囊管及胆囊颈时，电灼误伤或热传导损伤胆管。

(3)将较细的胆总管误断。

(4)胆道变异主要是胆囊管与胆管、肝管的关系异常及出现副肝管引起的损伤。

(5)断胆囊管时，过分牵拉胆囊颈引起胆管的部分夹闭而狭窄。

(6)盲目操作，如出血时盲目钳夹，对重度粘连引起分离困难及变异、变形估计不足。

胆管损伤后狭窄的分型(Bismuth 分型)：

Ⅰ型：低位肝管狭窄，肝管残端>2cm 以上。

Ⅱ型：中位肝管狭窄，肝管残端<2cm。

Ⅲ型：高位肝管狭窄，肝总管狭窄累及肝管汇合部，左右肝管尚可沟通。

Ⅳ型：超高位肝管狭窄，肝管汇合部缺损，左右肝管尚不能沟通。

## 二、病理

胆管损伤大多位于肝总管(邻近它与胆囊管的汇合处)，约有 10% 位于左右肝管汇合部或更高。在损伤部位(损伤可为完全断裂、部分缺损、压榨或结扎)发生炎症和纤维化,最后引起狭窄和闭塞。狭窄近侧的胆管发生扩张、管壁增厚;远侧胆管也有壁增厚,但管腔缩小,甚至闭塞。近侧胆管内胆汁几乎都有革兰阴性肠道细菌的感染,引起反复发作的胆管炎。胆管狭窄的另一后果是肝脏损害。胆管持续阻塞时间超过 10 周后,肝细胞即发生不可逆和进行性的损害。胆管狭窄并发反复的胆管炎的结果是肝小叶内出现再生结节,导致肝硬化。Scoble 报道 457 例胆汁性肝硬化患者,有 1/3 是在胆管梗阻后 12 个月内即发生肝硬化的。在伴有胆外瘘的患者,肝脏损害虽可较轻,但因经常丧失胆汁,可引起营养和吸收方面的问题。

### 三、临床表现和处理

按照发现胆管损伤的时间,可分为术中、术后早期、术后晚期 3 种情况,其表现和处理有所不同。

#### (一)手术发现的胆管损伤

胆囊切除术中出现下列情况,应仔细检查是否发生胆管损伤:①手术野有少量胆汁渗出、纱布黄染,多见于肝、胆总管的细小裂口。②胆囊切除后,发现近侧胆管出持续有胆汁流出,或发现远侧胆管有一开口,探条能进入胆总管远端。这种情况见于 Mirizzi 综合征Ⅳ型,尤其是胆囊胆管瘘处还有巨大结石嵌顿时,使术者将胆管壁误认为胆囊壁高分离解剖,胆囊一旦切下来,胆总管已完全离断。③经"胆囊管"行术中胆道造影后,胆总管清楚显示,其上端截断,胆总管和肝内胆管不显影。这种情况见于逆行法切除胆囊时,胆总管较细,被误认为胆囊管行插管造影,在等待洗片过程中已将胆囊切下,看 X 线片才发现胆总管已被横断。术中发现胆管损伤后,宜请有经验的医师到场指导或上台协助做修复手术。必要时改用全身麻醉,扩大伤口,以利手术野显露。胆管壁的细小裂口或部分管壁切除,可用 3-0 丝线或 6-0 薇乔线横行缝合,在其近侧或远侧的胆管处切开,放置 T 形管支撑引流。如果胆管壁缺损区较大,可在 T 形管支撑的同时,在脐部稍上处切断肝圆韧带,游离后,以其浆膜面覆盖缺损处,周围稍加固定,在小网膜孔处放置粗乳胶管引流。胆管横断伤,经修正断端,剪除结扎过的胆管壁后,胆管缺损长度<2cm,应争取作胆管对端吻合术。先做 Kocher 切口,充分游离十二指肠和胰头,必要时切断左右三角韧带和镰状韧带,使肝脏下移,使胆管上下断端在无张力的情况下,用 3-0 丝线或 6-0 薇乔线行一层间断外翻缝合,间距不宜过密,在吻合口近侧或远侧切开胆管,放置 T 形管支撑引流,一般放置 3~6 个月。定期检查 T 形管固定线是否脱落,观察胆汁是否澄清,有无胆泥形成和沉积,并作胆道冲洗,拔管前经 T 形管行胆道造影。如果胆管横断缺损超过 2cm,或虽将十二指肠、肝脏游离,对端吻合仍有张力时,宜施行胆管空肠 Roux-Y 吻合术,行一层外翻间断缝合,切忌怕再发生胆漏而行二层缝合,也不做胆管十二指肠吻合,不需要放置双套管引流,在小网膜孔处放置粗乳胶管 1 根引流即可,即使有少量胆漏也能自行愈合。如果胆漏引流量大,可将 T 形管接胃肠减压负压引流吸引。

#### (二)术后早期发现的胆管损伤

术后数天到 2 周有下列情况出现应高度怀疑胆管损伤:①术后引流口大量漏胆汁,而大便颜色变浅。可见于副胆管、肝总管、胆总管损伤后胆漏。②胆囊切除术后未放引流,或引流物已拔除后,患者出现上腹痛、腹胀、低热、胃肠功能不恢复。这是由于胆漏后胆汁积聚在肝下间隙,形成包裹性积液,进而可扩展到肝脏周围,甚至发生弥散性胆汁性腹膜炎。这种情况可发生在开腹胆囊切除术后,更多见于腹腔镜胆囊切除术后,在分离 Calot 三角时,电凝电切产生的热效应会引起胆管壁灼伤,近期内可引起胆管壁的坏死穿孔,远期还可引起胆管纤维化狭窄。在重新观看这种患者手术过程的连续录像时,并不能发现明显的操作错误。③术后梗阻性黄疸。术后 2～3 天起巩膜皮肤进行性黄染,大便呈陶土色、小便如浓茶、全身皮肤瘙痒,肝功能检查亦提示梗阻性黄疸。当胆总管、门静脉、肝固有动脉三管都结扎切断后,患者出现腹胀、腹腔积液、黄疸急速加重,转氨酶极度升高,病情迅速恶化,犹如急性重症肝炎,患者很快死亡。

当引流口大量胆漏,只要引流通畅,并无弥散性腹膜炎的症状和体征时,可继续观察。如为烟卷引流,可在术后 5～7 天拔除烟卷,同时迅速插入消毒好的乳胶管或双套管继续引流,2 周后经窦道注入造影剂摄片检查,观察窦道与胆道的关系,确定有无胆管损伤和损伤的部位、类型,以便作相应的后期处理。当怀疑为上述第二种情况时,应做 B 超或 CT 检查,确定肝脏周围无积液,并在 B 超引导下诊断性穿刺,如抽到胆汁样物,即可确诊胆漏,宜即刻施行剖腹探查术。吸尽原来手术野、肝脏周围和腹腔内的胆汁,用大量生理盐水冲洗。寻找漏胆汁的胆管断端,用探条探查与胆道的关系,由于肝门周围组织水肿、感染,一般只能施行胆管外引流术,将导管妥善缝扎固定。在其旁边放粗乳胶管引流。等待 3 个月后,再施行胆管空肠 Roux－Y 吻合术。当术后表现为梗阻性黄疸时,应与引起梗阻的胆管其他疾病相鉴别,如胆总管结石、胆管炎性狭窄或胆管癌肿。在未查清原因之前,切忌仓促手术探查,可稍加等待。先行 B 超检查,了解肝下有无积液、肝内胆管是否扩张、肝总管和胆总管是否连贯、胆总管下端有无结石或新生物。必要时可行 CT 检查。待患者能耐受 ERCP 检查时再作本项检查,损伤的肝、胆总管往往呈截断样改变,有时还可见少量造影剂从断端溢入腹腔,而截断水平以上的胆管大多不能显示,或损伤处呈极度缩窄,有纤细通道与其近侧胆管相通。对决定治疗最有帮助的当属 PTC 检查,能确定胆管损伤的部位、程度,缺点是一小部分患者因肝内胆管扩张不明显而检查失败。有条件的单位亦可采用磁共振胆道成像(MRCP),可起到与 PTC 相似的诊断作用。当确诊为胆管损伤且胆管较粗时,视胆管损伤的类型、长度不同,可施行胆管整形,对端吻合或胆管空肠 Roux－Y 吻合。如胆管较细,可再等待 2～4 周,待近端胆管扩张后再施行修复手术。如在修复手术时仍发现近侧胆管较细,且管壁薄,行胆肠吻合亦相当困难时,可行肝门空肠 Roux－Y 吻合,将胆管断端种植在肠袢内,胆管内置导管支撑,日后胆管断端必然会逐渐狭窄,直至完全闭锁。但在这过程中,由于胆道渐进性高压的存在,胆管腔逐渐增厚。为下一步重建胆肠吻合口创造较好的条件。

### (三)术后晚期发现的胆囊损伤

胆囊切除后数月至数年,患者反复发生胆道感染甚至出现上腹疼痛、寒战高热、黄疸等症状,经过抗生素治疗后,症状可以缓解,但发作间期缩短,症状日益加重。这是由于胆管被不完全结扎或缝扎,或电凝灼伤后引起胆管炎性损伤、胆管狭窄所致,随着胆管狭窄程度的加重,甚至在其近侧胆管内形成色素性结石,症状日趋明显。术者可能在手术中并未发现胆管损伤,或在术中已加以处理,但对患者隐瞒了胆管损伤这一事实,凭手术过程和术后的临床表现便可推测胆管损伤的存在。通过 B 超、ERCP、PTC、CT 或 MRI 检查,可以确定胆管损伤的部位和程度,并与胆管癌、胆管结石、硬化性胆管炎等疾病相鉴别。这种患者损伤部位近侧的胆管大多明显扩张,管壁增厚,而损伤部位的纤维化瘢痕较严重,施行胆管整形术比较困难,而施行胆管空肠 Roux-Y 吻合术并不困难。为保证手术的顺利进行,技术要点如下:①采用全身麻醉;②作上腹部屋顶切口;③在脐孔稍上方切断结扎肝圆韧带;④解剖到胆管损伤部位以上水平时,操作会变得容易些;⑤不要在纤维瘢痕部位切割寻找胆管腔。应在其上方扩张的胆管处用细针穿刺,抽到胆汁后切开胆管,再向下切开狭窄部。在通常的情况下,不能采用记忆合金胆道内支架解除胆管狭窄,只有在极端特殊的高位胆管损伤患者,可用胆道内支架解除一侧的肝管狭窄,另一侧肝管仍宜施行胆管空肠 Roux-Y 吻合术。在以下情况时可考虑经 PTCD 或 ERCP 球囊扩张临时或永久胆道内支架支撑引流:①患者年高体弱,有心血管疾病,不能耐受手术;②有严重并发症,如门脉高压症、胆汁性肝硬化、有明显出血倾向;③胆肠吻合术后再次出现吻合口狭窄,而肝门部位分离异常困难。临床实践已证明介入治疗无疑是治疗胆道良性狭窄的一个有益的选择。

# 第六节　胆道系统的感染

胆道系统感染是一种常见的急腹症,可分为胆囊炎和胆管炎两大类,按其病程发展又各可分为急性和慢性两种;胆囊炎又根据胆囊内有无结石,分为结石性胆囊炎和非结石性胆囊炎。

## 一、急性结石性胆囊炎

### (一)病因

急性结石性胆囊炎的起病可能是由于结石阻塞胆囊管,由结石或结石引起的局部黏膜糜烂和严重水肿造成梗阻,引起胆囊急性炎症。急性胆囊炎致病菌多数为大肠埃希菌、克雷白菌和粪链球菌,大多为混合感染,两种以上的细菌混合感染约占 60%。其他可能的因素为:潴留在胆囊内的胆汁浓缩,高度浓缩的胆汁酸盐损伤胆囊黏膜致急性胆囊炎;胰液反流入胆囊,被胆汁激活的胰蛋白酶损伤胆囊黏膜也可致急性胆囊炎。

### (二)病理

仅在胆囊黏膜层产生炎症、充血和水肿,称为急性单纯性胆囊炎。如炎症波及胆囊全层,胆囊内充满脓液,浆膜面亦有脓性纤维素性渗出,则称为急性化脓性胆囊炎。胆囊因积脓极度膨胀,引起胆囊壁缺血和坏疽,为急性坏疽性胆囊炎。坏死的胆囊壁可发生穿孔,导致胆汁性腹膜炎。胆囊穿孔部位多发生于胆囊底部或结石嵌顿的胆囊壶腹部或颈部。如胆囊穿孔至邻近脏器中,如十二指肠、结肠和胃等,可造成胆内瘘。此时胆囊内的急性炎症可经内瘘口得到引流,炎症可很快消失,症状得到缓解。如胆囊内脓液排入胆总管可引起急性胆管炎,少数人还可发生急性胰腺炎。

### (三)临床表现

以胆囊区为主的上腹部持续性疼痛,约 85% 的急性胆囊炎患者在发病初期伴有中上腹和右上腹阵发绞痛,并有右肩胛骨尖端周围的牵涉痛。常伴恶心和呕吐。发热一般在 37.5~38.5℃,无寒战。10%~15% 患者可有轻度黄疸。体格检查见右,上腹有压痛和肌紧张,墨菲征阳性。在约 40％患者的中、右上腹可摸及肿大和触痛的胆囊。白细胞计数常有轻度增高，一般在 $10 \times 10^9／\sim 15 \times 10^9／L$。如病变发展为胆囊坏疽、穿孔，并导致胆汁性腹膜炎时，全身感染症状可明显加重，并可出现寒战高热，脉搏增快和白细胞计数明显增加（一般超过 $20 \times 10^9／L$）。此时，局部体征有右上腹压痛和肌紧张的范围扩大，程度加重。一般的急性胆囊炎较少影响肝功能，或仅有轻度肝功能损害的表现，如血清胆红素和谷丙转氨酶值略有升高等。

### （四）诊断

急性结石性胆囊炎的确诊主要依靠临床表现和 B 超检查。B 超检查能显示胆囊体积增大，胆囊壁增厚，厚度常超过 3mm，在 85％～90％的患者中能显示结石影。CT 检查有助于急性胆囊炎的检出。在诊断有疑问时，可应用核素$^{99m}$Tc—IDA 做胆系扫描和照相，在造影片，上常显示胆管，胆囊因胆囊管阻塞而不显示，从而确定急性胆囊炎的诊断。此法正确率可达95％以上。

### （五）治疗

急性胆囊炎的经典治疗是胆囊切除术。但是在起病初期，症状较轻微，可考虑先用非手术疗法控制炎症和症状，待病情控制后择期进行手术治疗。对较重的急性化脓性或坏疽性胆囊炎或胆囊穿孔，应及时进行手术治疗，但必须作好术前准备，包括纠正水电解质和酸碱平衡的失调，以及应用抗菌药物等。

1.非手术疗法

对大多数（约 80％～85％）早期急性胆囊炎的患者有效。此方法包括禁食，解痉镇痛，抗菌药物的应用，纠正水、电解质和酸碱平衡失调，以及全身的支持疗法。在非手术疗法治疗期间，必须密切观察病情变化，如症状和体征有发展，应及时改为手术治疗。特别是老年人和糖尿病患者，病情变化较快，更应注意。关于急性胆囊炎应用抗感染药物的问题，由于胆囊管已阻塞，抗感染药物不能随胆汁进入胆囊，对胆囊内的感染不能起到预期的控制作用，胆囊炎症的发展和并发症的发生与否，并不受抗感染药物应用的影响。但是抗感染药物的应用可在血中达到一定的药物治疗浓度，可减少胆囊炎症所造成的全身性感染，以及能有效地减少手术后感染性并发症的发生。对发热和白细胞计数较高者，特别是对一些老年人，或伴有糖尿病和长期应用免疫抑制剂等有高度感染易感性的患者，全身抗感染药物的应用仍非常必要。一般应用抗感染谱较广的药物，如庆大霉素、氨苄西林、氨苄西林舒巴坦、甲硝唑，对于病情较重、合并败血症者可选用第二、第三代头孢菌素等，并常联合应用。

2.手术治疗

对于手术时间的选择曾有过争论，目前认为患者早期手术并不增加手术的病死率和并发症率，但其住院及恢复工作需要的时间较短。早期手术不等于急诊手术，而是患者在入院后经过一段时期的非手术治疗和术前准备，并同时应用 B 超和核素等检查进一步确定诊断后，在发病时间不超过 72 小时的前提下进行手术。对非手术治疗有效的患者可采用延期手术（或称晚期手术）防止再次发作，一般在 6 个星期之后进行。手术方法有两种，胆囊切除术是首选的术式，可采用腹腔镜胆囊切除或开腹胆囊切除，腹腔镜胆囊切除手术创伤小，术后恢复快，有其优点，但对患有心脏病、心肺功能欠佳者不宜采用，局部粘连广泛操作困难，一旦发生胆管损伤，其严重度一般较剖腹胆囊切除术为严重。当腹腔镜操作不能安全地完成可中转开腹胆囊切除术。急性期胆囊周围组织水肿,解剖关系常不清楚,操作必须细心,以免误伤胆管和邻近重要组织。有条件时,应用术中胆管造影以发现胆管结石和可能存在的胆管畸形。另一种手术为胆囊造口术,主要应用于一些老年患者,一般情况较差或伴有严重的心肺疾病,估计不能耐受全身麻醉者;或胆囊与周围组织严重、紧密粘连、解剖不清而致手术操作非常困难者。其目的是采用简单的方法引流胆囊炎症,使患者度过危险期,待其情况稳定后,一般于胆囊造口术后3个月,再作胆囊切除以根治病灶。对胆囊炎并发急性胆管炎者,除做胆囊切除术外,还须同时做胆总管切开探查和T形管引流。随着老人群中胆石症的发病率增加,老年胆囊炎患病也不断增多,老年人胆囊炎在其发病中有其特殊性:①临床表现比较模糊,一般化验检查结果常不能确切地反映病变的严重程度,容易发生坏疽和穿孔,常伴有心血管、肺和肾等内脏的并发症;②全身抗病能力与免疫功能低下,对手术耐受性差,手术后并发症与病死率均较一般人高,特别急症手术后的病死率更高,有时可达6%～7%,故对老年胆囊炎患者的治疗应首先考虑非手术治疗,如需手术争取感染控制后再做择期性胆囊切除术。但在另一方面,如手术指征明确,仍应积极早期手术,手术内容从简,如在B超或CT引导下经皮胆囊穿刺置管引流术、胆囊造口术等,以暂时缓解急症情况。

### 二、急性非结石性胆囊炎

急性非结石性胆囊炎(AAC),非常少见,发病率约占所有外科治疗的胆道疾病的3%,常发生在手术(腹部或胸部大手术后2～14天)、创伤、烧伤、全身感染后和部分腹膜炎患者,也见于肿瘤、糖尿病、腹腔血管炎和充血性心力衰竭患者,与胆汁淤滞、全胃肠外营养的应用、低血压、低灌流和胆囊缺血等多种因素有关。胆汁淤积是该病形成的重要因素,而脱水和反复输血引起的胆色素代谢异常可增加胆汁的黏滞度是另一重要诱因,其他如胆囊血运障碍等亦为发病因素。AAC患者多无慢性胆囊炎的组织学证据,病理学可见多发动脉闭塞和轻度甚或无静脉充盈。AAC无特异性症状,其表现易被原发病所掩盖,常漏诊,确诊比较困难。诊断的关键在于创伤或腹部手术后出现上述急性胆囊炎的临床表现时,要想到该病的可能性,对少数由产气杆菌引起的急性气肿性胆囊炎中,摄胆囊区X线平片,可发现胆囊壁和腔内均有气体存在。超声扫描是在危重患者中的主要诊断方法。胆囊壁厚4.0mm以上有诊断价值。如有胆囊周围积液、腔内存有气体和提示壁内水肿的"晕轮"征象时,更可确诊。AAC易发展成胆囊坏疽、积脓和穿孔,病死率高,应提高警惕。所有AAC患者均应手术治疗,但患者全身情况欠佳往往是经治医师的顾忌,可选择在局部麻醉下行胆囊造口引流术,若情况允许可考虑切除胆囊。

### 三、慢性胆囊炎

有症状慢性胆囊炎患者中98%的患者胆囊内有胆囊结石存在,通常只要有结石存在均被视为慢性胆囊炎。

慢性胆囊炎的病理改变常是急性胆囊炎多次发作的结果或因结石长期刺激胆囊黏膜而造成黏膜慢性溃疡、修复、瘢痕挛缩的结果。胆囊壁纤维组织增生,胆囊壁增厚、黏膜有不同程度的萎缩,胆囊也可萎缩变小,并可与周围组织有粘连,称之为胆囊萎缩,当壶腹部或胆囊管有结石存在影响胆汁流入胆囊,胆囊体积缩小,称之为萎缩性胆囊。当胆囊管完全阻塞时,可造成胆囊积水。胆囊较大结石压迫胆囊壁致囊壁坏死、穿孔入邻近器官可引起胆囊十二指肠瘘、胆囊结肠瘘、胆囊胆管瘘。

胆囊慢性炎症使黏膜上皮反复损伤→再生修复→上皮异形化,是癌变的重要因素。临床表现和诊断基本与胆囊结石相同。

治疗以择期手术为主,首选腹腔镜胆囊切除术,在遇到胆囊和胆管解剖不清以及遇到止血或胆汁渗漏而不能满意控制时,应及时中转开腹。对有可能增加手术危险性的并发症应及时纠正,如心血管疾病、肝硬化等。患者应定期 B 超随访,如发现囊壁增厚>5mm,或有局限性不规则隆起,应手术切除胆囊。

慢性非结石性胆囊炎的病因至今尚不完全清楚。

其临床表现与结石性慢性胆囊炎相同,但尚需与下列疾病鉴别:

**(一)胆囊管部分梗阻**

是一种由于胆囊管的慢性炎症和纤维化病变引起胆囊内胆汁淤滞和排空不畅的疾病,容易促发急性或慢性胆囊炎的发作以及胆结石的生成。

正常人的胆囊及其 Heister 瓣并无控制胆汁流动方向的功能,后者主要是由胆囊和胆总管之间的压力所决定的。胆囊和 Oddi 括约肌之间也存在协调作用,其中自主神经和胆囊收缩素(CCK)起重要作用。如 CCK 分泌不足,支配肝外胆道的作用受损,胆囊与其邻近脏器粘连,胆囊管过长而扭曲,均可导致胆汁排空障碍,细菌感染引起胆囊管炎症、纤维性变和管腔狭窄,最终引起本病的发生。

在进食油腻物品或其他因素促使胆囊收缩时,加重胆汁排空不畅,即发生胆绞痛,腹痛位于右上腹或中上腹,可向右肩背部放射,发作突然,持续时间短暂。不伴发热或血白细胞增高等感染征象,体征仅有右上腹轻度压痛。如腹痛加重或时间持续长应考虑为慢性胆囊炎急性发作。

一般的胆囊 B 超检查常无异常发现,在口服碘番酸后 36 小时再行摄片,仍见胆囊显影,即可确定胆囊排空受阻,有胆囊部分性梗阻的可能。静脉注射 CCK 1.5μg/kg,若 10 分钟内引起类似的症状即为阳性。核素$^{99m}$Tc—HIDA 胆系扫描检查可见胆囊内核素放射物质的排空时间延长至 5~6 小时(正常为 2 小时),有助于诊断。对无胆囊结石而有类似胆绞痛病史者可进行上述检查。

确诊后应行胆囊切除。

**(二)胆心综合征**

由苏联 BnHorpaviOB 于 1977 年命名,是指慢性胆囊炎或胆石症与心脏疾患之间存在的联系,如偶有胆道炎症、结石疾患者出现类似冠心病心绞痛样不典型表现,偶或也见胆道疾患的发作加重了原有心脏病的症状。其发病机制与胆汁淤积、胆道压力升高和肝细胞损害导致心肌抑制因子(MDF)的产生有关,同时伴发的水电解质和酸碱平衡失调可以引起心脏自动调节缺陷或心肌缺血等情况。患者多系老年,均有较长期的胆道疾病史。如经手术解除了胆道病变,心肌缺血等表现在短期内就得到改善者应考虑本综合征的可能性。

**四、急性化脓性胆管炎**

急性胆管炎即急性化脓性胆管炎是胆管的细菌性炎症,并合并有胆管梗阻的病理改变。是外科急腹症中病死率较高的一种疾病,多数继发于胆管结石、胆管良性或恶性狭窄、胆管内放置支撑管、经导管胆管内造影和 ERCP 术后、胆道蛔虫症等。造成胆管长期梗阻或不完全性阻塞,使胆汁淤积,继发细菌感染导致急性梗阻性化脓性胆管炎。致病菌几乎都来自肠道,经肝胰壶腹、经胆肠吻合的通道或经各类导管逆行进入胆道,亦可通过门静脉系统进入肝脏,然后进入胆道。致病菌主要为大肠埃希菌、克雷白杆菌属、粪链球菌和某些厌氧菌。

### (一)病理变化

继发于胆道梗阻性疾病的急性胆管感染,均有肝内和(或)肝外胆管以及胆管周围组织的急性、亚急性和(或)慢性弥散性化脓性炎症改变。主要表现为胆管黏膜充血,水肿,出血,加重胆管的梗阻,胆汁逐渐变成脓性,胆管内的压力不断增高,梗阻近侧的胆管逐渐扩大。在含有脓性胆汁的胆管高压的作用下,肝脏可肿大,肝内小胆管及其周围的肝实质细胞亦可发生炎性改变、肝细胞大片坏死,形成肝内多发性小脓肿。胆管也可因感染化脓造成黏膜糜烂、坏死、溃疡和胆道出血。胆管内高压造成肝内毛细胆管破溃,脓性胆汁甚至胆栓即由此经肝内血窦进入血液循环,造成菌血症和败血症。少数还可发生肺部脓性栓塞。在后期,可出现神经精神症状、发生感染性休克、肝肾衰竭或弥散性血管内凝血等一系列病理生理变化,此即为急性梗阻性化脓性胆管炎,又称重症型胆管炎,或称急性中毒性胆管炎。即使手术解除了胆管高压,但这些病理改变在肝实质和胆管仍会留下损害,这也是本症的严重性所在。

### (二)临床表现

起病常急骤,突然发生剑突下或右上腹剧烈疼痛,一般呈持续性。继而发生寒战和弛张型高热,体温可超过 40℃,常伴恶心和呕吐。约 80% 的患者可出现临床上显著黄疸,但黄疸的深浅与病情的严重性可不一致。当患者出现烦躁不安、意识障碍、昏睡乃至昏迷等中枢神经系统抑制表现,同时常有血压下降现象。往往提示患者已发生败血症和感染性休克,是病情危重的一种表现,已进入梗阻性化脓性胆管炎(AOSC)阶段,此时,体温升高,脉率增快可超过 120 次/分,脉搏微弱,剑突下和右上腹有明显压痛和肌紧张。如胆囊未切除者,常可扪及肿大和有触痛的胆囊和肝脏,血白细胞计数明显升高和左移,可达 $20×10^9/～40×10^9/L$,并可出现毒性颗粒。血清胆红素和碱性磷酸酶值升高,并常有 ALT 和 $γ-GT$ 值增高等肝功能损害表现。血培养常有细菌生长,血培养细菌种类常与手术时所获得胆汁的细菌相同。

### (三)诊断

根据临床表现中有典型的腹痛、寒战高热和黄疸的三联症,即夏柯征即可诊断急性化脓性胆管炎,当病情发展中又出现中枢神经系统抑制和低血压等临床表现(即 Reynold 五联症),急性梗阻性化脓性胆管炎的诊断,便可成立。仅在少数患者,如肝内胆管结石并发的急性梗阻性化脓性胆管炎,可仅出现发热,而腹痛和黄疸可轻微或完全不出现,会延误诊断。化脓性胆管炎不能满足于该病的诊断,而是要确定该病所处的发展阶段、严重程度、病变范围和胆管梗阻的准确部位,以便确定治疗方案。在诊断急性梗阻性化脓性胆管炎同时,可通过某些特殊检查方法,如 B 超、CT、MRCP 等非损伤性检查,来明确引起该病的胆道潜在性疾病。在急性梗阻性化脓性胆管炎得到控制后胆道造影是不可缺少的检查,可行 PTC、ERCP 或内镜超声等检查,常可显示肝内或肝外胆管扩张情况、狭窄或梗阻的部位和性质、从而推断胆管内梗阻的原因。

### (四)治疗

治疗原则是解除胆管梗阻,减压胆管和引流胆道,使感染过程完全得以控制。早期轻症胆管炎,病情不太严重时,可先采用非手术治疗方法。非手术治疗措施包括解痉镇痛和利胆药物的应用,其中 50％硫酸镁溶液常有较好的效果,用量为 30～50mL 一次服用或 10mL 每日 3次;禁食胃肠减压;大剂量广谱抗生素的联合使用,虽在胆管梗阻时胆汁中的抗生素浓度不能达到治疗所需浓度,但它能有效治疗菌血症和败血症,常用的抗生素有第二、第三代头孢菌素类药物及甲硝唑。新型青霉素如哌拉西林、美洛西林和亚胺培南也可应用,应以血或胆汁细菌培养以及药物敏感试验调整抗生素治疗。约有 75％左右的患者,可获得病情稳定和控制感染。而另 25％患者对非手术治疗无效,应考虑手术治疗。病程发展成急性梗阻性化脓性胆管炎患者对抗生素治疗与支持治疗反应差时,提示病情危重,应采取积极抢救治疗措施。如有休克存在,应积极抗休克治疗。非手术治疗 6 小时后病情仍无明显改善,休克不易纠正,可行内镜下胆道引流和减压。这已成为治疗急性梗阻性化脓性胆管炎的主要方法之一,尤其适用于年老体弱不能耐受手术或已行多次胆道手术的患者,在情况理想时还可同时取石。对病情一开始就较严重,特别是黄疸较深的病例,又不具备内镜下胆道引流和减压的条件时可直接施行剖腹手术引流,胆管切开探查和 T 形管引流术。手术方法应力求简单有效,应注意的是引流管必须放在胆管梗阻的近侧,因为有的胆管梗阻是多层面的,在梗阻远侧的引流是无效的,病情不能得到缓解。如病情条件允许,还可切除有结石和炎症的胆囊。待患者度过危险期后,经T 形管胆道造影全面了解胆道病变的情况后,经胆道镜取石,或再作择期手术,或经内镜括约肌切开以彻底解决引起胆道梗阻的潜在病变。

### 五、原发性硬化性胆管炎

原发性硬化性胆管炎(PSC)是一种慢性进行性胆汁淤积性肝胆疾病。其特征为肝内外胆管弥散性炎症纤维化破坏,胆管变形和节段性狭窄,病情呈进行性发展,最终导致胆汁性肝硬化和肝衰竭。

#### (一)流行病学

本病发病率约 1.3～8.5/10 万,男女比例为(2～3)∶1,可发生于任何年龄,多数患者伴有结肠炎症,同时部分性溃疡性结肠炎也伴有硬化性胆管炎,中位生存期约为 18 年。PSC 患者存在多种自身免疫异常,感染在胆道的炎性损害和硬化性胆管炎的发展中起促进作用,肠毒素可以激活肝内巨噬细胞,使肿瘤坏死因子产生量增加进一步导致胆管的损伤;缺血(多见于肝移植或介入治疗后)可以引起胆管纤维化和硬化出现淤胆和胆管损伤。

#### (二)病理学

原发性硬化性胆管炎可累及肝内外胆管的各个部位。73％同时累及肝内外胆管,仅累及肝外胆管者小于 20％,仅累及肝内胆管者小于 1％,受累的胆管外径变化不大,但由于管壁增厚,管腔内径仅 3～4mm。病理变化一般分为四个阶段,最终导致胆汁性肝硬化及门脉高压症。

#### (三)临床表现

以慢性胆汁淤积和复发性胆管炎为特征,早期表现不明显,黄疸和瘙痒为首发症状,进行性加重,另伴有发热、上腹痛和肝脾肿大。90％以上的患者有碱性磷酸酶的升高,疾病发展可有高胆红素血症,晚期则出现尿铜和血铜蓝蛋白水平升高。

### (四)诊断

首先内镜下逆行胰胆管造影(ERCP),典型表现为胆管呈多节段狭窄或"串珠样"改变。经皮肝穿刺胆道造影(PTC)操作较困难,成功率不高,故仅用于 ERCP 失败者。磁共振胆道造影(MRCP)诊断敏感性可达 85%～88%,特异性可达 92%～97%,而且无创性和可显示肝实质情况。肝活检可显示典型的胆管"洋葱皮样"改变。手术发现胆管壁增厚,管腔缩小乃至闭锁。病理检查示胆管黏膜下纤维化并可排除胆管癌。

### (五)治疗

免疫抑制剂如硫唑嘌呤、环孢素、FK506 等、糖皮质激素可以对抗炎症降低胆红素水平。熊去氧胆酸(UDCA)也具有一定疗效。秋水仙素可对抗纤维化,降低原发性胆管炎的病死率。烯胺、纳洛酮可治疗瘙痒。介入治疗主要是针对并发症,目的是缓解梗阻,减轻继发性损害,但对病程无影响,包括 PTC 和 ERCP。姑息性手术主要目的是解除梗阻、减轻黄疸和延长病程。肝移植主要使用于晚期患者,包括肝衰竭、肝性腹腔积液、严重的食管胃底静脉破裂出血和反复发作的细菌性腹膜炎等。原发性硬化性胆管炎患者的病程差异很大,具有不可预测性,大多病情稳定,进程缓慢。平均生存期为 11.9 年。

# 第七节　胆石症

胆石症是最常见的胆道系统疾病,发病率有逐年上升的趋势,严重危害人民的健康,在我国胆石症的患病率已达 10%～20%,全国有数千万胆石症患者。女性患者较男性约多 2～3 倍。20 世纪中期,原发性胆管结石约占了半数。20 世纪 80 年代,由于人民生活水平提高和卫生条件改善,胆囊结石的发生率明显提高。1992 年调查发现,胆囊结石占 79.9%,而原发胆管结石和肝内胆管结石的发生率分别下降至 6.1% 和 4.7%。我国地域辽阔,胆石发生的部位和性质等方面也有很大的区别。根据结石的化学成分分析胆囊结石大多为胆固醇性结石,胆管和肝内胆管结石多数为胆色素钙结石,大多为原发性胆管结石。胆石的类型及其组成:胆石最主要的成分有胆固醇、胆色素(结合性或未结合性)和钙(以胆红素钙、碳酸钙和磷酸钙形式存在),还有钠、钾、磷、铜、铁和镁等金属离子。此外,还有脂肪酸、三酸甘油酯、磷脂、多糖类和蛋白质等有机成分。按其所含成分的不同,一般将结石分为三种类型:①胆固醇结石:含胆固醇为主,占 80% 以上。多呈圆形或椭圆形,表面光滑或呈结节状。淡灰黄色,质硬,切面有放射状结晶条纹。经常是单发的大结石,亦可为多发的。绝大多数在胆囊内形成,直径大小约 2～40mm。X 线平片常不显影。②胆色素结石:是由未结合胆红素和不同数量的有机物和少量钙盐组成。一般含胆固醇量少于 25%。寄生虫卵、细菌和脱落的上皮细胞常组成结石的核心。一般为多发性。可分为两种形式,一种是呈块状或泥沙样结石,棕黄色或棕黑色,质软而脆,呈块状的结石,大小不一,小如砂粒,大的直径可达 5cm。多发生在胆总管或肝内胆管内。由于含钙量较少,在 X 线平片上不显影。另一种呈不规则形,质地较硬,呈黑色或暗绿色结石,或称黑色素结石。这种结石多数发生在胆囊内。X 线也能透过。③混合结石:约占胆结的 1/3 左右,是由胆固醇、胆红素和钙盐等混合组成,一般胆固醇含量不少于 70%。多数发生在胆囊内,常为多发性,呈多面形或圆形,表面光滑或稍粗糙,淡黄色或棕黄色。直径一般不超过 2cm。切面呈多层环状形结构,由于其所含成分的不同,各层的色泽不同,钙盐呈白色,胆固醇呈淡黄色,胆红素呈棕黄色。如含钙较多,X 线平片上有时可显影。

## 一、结石的成因

一般认为,胆汁潴留、胆汁理化性质的改变以及胆道感染是形成胆石的 3 个主要因素,并且多数是三者综合作用的结果,但某一种类型的结石在其形成过程中常是其中一个因素起主导作用。如胆囊内胆固醇结石的形成就以胆汁理化成分的改变和胆固醇结晶的析出起主导作用,而胆管内胆色素钙结石则以胆道感染为主要原因,但胆固醇结晶的析出与胆红素钙的沉积有密切关系。此外,神经内分泌因素也对结石的形成有一定的影响。

### (一)胆石成因研究的历史回顾

胆石症的研究历经若干阶段。20 世纪前期,主要集中于胆石的形态学检查和化学成分的分析,认为胆石分为胆固醇性结石和胆色素性结石,两者的发生机制不尽相同;20 世纪 60 年代后,着重于胆汁的理化性质和成分的测定和分析,胆汁胆固醇的微胶粒学说和胆红素的 β—葡萄糖醛酸酶学说分别构筑了胆固醇性结石和胆色素性结石形成机制的基石,代表学者分别为 Small—Admirand 和 Maki。20 世纪 80 年代,开始对胆汁中成核因子集中研究,探寻胆汁中成核活性物质成为胆石研究学者关注的热点,这时期开展了三方面的探索:①确立了成核时间的概念和意义,②分离纯化各种成核因子,包括各种成核效应蛋白质,③提出胆汁成核载体泡的概念及其泡相胆固醇饱和度。21 世纪以来,进入胆石症的易感基因和细菌感染致病学说研究阶段,这方面的研究方兴未艾。

### (二)胆固醇结石的成因

胆固醇结石的成因尚未完全阐明,一般认为,胆石形成是多因素综合作用的结局,大致需经过三个阶段:①胆汁中致石成分过饱和,形成所谓的"致石胆汁",这是胆汁中热力学平衡体系失衡和遭到破坏的过程;②胆汁中产生结石核心,结石核心的形成主要与胆汁中促成核和抑成核因素稳态的破坏有关,其中主要的调节因子是蛋白质,包括促成核蛋白和抑成核蛋白,此外尚有胆色素、无机盐离子等;③胆石核心的增大和发展,这个过程常与胆道运动功能紊乱导致排胆障碍有密切关系。因此,胆汁热力学平衡体系的破坏、胆汁成核动力学稳态的紊乱以及胆道运动功能的异常是胆石形成的重要因素,其中胆汁成分的改变(胆汁热力学失衡)是成石的基础,促—抑成核体系的改变是成石的关键,而胆道运动的紊乱则是胆石形成的重要条件。

#### 1.胆汁热力学平衡体系的改变

胆固醇分子几乎不溶于水,在胆汁中溶解依赖于胆汁酸和磷脂形成的分子聚集物。这些聚集物称为混合脂类微胶粒和胆固醇磷脂泡。正常胆汁是一种由胆盐、卵磷脂、胆固醇按一定比例组成的混合微胶粒溶液。早在 1968 年,Admirand 和 Small 就报道用"微胶粒学说"三角坐标图来表示胆汁中胆盐、卵磷脂、胆固醇三者的关系,并描绘出一条不同浓度的胆盐、磷脂混合液中胆固醇的最大溶解度的极限线。当超出此线时胆固醇即呈过饱和状态,并有可能结晶析出,形成结石。任何因素促使胆汁中胆固醇浓度的增加,或胆盐成分的减少,均可影响胆汁的微胶粒状态,造成胆固醇呈过饱和和结晶析出。但"微胶粒学说"不能解释过饱和胆汁未迅速形成胆固醇单水结晶的现象。研究表明,胆固醇在肝细胞中以单层胆固醇磷脂泡的形式通过出泡排入胆道系统,部分泡与胆盐结合形成微胶粒,部分仍以胆汁泡的形式存在,两者在胆汁中形成一个动态平衡体系,在一定条件下可相互转换:微胶粒→单层泡→复合泡→聚合物中央部成核→结晶前体形成及核消失→胆固醇单水结晶形成。胆汁过饱和时,胆固醇从微胶粒相转移至泡相,因此,胆汁泡是成核胆固醇的重要载体。从相变动力学角度看,含单层泡胆汁是一种层状液晶形式的悬浮液体,在热力学上处于不稳定状态,在诸如促成核因子与金属离子配伍产生的能量提供亚稳相跃迁势垒的能量等影响下形成复合泡,此种形式泡不稳定而融合形成结晶。泡的聚集、融合、结晶及成核是胆石形成的关键步骤。Halpem 等研究发现均相胆汁在预处理后 2 小时内重新形成泡,这是一种直径 $1\sim5\mu m$ 的单纯小泡;2~4 小时后由多个小泡聚集、融合成大泡,并出现直径 $30\mu m$ 的复层泡;6 小时后出现胆固醇晶核(由 $4\sim8$ 个胆固醇分子组成),进而聚集成胆固醇单水结晶。初期结晶尚与泡的巨大聚合体相连,随后游离漂浮于胆汁中。在人的成石胆汁中,微胶粒和囊泡可以同时存在,互相转换。在胆固醇未饱和胆汁中,胆固醇以微胶粒的形式溶解,当胆固醇过饱和胆汁中,则主要以泡的形式溶解。泡越多,胆固醇越不稳定。泡是胆固醇溶解的尽可能小的颗粒。当胆固醇含量增多,则囊泡靠拢发生聚集、增大由此产生胆固醇单水结晶进而形成结石。

2.成核因子学说

胆汁中溶解状态的胆固醇形成胆固醇单水结晶(CMC)的过程,称为成核。有均质成核和异质成核两种类型。成核时间是指胆汁在保温孵化条件下,出现胆固醇单水结晶所需的时间。肝分泌的胆汁通常是过饱和的,但胆固醇结石很少在肝胆管内生成,正常人胆汁有 $40\%\sim80\%$ 是过饱和胆汁未形成结石,解释其原因是胆汁中存在促成核/抗成核因子。正常人胆汁中两种因子处于平衡状态,当两者失平衡时,会诱发结石的形成,这些成核因子大多为糖蛋白。目前发现的促成核蛋白包括免疫球蛋白、α—酸性糖蛋白、黏蛋白、磷脂酶 C 等,抑成核蛋白包括 APO—AI、结晶结合蛋白、120kd 糖蛋白、15kd 蛋白质等。

3.胆道运动功能异常

胆囊的功能异常除了胆汁的成分改变因素外,胆囊在胆固醇结石形成中也起到一定的作用,如胃大部切除术后胆石症发生率增高可能与迷走神经切断有关。

4.其他

近年在胆固醇性结石中发现了丰富的细菌 DNA,表明感染也可能成为胆固醇结石的形成原因。此外,遗传易感性是近年胆石成因研究的热点,HMC—CoA 还原酶、高密度脂蛋白(HDL)、载脂蛋白 E、7α—羟化酶等胆固醇代谢基因的多态性对胆固醇形成有重要影响。

(三)胆色素结石的成因

胆色素结石是由于胆汁中非结合胆红素含量的增高,并与钙离子结合产生胆红素钙颗粒,在黏液物质的凝集作用下形成结石。多数人同意日本 Maki 在 1966 年提出的细菌性酶解学说。认为在胆道感染时或蛔虫等寄生虫进入胆道后,胆道中的细菌(主要是大肠埃希菌)在胆汁中大量繁殖,它所产生的 β—葡萄糖醛酸酶可使结合胆红素双葡萄糖醛酸脂分解出非结合性胆红素,后者的羟基与钙离子结合即形成水溶性胆红素钙,并以蛔虫卵、细菌和脱落上皮等为核心,逐渐沉积成胆色素钙结石。正常情况下,胆汁中有葡萄糖醛酸 1.4 内脂,能抑制 β—葡萄糖醛酸酶的活性,保护结合胆红素不被分解。但当大肠埃希菌释放 β→葡萄糖醛酸醛酶超过葡萄糖醛酸 1、4 内脂的抑制能力时,这种保护作用就消失。胆红素钙是由胆红素和多种金属离子形成的螯合型胆红素盐,并以高分子聚合物的形式存在于胆汁中。目前已能确定该产物的钙含量变动在 3%～12%之间。这种高分子聚合的胆红素钙在胆汁的特定条件下,其胆红素和钙两者离子浓度的乘积是一个常数(Ksp),若高于常数便产生沉淀,低于常数则部分溶解。直至两者离子浓度的乘积重新达到其 Ksp 值为止。此外,胆盐的浓度也与胆色素结石的形成有一定的关系。胆汁酸既能与钙离子结合又能与未结合胆红素结合到微胶粒中,使两者离子溶度的乘积降低,而产生抑制胆红素钙的沉淀及结石的形成。胆汁酸对游离胆红素有助溶作用。因此,胆盐浓度的下降,如肝硬化时,胆红素就容易沉积。而胆汁中糖蛋白黏液物质能促使沉积的胆红素凝集形成结石。

## 二、胆囊结石

结石在胆囊内形成后,可刺激胆囊黏膜,不仅可引起胆囊的慢性炎症,而且当结石嵌顿在胆囊颈部或胆囊管后,还可以引起继发感染,导致胆囊的急性炎症。由于结石对胆囊黏膜的慢性刺激,还可能导致胆囊癌的发生,有报道此种胆囊癌的发生率可达 1%～2%。

### (一)临床表现

急性症状的发作期与间歇期反复交替是胆囊结石患者常见的临床过程。胆囊结石的症状取决于结石的大小和部位,以及有无阻塞和炎症等。约有 50%的胆囊结石患者终身无症状,即无症状性胆囊结石。较大的胆囊结石可引起中,上腹或右上腹闷胀不适,嗳气和畏食油腻食物等消化不良症状。较小的结石常于饱餐、进食油腻食物后,或夜间平卧后,结石阻塞胆囊管而引起胆绞痛和急性胆囊炎。由于胆囊的收缩,较小的结石由胆囊管进入胆总管而发生梗阻性黄疸,部分结石又可由胆道进入十二指肠,或停留在胆管内成为继发性胆管结石。结石长期梗阻胆囊管或瘢痕粘连致完全阻塞而不发生感染,仅形成胆囊积水,此时便可触及无明显压痛的肿大胆囊。间歇期胆囊结石患者一般无特殊体征或仅有右上腹轻度压痛。但当有急性感染时,可出现中上腹及右上腹压痛、肌紧张,有时还可扪及肿大而压痛明显的胆囊。墨菲征常阳性。

### (二)诊断

有急性发作史的胆囊结石,一般根据临床表现不难做出诊断。但如无急性发作史,诊断则主要依靠辅助检查。B 超检查能正确诊断胆囊结石,显示胆囊内光团及其后方的声影,诊断正确率可达 95%。口服胆囊造影可示胆囊内结石形成的充盈缺损影。在十二指肠引流术中所取得的胆囊胆汁中(即 B 胆汁)发现胆砂或胆固醇结晶,亦有助于诊断。

### (三)治疗

1.手术治疗

胆囊切除术,治疗效果良好。胆囊结石有同时存在继发性胆管结石的可能,因此有下列指征时应在术中探查胆总管。绝对探查指征:①胆总管内扪及结石;②手术时有胆管炎和黄疸表现;③术中胆管造影显示有胆管结石;④胆总管扩张,直径超过 12mm,但有不少患者胆管有扩张而无结石存在。此时在胆总管探查时的阳性率仅 35%左右。此外,还有一些相对探查指征:①过去有黄疸病史;②胆囊内为小结石;③胆囊呈慢性萎缩性改变;④有慢性复发性胰腺炎病史。

切除胆囊的治疗方法上,已取得了重大进展,目前主要有:

(1)开腹胆囊切除术(OC):自 1882 年 Langenbuch 首次成功地施行开腹胆囊切除术以来,该术式是评价胆囊结石其他治疗方法的标准术式,并收到良好效果。据大宗病例资料统计,胆管损伤率约为 0.2%,手术病死率为 0.18%,是当前一种安全的手术。

(2)腹腔镜胆囊切除术(LC):1987 年,法国 Mouret 首先成功应用腹腔镜施行了胆囊切除术。是腹部外科发展史上一个新的里程碑,开创了腹腔镜外科的新纪元,迅速地在国内外被社会接受。已经成为症状性胆囊结石病的首选治疗方法。LC 的设备包括人工气腹机、冲洗吸引系统、腹腔镜系统、高频电刀及配套器械。具有创伤小、痛苦轻、术后康复快、住院期短、腹部切口小等优点。但是腹腔镜胆囊切除术有一定的局限性,尚不能完全替代开腹胆囊切除术。

(3)小切口胆囊切除:是借助带光源的深部拉钩、深部打结器等器械,做一小于 5cm 的切口完成胆囊切除术,具有损伤小、康复快、住院费用低、疤纹细小等优点,但不能探查腹腔,胆管损伤发生率高于 OC 是其缺点,其应用价值在学术界尚有争议。

2.其他治疗

胆囊结石的碎石和溶石治疗的应用正在减少。口服药物溶石目前对中国人的疗效极差。灌注药物溶石的溶石剂对胆囊的黏膜和肺有损伤、操作时间长。经皮胆镜碎石取石需行硬膜外麻醉。体外冲击波碎石(ESWL)需严格挑选病例、疗效时间长等。除此以外,关键问题是结石复发率高。上海市胆石症研究协作组对口服药物溶石、经皮胆镜碎石取石、体外冲击波碎石治疗后结石已消失的 792 例患者进行长期随访,结石复发率 1 年为 11.6%、2 年 22.3%、3 年 24.5%、4 年 36.4%、5 年 39.3%、5 年以上 39.6%。

Cesmeli 对经体外冲击波碎石治疗后结石已消失的 322 例平均随访 35 个月,结石复发率为 49.9%。Porticasa 报道 5 年复发率达 50%。

抗胆囊结石复发问题目前尚未很好解决。对体外冲击波碎石治疗后结石已消失的 163 例较长时间服用抗复发药物治疗,经平均 6 年 1 个月的随访,结石复发率熊去氧胆酸组为 26.7%(20/75)、胆通组 62.5%(25/40)、胆宁片组 55.6%(10/18)、其他各种药物组 40%(18/30),国内外各种中草药的抗复发疗效都不如熊去氧胆酸。

熊去氧胆酸是国内外公认的溶解胆固醇结石的药物。但是,目前中国人的胆囊结石以胆固醇为主的混合结石居多,纯胆固醇结石只有 5% 左右,服用熊去氧胆酸后的结石消失率不超过 10%,且服药时间较长,至少半年以上。因此,只有方法简便、疗效确切的治疗方法,加上解决了抗复发问题,胆囊结石的碎石和溶石治疗才会有临床应用价值。

### 三、肝外胆管结石

胆管结石分为原发性和继发性两种。原发性胆管结石是指原发于胆道系统(包括肝内、外胆管)内的结石,绝大多数情况下,胆囊内不存在结石。结石的性质大多为含有多量胆色素钙的胆色素性结石。在我国,胆管结石多数属于这一类。继发性胆管结石是指原发于胆囊内的结石通过扩大的胆囊管下降,停留在胆总管而形成的结石。此时的结石的形状和性质多与胆囊内的结石相同。多数呈多面形的胆固醇混合结石。继发胆道感染时,结石的外层带有胆红素钙沉着。胆囊结石患者继发胆管结石的发生率为 6%~19.5%,并随患者年龄的增长而有增高趋势。1970 年 Havard 报道 40 岁以下的胆囊切除患者有继发性胆总管结石的占 6.5%,而

70～80 岁者占 42％,80 岁以上者可高达 50％。肝胆道病理改变的程度与结石的部位、范围、梗阻程度、病程长短以及有无继发性感染的发生密切相关。结石造成的胆管梗阻一般是不完全的和间断性的。梗阻近侧的胆管可有不同程度的扩张和管壁增厚,一般较少影响肝脏组织。梗阻近侧的胆管内常有胆汁淤积,极易继发革兰阴性杆菌感染。在壶腹部的结石比较容易造成胆管完全梗阻,此时,如发生胆管感染,病情可迅速发展,产生胆管内高压。胆管中的脓液和细菌毒素可逆流而上,突破肝毛细胆管进入血液循环,导致所谓梗阻性化脓性胆管炎,严重时患者常因中毒性休克而死亡。梗阻和感染均可造成肝细胞损害;肝细胞坏死,胆管周围有纤维组织增生,最后形成胆汁性肝硬化。胆总管结石影响胰管时,可继发急性胰腺炎,即胆石性胰腺炎。

### (一)临床表现

胆总管结石的典型临床表现为反复发作的胆绞痛、寒战高热和黄疸,即 Charcot 三联症。常有不少患者缺乏完整的三联症表现。多数患者有剑突下偏右突发性绞痛,可放射至右肩背部;少数患者可完全无痛,仅感上腹闷胀不适。约 2/3 的患者继急性腹痛发作后出现寒战和高热,同时白细胞计数明显增高。一般继腹痛后 12～24 小时即出现黄疸,黄疸为梗阻性,并有波动性的特点。此时腹痛常已缓解。偶尔黄疸也可为少数胆总管结石患者唯一的临床表现。黄疸时常有尿色变深,粪色变浅以及皮肤瘙痒等。体检时在上腹及右上腹部有压痛和肌紧张,胆囊常不能扪及。在病程较长的患者可扪及肿大的肝脏和脾脏,肝脏质地较硬。

### (二)诊断

依据有典型的 Charcot 三联症者,特别以往有胆囊结石病史者,胆总管结石的诊断一般并不困难。如仅表现为三联症中的 1 个或 2 个症状者,常需借助于一些辅助检查方法以明确诊断。无黄疸的患者可做静脉胆道造影,能显示胆管内结石影和扩张的胆管。在鉴别诊断中,黄疸的患者须与胆胰肿瘤或肝内胆汁淤积症所致的梗阻性黄疸,以及肝病或肝炎等所致的肝细胞性黄疸作鉴别。在肿瘤(如胰头癌或壶腹癌)阻塞胆管时;黄疸一般呈进行性加深,体检时常可扪及,肿大和无压痛的胆囊,并常有恶病质表现。而肝病或肝炎引起的黄疸,一般较淡,并且不伴有腹部绞痛史,肝功能试验常有明显异常。肝内胆汁淤积症一般也无腹痛史,可能有服用特殊药物史。后两种疾病的 B 超检查均显示胆囊和胆管无扩张现象而胆管结石所致的胆管梗阻,除有胆绞痛外,尚有典型的波动性黄疸史。如无感染时,肝功能一般在正常范围内。在诊断困难时,应用 PTC、CT、ERCP、MRCP 以及核素肝胆显像图等检查,常有助于鉴别诊断。

### (三)治疗

主要是采用手术治疗。手术处理原则是,胆管内的结石要彻底清除干净;建立通畅的胆汁引流。做胆总管探查或切开取石术。一般常规切开胆管彻底清除结石后,应充分冲洗,最后置 T 形管引流胆总管。但为减少胆管残留结石的发生,常规通过 T 形管进行术中胆管造影术。术中应用胆道镜检查可以明确胆管内有无结石遗留。在胆道镜能定位和使用取石网篮取出遗留的胆管结石。术后 T 形管引流 2～3 周,待患者的黄疸消退,全身和胆管局部感染控制,并且术后经 T 形管进行胆管造影,肯定胆管内无残余结石和胆管至十二指肠畅通无阻时,即可拔除 T 形管。胆管残留结石和复发结石一直是胆总管结石手术治疗后常见的问题,尤其是原发性胆管结石患者,其结石多为易碎的色素结石,常不易取尽而术后残留。即使术中已尽量清除结石,但术后仍有很高的结石复发率。为了避免再次手术取石,不少学者提出,首先在术中通过术中胆管造影和胆道镜等手段尽量清除结石以后,术后仍有胆管残余结石而又不能用非手术疗法取出;或术后数月或数年后结石复发,再次作胆管切开取石手术时,应加做胆管肠道内引流术、奥狄括约肌成形术或胆管空肠吻合术。术后约有 20%的患者因食物反流而发生反流性胆管炎。胆管空肠 Y 式吻合术后,反流性胆管炎发生较少。也有人认为,在第一次胆管切开取石手术时,如发现为泥沙样色素性结石,即作胆道内引流术。胆道内引流术后,在胆道和肠道间有了一个通畅的引流道,胆管结石即能由此排入肠道。对手术后减少结石的复发,排出胆管内可能残留的结石,消除胆管症状有相当的价值。结石嵌顿在乏特壶腹部的患者,奥狄括约肌成形术是首选的手术。术后残余结石大多能经非手术疗法取出,而避免再次手术。常用的方法有两种,机械取石法和药物溶石疗法。机械取石法主要是通过手术后 T 形管的窦道,经胆道镜碎石取石;或经皮经肝胆管引流(PTCD),再逐渐扩张瘘道口,插入胆道镜在直视下取石篮取出小的结石,或导入碎石装置,用超声、激光、体内冲击波、等离子体冲击波等技术将大结石粉碎,然后将碎片取出。质地较软的色素性结石尚可用活检钳咬蚀、钻孔等方法将结石粉碎。体外冲击波碎石(ESWL)适用于较大的结石搁浅或嵌顿在胆管内;肝胆管内的铸形结石;外径 3mm 粗的金属碎石篮就不能通过结石所在部位;或取石篮虽能通过,但网篮撑不开,就无法将结石套住的患者。经 T 形管滴注 30%复方泛影葡胺,可用液电冲击波粉碎肝外胆管残留结石,或 B 超定位,用压电冲击波粉碎肝总管和(或)肝内胆管结石。碎石后结合胆道冲洗、取石篮、胆道镜等技术,清除结石碎片。对不带 T 形管的肝外胆管结石,可用双倍剂量静脉胆道滴注造影剂使结石显示,采用 X 线定位,用液电冲击波碎石。对肝内胆管结石,采用 B 超定位,用压电冲击波碎石,碎石后再经内镜括约肌切开(或扩张)取石。经胆道镜尚可施行狭窄胆管的扩张、整形、括约肌切开等手术。通过纤维十二指肠镜切开十二指肠乳头部括约肌(EST)治疗胆管残留结石伴胆总管下端狭窄、壶腹部嵌顿性结石,或不带 T 形管的胆总管结石。这种治疗适合于年老体弱多病,或胆道多次手术的患者,住院期短,痛苦少,病死率低。这种治疗还可以用于治疗急性重症胆管炎、急性胆源性胰腺炎、慢性胰腺炎和胰管结石。术后主要的并发症有:胆管炎、急性胰腺炎、出血和十二指肠穿孔,故术后应密切注意腹部体征,发现情况后及时处理。对巨大、嵌顿、铸形胆管结石难以取出时,尚可联合应用上述多种方法将结石取出。对非手术疗法治疗胆管残余结石无效的患者,仍须采用手术治疗。

近百年来,对灌注溶石的药物进行了大量的研究。目前已知,对胆固醇结石有效的局部溶石剂有辛酸甘油单酯、右旋柠烯、MTBE、ETB 等,对胆色素结石有效的局部溶石剂有 EDTA、DTPA、偏磷酸钠、复方三酒精胺等;溶解胆色素的有二甲亚砜;溶解糖蛋白网架的有胰蛋白酶、蝮蛇抗栓酶等。上述各种溶石剂还可配制成各种复方溶液,以减轻对胆道和消化道黏膜的刺激和提高疗效。因为胆管结石以胆色素结石为主,在寻找有效的溶石剂、解决灌注溶石时的技术性问题,以及减轻对肝脏和人体的毒性等方面,比胆囊灌注溶石存在更多的问题,采用时应谨慎小心。中草药、总攻疗法、耳针、推按运经仪等对治疗胆管结石也有一定的疗效。

## 四、肝内胆管结石

肝内胆管结石是指发生于左右肝管汇合部以上的结石。国外的肝内胆管结石发病率较低,一组 2700 例胆系手术中仅占 1.3%,且大多数为继发于胆囊的胆总管结石经上行移居在肝内胆管而形成。国内,虽然胆囊结石的发病率明显增加,肝内胆管结石的发生率下降。但此种显著改变在一些大都市中最为明显。但是在一些内地省份却不是那样显著,例如广西壮族自治区在 10 年中(1981−1991)胆囊结石的相对发病率只从 12.7％上升至 19.8％,而胆管结石也只从 55.2％下降至 41.8％。肝内胆管结石约占原发性胆管结石的 38％。1982−1996 年复旦大学中山医院外科手术治疗的 985 例胆管结石,其中肝内结石 295 例,占 27.5％。可以讲肝胆管结石仍然是我国的常见而难治的胆道疾病。胆管结石发病率较高的原因可能与蛔虫所致胆道感染有关,亦可能与饮食中低蛋白、低脂肪饮食有关。肝内胆管结石可广泛分布于两肝叶胆管各分支内,亦可局限于一处,一般以左肝外叶或右肝后叶最为多见,可能与该处胆管弯度较大和胆汁引流不畅等有关。中山医院一组 92 例肝内胆管结石中,单纯左肝管结石占 31.3％。

我国肝内胆管结石大多数是原发性胆管结石,其性质以胆色素钙结石为主。肝内胆管结石多数合并有肝外胆管结石。

### (一)临床表现

肝内胆管结石的临床表现很不典型。在病程间歇期,可无症状,或仅表现为上腹轻度不适。但在急性期,则可出现急性化脓性胆管炎的症状,或不同程度的 Charcot 三联症,多数可能是合并的肝外胆管结石所造成。在无合并肝外胆管结石的患者,当一侧或一叶的肝内胆管结石造成半肝或某一肝段的肝内胆管梗阻,并继发感染时,可出现畏寒、发热等全身感染症状,甚至在出现精神症状和休克等急性重症胆管炎的表现时,患者仍可无明显的腹痛和黄疸。体检可扪及肝脏不对称性肿大和压痛,常易误诊为肝脓肿或肝炎。这种周期性的间歇发作是肝内,胆管结石的特征性临床表现。

### (二)诊断

肝内胆管结石的诊断较复杂,除根据上述临床表现外,以往的手术发现和 X 线造影的结果,常为确定诊断的主要依据。X 线造影中主要应用直接胆管造影法,如 PTC 和 ERCP,特别是前者,能清楚地显示肝内胆管结石的分布情况,以及了解有无肝内胆管狭窄、完全阻塞或局限性扩张,对诊断和指导治疗有很重要意义。但 PTC 检查属于损伤性检查,且并发症较多。近年来 MRI 胆管成像能清楚地显示胆管树的图像,了解肝内外胆管的情况,可替代 PTC 的检查。B 超检查虽不如 PTC、ERCP 或 MRCP 确诊率高,又不能帮助了解结石分布等详细情况,但在诊断肝内胆管结石仍有 80％的准确性,其最大优点是方法简便且为无损伤性检查,故目前常作为肝内胆管结石的首选诊断方法。CT 平扫常能显示扩张的肝内胆管和密度较高的结石影,以及结石的部位和数量对决定治疗方案很有帮助。另外,可以通过手术探查来诊断,即在手术中仔细探查肝内胆管,这是肝内胆管结石最可靠的诊断方法。手术中除顺序探查肝外胆管外,还应注意肝脏的触诊,特别是左肝叶的检查,有时还须应用双合诊的检查方法,检查肝脏内有无结石存在。用取石钳、T 形管冲洗等方法探查肝内胆管;在手术探查中常可发现肝内胆管结石的患者有这样一种现象,即肝外胆管和胆囊呈现扩张状态,但无结石,胆管下端也通畅。此时,应考虑有肝内胆管结石的可能。肝内胆管结石常引起胆总管结石,后者可造成胆管梗阻和胆管扩张。当胆总管结石排出胆管后即可造成上述现象。此时,术中造影往往能帮助发现病变,造影片上常显示肝内胆管内有充盈缺损呈肝内胆管某一节段不显示和中断等现象。因此,对有这种现象的病例决不能不经过造影就认为胆管无病变而仅作胆管外引流术。术中胆管造影常是肯定肝内胆管结石的诊断手段,并能用以指导和选择手术方式;术中胆道镜检查能在直视下看到肝内胆管分支内的结石,有时还能通过胆道镜用结石篮和气囊导管等取出结石。

### (三)治疗

肝内胆管结石的治疗目前仍以手术治疗为主,疗效较好。手术治疗的原则:①尽量取尽结石和解除胆管狭窄;②在矫正胆管狭窄和解除梗阻的基础上作胆-肠内引流术,以扩大胆管的流出道。如病变局限于左侧肝叶可做肝叶切除,以根治病灶。手术方法一般采用高位胆管切开取石术。最好胆总管切口延长至肝管汇合处,在直视下经左右肝管开口处彻底清除各分支内的结石,同时切开狭窄的肝内胆管。肝胆管狭窄是肝内胆管结石外科治疗的障碍,80%的外科治疗失败是由此引起。肝内胆管结石患者约40%合并有肝胆管狭窄,在再次手术者中,其比例更高。针对肝胆管的解剖和如何从肝门显露第二、三级肝胆管。

目前常用的肝内胆管显露途径有:①肝门解剖;②肝中裂切开;③肝方叶切除。也有作者报道经8条入肝途径,即:①肝圆韧带;②胆囊床;③结石;④肝叶(段)切除;⑤右后叶胆管;⑥尾叶胆管;⑦左外叶胆管;⑧保留门静脉左支的左外叶胆管。充分显露肝门将1~3级肝管切开,邻近胆管的边缘拼合,组成巨大的胆管"腔",其形如"盆",取名胆管盆。同时将开口于右、左肝管后壁的狭窄胆管口扩张、成形。对变异胆管矫正、捷径手术,从而解除狭窄通畅引流。肝胆管盆绝大部分以一级肝门为核心。

操作时应注意:①将切开的邻近的胆管壁边缘拼合;②拼合胆管应无张力③线结打在盆外,保证内壁光滑;④在实际操作上,要显露一级胆管,一定要解剖肝门,剥离肝板。因此,通常也将一级胆管显露包括在肝门胆管手术中。显露肝胆管的基本技术,吴金术等总结十二字技术即"边缝""边扎""边切""边牵""穿刺""引导"。目的在于:①显露胆管;②止血;③保障手术野清楚,手术安全;④减少胆管壁的损伤。具体操作时应按顺序进行,遇胆管壁静脉曲张时,应遵循"边缝""边扎""边切""边牵"再切开的程序。缝扎一般是1号、4号圆形针。当胆管壁薄、胆管腔小时,应用3-0或4-0无损伤缝针线。缝线着力应均匀。根据切开、显露胆管的需要及时调整牵引线的方向。结石位于肝脏浅表部位者,经肝实质切开肝内胆管取出结石,放置T形管或做胆肠内引流术。胆肠内引流术一般较多采用肝管、肝总管或胆总管空肠Roux-en-Y吻合术,或间置空肠胆管十二指肠吻合术。近年来不少人还将胆管空肠吻合的一端空肠袢做成皮下盲袢,以便术后由此途径进行胆道镜检查或再次取石等治疗。奥狄括约肌成形术和胆总管十二指肠吻合术由于术后常发生严重的逆行感染,故近年来已较少应用于肝内胆管结石的治疗。对无法切开的右肝管二级以上分支的狭窄,可经胆管切口进行扩张,置入长臂T形管或U形管作支撑引流。此种引流管一般须放置1年以上。清除肝内病灶作肝叶切除手术,主要指左肝叶切除或左肝外侧叶切除。经肝断面的肝内胆管进一步清除结石,将肝断面的肝内胆管与空肠做Roux-en-Y式吻合术(即Longmire手术)。如同时右肝管伴有少许结石,还可做肝内外胆管空肠联合吻合术。对右肝内胆管结石,也有人做右肝叶切除术,但多数人认为此种手术创伤太大,不宜采用。因此,双侧肝内有广泛性多发性结石或右肝内胆管结石一般不做肝叶切除术,尽量取尽结石,做Roux-en-Y式胆管空肠吻合术。关于肝内胆管术后残余结石的治疗,近几年来较多采用纤维胆道镜经T形管窦道取石,其成功率可达90%以上。术后 6 周,拔除 T 形管,经 T 形管窦道放入胆道镜至胆管内,在直视下用取石篮取出结石。更有人报道经此途径用激光或液电碎石等方法将结石击碎后排出体外。由于肝内胆管结石多数为色素性钙结石,经 T 形管溶石疗法的疗效不够满意。肝内胆管结石的手术治疗很难彻底。故手术后需要长期服用利胆药物,对保证胆汁引流的通畅,促使残余结石的排出和减少结石的复发有重要作用。手术后不少患者仍会发生不同程度的梗阻和感染等症状,此时应给抗感染和利胆药物,并改善全身情况。如梗阻完全感染较严重时,仍须再次手术以解除梗阻,引流胆道和控制感染。

# 第八节　胆道寄生虫病

## 一、胆道蛔虫症

胆道蛔虫症是由于肠道内的蛔虫钻入胆道所致。蛔虫通常寄居在人体小肠的中下段,当机体因发热、妊娠等因素引起胃肠道功能紊乱,胃酸度降低、饥饿、驱虫不当时蛔虫便可因其寄生环境的变化而发生窜动,向上游动至十二指肠,加上蛔虫有钻孔习性,特别在胆总管出口处括约肌损伤后或括约肌收缩功能失调时,蛔虫更易钻入胆道。

### (一)临床表现

蛔虫进入胆道后,虫体造成机械刺激,可产生奥狄括约肌的强烈收缩或痉挛、特别在蛔虫部分进入胆道时,这种痉挛可更为剧烈。

临床上患者可有剑突下偏右的阵发性或钻顶样绞痛。当虫体蠕动停止或括约肌疲劳时,疼痛可完全消失。这种忽起忽止的绞痛反复发作,常使患者非常痛苦。虫体完全进入胆管后,这种绞痛又可变为缓和。蛔虫一般多停留在肝外胆管内,但也可深入肝内小胆管或胆囊内。入侵胆道的蛔虫数一般为 1～2 条,但也可多达数十条。进入胆管的蛔虫一般并不引起胆管梗阻,故临床上常不出现黄疸,也无明显感染征象,无腹部压痛或仅有轻压痛,这种症状与体征的不相符合是本症的特征表现。

其主要的并发症为急性胆道感染:可因虫体一次大量进入胆道,或虫体带入大量毒力较强的细菌(大多数为大肠埃希菌),临床上可出现急性胆道感染的表现,如寒战、发热和黄疸等,甚至急性梗阻性化脓性胆管炎的一系列临床表现。蛔虫进入胆道后,在肝内胆管炎症的基础上还可以引起肝脓肿和造成胆管壁溃破,以致胆道出血。如蛔虫影响了胰管开口的通畅,还可引起急、慢性胰腺炎。蛔虫进入胆道后,可自行退出胆管,或因环境不适宜而死亡。死亡的蛔虫可随胆汁排出胆道,但也可因脱落的蛔虫皮、虫卵或尸体等物质的残留,供作胆色素结石的核心。

### (二)诊断

根据患者突然出现的剧烈上腹绞痛和腹部体征较轻的不相符合的特点,且有吐蛔虫的病史,诊断常不困难。

B 超检查及 CT 检查常能显示胆总管内有蛔虫影,静脉胆道造影片上有时可见到胆管内有条状充盈缺损影,均有助于诊断和鉴别诊断。MRCP 及 ERCP 已应用于胆道蛔虫症的诊断,能清楚地了解胆管内有无蛔虫及其位置和数量。

### (三)治疗

绝大多数的胆道蛔虫症可通过非手术疗法得到治愈,但须彻底驱虫,以防复发。对少数伴有严重并发症者,如梗阻性化脓性胆管炎和胆道大出血须进行手术治疗。

1.非手术疗法

包括解痉镇痛,如注射阿托品或 654-2 等胆碱能阻滞剂,必要时可同时给予哌替啶以加强镇痛。利胆驱虫,常用 50%硫酸镁溶液口服,中药利胆排蛔汤(木香、陈皮、郁金、乌梅、川楝子、苦根皮,使君子肉、黄芩、生大黄和玄明粉等)或左旋咪唑作为肠道驱虫药。应用抗生素防治胆道感染。有人通过静脉胆道造影作随访观察,发现上述治疗可缓解症状,但仍有 1/3 患者的胆管内残留虫体,故必须再坚持治疗一段时间,以巩固疗效。并应用 B 超等检查,在确定胆道内蛔虫影已消失后,方可结束治疗。

近年来 ERCP 不仅应用于胆道蛔虫症的诊断还能进行有效的治疗,特别对一些虫体尚未完全进入胆道的病例,通过 ERCP 能直接看到留在胆道外的下半截虫体,可应用取石钳将虫体拉出胆道。治疗效果较上述非手术治疗更为确切。且可通过 ERCP 作胆道造影,了解有无胆管内遗留蛔虫或结石等。

2.手术疗法

对非手术治疗失败的患者,出现胆道大出血或胆道穿孔引起腹膜炎的患者可采取手术疗法,术后病情稳定后进行肠道驱虫治疗。

## 二、胆道中华分支睾吸虫病

中华分支睾吸虫病原在我国南方各省尤其是珠江三角洲区明显流行,与进食生鱼、生虾习惯有关,近年来由于卫生水平的提高,感染率已有下降趋势。

### (一)病因和病理

中华分支睾吸虫卵内含毛蚴,先后寄生于淡水螺(在第一中间宿主孵化成尾蚴)和鲤科淡水鱼,或人、其他哺乳动物进食污染的生鱼、生虾后,其中囊蚴经胃液作用而在十二指肠中脱囊,幼虫循胆总管至肝内胆小管发育成长,约 1 个月即成熟为成虫。成虫体形扁平,约(10～25)mmX×(3～5)mm 大小,雌雄同体,有时移居于较大胆管或胆总管,偶寄生于胰管。成虫所产的虫卵随胆汁进入十二指肠,最后随粪便排出体外。

寄生的成虫有数十条至数百条不在少见,成虫及其所分泌的分泌物和代谢产物可刺激胆管壁,引起胆小管柱状或囊状扩张,上皮细胞增生,管壁纤维增生,或发生腺瘤样或息肉样增生而致胆管狭窄。急性重度感染时有大量淋巴细胞和嗜酸性粒细胞浸润以及腺体增生,慢性感染时则有结缔组织增生。成虫移居于胆囊或胆总管后,则易引起感染和梗阻。虫卵、成虫遗骸以及脱落的细胞可组成结石核心,产生胆石症。肝细胞可呈营养不良,脂肪变性和萎缩,并发门脉性肝硬化者 9%。由于长期胆汁淤滞,可继发胆汁性肝硬化。近期已注意到这一胆道寄生虫病与肝胆管癌发生之间的关系。

### (二)临床表现和诊断

中华分支睾吸虫病多呈慢性起病,表现为上腹不适、腹胀、消化不良、倦怠乏力等非特异性症状,在后期则有肝硬化、胆管狭窄等征象。继发胆囊炎、胆管炎和胆石症时很难与一般胆囊炎和胆石症鉴别。诊断主要依据流行病史。直接涂片虫卵检查操作简便,但检出率低。成虫抗原皮内试验的阳性率可达95%。肝脏B超和核素等影像学检查无特异性诊断价值。

### (三)治疗

中华分支睾吸虫病是一内科疾病,外科治疗主要针对其继发症和并发症,如胆囊炎、胆道感染、胆道梗阻和胆石症等,但术后必须进行驱虫治疗,常用吡喹酮,总量100～150mg/kg,分为每次服20～25mg/kg,一天3次,连服2天,可获满意效果。

# 第九节　胆道系统肿瘤

## 一、胆囊良性肿瘤

### (一)病理

胆囊良性肿瘤临床上较少见,主要为腺瘤。其发病率国内外文献报道差别较大,约为0.2%～2.0%,占胆囊息肉样病变的3.6%～17%,多见于中老年妇女。胆囊的慢性炎症及结石的长期刺激和损伤所导致的胆囊上皮细胞异常增生可能是引起本病的主要原因。腺瘤可发生在胆囊的任何部位,以体、底部较为多见。多为单发,向胆囊腔内生长,直径约0.3～2.0cm不等,但多数小于1cm。约1/3患者为多发,少数患者的胆囊黏膜上可发生众多的乳头状腺瘤,称为乳头状瘤病。瘤体以蒂与胆囊壁相连或呈广基性隆起,呈绒毛状或桑葚状。质软、色泽不一,多与胆囊黏膜相近。组织学上可分为乳头状腺瘤、管状腺瘤和管状乳头状腺瘤。乳头状腺瘤较常见,为单个或多个,直径多小于1cm,常有蒂。光镜下见上皮呈乳头状,表面为单层柱状上皮,少数呈假复层状,具有结缔组织的中心柱,与周围正常的胆囊黏膜上皮移行较好。

管状腺瘤少见,肉眼观察其黏膜呈局部圆顶样隆起,直径多小于1cm。光镜下见肿瘤由许多紧密排列的腺体和腺管组成,内衬以高柱状或立方形上皮细胞,排列整齐。管状乳头状腺瘤则具有,上述两型腺瘤的组织形态。胆囊的其他良性肿瘤,如纤维瘤、脂肪瘤、血管瘤、平滑肌瘤、神经纤维瘤等则罕见。

胆囊息肉样病变(PLG)又称隆起性病变,是影像诊断学对所发现的突入胆囊腔内的隆起性病变的统称。它包括了多种胆囊良性或早期恶性的病变,如胆囊良性肿瘤、假性肿瘤和早期胆囊癌等,其中一部分并非真正的胆囊肿瘤。有此表现的疾病包括:①增生性病变:胆囊胆固醇性息肉、胆囊腺肌瘤、淋巴组织增生性息肉、原发性胆囊黏膜增生症等;②炎性病变:胆囊炎性息肉、黄色肉芽肿性胆囊炎等;③肿瘤性病变;胆囊的良性肿瘤(腺瘤、血管瘤、脂肪瘤、神经纤维瘤等)和早期恶性病变(腺癌等);④异位组织:胃黏膜、肠黏膜、胰、肝组织等的胆囊移位等。近年来,随着B超和CT等影像诊断技术的应用,胆囊息肉样病变的检出率明显增多,国内大宗流行病学报道在常规体检人群中PLG的检出率为0.9%。综合文献报道,B超的检出率可达1.0%～9.8%,其中胆固醇性息肉最多见,约占50%～87%。

胆囊腺瘤和腺肌瘤有恶变倾向,是胆囊癌的癌前期,常称其为胆囊癌相关性病变,其余的非肿瘤性息肉(胆固醇性息肉和炎性息肉等)则为非胆囊癌相关性病变(约占92%)。腺瘤和腺肌瘤多为单发,直径多数大于1cm;非肿瘤性息肉则大多数为多发,绝大部分直径小于1cm。这些病理学特征在决定治疗时有一定的参考价值。胆囊腺瘤经过腺瘤性增生到腺瘤细胞中、重度异型增生,最终恶变为癌,癌变率为6%~36%。胆囊腺肌瘤又称胆囊腺肌增生症,是以胆囊黏膜和肌纤维肥厚、罗-阿窦(R-A sinuses)数目增多、窦腔扩大并穿入肌层为特征的一种增生性疾病。病变通常位于胆囊底部,形成结节,癌变率约为3%~10%。其发病机制可能与胆囊内长期高压有关。病变区R-A窦扩大、增多并形成假憩室,可深达黏膜下层和肌层,窦隙内衬以柱状上皮,呈腺样结构,周围为增厚的平滑肌纤维所包绕。扩大、增多的R-A窦形成假憩室,内含黏液或胆砂、胆石,有管道与胆囊相连,故亦有胆囊憩室之称。病变分为弥散型、节段型和局限型,以局限型最为常见。

### (二)临床表现、诊断和治疗

胆囊良性肿瘤的症状与肿瘤的部位有关。位于底部、体部者一般无明显临床症状,大多于体检或其他疾病作B超检查时发现。位于颈部附近者可有上腹闷胀不适、隐痛,偶有脂餐后加重或绞痛发作,症状与慢性胆囊炎和胆石症难以区分。体检时大部分病例仅有右上腹部局限性轻压痛。合并急性感染时可出现急性胆囊炎的症状及体征。临床诊断基本上依赖影像学检查。B超是最实用和有效的检查方法,可见突入胆囊腔内的光团,其后方无身影,不随体位改变而移动位置。B超可显示病变的大小形态、内部结构、与胆囊壁的关系,并能鉴别有无结石并存。B超的诊断符合率可达90%以上,反复多次的超声检查还可提高诊断符合率。彩超的诊断价值更高,能观察光团内有无彩色血流,可与临床上最常见的胆固醇性息肉相鉴别。内镜超声(EUS)诊断的准确性明显高于普通超声,可高达98%。

EUS将胆囊壁分为三层:内层为高回声的黏膜及黏膜下层,中间为低回声的肌纤维层,外层为高回声的浆膜下层及浆膜层。EUS对鉴别肿瘤性与非肿瘤性息肉有较高的价值,胆固醇息肉轮廓呈颗粒状,内部为点状高回声,并可见清晰的三层囊壁。若EUS显示息肉轮廓呈结节状,内部为低回声,则多为肿瘤性息肉。当瘤体较小时,CT的检出率低,其诊断价值不如彩超和EUS。行CT增强扫描时,如瘤体有强化,则有助于胆囊肿瘤的诊断。当胆汁过分黏稠,或胆囊积脓,胆囊萎缩,尤其又伴有胆囊颈部结石时,B超可能会出现假阴性结果。此时行CT增强扫描对于鉴别与胆汁密度相近的肿瘤有特殊诊断价值。有文献报道,正电子发射计算机断层显像-CT(PET-CT)对胆囊息肉样病变的良、恶性鉴别有较高价值,但价格昂贵,临床应用少。

临床诊治的关键是如何从众多的胆囊息肉样病变中鉴别出胆囊的"肿瘤性病变",并识别出癌前病变或早期胆囊癌。各项检查方法尚不能区分其病理性质时,往往需经病理切片检查才能确诊。临床上要从两方面把关,其一是严格掌握手术指征。既不能因担心胆囊息肉有癌变可能而扩大手术指征,把很多非肿瘤性息肉患者的正常功能的胆囊切除,给患者带来不必要的损失。也要及时处理肿瘤性息肉,以免随后一旦发生癌变而错失手术良机。综合文献上各家报道,胆囊息肉样病变的手术指征为:①单发,直径1cm以上者;②年龄50岁以上,广基而单发的病变;③病变在短期内基底变宽,有增大趋势或病灶周围的黏膜有浸润、增厚表现;④合并胆囊疾病,如胆囊结石、急性或慢性胆囊炎,有明显临床症状者;⑤息肉较大、长蒂或胆囊颈部息肉,影响胆囊排空,有胆绞痛发作史者;⑥合并胆囊壁不规则增厚者。对于暂无手术指征者,因其仍有潜在恶变的可能,应定期随访观察。如发现病变发生变化,则应及时手术治疗。

把关之二是术中要正确处理。凡因胆囊息肉样病变而施行手术者,胆囊切下后应立即剖开检查,如病变像肿瘤者,均应送冰冻切片检查,不但要确定有无癌变,还要确定癌变的部位是腺瘤顶端还是基底部,以及是否发展为浸润性癌。对于癌变未突破黏膜层者,行单纯胆囊切除术即可达到较满意的效果。对于癌组织已突破黏膜基底膜或已有周围淋巴结肿大者,应按胆囊癌根治性切除原则处理。对单发、直径 15mm 以上或术前疑有恶变者,施行胆囊切除术时,应将胆囊和胆囊床上的纤维脂肪组织一并切除并送病理检查。术中还应细心操作,避免胆囊破损胆汁外溢而增加癌肿播散的机会。

## 二、胆囊癌

胆囊癌的症状隐蔽且不典型,不易为患者所关注,因此待诊断明确时,其病情已多属中、晚期,根治机会不多,故应加强本病的早期诊治。

### (一)发病率

胆囊癌少见,多在剖腹手术时意外发现,缺少大宗病例的发病率统计。据我国 20 世纪 90 年代末统计,胆囊癌约占尸检病例的 0.2%～1.0%,或占胆道手术病例的 0.8%～3.3%。我国广大地区的胆囊癌的发病率明显低于胆管癌,尤在胆管疾病多发地区,如胆管炎者。胆囊癌以女性多见,男女比率为 1∶(2～5)。好发于 60 岁以上患者。

### (二)病因

胆囊癌的病因尚不清楚。据流行病学调查资料统计,与胆囊癌发病相关的危险因素有年龄、性别、种族、饮食、激素、细菌感染、胆囊结石等。在日本,人们注意到"油腻食物爱好者"可增加胆囊癌的危险性。Kowalewski 报道,给仓鼠口服亚硝基胺可诱发胆囊癌,同时在胆囊内植入人工胆固醇晶体结石,胆囊癌的发病率高出 10 倍以上。较多的学者报道,消化道内存在的或胆囊感染中的厌氧菌—梭状芽孢杆菌,能使胆酸脱氧而转化为去氧胆酸和石胆酸,两者与致癌物质多环芳香烃的结构相似。Moosa 等提出,胆囊结石合并感染时,细菌作用于胆汁,可产生胆蒽和甲基胆蒽,为强烈的致癌物质,能诱发胆囊癌。Fortner 将甲基胆蒽注入狗的胆囊内,结果引发胆囊癌。由此可见,某些化学性物质的致癌作用不容忽视。胆囊慢性炎症使黏膜上皮发生反复损伤－再生修复－上皮异形化－癌变的过程,这是胆囊癌发生的又一种推理。

胆囊结石与胆囊癌的关系则更引起人们关注。胆囊癌合并胆囊结石的发生率为 25%～95%,多数在 50%～70% 之间,而胆囊结石病例中有 1%～6.3% 合并胆囊癌。其机制可能为结石长期刺激胆囊黏膜导致慢性炎症和癌变,也可能导致胆囊排空障碍和胆汁淤滞,加上细菌感染等因素,使胆酸转化成有致癌作用的物质。胆囊腺瘤、腺肌瘤、胰胆管连接异常、瓷性胆囊均易伴发胆囊癌,已取得人们共识。

### (三)病理

主要为腺癌,鳞癌、鳞腺癌少见。

早期胆囊癌为黏膜息肉样病变,直径绝大多数超过 10mm,以单发为主,多位于胆囊颈部。中期胆囊癌向胆囊壁内浸润性生长,胆囊壁局部增厚,质地僵硬。切面见肿瘤处黏膜已破坏;壁内有灰白色实质性脆性组织病灶。有时癌肿沿囊壁环状浸润生长,使胆囊腔呈葫芦样。有时癌肿呈蕈状向腔内生长,或呈乳头状,像菜花样充满胆囊腔。晚期胆囊癌则穿破胆囊浆膜面,向周围肝实质浸润性生长,或累及肝、胆总管致梗阻性黄疸,或浸润十二指肠、结肠肝曲、腹壁。

在组织学上大多数胆囊癌属腺癌,5%～20%为未分化或分化不良型癌。按癌细胞分化程度的差异,可分为高、中、低分化腺癌。根据肿瘤病理学形态结构的特点可分为硬化型癌、乳头状癌、胶样癌和鳞癌。

许多研究表明,肿瘤预后除与癌细胞的分化程度和形态结构有关外,瘤细胞的生物学行为和肿瘤进展情况均显著地影响患者的预后。根据肿瘤侵犯深度和有无转移,Nevin 于 1976 年将胆囊癌分为五期:

Ⅰ期:肿瘤仅侵犯黏膜层的原位癌。

Ⅱ期:肿瘤侵犯到黏膜下和肌层。

Ⅲ期:肿瘤侵犯至胆囊壁全层,但尚无淋巴结转移。

Ⅳ期:胆囊壁全层受累及,合并胆囊管周围淋巴结转移。

Ⅴ期:肿瘤侵犯至肝或其他脏器伴胆总管周围淋巴结或远处转移。

根据癌细胞的分化程度分为三级:Ⅰ级为分化良好,Ⅱ级为中度分化,Ⅲ级为分化不良。

胆囊癌的恶性程度较高,具有生长快和转移早的特点。胆囊癌淋巴转移发生极早,肿瘤位于黏膜层时约 60%即可发生转移,其发生率随肿瘤侵犯深度增加而上升,其总发生率为 25%～85%。胆囊淋巴回流一般不上行至肝门部,累及肝门部者均属晚期肿瘤。肝脏转移亦是最常见的方式,发生率为 65%～90%。原发病灶经胆囊床直接侵犯肝实质,或肿瘤细胞经胆囊深静脉回流至肝方叶,表现为近原发病灶处肝内局部肿瘤形成,伴或不伴卫星结节。癌肿亦可沿胆囊颈管下行至胆总管,在颈部和胆总管内壁种植,造成梗阻性黄疸。有时癌肿阻塞了胆囊管后可继发感染,产生急性胆囊炎,很难与急性结石性胆囊炎相鉴别。此外,癌肿尚可经神经、腹膜或向更远处转移。

(四)临床表现

早期胆囊癌缺乏临床症状,往往在 B 超检查后发现胆囊隆起性病变才引起医师和患者的注意。出现临床症状时主要有中上腹及右上腹隐痛、胀痛、不适、恶心、呕吐、嗳气、乏力、食欲缺乏等,一旦出现右上腹包块、黄疸、腹腔积液、消瘦等症状,提示已属晚期。国内邹声泉等对 430 例胆囊癌调查分析表明,临床症状表现为上腹痛者占 87%,恶心、呕吐者占 31%,黄疸者占 31%,消瘦者占 28%,右上腹包块者占 22%,低热者占 19%。因半数以上的胆囊癌伴有胆囊结石,结石性胆囊炎的症状有时掩盖了胆囊癌的表现,甚至发生急性胆囊炎,切除的胆囊经病理切片检查才发现为胆囊癌。当胆囊管阻塞或癌肿累及肝脏或邻近器官时,有时可在右上腹扪及坚硬肿块。如癌肿侵犯十二指肠,可出现幽门梗阻症状。当癌肿直接累及肝外胆管或发生胆管转移时,可出现梗阻性黄疸。

(五)诊断

对胆囊癌的早期诊断首推超声检查,B 超扫描检出胆囊的最小病变直径为 2mm,能对胆囊内隆起性病变的大小、部位、数目、内部结构及其与胆囊壁的关系清楚显示。凡病变大于 10mm,形态不规则,基底宽,内部回声不均,呈单发性或合并有结石,有自觉症状者应高度怀疑早期胆囊癌。彩超能检测到胆囊癌块及胆囊壁的彩色血流,并测及动脉频谱,可与最多见的胆固醇性息肉相鉴别。内镜超声则经胃或十二指肠壁观察胆囊壁情况,图像更为清晰。超声扫描还可引导细针穿刺进行细胞学检查。中晚期胆囊癌 B 超检查时则更容易被发现。胆囊癌的声像图可分为 5 型,即小结节型、覃伞型、厚壁型、实块型和混合型。超声扫描还是随访病变大小变化最简易的手段。

CT 扫描是胆囊癌重要的诊断手段。厚壁型胆囊癌常呈局限性,不对称、不规则增厚,增强时扫描均匀程度不如慢性胆囊炎。结节型胆囊癌可见突入胆囊腔内的结节,多发或单发。结节的基底部与胆囊壁呈钝角,结节局部的胆肝界面的囊壁增厚,增强扫描时结节影明显强化或不均匀强化。肿块型胆囊癌整个胆囊腔闭塞,平扫时肿瘤组织密度为 30～50Hu,与附近组织比较呈低密度,增强后肿瘤强化。合并胆囊结石尚可显示肿瘤内的结石影。CT 扫描还能显示胆囊癌浸润肝实质的深度、范围,肝内转移病灶、肝内胆管是否扩张以及肝十二指肠韧带周围淋巴结有无肿大等。

口服胆囊造影对早期胆囊癌的发现率低,对中晚期胆囊癌则胆囊常不能显示。如能显示罗-阿窦,则可提示为腺肌瘤。对中晚期胆囊癌,经内镜逆行胰胆管造影(ERCP)可确定肝外胆管是否受累及。选择性肝动脉造影对早期胆囊癌诊断并不敏感,因为一旦发现肿瘤血管已多属晚期。血清 CA19-9 值的显著增高,也可做为一项辅助诊断指标。

术中探查是诊断胆囊癌的重要手段。因为不少胆囊癌病例缺乏特异性症状,术前未做出确诊,多因胆囊结石或胆囊息肉作胆囊切除时才发现为胆囊癌。因此,手术医师应常规检查每一个胆囊切除标本,先观察胆囊的大体轮廓有无异常;然后按摸胆囊壁有无局限性增厚区、有无硬结或肿块;最后剖开胆囊壁,观察黏膜是否光滑,有无隆起样病变,疑为肿瘤时取病灶组织做冰冻切片或快速石蜡切片检查,根据结果作相应的处理。

### (六)治疗

应采用综合治疗。目前,手术仍列为首选的确定性治疗方法。即便是 Nevin Ⅴ 期患者,只要没有腹腔积液、低蛋白血症、凝血障碍和心、肺、肝、肾功能障碍,也不应放弃手术探查的机会。

**1.根治性手术**

对早、中期胆囊癌施行胆囊连同胆囊床深度达 2cm 的肝组织切除,淋巴结清扫范围包括肝门横沟以及肝十二指肠韧带、肝总动脉、腹腔干和胰头周围淋巴结。如已有胆总管旁或腹腔干周围淋巴结转移者,清除范围应扩大之后腹膜区域,即同时清扫 16a1、16a2 及 16b1 组甚至16b2 组淋巴结及其周围结缔组织。

**2.扩大根治性切除术**

适用于 Nevin Ⅴ 期胆囊癌患者。手术方式视癌肿累及的脏器不同而异。如侵犯肝实质较浅,可附加施行肝Ⅳ、Ⅴ段下段切除。如侵犯肝实质较深、较广,可施行右半肝或右三肝叶切除术;如累及肝外胆管、结肠、十二指肠、则将受累及的器官部分切除,必要时甚至施行胰十二指肠切除术。因最终疗效仍存在争论,对体力较差的患者慎用。

**3.姑息性手术**

为解除梗阻性黄疸,可切开肝外胆管,于左、右肝管内置入记忆合金胆道内支架,或术中穿刺胆管置管外引流。为解除十二指肠梗阻,可施行胃空肠吻合术。

4.化学治疗

胆囊癌的化疗效果不佳,常用的化疗药物有表柔比星、多柔比星(ADM)、丝裂霉素(MMC)、顺铂、氟尿嘧啶(5-氟尿嘧啶)及亚硝基尿素等。可经静脉给药,或在术中于胃十二指肠动脉内置放药泵后给药。术中取小块癌组织进行化疗药物敏感性测定(如 MTT 法),可指导化疗药物的选择。

5.放射治疗

胆囊癌对放疗有一定的敏感性,故手术可辅加放疗。方法有术前、术中、术后放疗以及经PTCD 导管实施腔内照射。

6.介入疗法

胆囊癌已失去手术机会时,尚可采用介入性胆道引流术,经皮、经肝或经十二指肠乳头置入镍钛形状记忆合金胆道内支架解除梗阻性黄疸。采用介入性肝动脉插管进行区域动脉灌注化疗。

(七)预后

目前胆囊癌的预后仍很差,5 年生存率为 7.1%～40.2%,60%以上的患者可死于 1 年之内。早期诊断和综合治疗有所进步可望改善预后。

## 三、胆管良性肿瘤

胆管良性肿瘤相当少见,其中以乳头状瘤为多见,其次为腺瘤和囊腺瘤,纤维瘤、平滑肌瘤、神经鞘瘤等则更罕见。乳头状瘤有可能发生恶变,一般为单发性,少数为多发性,称为乳头状瘤病。

### (一)临床表现

一般无症状,只有当肿瘤长到足以造成胆管梗阻时才会出现症状。此时可有上腹部疼痛、黄疸和出现胆管炎等症状。早期诊断较困难。在肿瘤较大时,静脉胆道造影片中可见胆管内有充盈缺损,造影剂有排空延迟现象。X 线胃肠钡餐检查有时可见十二指肠乳头处有增大现象。CT 检查有时可见胆管腔内肿瘤,增强后瘤体强化。诊断主要依靠手术探查后明确。瘤体处胆管有扩张,内扪及质软可推动的肿物。术中胆道镜检查能见到肿瘤全貌,但必须作冰冻切片或快速石蜡切片检查,才能与恶性肿瘤相鉴别。

### (二)治疗

治疗原则应将胆管局部切除,以免术后复发。位于高位胆管者,切除后如胆管重建有困难,可考虑作肝方叶切除,以利肝胆管显露和行胆肠吻合。位于肝、胆总管游离段者,可做胆管、对端吻合、T 管支撑引流,或胆管空肠 Roux-Y 吻合。位于壶腹部者,可切开 Oddi 括约肌作肿瘤局部切除。如肿瘤位于胆总管胰腺段,难以作胆总管局部切除,则只能作胰十二指肠切除术。

## 四、胆管癌

### (一)病因

胆管癌的发病率在逐年上升。患者的年龄大多在 50～70 岁,男性与女性的比例为(2～2.5):1。其病因尚不清楚。文献报道,先天性胆管扩张症、溃疡性结肠炎、家族性结肠息肉病、中华分支睾吸虫病患者的胆管癌发生机会比一般人群高得多。口服亚硝胺类化学物质可诱发仓鼠的胆管癌,如同时伴有胆道不完全性梗阻,则胆管癌发生率更高。甚至在行胆管空肠Roux－Y吻合术、Oddi括约肌成形术后,由于肠内容物及细菌逆流入胆管内,长期反复感染和机械性损害亦可导致胆管黏膜上皮增生、癌变。另外,胆管腺瘤亦可癌变。据上海市胆道癌临床流行病学调查资料,既往有胆囊炎病史者胆管癌的危险性升高,调整的比数比(OR)为1.9(95％CI=1～3.3)。肝硬化者胆管癌的危险性明显增加,OR为3(95％ CI=1～9.1)。在我们的另一项研究中发现,胆管癌与乙型肝炎病毒感染密切相关。

### (二)病理

胆管癌是指发生在左右肝管直至胆总管下端的肝外胆管癌。按其发生部位,可分为:①上段胆管癌,或称高位胆管癌、肝门胆管癌。肿瘤位于肝总管、左右肝管及其汇合部。位于后者部位的癌肿又称 Klatskin 瘤。②中段胆管癌。肿瘤位于胆囊管水平以下、十二指肠上缘以上的胆总管。③下段胆管癌。肿瘤位于十二指肠上缘以下、Vater 壶腹以上的胆总管。其中以上段胆管癌为最多见,占胆管癌的 43％～75％。

胆管癌可分为乳头型、结节型、硬化型和弥散型。肿瘤可以多中心和伴发胆囊癌。乳头型肿瘤呈菜花样向腔内生长,扩张的胆管壁薄,隔着胆管壁能扪及质软肿瘤,稍能推动。结节型肿瘤呈结节状凸向胆管腔,管腔不规则狭窄,胆管壁稍增厚。硬化型肿瘤最为常见,呈一生姜样质硬肿块,剖面灰白色或淡黄色,胆管壁极度增厚,中央仅见纤细腔道,甚至完全闭锁,与正常胆管交界处呈漏斗样缩窄,有时肿瘤沿黏膜向近或远端胆管浸润延伸,黏膜增厚和发白处即为肿瘤组织。弥散型肿瘤的胆管壁广泛增厚,呈一条索状管道结构。

镜检时,胆管癌大部分是分化良好的有黏液分泌的腺癌,甚至在其转移灶中有时也很难找到腺体及细胞的异形。癌细胞呈腺泡状、小腺腔、腺管状或条索状排列。癌细胞为柱形,核长卵型,浅或深染,异型性不大。同一腺腔中细胞异质性,核质比例升高,核仁明显,间质和周围神经浸润。腺腔周围的间质富于细胞,并呈同心圆排列,这些都是胆管癌的重要特征。其中,正常的腺上皮和那些核大、核仁明显的腺上皮存在于同一腺腔中最具有诊断价值。硬化型胆管癌伴有明显纤维化。部分胆管癌伴有神经内分泌分化,这种癌的预后较差。胆管癌可向肝十二指肠韧带旁、肝总动脉与腹腔动脉周围淋巴结转移,亦可向胰头后和肠系膜上动脉周围淋巴结扩散,肝转移亦较多见,但较少发生远处转移。

肝门胆管癌由于占胆管癌患者的大多数及解剖部位特殊,特别引人关注,1975 年Bismuth－Corlette 将肝门胆管癌分为 4 型:Ⅰ型,肿瘤位于肝总管,未侵犯汇合部;Ⅱ型,肿瘤累及汇合部,未侵犯左右肝管;Ⅲ型,肿瘤已侵犯右肝管(Ⅲa 型),或左肝管(Ⅲb 型);Ⅳ型,肿瘤已侵犯左右双侧肝管。这种分型法对肝门胆管癌的手术方案有指导作用。由于淋巴结转移是影响胆管癌预后的重要因素,1997 年国际抗癌协会(UICC)颁布的恶性肿瘤 TNM 分类标准中,肝外胆管癌的肿瘤分期标准为:

0 期:$T_{is}N_0M_0$。

Ⅰ期:$T_1N_0M_0$。

Ⅱ期:$T_2N_0M_0$。

Ⅲ期:$T_1N_{1\sim2}M_0$;$T_2N_{1\sim2}M_0$。

Ⅳ期 A：$T_3N_{0\sim2}M_0$。

Ⅴ期 B：任何 $TN_{0\sim2}M_1$。

### (三)临床表现

胆管癌早期缺乏特异性临床表现，仅出现中上腹胀、隐痛、不适、乏力、食欲缺乏、消瘦等症状。当出现尿色加深、巩膜与皮肤黄染时，部分患者因伴有 ALT 轻度升高，易误诊为肝炎而进入传染病病房治疗。部分患者有胆石病史，可出现中上腹绞痛，伴畏寒、发热等症状，甚至已行胆道手术，术中发现有胆管狭窄而仅放 T 形管引流，再次手术时取狭窄处胆管壁活检，才发现为胆管癌。少数患者在 ERCP 时发现扩张的胆管内有充盈缺损，酷似结石，肿瘤较大时也可不出现黄疸。大多数患者表现为黄疸进行性加深，尿色深如红茶，大便呈陶土色，伴皮肤瘙痒。经 B 超、CT 等检查，发现有肝内胆管扩张、肝大。肝功能检查结合胆红素和总胆红素明显升高，碱性磷酸酶和血清总胆汁酸值升高，才考虑为胆管癌而做进一步检查。上段胆管癌患者，胆囊一般萎缩，当癌肿累及胆囊管致阻塞时，胆囊亦可积液肿大。中段和下段胆管癌患者，胆囊一般肿大。上段胆管癌起先来自左或右肝管时，首先引起该侧肝管梗阻、肝内胆管扩张、肝实质萎缩和门静脉支的闭塞，门静脉血流向无梗阻部位的肝脏内转流，该肝叶便增大、肥厚，可产生肝叶肥大-萎缩复合征。

### (四)诊断

当患者有上述临床表现，B 超检查发现肝内胆管扩张，而肝外胆管未发现结石或无胆道疾病既往史，应对胆管梗阻的部位和性质作做一步检查。彩超有时可在胆管梗阻部位测及肿瘤及肿瘤内彩色血流，并测及动脉频谱，可与结石相鉴别；尚可观察肝动脉、门静脉血流情况，以判断肿瘤是否侵犯血管。

PTC 能清楚地显示梗阻近端胆管扩张，胆管断面呈截断征、鸟嘴征、不规则狭窄等各种形态，有时可见扩张的胆管内有圆形、椭圆形或结节状充盈缺损。PTC 的缺点是当左、右肝管被肿瘤分割时，右侧肝内胆管容易显示，左侧显示较差。如采用多点穿刺，则增加出血、胆漏的发生率。PTC 主要显示胆管腔情况，不能显示胆管壁的情况，就难以与胆管的其他狭窄性病变作鉴别诊断。

在胆管腔完全堵塞时，ERCP 仅能显示梗阻远端胆管情况。如胆管高度狭窄，造影剂加压进入肝内胆管，又容易引起重症胆管炎。

CT 是目前常用的检查方法，能显示梗阻近端的胆管扩张、肝内转移病灶和区域淋巴结肿大，尚能显示胆管壁增厚或胆管腔内肿瘤，增强后胆管壁和肿瘤能强化。CT 的缺点是对肝门部软组织分辨率差，不能显示完整的胆道树图像，对肝门胆管癌切除可能性的术前评估帮助不大。

采用经 PTC、PTCD 或 ENBD 导管在胆道内注入复方泛影葡胺后行螺旋 CT 胆道成像，可三维重建胆道树图像，结合螺旋 CT 门脉血管成像，可判断门脉血管受累及的情况，为判断肿瘤能否切除提供多方面的资料。

MRI 可采用不同的扫描序列和成像参数，对肝门部软组织的分辨率高于 CT，不但能显示扩张胆管的形态，还可提供胆管内肿瘤、胆管壁情况以及肝内有无转移等信息。采用磁共振胆道成像技术，不需要注射造影剂、不受胆管分隔的影响、无创伤性、无放射性、不需要依赖有专门经验的医师,且易于被患者接受,安全性好,无并发症。再结合磁共振门脉血管成像,观察肿瘤是否侵犯门静脉。这是目前影像学诊断技术的最佳选择。

肿瘤相关抗原检测是诊断胆管癌的另一条途径。血清 CA19－9 值的显著升高对胆管癌有一定的诊断价值,但在胆道感染时,胆管良性病变患者的 CA19－9 值亦可显著升高。因此,术前宜在胆道感染得到控制的情况下检测血清 CA19－9 值。对胆管癌,血清 CA242 的敏感性较 CA19－9 低,但特异性比 CA19－9 高。CA50 诊断胆管癌的敏感性可达 94.5%,但特异性只有 33.3%。国内梁平报道,从人胆管癌组织中提取、纯化出一种胆管癌相关抗原(CCRA),建立了血清 CCRA 的 EUSA 检测法,对胆管癌的诊断敏感性达 77.78%,特异性达 75%。

胆汁脱落细胞检查诊断胆管癌的阳性率太低,仅 6%～27%。经 ERCP 内镜刷洗物或经 PTCD 刷洗物细胞学检查,阳性率可有所提高,但癌细胞播散、并发胆道出血、胆漏、胆道感染的机会增加,故这些方法并不实用。

**(五)治疗**

由于胆管炎性狭窄、畸形、结核、硬化性胆管炎、转移性癌肿、肝癌胆管癌栓都可产生与胆管癌相同的临床表现,故只要患者能耐受手术,宜进行剖腹探查,必要时经术中冰冻切片或快速石蜡切片检查以明确诊断。在未经手术探查和病理证实之前,不能随便下胆管癌的诊断,不能轻易下肿瘤不能切除的结论,也不能随便放置记忆合金胆道内支架。

**1.手术治疗**

胆管癌应以手术治疗为主,目的是切除肿瘤和恢复胆管的通畅。对下段胆管癌和中段胆管癌累及胰腺者应行胰十二指肠切除。对中段胆管癌且局限者可行胆管部分切除、胆管空肠 Roux－Y 吻合术。对肝门胆管癌应取积极手术治疗的态度,只要没有手术禁忌证,均应行手术探查。Wetter 在讨论 Klatskin 瘤的鉴别诊断时指出,发现有 31% 的假阳性率。因此他认为,在无病理证据情况下,不要认为预后不佳而过早地去下肿瘤不可治愈或不能切除的决定。肝门胆管癌的手术方式有:

(1)肝门胆管癌根治性切除术:实施肝门胆管癌骨骼化切除,将包括肿瘤在内的肝、胆总管、胆囊、部分左右肝管以及肝十二指肠韧带内除血管以外的所有软组织整块切除,将肝内胆管与空肠做 Roux－Y 吻合。

(2)肝门胆管癌扩大根治性切除术:视肿瘤累及肝管范围的不同或是否侵犯血管,在肝外胆管骨骼化切除的同时,一并施行左半肝、右半肝或尾叶切除,门静脉部分切除、修补,或整段切除后血管重建。

(3)肝门胆管癌姑息性部分切除术:手术包括肝门胆管癌部分切除、狭窄肝管记忆合金内支架植入、肝管空肠 Roux－Y 吻合、胃十二指肠动脉插管、药泵皮下埋置。

这样做利于切开狭窄的肝管,充分发挥内支架的作用,减少癌瘤体积,为术后综合治疗提供方便,比如可切取小块癌组织进行化疗药物敏感性测定,挑选注入药泵的化疗药物。

(4)肝门胆管癌姑息性减黄引流术:手术方式有:保存肿瘤的肝管空肠 Roux－Y 吻合术,间置胆囊肝管空肠 Roux－Y 吻合术,肝管置管内引流或外引流术,经 PTCD 或 ERCP 记忆合金胆道内支架植入等。

金属胆道内支架的应用实践说明：①金属支架也会被胆泥堵塞（一般可用1年左右）；②植入胆道后不能再取出；③植入下段胆管后可发生反流性胆管炎、十二指肠不全梗阻和穿孔；④肿瘤可经网眼长入管腔。因此，放置金属胆道支架的指征为：①肝癌累及肝门部胆管、肝门胆管癌行姑息性胆道引流时；②胆囊癌累及肝门部胆管伴腹腔积液或肝内转移；③胃肠道和腹腔癌肿肝门部转移。下列情况则不放置金属胆道内支架：①胆管良性病变，如炎症、畸形、损伤等；②胆总管中、下段和壶腹部病变性质不明而又无手术禁忌证者。

**2.放疗与化疗**

胆管癌尚可采用术中放疗，术后定位放疗及经导管内照射，尤其适用于对化疗疗效较差的硬化型胆管癌。根据我们对胆管癌的化疗药敏试验结果，化疗敏感性依次为：EADM62.1%，CP 58.6%，MMC 51.7%，ADM 48.2%，DDP 48.2%，5FU 24.5%，MTX 3.4%。

**3.术后综合治疗**

胆管癌的手术切除范围有限，胆管切端累及、区域淋巴结清扫不彻底的情况较常见。因此，术后宜辅助化疗，静脉给药或行区域动脉灌注化疗。患者带T形管引流者，采用SFU胆道灌注，也有一定的疗效。

术后肿瘤复发或胆泥堵塞胆道内支架致梗阻性黄疸者，只要患者情况尚可，可分别不同情况，经ERCP或PTCD途径，再次疏通或引流胆道，以延长患者的生存期。

**(六)预后**

胆管癌的疗效仍差。据上海市胆道癌研究协作组资料统计，仅26.2%的患者获根治性切除的机会，术后1年、2年、3年、5年生存率分别为58%、40%、28.3%和11.1%。除乳头状腺癌和腺瘤癌变的近期疗效较好外，其余病理类型者绝大多数在近期内死亡。行姑息性引流术的大多数患者在术后1年内死亡。不论采用何种内支撑法解除胆道梗阻，平均生存期均为7个月左右。提高早期诊断率和手术切除率，加强术后的综合治疗，有望进一步提高胆管癌的疗效。

# 第九章　血管外科疾病

## 第一节　血栓闭塞性脉管炎

血栓闭塞性脉管炎（TAO）是一种以周围血管炎症和闭塞为特点的疾病，主要累及四肢中、小动静脉，尤以下肢为甚。绝大多数患者为青壮年男性吸烟者。

此病曾称为 Buerger 病。尽管有学者曾提出血栓闭塞性脉管炎是动脉硬化性闭塞症的早期表现，但大多数学者仍认为血栓闭塞性脉管炎是不同于动脉硬化性闭塞症的一种独立的疾病。

血栓闭塞性脉管炎的病因至今尚不清楚，一般认为与吸烟、寒冷、潮湿、外伤、感染、营养不良、激素紊乱、遗传、血管神经调节障碍及自身免疫功能紊乱有关。血栓闭塞性脉管炎主要累及肢体的中、小动静脉。以下肢胫前动脉、胫后动脉、腓动脉、足背动脉和趾动脉最为多见，也可累及上肢桡动脉、尺动脉和指动脉，较少累及较大的动脉如股动脉和肱动脉。伴行静脉和浅表静脉也可累及，但程度较轻。累及心、脑、肠、肾等内脏的血管较罕见。

病理改变的特点是血管全层非化脓性炎症，管壁结构仍然完整。病变呈节段性，节段之间有内膜正常的管壁。病变血管有广泛内皮细胞增生和全层成纤维细胞增生及淋巴细胞浸润。早期即有血栓形成，血栓内含有许多内皮细胞和成纤维细胞。后期血栓机化并伴细小的再管化。病变后期，动脉周围广泛纤维化，常包绕静脉和神经形成纤维条索。受累静脉的病理变化与动脉相似。血管壁的交感神经可发生神经周围炎、神经退行性变和纤维化。血管闭塞的同时，虽可逐渐建立侧支循环，但常不足以代偿。

血栓闭塞性脉管炎的病理生理变化可归纳为中、小血管炎症所产生的局部影响和动脉闭塞所引起的肢体供血不足两个方面。

### 一、临床表现

#### （一）疼痛

疼痛是本病最突出的症状。病变早期，由于血管痉挛，血管壁和周围组织神经末梢受到刺激而使患肢（趾、指）出现疼痛、针刺、烧灼、麻木等异常感觉。随着病变进一步发展，肢体动脉狭窄逐渐加重，即出现缺血性疼痛。轻者行走一段程以后，患肢足部或小腿胀痛，休息片刻疼痛即能缓解，再次行走后疼痛又会出现，这种现象称为间歇性跛行。产生间歇性跛行的机制一般认为是血液循环障碍时，肌肉运动后乳酸等酸性代谢产物积聚，刺激局部神经末梢引起疼痛。也有学者认为，动脉狭窄或闭塞后，动脉压降低，肢体运动时，肌肉收缩所产生的压力超过肌肉内动脉的压力，使局部血流显著减少，从而引起患肢疼痛。重者即使肢体处于休息状态，疼痛仍不能缓解，称为静息痛。此时疼痛剧烈、持续，尤以夜间为甚。患肢抬高疼痛加重，下垂后则略有缓解。患者常屈膝抱足而坐，或将患肢下垂于床旁，以减轻患肢疼痛，形成血栓闭塞性脉管炎的典型体位。一旦患肢发生溃疡、坏疽、继发感染,疼痛更为剧烈。

### (二)发凉、皮温降低

患肢发凉、怕冷,对外界寒冷敏感也是血栓闭塞性脉管炎常见的早期症状。随着病情的发展,发凉的程度加重,并可出现动脉闭塞远端的肢体皮肤温度降低。

### (三)皮肤色泽改变

患肢缺血常使皮肤呈苍白色,肢体抬高后更为明显。下述试验有助于了解肢体循环情况:

1.指压试验

指压趾(指)端后观察局部皮肤或甲床毛细血管充盈情况,如果松开后5秒皮肤或甲床仍呈苍白色或淤紫色,表示动脉供血不足。

2.肢体抬高试验

抬高肢体(下肢抬高70°～80°,上肢直举过头),持续60秒,如存在肢体动脉供血不足,皮肤呈苍白或蜡白色。下垂肢体后,皮肤颜色恢复时间由正常的10秒延长到45秒以上,且颜色不均呈斑片状。肢体持续处于下垂位时,皮肤颜色呈潮红或淤紫色。

3.静脉充盈时间

抬高患肢,使静脉排空、瘪陷,然后迅速下垂肢体,观察足背浅表静脉充盈情况,如果静脉充盈时间大于15秒,表示肢体动脉供血不足。此外,部分患者受寒冷刺激或情绪波动,可出现雷诺综合征,表现为指(趾)皮肤苍白、青紫、潮红的间歇性改变。

### (四)游走性血栓性浅静脉炎

40%～50%的血栓闭塞性脉管炎患者发病前或发病过程中可反复出现游走性血栓性浅静脉炎。急性发作时,肢体浅表静脉呈红色条索、结节状,伴有轻度疼痛和压痛。2～3周后,红肿疼痛消退,但往往留有色素沉着。经过一段时间,相同部位或其他部位又重新出现。因此,游走性血栓性浅静脉炎常是血栓闭塞性脉管炎的前驱表现。

### (五)肢体营养障碍

患肢缺血可引起肢体营养障碍,常表现为皮肤干燥、脱屑、皲裂,汗毛脱落、出汗减少,趾(指)甲增厚、变形、生长缓慢,肌肉萎缩、肢体变细。严重时可出现溃疡、坏疽。溃疡、坏疽常先出现在趾端、甲旁或趾间,可因局部加温、药物刺激、拔甲、损伤等因素诱发。开始多为干性坏疽,继发感染后形成湿性坏疽。根据溃疡、坏疽的范围可分为三级。Ⅰ级:溃疡、坏疽局限于趾(指)部;Ⅱ级:溃疡、坏疽超过跖趾(掌指)关节;Ⅲ级:溃疡、坏疽超过踝(腕)关节。

### (六)肢体动脉搏动减弱或消失

根据病变累及的动脉不同,可出现足背动脉、胫后动脉、腘动脉或尺动脉、桡动脉、肱动脉等动脉搏动减弱或消失。但需注意,约有5%的正常人足背动脉先天性阙如而不能扪及搏动。尺动脉通畅试验(Allen试验)可鉴别尺动脉搏动未扪及者动脉体表位置解剖变异和动脉闭塞。方法是抬高上肢,指压阻断桡动脉后,重复握拳数次,促使静脉回流。然后将手放至心脏水平,如果尺动脉通畅,手指和手掌皮肤迅速转为粉红色(40秒内)。反之,只有解除桡动脉指压后,皮色才能恢复正常。尺动脉通畅试验还可了解尺动脉搏动存在者,尺动脉远端通畅情况。方法同上,如持续指压阻断桡动脉后,手指保持苍白色,提示尺动脉远端闭塞。应用同样原理,可以了解桡动脉有无闭塞性病变以及桡动脉远端通畅情况。

## 二、诊断

诊断血栓闭塞性脉管炎不难,但应进一步明确动脉闭塞的部位、范围、性质、程度以及侧支循环建立情况。

### (一)皮肤温度测定

在一定室温(15～25℃)条件下,肢体温度较对侧相应部位下降 2℃以上,表示该侧肢体血供不足。

### (二)红外线热像图

红外线热像仪能探测到肢体表面辐射的红外线,并转换成热像图。同时,可用数字表示各采样点的温度。血栓闭塞性脉管炎的肢体红外线热像图可显示患肢缺血部位辉度较暗,出现异常的"冷区"。

### (三)节段性测压和应激试验

节段性测压可了解肢体各节段的动脉收缩压。血栓闭塞性脉管炎常表现为患肢腘动脉或胫动脉以下血压降低。如病变仅限于下肢,踝/肱指数(正常值≥1)可反映患肢缺血的严重程度。节段性测压正常者,可采用应激试验,如运动试验、反应性充血试验,早期血栓闭塞性脉管炎患者应激试验后踝压明显下降,踝压恢复时间延长。

### (四)脉波描记

采用多普勒血流流速仪和各种容积描记仪均可描记肢体各节段的动脉波形。血栓闭塞性脉管炎的患肢远端动脉波形常表现为单向波,波幅低平,波峰低钝。病变严重时动脉波形呈一直线。

### (五)动脉造影

动脉造影可明确动脉闭塞的部位、范围、性质和程度,并可了解患肢侧支循环建立情况。血栓闭塞性脉管炎动脉造影的典型表现为中小动脉节段性闭塞,而在病变的动脉之间,可见管壁光滑的正常动脉。此外,常可显示许多细小的侧支血管。由于动脉造影为创伤性检查方法,可引起动脉痉挛和血管内皮损伤,加重肢体缺血,一般不作为本病的常规检查方法。

根据本病的病程演变,临床可分为三期。

1.第一期(局部缺血期)

主要表现为患肢麻木、发凉、酸胀和间歇性跛行。足背动脉和(或)胫后动脉搏动减弱或消失。可伴有游走性血栓性浅静脉炎。

2.第二期(营养障碍期)

除第一期的临床表现外,患肢缺血性疼痛由间歇性跛行转为持续性静息痛。并出现患肢营养障碍表现,如皮肤干燥、无汗,皮色苍白、瘀紫或潮红,趾甲增厚、变形,汗毛脱落,小腿肌肉萎缩等。

3.第三期(组织坏死期)

除第一、第二期的临床表现外,患肢出现缺血性溃疡、坏疽。开始为干性坏疽,继发感染后转变为湿性坏疽。

### 三、鉴别诊断

#### (一)动脉硬化性闭塞症

本病也是常见的慢性肢体动脉闭塞性疾病。多见于中老年,男女均可发病。病变主要累及大、中动脉,尤以腹主动脉下段和髂股动脉最为多见。常可扪及浅表动脉变硬、扭曲。有时可闻及血管杂音。常合并高血压、高血脂、糖尿病和内脏动脉硬化缺血。多无游走性血栓性浅静脉炎。胸腹部平片可显示主动脉弓突出和动脉钙化影,动脉造影显示动脉腔不规则充盈缺损,呈虫蚀样改变,闭塞远端的动脉可经侧支血管显影。病理检查可见动脉中层和内膜均有变性,静脉则不受累。

#### (二)多发性大动脉炎

多发性大动脉炎多见于青年女性。病变常同时累及多处大动脉,主要侵犯主动脉弓的分支和(或)主动脉及其内脏分支。病变部位常可闻及血管杂音,并可扪及震颤。常有肢体慢性缺血的临床表现,但一般不出现肢体缺血性溃疡、坏疽。动脉造影显示主动脉主要分支开口处狭窄或闭塞。

#### (三)特发性动脉血栓形成

特发性动脉血栓形成少见。多见于结缔组织疾病、血液系统疾病和转移性癌肿患者。起病较急,主要表现为髂股动脉突然闭塞,可引起肢体广泛性坏死。可伴有髂股静脉血栓形成。

#### (四)结节性动脉周围炎

本病主要累及中、小动脉,可出现与血栓闭塞性脉管炎类似的肢体缺血症状,但多伴有发热、乏力、关节酸痛等全身症状。病变广泛,常累及肾、心、肝、肠等内脏动脉,出现相应内脏缺血的临床表现。常出现沿动脉行经排列的皮下结节。实验室检查显示高球蛋白血症和血沉增快。活组织检查可以明确诊断。

#### (五)糖尿病性坏疽

肢体出现坏疽,应考虑到糖尿病性坏疽的可能。以下特点有助于鉴别诊断:三多一少的临床表现,即多饮、多尿、多食和体重减轻;实验室检查显示血糖升高或尿糖阳性。

### 四、治疗

血栓闭塞性脉管炎的治疗原则是防止病变发展,改善患肢血供,减轻患肢疼痛,促进溃疡愈合。具体方法如下:

#### (一)一般治疗

坚持戒烟:是血栓闭塞性脉炎的治疗关键。本病的预后很大程度上取决于患者是否坚持戒烟。其他治疗措施能否取得疗效也与是否坚持戒烟密切相关。避免寒冷、潮湿、外伤和注意患肢适当保暖,有助于防止病变进一步加重和出现并发症。但也不宜采用患肢局部热敷,以免增加组织氧耗量,造成患肢缺血坏疽。促进患肢侧支循环建立,增加患肢血供。方法是:平卧位,患肢抬高 45°,维持 1～2 分钟。然后坐起,患肢下垂床旁 2～5 分钟,并做足部旋转、伸屈运动 10 次。最后将患肢放平休息 2 分钟。每次重复练习 5 回,每日练习数次。

#### (二)药物治疗

1.复方丹参针剂(丹参和降香,每毫升含生药各 1g)

具有改善微循环,增加患肢血供的作用。常用剂量 2～4mL,肌内注射,每日 1～2 次。或将复方丹参注射液 20mL 加入 5% 葡萄糖溶液 500mL 中,静脉滴注,每日 1～2 次。2～4 周为一疗程。

**2.血管扩张药**

具有解除动脉痉挛,扩张血管的作用。适用于第一、二期患者。对于动脉完全闭塞的患者,有学者认为血管扩张药不但不能扩张病变的血管,反而由于正常血管的"窃血"作用加重患肢缺血。常用药物有妥拉苏林(妥拉唑啉)25mg,口服,每日 3 次,或 25mg,肌内注射,每日 2 次;烟酸 50mg,口服,每日 3 次;盐酸罂粟碱 30mg,口服或皮下注射,每日 3 次。采用动脉内注射妥拉唑啉、山莨菪碱、普鲁卡因等药物能提高疗效,但需反复穿刺动脉,可造成动脉损伤或痉挛,临床应用受到限制。

**3.前列腺素**

具有扩张血管和抑制血小板作用。治疗血栓闭塞性脉管炎取得良好效果。常用给药途径为动脉注射和静脉滴注。国内报道采用前列腺素 E1(PGE1)100～200mg,静脉滴注,每日 1 次,有效率为 80.8%。前列环素(PGI2)具有更强的扩张血管和抑制血小板作用,但因其半衰期短,性能不稳定,临床应用疗效不肯定。

**4.己酮可可**

碱能降低血液黏滞度。增加红细胞变形性,使其能够通过狭窄的血管,从而提高组织灌注量。常用剂量为 400mg,口服,每日 3～4 次。连续服药 1～3 个月,或长期服用。国外报道服药后能减轻静息痛和间歇性跛行,促进溃疡愈合。治疗肢体动脉闭塞性疾病有效率达 95%。

**5.低分子右旋糖酐**

(平均分子量 2 万～4 万)具有减少血液黏滞度、抑制血小板聚集、改善微循环的作用。用法:低分子右旋糖酐 500mL,静脉滴注,每日 1～2 次,10～15 日为一疗程,间隔 7～10 日,可重复使用。

**6.蝮蛇**

抗栓酶是从蝮蛇蛇毒中提取的具有降低纤维蛋白原和血液黏滞度的物质。近年来,我国先后用从东北蛇岛和长白山蝮蛇蛇毒中提纯的蝮蛇抗栓酶和清栓酶治疗血栓闭塞性脉管炎,显效率分别达到 64% 和 75.4%。无明显不良反应。

**7.激素治疗**

意见尚不统一。有学者认为激素能控制病情发展,缓解患肢疼痛。国外有报道采用泼尼松龙 20mg,动脉注射,治疗血栓闭塞性脉管炎,3 日和 7 日内疼痛明显减轻或消失者,分别占 43.5% 和 26.1%。不能施行动脉注射者,采用溃疡、坏疽以上部位的健康组织皮下注射,止痛效果优良者也占 37%。

**8.二氧化碳**

能使血管平滑肌电活动减弱或消失,使血管壁处于松弛状态使血管扩张。动脉内注射二氧化碳能扩张血管、促进侧支循环建立。一般采用 95% $CO_2$ mL/kg 股动脉注射,或 0.3mL/kg 股动脉注射。每周 1 次,4～8 次为 1 疗程,一般治疗 1～2 疗程。国内报道疗效优良率 75.7%。

### (三)手术治疗

#### 1.交感神经节切除术和肾上腺部分切除术

交感神经节切除术能解除血管痉挛,促进侧支循环建立,改善患肢血供。适用于第一、二期患者。根据病变累及上肢或下肢腘动脉,采用同侧胸或腰第2、3、4交感神经节及其神经链切除术。对于男性患者,应避免切除双侧第1腰交感神经节,以免引起性功能障碍。术前应常规进行交感神经阻滞试验,如阻滞后患肢症状缓解,皮肤温度上升1~2℃以上,提示患肢存在血管痉挛,切除交感神经节后常能取得良好疗效;反之,则说明患肢动脉闭塞,不宜选用交感神经节切除术。由于交感神经切除术主要改善皮肤血供,因此常能使皮肤温度升高,皮肤溃疡愈合,但不能缓解间跛症状。对于第二、三期患者,有学者认为采用交感神经节切除合并肾上腺部分切除术,能提高近、远期疗效。

#### 2.动脉血栓内膜剥除术

是将病变动脉的血栓内膜剥除,从而重建患肢动脉血流的手术方法。适用于股腘动脉闭塞,而腘动脉的分支(胫前动脉、胫后动脉和腓动脉)中至少有一支通畅的第二、三期患者。常用方法有:开放法:切开整个闭塞的动脉段,直视下剥离并取出血栓内膜,适用于短段动脉闭塞;半开放法:多处短段切开闭塞的动脉,用剥离器分离血栓内膜后,将其取出,适用于长段动脉闭塞。此外,还有二氧化碳气体剥离法和带囊导管剥离法。由于动脉血栓内膜剥除术治疗血栓闭塞性脉管炎临床适应者较少,远期疗效不佳,现已较少采用。

#### 3.动脉旁路移植术

在闭塞动脉的近、远端行旁路移植,是另一种重建患肢动脉血流的方法。适应证同动脉血栓内膜剥除术。动脉移植材料多采用自体大隐静脉,膝关节以上也可采用人造血管。由于血栓闭塞性脉管炎病变主要累及中、小动脉,输出道条件往往较差,很少有条件采用动脉旁路移植术。

#### 4.大网膜移植术

游离血管蒂大网膜移植术能使大网膜组织与患肢建立良好的侧支循环,改善患肢血供,具有明显缓解静息痛和促进溃疡愈合的作用。适用于腘动脉以下三支动脉均闭塞的第二、三期患者。方法是游离大网膜,将胃网膜右动、静脉与股动脉、大隐静脉或腘动、静脉吻合,然后把经剪裁或未经剪裁的大网膜移植于患肢内侧。近期疗效满意,远期疗效尚不肯定。

#### 5.静脉动脉化

将闭塞近端的动脉与静脉吻合,使闭塞近端的动脉血转流到患肢的静脉系统,从而改善患肢血供。适应证同大网膜移植术。早年采用动、静脉直接吻合,因动脉血流不能冲开正常静脉瓣膜的阻挡,结果多告失败。近10年来,国内外学者在动物实验的基础上,采用分期或一期动静脉转流重建患肢血液循环获得成功。方法是根据患肢动脉闭塞平面不同,采用股、胫动脉与股浅静脉、胫腓干静脉或大隐静脉吻合形成动静脉瘘,使动脉血既能不断向瘘口远端的静脉瓣冲击,又能从瘘口近端的静脉向心回流。经过一段时间(2~6个月)后,瘘口远端的静脉中的瓣膜由于长期承受逆向动脉血流冲击和静脉段扩张而发生关闭不全。这时再将瘘口近端的静脉结扎,就能使动脉血循静脉单向灌注到患肢的远端。国内文献报道疗效满意。

**(四)高压氧治疗**

高压氧治疗能提高血氧含量,增加肢体供氧量,从而减轻患肢疼痛,促进溃疡愈合。方法是每天在高压氧舱内行高压氧治疗1次,持续2～3小时。10次为1个疗程,休息1周后再进行第二疗程。一般可进行2～3个疗程。

**(五)其他治疗**

1.镇痛

(1)止痛药:吗啡、哌替啶等止痛药能有效地缓解患肢疼痛,但易成瘾,应尽量少用。解热镇痛药如索米痛、安乃近、吲哚美辛等也可试用,但疗效不肯定。

(2)连续硬膜外阻滞:能缓解患肢疼痛,扩张下肢血管,促进侧支循环建立。适用于严重静息痛的下肢血栓闭塞性脉管炎患者。一般选择第2、3腰椎间隙留置硬膜外导管。间断注入1%利多卡因或0.1%丁卡因3～5mL。操作时应严格掌握无菌技术,导管留置时间以2～3日为宜,留置时间过长容易并发硬膜外间隙感染。

(3)药物麻醉:主要药物为东莨菪碱和洋金花总碱,能使患者安睡,疼痛缓解。此中东莨菪碱尚有扩张周围血管、增加心肌收缩力和改善微循环的作用,能增加患肢血流量。

用法:东莨菪碱1～3mg,洋金花总碱2.5～5mg,静脉推注、静脉滴注或肌内注射。每次辅以氯丙嗪12.5～50mg。连续应用3～5日,改为隔日或隔两日一次。一般用药后3～4小时患者清醒。必要时可于用药后5小时注射毒扁豆碱0.5mg催醒。

(4)小腿神经压榨术(Smithwich手术):根据患肢疼痛部位施行小腿下段感觉神经压榨术,能起到良好的止痛效果,70%的患者可得到长期止痛。主要缺点是足部感觉迟钝,常需几个月才能恢复。

2.创面处理

(1)干性坏疽:保持创面干燥,避免继发感染。可用酒精消毒创面并覆盖无菌纱布保护。

(2)湿性坏疽:去除坏死组织,积极控制感染。可采用敏感的抗生素溶液湿敷或东方1号、金蝎膏、玉红膏外敷。坏疽边界清楚,可行清创术或截趾(指)术。

3.截肢术

足部坏疽继发感染并出现全身中毒症状、肢体剧痛难忍影响工作生活,经各种治疗难以控制,或足部坏疽达足跟、踝关节以上,且界限清楚,可行截肢术。施行截肢术应注意以下两点:

(1)在保证残端愈合的前提下,尽量选择有利义肢安装的较低截肢平面。

(2)截肢术操作过程中应注意保护截肢残端血供,尽可能避免加重患肢缺血的因素。具体措施包括:皮肤、皮下组织和筋膜一层切开,不宜过多游离皮瓣;切断骨膜时应贴近截骨平面,避免向近端过多分离骨膜;肌肉切断平面与截骨平面相同,尽量切断可能坏死的肌肉组织。此外,术中应避免使用止血带。

# 第二节　原发性下肢深静脉瓣膜功能不全

## 一、病因

原发性下肢深静脉瓣膜功能不全的发病原因至今尚未完全明确,可能的发病因素如下所述。

(1)瓣膜结构薄弱,在持久的逆向血流及血柱重力作用下使瓣膜游离缘松弛、伸长、下垂而对合不全,最终失去单向开放功能,导致血液倒流。

(2)由于持久的超负荷回心血量,导致静脉管腔扩张,以致瓣膜相对短小而关闭不全,故又称"相对性下肢深静脉瓣膜关闭不全"。

(3)深静脉瓣膜发育异常,仅有单叶,或虽有三叶但不在同一平面,或瓣膜阙如,必然失去正常的瓣膜关闭功能。

(4)由于小腿肌关节泵软弱,泵血无力,引起静脉血液淤滞。静脉高压,垂直血柱重力作用,首先破坏股浅静脉第 1 对瓣膜,并按照"多米诺骨牌"效应,顺序损坏其远侧股浅静脉中的诸瓣膜。

## 二、病理生理

病变初期,由于人体的代偿功能,特别是腓肠肌有效的泵作用,静脉血液仍然能快速向心回流,不发生任何症状。当瓣膜破坏一旦越过腘静脉平面,一方面小腿静脉壁和瓣膜因离心较远而承受更高的压力;另一方面,在小腿深静脉瓣膜破坏后,深静脉血液向远侧倒流,由于腓肠肌泵的收缩作用,可使远侧深静脉瓣膜和交通静脉瓣膜遭到破坏,出现所谓"破风箱"样的作用,即腓肠肌收缩时,深静脉中的部分血液经交通静脉倒流入踝上静脉网,使局部静脉系统处于淤血和高压状态,从而引起足靴区一系列皮肤营养障碍性病理变化。此外,长期的小腿深静脉高压和静脉缺氧,使腓肠肌出现病理改变,即收缩力下降和泵样功能减退,又进一步加重小腿深静脉淤血和高压。来自近侧髂股静脉的血柱重力,还同时作用于大隐静脉和股深静脉的瓣膜。大隐静脉瓣膜比较薄弱,位置较浅而缺乏肌保护,所以当股浅静脉瓣膜破坏时,大隐静脉瓣膜多已失去功能,因而两者往往同时存在。股深静脉的开口斜向外方,受血柱重力的影响较小,受累及的时间可能较迟。

## 三、临床表现

本病出现与原发性浅静脉曲张类似的症状和体征,但是远较大隐静脉曲张明显和严重。

### (一)浅静脉曲张

浅静脉曲张是最早出现的病理改变。多发生沿大隐静脉和(或)小隐静脉解剖分布位置的浅静脉扩张、伸长,而行程蜿蜒迂曲,部分可出现球状扩张。曲张静脉可因血流缓慢而合并感染,导致血栓性浅静脉炎。

### (二)肿胀、胀痛

肿胀、胀痛是深静脉功能不全、静脉高压的特征性表现。下肢出现明显的乏力、酸胀、不适或胀痛,有时可有小腿肌肉抽搐。小腿均匀性肿胀,胫前可有指压性水肿。症状在午后或行走时加重,晨起、休息、抬高患肢可缓解。夏天高温季节症状发作更为频繁。

### (三)皮肤营养性改变

皮肤营养性改变包括皮肤萎缩、脱屑、瘙痒、色素沉着、皮肤和皮下组织硬结、湿疹和溃疡形成。如果合并踝部交通静脉功能不全,则可加速这些变化的出现。高度扩张的浅静脉易因轻度外伤或自行穿破而并发出血,且难以自行停止。

## 四、辅助检查及诊断

### (一)静脉造影

造影剂的浓度大多为 60%,为避免刺激静脉内膜,常用生理盐水稀释到 30%~40% 后再经静脉注入体内。成人每次造影剂的总剂量一般为 100mL 左右。目前常用的下肢静脉造影术包括顺行造影、逆行造影、腘静脉插管造影(深静脉瓣膜定位检测)和经浅静脉造影术等。

1.顺行造影

显示如下特点:

(1)深静脉全程通畅,明显扩张,瓣膜影模糊或消失,失去正常的竹节状形态而呈直筒状。

(2)Valsalva 屏气试验时,可见含有造影剂的静脉血自瓣膜近端向远心端逆流。

2.逆行造影

根据造影剂向远端逆流的范围,分为如下五级:0 级,无造影剂向远端泄流;1 级,造影剂逆流不超过大腿近端;2 级,造影剂逆流不超过膝关节平面;3 级,造影剂逆流超过膝关节平面;4 级,造影剂向远侧逆流至小腿深静脉,甚至达踝部。0 级表示瓣膜关闭功能正常;1 级、2 级造影剂逆流,应结合临床加以判断;3 级、4 级表示瓣膜功能明显受损害。

### (二)肢体应变容积描记(SPG)检测

肢体应变容积描记可检查深静脉通畅的程度,根据静脉容量增加值(VC)和静脉排出容量值(VO),可以探明深静脉回流是否正常、回流受阻还是可疑回流受阻。一般认为,其诊断下肢深静脉主干是否通畅的准确率达 100%,但在少数髂股静脉闭塞,而侧支十分丰富的患者中,由于侧支的分流量较大,可以得到"深静脉通畅"的结果。

### (三)肢体光电容积描记(PPG)检测

肢体光电容积描记可对静脉瓣膜功能进行测定。主要根据静脉再充盈时间(VRT)来判断瓣膜功能不全的静脉段:VRTO 大于 20 秒,提示静脉瓣膜功能正常;VRTO 小于 20 秒、VRT1(在膝下置止血带)小于 20 秒,提示大隐静脉瓣膜功能不全;VRTO 小于 20 秒、VRT1 小于 20 秒、VRT2(在小腿置止血带)大于 20 秒,提示交通静脉瓣膜功能不全;VRTO 小于 20 秒、VRT1 小于 20 秒、VRT2 小于 20 秒,提示深静脉瓣膜功能不全。

### (四)动态静脉压测定

在确诊患者有深静脉倒流或回流障碍病变后,动态静脉压测定可了解静脉高压病情的严重程度。正常人下肢静息时,穿刺足背浅静脉所测得的静脉压(RVP)为 16kPa(120mmHg)左右;做踝足运动(每秒钟 1 次,共 15 次)后,静脉压下降的幅度大于 60%,运动后静脉压(AVP)一般不超过 5.33kPa(40mmHg);运动停止后,静脉压上升并回复至原来水平,恢复所需的时间(RT)应大于 20 秒。深静脉瓣膜功能不全时,AVP 往往大于 8kPa(60mmHg),VRT 一般在 10 秒左右,严重者可降为约 5 秒;深静脉回流障碍时,也有同样的表现。

### (五)双功彩超检查

双功彩超能观察静脉瓣膜的活动,判别倒流的部位,并利用血流频谱,测定静脉血倒流的量,这是迄今为止最先进的无损伤检查方法,在一定程度上可替代静脉造影检查。

## 五、治疗

凡诊断明确,瓣膜功能不全 2 级以上者,结合临床表现的严重程度,应考虑实行深静脉瓣膜重建术,主要方法如下。

### (一)股浅静脉瓣膜腔内修复术

#### 1.手术切口

在患肢大腿根部股动脉搏动内侧做纵切口,长约 10cm。

#### 2.手术显露

切开筋膜找到股动脉后,从其后内方游离出股总静脉和股浅静脉,并在股浅静脉外侧显露出股深静脉及与股浅静脉汇合处。在此内侧 2～3cm,可找到股浅静脉第 1 对瓣膜。该处静脉略为膨出,于管壁上可见瓣膜的两个杯状外形。在此瓣膜远侧 3～5cm 处阻断血流,用手指将瓣膜远侧的血液迫挤到其近侧,使瓣膜和阻断处之间股浅静脉内的血液排空,放开手指,若血液即越过此瓣膜向远侧倒流,或者嘱患者咳嗽、屏气或压迫腹部后发生倒流者,即证实此瓣膜关闭不全。

#### 3.手术步骤

经静脉一次注入肝素 6250U,使全身肝素化。阻断股总、股浅和股深静脉血流。按 Kinster 的手术方法,在管壁上清楚地识别两个瓣叶的会合部位,选择其中 1 个外形轮廓清晰而位置合适者,在其正中的管壁上用 6～0 号无损伤缝计线缝 1 针作为标记,然后于以标记的远侧 3cm 处,正对此标记纵向切开管壁,以细小剪刀再向近侧切开 3cm,绝对不能切破瓣叶本身。将切缘向两侧牵开,以含肝素的生理盐水向瓣窝冲洗,使瓣叶游离缘漂浮在溶液中,观察其病变的情况和程度,可清楚地见到两个瓣叶的游离缘均有不同程度的松弛、伸长的状态,呈荷叶边形。先分别修复切缘两侧的瓣叶游离缘,具体方法是:以 6～0 号无损伤缝针线,分别在两侧瓣叶会合处的平面,从管壁外向内进针,穿过距交会点 2mm 的游离缘,然后于进针的平面向管外出针,最后在管壁外将缝线收紧打结;另一个未被切开的瓣叶会合处,可将两个游离缘按上述方法同时做一次性修复,这样每缝合 1 次,即可使松弛的游离缘缩短 2mm 左右。如果缝合修复后,游离缘仍有松弛、下垂的情况,可再于瓣叶会合处做追加缝合,直到两个瓣叶游离缘恢复正常的半挺直状态为止。

(1)阻断瓣膜远侧静脉,用手指将血液向近侧推挤。

(2)将血液挤入瓣膜近侧。

(3)近侧加压,如瓣膜功能不全,血液倒流入远侧段。

(4)瓣膜功能完好时,无血液倒流。如股浅静脉第 1 对瓣膜阙如,或者修复不满意时,可在其远侧 3～5cm 处找出第 2 对瓣膜,做修复术。瓣膜修复满意的标准是再度测试时血液不再倒流,即用手指在股总静脉上向远侧轻加迫挤时,血液受阻于修复的瓣膜处,管壁膨出、扩大而无倒流。

### (二)股浅静脉瓣膜管壁外修复术

管壁外修复术是于瓣膜所在部位的静脉管壁上,做一系列间断缝合,使管腔缩窄,以恢复静脉瓣膜的单向开放功能。手术方法简便,手术创伤小、并发症少,而且具有满意的术后疗效。

1986年,张柏根等通过在静脉造影时,显示瓣窦远侧静脉宽度、瓣窦、瓣膜三者长度比例关系的研究,提出相对性瓣膜关闭不全的概念,主张在股浅静脉第1对瓣膜的瓣环下2处,做环形缩窄管腔1/3的环缝缩窄术,目的在于恢复瓣窦宽度明显大于瓣窦远侧静脉宽度的正常解剖状态,从而使瓣膜功能得到恢复。1988年,陈翠菊等报道股浅静脉瓣膜远端带戒术,即以大隐静脉片作为包窄材料,在第1对瓣膜的远端,环绕管壁一圈,并固定缝合于管壁上。环绕的松紧度是在刺激静脉引起痉挛状态下,予以环绕带戒。

通过动物实验发现:将犬股静脉缩小1/3时,血流量减少10%;缩小1/2时,减少49%;缩小2/3时,减少65%以上,发生血液回流障碍。因此,将股浅静脉包窄的限度定为缩小其管径的1/3。临床实践发现,在解剖血管和寻找瓣膜的过程中,股浅静脉常发生不同程度的痉挛,此时可用温盐水(或加局部麻醉剂)纱布湿敷数分钟,等到静脉放松后再测量其周长。另一种方法是在静脉痉挛状态下,以手指迫挤法测试瓣膜功能,如已不再倒流,即可按照此时的静脉周长予以包窄。

### (三)下肢深静脉移位术

20世纪80年代,Kismer又提出做深静脉移位术来治疗下肢深静脉倒流性病变。他认为股腘静脉瓣膜功能不全时,可于股浅静脉近侧段切断股浅静脉,将近侧断端予以结扎,将远侧断端与有完好瓣膜功能的大隐静脉或股深静脉近侧段做端-侧吻合。选用本手术的关键是股腘静脉瓣膜功能不全时,必须在大隐静脉或股深静脉的近侧段中有功能完好的瓣膜存在(即大隐静脉或股深静脉无倒流性病变)。但是,在临床所见原发性下肢深静脉瓣膜功能不全的患者中,绝大多数都有大隐静脉瓣膜功能不全,约50%以上的患肢同时有股深静脉倒流性病变。因此,适宜做本手术的患者临床并不多见。

### (四)腘静脉外肌袢形成术

本手术早在20世纪60年代由Psathakis所提倡使用,并称为"腘静脉瓣膜替代术"。手术原理是在腘窝部选用内侧和外侧各1条大腿屈肌肌腱,形成"U"形肌袢,置于腘动、静脉之间,在下肢活动时,肌袢与小腿肌肉(主要是腓肠肌和比目鱼肌)交替作用,发挥瓣膜样作用。当时Psathakis规定的手术适应证为下肢深静脉血栓形成后遗症。

20世纪70年代末,Psathakis在阐述下肢深静脉功能不全时,开始指出病变多发生于股腘静脉,其病因除血栓形成后遗症深静脉瓣膜遭血栓破坏外,可能还有一种原发性因素,就是瓣膜先天性发育不全和萎缩。由于瓣膜关闭不全,当腓肠肌放松时,下肢近侧深静脉中的血液即向远侧倒流;腓肠肌收缩时,小腿深静脉中的血液,可通过功能不全的交通静脉倒流入浅静脉中,从而造成下肢静脉系统的持续瘀血和高压状态,因此,在腘静脉处形成肌袢制止深静脉中血液倒流,是一种有效的治疗方法。

# 第三节　下肢动脉硬化闭塞症

下肢动脉硬化闭塞症(ASO)是动脉粥样硬化所致的慢性动脉闭塞性疾病,好发于腹主动脉下端、髂动脉、股动脉、腘动脉等大、中型动脉,患肢表现为发冷、麻木、疼痛、间歇性跛行、动脉搏动消失、营养障碍、趾端、足部甚至小腿发生溃疡或者坏疽。患者生活质量严重下降,甚至失去肢体,对社会也是很大的负担。随着生活水平的提高、饮食结构的改变以及人均寿命的延长,ASO 的发病率显示出明显上升趋势,已经成为血管外科的常见病和多发病。

## 一、病因

流行病学调查显示吸烟、糖尿病、高脂血症、高血压病、高同型半胱氨酸血症、高凝状态、血液黏着性增高及高龄等是下肢动脉硬化闭塞症的危险因素。其中吸烟与糖尿病的危害最大,两者合并存在则危险性更高。其次是高脂血症,尤其是血低密度脂蛋白胆固醇升高,与全身多部位动脉粥样硬化的发生密切相关。及时发现导致动脉硬化的危险因素并加以控制,能够延缓动脉硬化的进程,降低下肢动脉硬化闭塞症的发生风险。

动脉硬化闭塞症的主要发病机制可有下列几种学说。

### (一)损伤及平滑肌细胞增生学说

Rokitansky 于 1852 年最早提出。各种原因造成的动脉内膜损伤是发生动脉硬化的始动因素。这些损伤因素主要包括:高血压、血流动力学改变、血栓形成、激素及化学物质刺激、免疫复合物、细菌病毒、糖尿病及低氧血症等。动脉内膜损伤后刺激平滑肌细胞向内膜移行,随后发生增生。这些增生的细胞形成了大量细胞外基质以及脂质聚积,最终形成动脉硬化斑块。硬化斑块使管腔增厚影响氧弥散作用可导致局部动脉壁的低氧血症,在动脉硬化斑块中细胞代谢的低氧状态可致病变部位发生坏死及炎症。

### (二)脂质浸润学说

多种原因导致低密度脂蛋白积聚在动脉内膜,动脉壁内的酶活性减退也有利于胆固醇的沉积,各种脂蛋白在内膜下滞留聚积,最终就会形成动脉硬化斑块。家族性高胆固醇血症患者是患动脉硬化的高危人群。

### (三)血流动力学学说

在动脉硬化的发病过程中,血流动力学改变及特殊的血管解剖部位是两种互相关联的致病因素。导致硬化斑块形成的血流动力学有关因素包括:切力血流分离瘀滞切力向量的摆动湍流及高血压。硬化斑块往往好发于血管床的分叉处,如肾下腹主动脉及髂、股动脉。这与其解剖学特点有一定的关系。

### (四)遗传学说

遗传学调查显示本病有家族史者比一般人群高 2~6 倍,可能是由于遗传缺陷致细胞合成胆固醇的反馈控制失常以致胆固醇过多积聚。

## 二、临床表现与鉴别诊断

### (一)临床表现

下肢动脉硬化闭塞症一般见于中老年人,常伴有吸烟、糖尿病、高血压、高脂血症等危险因素。下肢动脉硬化闭塞症症状的有无和严重程度,受病变进展的速度、侧支循环的多寡、个体的耐受力等多种因素影响。症状一般由轻至重逐渐发展,但在动脉硬化闭塞症基础上继发急性血栓形成时,可导致症状突然加重。

早期可无明显症状,或仅有轻微不适,如畏寒、发凉等。之后逐渐出现间歇性跛行症状,这是下肢动脉硬化闭塞症的特征性症状。表现为行走一段距离后,出现患肢疲劳、酸痛,被迫休息一段时间;休息后症状可完全缓解,再次行走后症状复现,每次行走的距离、休息的时间一般较为固定;另外,酸痛的部位与血管病变的位置存在相关性。病变进一步发展,则出现静息痛,即在患者休息时就存在肢端疼痛,平卧及夜间休息时容易发生。最终肢体可出现溃疡、坏疽,多由轻微的肢端损伤诱发。

### (二)辅助检查

1.踝肱指数(ABI)

应用多普勒血流仪与压力计,测算下肢踝部动脉收缩压与上肢肱动脉收缩压之比。静息状态下 ABI 一般为 0.91~1.30,高于 1.30 提示动脉管壁僵硬不易压瘪;ABI 为 0.90~0.41 提示存在轻-中度缺血;ABI<0.40,提示存在严重缺血。另外还有趾臂指数(TBI)可以了解末端动脉病变情况。

2.经皮氧分压测定

通过测定局部组织的氧分压可间接了解局部组织的血流灌注情况,评价缺血程度;并可用来判断肢端溃疡、伤口的愈合趋势,经皮氧分压过低,提示伤口不易愈合。

3.彩色多普勒

超声为常用筛查手段,可见动脉硬化斑块,管腔狭窄、闭塞等。该方法无创、方便且花费较低,但对于治疗的指导意义不大。

4.CT 血管成像(CTA)

已成为下肢动脉硬化闭塞症的首选检查方法,可清楚地显示动脉病变的部位、范围、程度;明确诊断,并为治疗方案的确定提供帮助。不足之处是需使用含碘造影剂,对肾功能可能造成影响,肾功能不全者慎用。

5.磁共振血管成像(MRA)

同 CTA,也可为下肢动脉动脉硬化闭塞症提供明确的影像学诊断,优点是无须使用含碘造影剂,但对钙化的分辨能力差,并可能会高估病变的严重程度。

6.数字减影血管造影(DSA)

为诊断下肢动脉硬化闭塞症的金标准,能确切显示病变部位、范围、程度、侧支循环情况,延迟现象可评价远端流出道情况。DSA 对于病变的评估及手术方式的选择均具有重要意义,同时在有条件的医院,可在造影的同时行血管腔内治疗,同期解决动脉病变。

### (三)诊断与鉴别

大多数动脉硬化闭塞性患者根据病史和体格检查可做出诊断,详细地询问病史和仔细地体格检查例如肢体的脉搏触诊及腹部和股—腘动脉的听诊都是很有必要的。根据脉搏的强弱或消失和杂音的出现可以初步判断血管病变的程度和位置。此外,还可根据静息痛、感觉异常或麻木、肢体组织溃疡或坏疽等可初步判断出缺血的严重程度。结合影像学检查所见,多可进行诊断。

本病应与腰椎间盘突出、下肢动脉栓塞、血栓闭塞性脉管炎等相鉴别。

### 三、分期和分级

ASO 临床表现的严重程度,可用 Fontaine 分期或 Rutherford 分级进行划分,以增加临床评价的客观程度,并使各类临床治疗结果之间具有更强的可比性。

#### (一)Rutherford 分期

由轻至重分为 0~6 共 7 个等级。

1.Rutherford 0 级

无临床症状,踏车试验或反应性充血试验正常,无动脉阻塞的血流动力学表现。

2.Rutherford 1 级

轻度间歇性跛行,完成踏车试验,运动后踝动脉压>50mmHg,但休息时踝动脉压低于约 20mmHg。

3.Rutherford 2 级

中度间歇性跛行,界于 1 和 3 之间。

4.Rutherford 3 级

重度间歇性跛行,不能完成踏车试验,运动后踝动脉压<50mmHg。

5.Rutherford 4 级

缺血性静息痛,休息时踝动脉压<40mmHg,足背和胫后动脉几乎不能触及,足趾动脉压<30mmHg。

6.Rutherford 5 级

小块组织缺损、非愈合性溃疡,局灶性坏疽伴足底弥散性缺血改变,休息时踝动脉压<60mmHg,足背和胫后动脉几乎不能触及,足趾动脉压<40mmHg。

7.Rutherford 6 级

大块组织缺损,超过跖骨平面,足部功能无法保留,其余标准同 Rutherford5 级。(标准踏车试验在 15°斜面上,速度为每小时约 3km,时间 5 分钟)。

#### (二)Fontaine 分期

1.第 1 期轻微主诉期

患者仅感觉患肢皮温降低怕冷或轻度麻木活动后易疲劳肢端易发生足癣感染而不易控制。

2.第 2 期间歇性跛行期

当患者在行走时,由于缺血和缺氧。较常见的部位是小腿的肌肉产生痉挛疼痛及疲乏无力必须停止行走休息片刻后症状有所缓解。才能继续活动,如再行走一段距离后症状又重复出现。小腿间歇性跛行是下肢缺血性病变最常见的症状。

3.第 3 期静息痛期

当病变进一步发展而侧支循环建立严重不足使患肢处于相当严重的缺血状态时,即使在休息时也感到疼痛麻木和感觉异常疼痛,一般以肢端为主。

4.第 4 期组织坏死期

主要指病变继续发展至闭塞期侧支循环十分有限,出现营养障碍症状。在发生溃疡或坏疽以前皮肤温度降低色泽为暗紫色,早期坏疽和溃疡往往发生在足趾部,随着病变的进展,感染坏疽可逐渐向上发展至足部踝部或者小腿严重者可出现全身中毒症状。

## 四、治疗

### (一)内科治疗

动脉硬化是一种全身性疾病,应整体看待和治疗,包括控制血压、血糖、血脂,严格戒烟等,并积极诊治可能伴发的心脑血管疾病。在医生指导下加强锻炼,促进侧支循环形成;并注意足部护理,避免皮肤破损、烫伤等。针对下肢动脉硬化闭塞症的内科药物治疗,主要用于早、中期患者,或作为手术及介入治疗的辅助。常用药物包括:抗血小板药,如阿司匹林、氯吡格雷等;血管扩张及促进侧支循环形成的药物,如西洛他唑、安步乐克及前列腺素类药物等。

### (二)外科治疗

由于轻度的间歇性跛行通过药物治疗、积极的身体锻炼得到一定的缓解,而目前临床上需要外科干预的下肢慢性缺血的适应证,主要包括严重的间歇性跛行(正常步速下行走距离<200m)、静息痛和组织缺损(溃疡和坏疽)。治疗的方式主要为下肢动脉血流的重建,只有在血流重建成功的基础上,足部的创面才能得到愈合,肢体才能得以保存。因此,下肢动脉血流的重建在治疗下肢慢性缺血性病变中,是最重要和关键的措施。

目前治疗下肢动脉硬化闭塞症的外科手术,主要有以下几种。

1.下肢动脉腔内治疗

包括经皮穿刺动脉内单纯球囊扩张术和动脉腔内支架成形术。作为一种微创手段,尤其是当患者年老体弱或伴有其他疾病无法耐受动脉搭桥手术创伤打击者,可以作为首选。如果介入治疗成功,一般症状可以缓解或改善,创面也可较快愈合。目前的评估指标包括主观指标和客观指标。前者包括主观症状的改善,如疼痛缓解或减轻程度,肢体发冷感觉改善情况等;后者包括踝肱指数(ABI)、溃疡面愈合情况,截肢平面的降低等。

2.下肢动脉旁路移植

作为治疗下肢缺血的传统方法,主要有两种方法,股动脉膝上或膝下腘动脉旁路移植和下肢远端小动脉旁路移植,后者由于下肢动脉移植最远端的吻合口是吻合在小腿动脉或足部动脉上,所以手术有较大的难度。由于手术创伤较大,对于同时伴有严重的心脑血管疾病或其他疾病的老年患者选择旁路手术要慎重,可以选择下肢动脉腔内介入治疗或其他微创措施。

3.血管新生疗法

尽管外科手术和腔内微创治疗可以使大部分下肢缺血患者症状得到改善,但仍有 30%～40%的患者不能耐受或不适合上述治疗方法。血管新生技术作为一种微创甚至无创的新技术应运而生。在临床上应用主要在最近十几年发展起来。目前临床上主要包括两种:血管生长因子和干细胞技术。

早在 20 世纪 90 年代,人们就已经研究采用基因技术体外构建能够促进血管生长的各种因子,注射到体内,促进大量侧支循环的生成,改善下肢远端的血液供应。不过,由于基因的复杂性,这项技术一直停滞不前。最近已经有一些新的临床试验研究用于临床,并取得了令人兴奋的效果。

自体干细胞移植作为最近几年发展起来的新技术,目前在国内、外仍处于研究阶段,因缺乏大宗证据而尚未得到普及。干细胞移植一般包括骨髓血、外周血、脐血和胚胎干细胞。目前用于临床的主要是自体骨髓血和自体外周血干细胞移植。自体干细胞的优点:

(1)不存在免疫排斥。

(2)没有胚胎干细胞的伦理道德问题。

(3)创伤小,操作简单。

(4)疗效肯定。

(5)体外没有特殊处理,减少了外源污染的可能。

目前国家正在规范干细胞的临床应用。

干细胞移植适应证的选择必须严格。一般来讲应针对严重肢体缺血者。在部位上,对于膝下动脉病变者效果很好,对于股动脉以下病变者,其疗效也比较好,而对于主髂动脉病变者常常无效。

## 五、围术期并发症的处理要点

下肢动脉硬化闭塞症围术期并发症的发生与操作人员的技术水平,患者全身情况和病变血管条件、范围、程度,腔内治疗的方式、选择的材料、设备条件,围术期处理等有关。

### (一)重视对基础疾病的围术期控制

老年患者常合并冠心病、高血压、糖尿病等基础疾病,术前的疼痛及有创操作均易诱发心律失常和血压改变;合并糖尿病的心脏可存在冠状动脉硬化、心肌细胞代谢和心脏自主神经等多种病理改变,从而多重增加对心功能的不利影响。所以对该类患者围术期积极控制血糖及血压水平非常重要,主要措施有:

(1)保证围术期血流动力学的稳定,对高危患者,如合并心力衰竭、心肌梗死史、极高危高血压者,应做好围术期的管理,尽量降低心脑血管不良事件的发生率。

(2)积极给予他汀类降脂和抗血小板药物,围术期行正规抗凝治疗,既要防治急性血栓形成,又要防止血性并发症。

(3)腔内操作尽可能缩短操作时间以减少对全身的不良刺激,避免血糖及血压的波动过大,对复杂多节段性病变最好分次进行,做到适可而止,不必过分追求完美的影像学表现。

### (二)手术操作可能引起的并发症预防及处理

老年患者动脉硬化,血管弹性差,血管的腔内操作极易出现斑块脱落、血管破裂、夹层形成、血管穿刺点不易闭合等可能;围术期抗凝药物的使用,会增加局部出血、假性动脉瘤(PA)的发生等风险。预防和处理并发症需注意以下几点。

(1)围术期要充分抗凝,尤其术中肝素化,术中操作轻柔,尽量选用长球囊。避免多次扩张以减少对血管壁的损伤、斑块翘起与脱落,以及急性动脉血栓形成。血栓形成者可先试行置管溶栓,对大动脉血栓形成或栓塞应立即切开取栓,以减少需行截肢的风险。

（2）老年患者动脉壁穿刺点不易收缩闭合，应避免反复穿刺，术后适当延长加压包扎及肢体制动的时间，以减少局部血肿和假性动脉瘤的发生。如出血明显，需暂停抗凝、活血等药物的应用，血肿多可自行吸收；而对假性动脉瘤者，行彩超下加压或凝血酶注射多能够成功治愈。采用小切口股动脉切开可明显降低局部血肿和 PA 的发生率。

（3）操作过程中应尽量选用较细、柔软的导管和超滑导丝，选用合适的球囊进行扩张，操作小心、轻柔，切忌粗暴，避免导丝成祥或进入夹层。夹层发生时应将导管或导丝退回至真腔后置入相应规格的支架。

（4）微小粥样硬化斑块或血栓脱落栓塞于趾间小动脉，导致趾端急性缺血，即蓝趾综合征。予抗凝、扩血管、活血等治疗多可缓解。如缺血症状严重，可导致趾端坏疽，需行截趾。

### （三）TASC 分级和围术期并发症的关系

按新的 TASC 诊疗指南，将下肢动脉硬化闭塞症分为主髂动脉和股腘动脉两型并分为 4 级。临床上，即使主髂动脉病变已达到 B 或 C 级，介入治疗仍相对容易，但股腘动脉病变介入治疗的技术成功率则远不及主髂动脉成功率高，这可能与股腘动脉管径较细且多为多发长段的弥散性粥样硬化病变有关。动脉硬化闭塞症患者多为高龄，全身情况往往较差，具备了心脑血管疾病易发的高危因素，对于此类患者，即使介入治疗的轻微创伤和疼痛也可能诱发心动过速、心律失常和血压改变；同时，患者多有长期吸烟史，合并不同程度的呼吸系统慢性炎症，术后卧床较久极易发生肺不张，从而影响肺的交换功能，引起低氧血症、呼吸衰竭并最终诱发心力衰竭。因此，对于此类病变介入治疗的困难和由此导致的操作时间较长、术后卧床较久等正是股腘动脉型下肢动脉硬化闭塞症介入围术期并发症发生率明显高于主髂型的原因。手术时可采取分期处理病变动脉、每次控制治疗时间不宜过长等措施会明显减少术后并发症的发生。

### （四）合并糖尿病的下肢动脉硬化闭塞症患者术前需积极控制血糖

糖尿病患者的动脉硬化多呈节段性分布，股腘动脉甚至膝下动脉分支广泛受累，而且患者往往等到已出现明显的肢体坏死才来就诊，此时患者的全身情况和远端流出道均较差，多无法完成旁路移植手术，而行介入治疗也较为困难。另外老年糖尿病合并冠心病患者心力衰竭发生率较高，而心力衰竭又诱发呼吸功能的衰竭。糖尿病还可加速和加重动脉粥样硬化。对于此类患者，术前积极控制血糖对降低术后并发症发生率极为重要。

### （五）常见的几种并发症的处理

旁路移植手术的常见并发症包括急性人工血管血栓形成，伤口感染，人工血管感染，人工血管闭塞等。因为目前绝大多数患者均选择和接受了腔内治疗，考虑腔内治疗的普及和未来发展的趋势，本文的重点将主要介绍腔内治疗的围术期并发症处理如下所示。

1.出血、血肿

局部出血和血肿表现为穿刺部位肿胀、皮下瘀斑。发生在腹股沟韧带上股动脉穿刺可致腹膜后出血可能，严重者可导致患者失血性休克。发生原因：

（1）术后高血压。

（2）肥胖。

（3）操作者技术不熟练，动作粗暴、反复穿刺。

（4）穿刺部位血管动脉硬化，不易压迫。

（5）穿刺部位高于腹股沟韧带水平。

（6）术后压迫不确切，患肢未有效制动。

（7）使用大号鞘管、抗凝、溶栓的剂量过大等。

对高血压患者术中监测患者血压，使用硝酸甘油或硝普钠等降压药物将血压控制在 160/100mmHg 以下。选择正确的穿刺部位：一般股动脉穿刺点在腹股沟韧带下 3cm 处，约腹股沟皮肤皱褶下 1～2cm，肱动脉穿刺点在肘部内侧皮肤皱褶上方，肱动脉搏动最明显处。选择直径较小的介入器材，现在一般在 6F 以下即能满足大部分下肢动脉腔内治疗需要。治疗结束后应先用左手示、中、环指分别放在皮肤穿刺点、血管穿刺点及血管穿刺点头侧压迫，且压迫在股骨上，压迫 15～20 分钟，再采用 8 字绷带加压包扎，患肢制动至少 24 小时。也可使用血管封堵器。对于一侧需要同时行顺行、逆行穿刺的，或血管条件差反复穿刺，或使用大号鞘管的患者，可采用局部浸润麻醉，腹股沟做 3～5cm 纵形切口暴露股动脉，直视下操作，穿刺后缝合血管穿刺点，以减少穿刺点出血。一旦确诊，暂停使用抗凝、溶栓药物，立即予以有效压迫。如血肿较小可自行吸收，不需特殊处理。腹膜后大出血如患者血流动力学稳定，可非手术治疗。如血肿巨大造成血流动力学不稳定，血细胞比容和血红蛋白持续下降，需要外科探查或者采用介入方法置入覆膜支架。

2.假性动脉瘤

主要由于压迫穿刺点不佳所致。对于直径＜3cm 者可重新压迫或超声引导下压迫，并可在瘤腔内注射凝血酶；直径＞3cm 且上述方法无效时，需手术治疗。精准穿刺、拔除鞘管后加以有效压迫是防止出现假性动脉瘤的良好方法。

3.动脉夹层

在开通长段闭塞病变或球囊扩张时，易将内膜撕起形成夹层，应选择合适的导管、导丝通过病变，并进行适当的球囊扩张。可选择较细的 4F 导管和 0.035mm 软滑导丝，先进导丝，再跟进导管，避免盲目导管前进，必要时以路径图指引对于长段闭塞段或伴有较严重的钙化病变，常规方法难以通过，需应用内膜下技术，从病变血管的内膜下进入远端真腔；对于长段病变或相邻的多个短段病变，可选用长球囊扩张，避免用短球囊分次反复扩张。通过狭窄或闭塞病变段时，全程均应在透视下进行，并随时观察导丝、导管头端位置，可手推少量造影剂明确血管情况。根据血管的形态选择导管、导丝类型，一般采用椎动脉导管配合直头超滑导丝或直头导管配合 J 形头导丝。如发生夹层，可退回导管，重新操作或试行内膜下血管成形术，将导管、导丝从夹层的远侧回入真腔，再进行 PTA 或支架置入。如无法回入真腔，且夹层较大较长，在没有阻塞侧支血管时一般不会加重肢体缺血。可暂停介入治疗，如肢体缺血加重，则需手术治疗。

4.动脉穿孔

是较严重但少见的腔内治疗并发症，临床表现为肢体肿痛，血管造影表现为对比剂外溢，严重者出现血压下降；也可能为亚急性表现，术后数日发生。常见原因是操作不当，动作粗暴，或选择球囊直径过大，压力过高。出现穿孔时可导入球囊暂时阻断血流，并在相应位置外用绷带加压包扎，多可停止。若球囊扩张后出现的动脉裂口较大，出血严重，可用球囊控制近端血流，再置入支架行腔内修复或外科手术修复。

5.动脉痉挛

由于导管、导丝的刺激可引起血管痉挛,膝下动脉管径较细,更易发生;操作时间过长会增加血管痉挛的发生率。若痉挛持续不缓解,可导致动脉急性血栓形成。应尽量减少对血管刺激,减少操作时间。出现动脉痉挛时,通过导管在动脉内注射硝酸甘油 10mg 或罂粟碱 30mg 有助于缓解。

6.急性动脉血栓形成或动脉栓塞

穿刺点压迫不当,导管、导丝、球囊对动脉壁的损伤,动脉痉挛,附壁血栓或硬化斑块脱落,围术期抗凝、抗血小板药物用量不足等均可引起急性动脉栓塞或血栓形成;穿刺、导管/导丝对动脉壁的损伤,球囊扩张造成动脉痉挛,术中、术后未及时应用抗凝、祛聚药物或用量不足,可引起急性肢体动脉血栓形成,尤其在处理管径细、血流慢的小动脉病变时。动脉内的附壁血栓或动脉硬化斑块脱落造成动脉栓塞。均表现为肢体疼痛,皮温降低,皮色苍白,远端动脉搏动减弱或消失。在术前 3 天口服氯吡格雷 75mg/d 或阿司匹林 100mg/d,术中、术后给予全身肝素化,腔内介入治疗时间过长,要及时追加抗凝药。操作过程小心细致。一旦发生动脉血栓,应立即予以溶栓治疗。可通过导管或外周静脉溶栓。在溶栓过程中,要每天监测凝血酶原时间,一般维持在正常的 2 倍左右。对于动脉栓塞的患者。小的栓子可应用抗凝、溶栓、扩血管药等治疗,大的动脉栓塞手术取栓。

7.动脉再狭窄或闭塞

与球囊扩张不充分、支架贴壁不良或明显残余狭窄,平滑肌细胞过度增生、管壁弹性回缩及血管重塑、血栓形成等有关,常伴肢体缺血加重。合并糖尿病、肾功能减退或凝血功能亢进、停用抗血小板药物患者的危险性增高。对下肢动脉硬化性闭塞症腔内治疗后再狭窄、闭塞的防治,加强随访尤为重要。对随访中症状复发,踝肱指数下降,以及彩超提示血流减慢等,应尽早行抗凝、抗血小板及溶栓药物。必要时再次应用腔内的方法行局部球囊扩张和支架置入或外科手术。

# 第四节 单纯性下肢浅静脉曲张

## 一、解剖及病理生理

### (一)下肢静脉解剖

下肢静脉循环系统分为深静脉与浅静脉两组,共同将下肢静脉血回送至心脏和肺。深静脉位于下肢肌肉筋膜以下的深层肌肉腔隙内,通过下肢静脉瓣膜和肌肉的作用,负责大部分下肢静脉血的回流。浅静脉位于肌筋膜外,没有筋膜的支撑,管壁稍薄的浅静脉壁有高度可扩张性,能够显著扩张容纳大量的血液。下肢浅层组织和皮肤的血液汇入浅静脉,然后汇入深静脉系统。

2 支最主要的下肢浅静脉为大隐静脉与小隐静脉。大隐静脉是人体内最长的静脉,起源于足背静脉弓内侧,经内踝前方、下肢内侧上行,穿过卵圆窝汇入股静脉。大隐静脉进入股静脉的汇入点被称为股隐交界点。大隐静脉含多组静脉瓣膜,其中最主要的两处瓣膜分别位于股隐交界点水平及其下方 1~2cm。大隐静脉在近股隐交接点的位置有 3~7 个属支,解剖变异较大,而以 5 支最为多见,其分别为腹壁浅静脉、旋髂浅静脉、阴部外静脉、股外侧静脉和股内侧静脉。

小隐静脉起自足背静脉弓外侧,于外踝后下方沿小腿后侧上行至腓肠肌内、外侧头之间进入腘窝,穿过深筋膜多汇入腘静脉,汇入点称为隐腘静脉交界点。少数小隐静脉汇入其他静脉如大隐静脉,或多个终末分支汇入大腿浅静脉分支。小隐静脉主要收集来自小腿内外侧缘的血流。在腓肠肌区域存在 3 支交通血管将小隐静脉与大隐静脉交通,称为隐间静脉,分别位于腓肠肌下 1/3 处、腓肠肌中段和膝下缘,以膝下那支最为粗大。

深静脉在肌肉之间与同名动脉伴行。小腿部有胫前、胫后和腓静脉,于腘窝处汇入腘静脉,进入内收肌管后移行为股静脉,其伴随股动脉上行,初在其外侧,后转至其内侧,与股深静脉汇入股总静脉,至腹股沟韧带深面移行为髂外静脉。

在深、浅静脉之间有许多穿通静脉存在。有些穿通静脉直接连接浅静脉和深静脉,多有相对固定的解剖位置;有些则通过肌间静脉与深静脉相连接,解剖位置变异较大。下肢主要穿通静脉早期以研究者人名命名,后经修订后改为以其解剖位置命名。如内踝和小腿内侧的穿通静脉,现在命名为胫后穿通静脉。这些穿通静脉进一步分为下、中、上三组,连接后弓状静脉和胫后静脉。另外一支重要的穿通静脉为胫周穿通静脉(旧称为 Boyd's 穿通静脉),位于小腿前内侧。股管穿通静脉)分为低位、高位两组,低位股管穿通静脉位于大腿远段连接大隐静脉和静脉,高位股管穿通静脉位于大腿中段连接大隐静脉和股静脉。小隐静脉发出的主要穿通静脉包括小腿中段穿通静脉(旧称 May 穿通静脉)和跟腱周围穿通静脉(旧称 Bassi 穿通静脉),前者连接小隐静脉和比目鱼肌静脉,后者连接小隐静脉和腓静脉。正常穿通静脉通过单向瓣膜仅允许血流自浅静脉向深静脉单向流动。当穿通静脉瓣膜功能不全时,血液逆流可发生病理性改变。

网状静脉为位于皮肤和肌筋膜之间的小静脉,管壁薄,外观呈蓝紫色,直径 1~3mm。网状静脉连接大、小隐静脉的分支并形成小静脉的网状结构系统,被称为外侧皮下静脉系统。该系统主要位于小腿外侧并向上延续至腿窝以上水平。静脉高压下网状静脉可出现功能不全,可导致相应部位的毛细血管扩张。

**(二)下肢浅静脉曲张的病理生理**

单纯性下肢浅静脉曲张的发病原因,包括静脉瓣膜功能不全、静脉壁薄弱和静脉内压力持久增高。静脉壁薄弱、弹性降低和静脉瓣膜缺陷或结构不良,与遗传因素有关,属"原发性"下肢浅静脉瓣膜关闭不全。血液的重量作用以及任何后天因素使重力作用增加造成静脉瓣膜正常的关闭功能受到损害而形成的静脉曲张属"继发性"。继发性瓣膜关闭不全的诱发因素包括重体力劳动、长时间站立或坐立工作、肥胖、妊娠、长期便秘、慢性咳嗽等;静脉炎史、静脉系统梗阻以及循环血量超过回流负荷均可造成静脉内压力增高而形成静脉曲张。当隐股静脉连接点处的大隐静脉瓣膜遭到破坏而致关闭不全以后,就可影响其远心端的静脉瓣膜和交通支瓣膜,也可通过其属支静脉影响到小隐静脉。由于瓣膜关闭不全可导致血液反流,因浅静脉管壁肌层薄且周围缺少结缔组织,血液反流可引起静脉增长增粗,出现静脉曲张。血液反流导致下肢静脉压增高,静脉血流瘀滞,静脉壁发生营养障碍和退行性变,尤其是血管中层的肌纤维和弹性纤维萎缩变性,被结缔组织替代。部分静脉壁呈囊性扩张而变薄,有些部位因结缔组织增生而增厚,因而血管可呈结节状。静脉瓣膜萎缩、机化,功能丧失。因血流瘀滞、静脉压增高和毛细血管壁的通透性增加,血管内液体、蛋白质、红细胞和代谢产物渗出至皮下组织,引起纤维增生和色素沉着。局部组织缺氧而发生营养不良,抵抗力降低,易并发皮炎、湿疹、溃疡和感染。

## 二、临床表现

单纯性下肢浅静脉曲张是最常见的周围血管病。其发生常与遗传因素和职业因素有关,多见于经常从事站立工作者。临床上已大隐静脉瓣膜反流导致的静脉曲张最为常见,单纯小隐静脉反流导致的静脉曲张相对少见。

静脉曲张患者出现进行性加重的下肢浅表静脉扩张、隆起和迂曲。发病早期下肢浅静脉轻度纡曲隆起,可无明显症状。随静脉曲张程度进展,逐渐出现足踝区水肿,下肢酸胀、麻木、困乏、沉重感,久站后症状加重,而平卧或肢体抬高后症状明显减轻。若并发血栓性浅静脉炎,局部红肿疼痛明显,曲张静脉呈硬条索状。血栓机化及钙化后,可形成静脉结石。病程较长、曲张静脉较重者,在足靴区或小腿出现皮肤营养性改变,包括皮肤萎缩、脱屑、皮肤色素沉着、湿疹和静脉性溃疡,患者有皮肤瘙痒感。如曲张静脉除有外伤则可造成该处破裂出血,静脉曲张也易并发血栓性浅静脉炎,表现为局部红、肿、热、痛,可触及红肿条索和血栓硬结。曲张静脉团因溃疡侵蚀或外伤致破裂,可发生急性出血。

目前,临床上常用 CEAP 静脉功能评分系统的 C 分级将下肢静脉曲张临床症状分为六期。CEAP 静脉功能评分系统由 1994 年首次被提出,2004 年修订后广泛应用于各种慢性下肢静脉疾病分级及严重程度评分。此系统是将慢性下肢静脉疾病根据临床表现、病因学因素;病变的解剖定位和病理生理改变进行分级。单纯性下肢静脉曲张的病因学因素、病变解剖定位、病理生理改变特征明确,该评分系统 C 分级则在单纯性下肢静脉曲张中有重要临床意义,用于术前对病变程度分级、指导治疗方案和术后评价疗效。

### (一)毛细血管扩张或网状静脉扩张

毛细血管扩张指持久性扩张的真皮内小静脉,内径<1mm,红色或蓝色,呈线状或丝状;网状静脉为蓝色持久性扩张的真皮内小静脉,内径>1mm 但<3mm,通常呈扭曲状不同于正常皮内小静脉。

### (二)皮下浅静脉扩张

在直立位时腿部可见弯曲增粗的表浅静脉血管,内径>3mm,高出皮肤,在腿部抬高或平卧后可消失,常有小腿酸胀、易疲劳等不适感觉,并呈扭曲状,可受累大隐静脉、小隐静脉或非隐静脉系统。

### (三)静脉性水肿

通常发生于足踝区和小腿,以站立过久或劳累后较明显,晨起时水肿可消退,患肢常比对侧肢体增粗。

### (四)皮肤和皮下组织改变

包括皮肤色素沉着、湿疹、皮肤脂肪硬化症或白色萎缩症等。皮肤色素沉着为早期的皮肤改变,常发生于踝周,可向小腿或足部扩展。湿疹表现为红斑、水疱、渗出或鳞屑状皮疹,多发生于曲张静脉周围,或广泛受累整个下肢,又称瘀血性皮炎。皮肤脂肪硬化症表现为小腿下段皮肤和皮下组织的局限性慢性炎症和硬化,有时伴有跟腱的瘢痕和挛缩。白色萎缩症多为圆形的局限性皮肤白色萎缩斑,周围有扩张的毛细血管,有时伴有明显色素沉着。

### (五)静脉性溃疡

好发部位在踝周及小腿下 1/3,尤以内踝和足靴区内侧最多见,为全层性的皮肤缺损。C5 和 C6 以静脉性溃疡已愈合(C5)或活动期(C6)为区别,同时可伴有 C4 期各种皮肤及皮下组织改变。

## 三、检查及诊断

### (一)检查

#### 1.下肢静脉功能检查

(1)浅静脉瓣膜功能试验(Trendelenburg 试验):患者仰卧,抬高下肢使静脉排空,于腹股沟下方束止血带压迫大隐静脉。嘱患者站立,释放止血带后 10 秒内如出现自上而下的静脉曲,张则提示大隐静脉瓣膜功能不全。同样原理,在腘窝处束止血带,可检测小隐静脉瓣膜功能。

(2)深静脉通畅试验(Perthes 试验):患者站立位,于腹股沟下方束止血带压迫大隐静脉,待静脉充盈后,嘱患者用力踢腿或下蹲 10 余次,如充盈的曲张静脉明显减轻或消失,则提示深静脉通畅;反之,则可能有深静脉阻塞。

(3)穿通静脉瓣膜功能试验(Pratt 试验):患者仰卧,抬高下肢,于腹股沟下方束止血带压迫大隐静脉,先从足趾向上至腘窝缠第一根绷带,再从止血带处向下缠第二根绷带。让患者站立,一边向下解开第一根绷带,一边继续向下缠第二根绷带,如果在两根绷带之间的间隙出现静脉曲张,则提示该处有功能不全的穿通静脉。

#### 2.多普勒血管超声检查

简便,无创,可重复性强。可动态、直观地显示静脉解剖结构的切面图像及彩色血流成像,评估深、浅静脉及穿通静脉瓣膜功能,以及各静脉血管壁、管腔、血流方向、速度、侧支循环、是否合并血栓形成等情况。常常作为单纯性下肢静脉曲张的诊断、术前检查、术后随访的首选方法。

#### 3.下肢静脉造影

有顺行性与逆行性两种造影方法,一般单纯性下肢静脉曲张无必要做此检查,当怀疑合并深静脉病变时,对疾病的鉴别诊断具有重要价值。可了解深静脉系统通畅情况、判断交通支瓣膜功能及解剖部位,为手术结扎交通支提供切口部位,评估深静脉功能。单纯性下肢静脉曲张顺行造影时可见浅静脉明显扩张,穿通静脉可有扩张及逆流,深静脉正常;逆行造影,可见造影剂逆流通过隐股静脉瓣,并显示大隐静脉近端呈囊状扩张,而股静脉瓣膜无逆流。

### (二)鉴别诊断

根据患者的病史、体征诊断下肢浅静脉曲张并不困难。但单纯性下肢静脉曲张应与各种原因导致的可继发下肢浅静脉曲张的疾病相鉴别。

1.原发性下肢深静脉瓣膜功能不全

原发性下肢深静脉瓣膜功能不全可继发有下肢浅静脉曲张,但下肢静脉功能不全表现更严重,患者久站时出现明显胀痛和下肢明显肿胀。多普勒血管超声检查和下肢静脉造影检查可明确下肢深静脉瓣膜反流性质及严重程度。

2.下肢深静脉血栓形成后综合征

下肢深静脉血栓形成后血栓阻塞深静脉,血液回流障碍,浅静脉失代偿可引起继发性静脉曲张;病程早期下肢深静脉回流障碍,病程后期血栓机化再通后,静脉瓣膜遭破坏,演变成倒流性病变,代偿性出现浅静脉曲张,下肢水肿,肢体沉重或酸痛感及皮肤营养性变化,可继发患肢淋巴水肿。血栓形成的闭塞期,深静脉通畅试验阳性,血栓再通后,深静脉通畅试验也可阴性。可根据患者既往深静脉血栓病史、多普勒血管超声检查和下肢静脉造影鉴别。

3.慢性髂腔静脉梗阻性疾病

慢性髂腔静脉梗阻性疾病,如髂静脉压迫综合征、布加综合征、血栓后髂静脉闭塞等,因下肢静脉回流受阻可继发下肢浅静脉曲张及下肢静脉功能不全表现。

4.下肢动静脉瘘

先天性动静脉瘘,患肢常较健肢明显增长、粗大;后天性动静脉瘘多有外伤史。动静脉瘘处局部可以扪及持续性震颤,听诊时可闻及连续性杂音;皮温升高,常继发浅静脉曲张。

5.先天性静脉畸形骨肥大综合征

为一种先天性静脉畸形病变,以葡萄酒色斑痣、肢体浅静脉曲张伴有或不伴有深静脉畸形及骨与软组织增生肥大三联征为主要表现。浅静脉曲张多见于下肢的外侧面,也有患者受累整个肢体。

## 四、治疗

### (一)非手术治疗

非手术治疗法仅能改善症状,适用于:①病变局限,症状较轻。②妊娠期间发病,鉴于分娩后症状有可能消失,可暂行非手术疗法。③症状虽然明显,但手术耐受力极差者。

1.循序减压

弹力袜或弹力绷带循序减压弹力袜或弹力绷带使曲张静脉处于萎瘪状态,减少静脉管径,降低毛细血管滤过性,加强瓣膜功能。远侧高而近侧低的压力差利下肢静脉回流。此外,还应避免久站、久坐,间歇抬高患肢。

2.药物治疗常用药物

包括马栗种子提取物、地奥司明、七叶皂苷钠、曲克芦丁等。通过增强静脉血管弹性和张力、降低毛细血管通透性、抑制炎症反应、促进静脉血液回流、改善微循环等改善临床症状。

3.硬化剂治疗

硬化剂治疗的基本原理是通过硬化剂的注入,使药物刺激静脉壁,使静脉痉挛、内膜变性、炎症反应发生和内膜硬化。其理想结果是曲张静脉经注射硬化剂治疗后形成纤维条索,最终被吸收。注射硬化剂后的局部反应与硬化剂的浓度和作用时间相关,治疗不足可能没有效果,治疗过度可以引起血管周围组织破坏及炎症反应强烈。

硬化剂治疗发展初期主要应用液体硬化剂,常用的硬化剂包括5%鱼肝油酸钠、酚甘油液

(2%酚溶于 25%～30%甘油液中)等。近年来,泡沫硬化剂已广泛应用于临床,逐渐取代液体硬化剂。泡沫硬化剂的优势在于:它不会与血液混合而导致硬化剂浓度被稀释;由于泡沫制剂进入血管内后可迅速占据血管腔而驱走血液,使得药物与静脉壁广泛接触会增加作用时间和接触面积已提高疗效。泡沫制剂的这些特性使得治疗时可以用低浓度和少量硬化剂就达到满意疗效;此外,泡沫制剂在超声下很容易直视到,可以在整个治疗过程中监测治疗状况。在超声引导下注射硬化剂可以准确地穿刺到靶血管,监测到制剂在血管腔内弥散情况,监测到与静脉壁的接触状况,减少了穿刺到静脉外或误穿动脉而造成的并发症。

**(二)手术治疗**

手术是单纯性下肢静脉曲张根本的治疗方法。手术方法包括三个方面:

(1)大隐静脉反流的处理。

(2)曲张静脉团的处理。

(3)功能不全的交通支静脉的处理。目前还没有一种方法能十全十美地治疗静脉曲张,最佳的方法是取各种方法的优点,结合患者具体情况制订治疗方案。

**1.传统手术治疗**

传统手术包括高位结扎及大隐静脉的剥脱、交通支的处理以及静脉团的手术切除。根据剥脱器的改进分为普通剥脱和内翻剥脱器,内翻剥脱对周围组织损伤较普通剥脱器小。

(1)术前准备:术前用记号笔标记曲张静脉,均行下肢静脉超声检查,以了解深静脉通畅情况及瓣膜功能是否正常并标记出交通支血管的位置。

(2)手术方法:在腹股沟韧带下约 1.5cm 的卵圆窝处做 2cm 的切口,切开浅筋膜,于卵圆窝内下缘找到大隐静脉,游离,切断并结扎所有属支,在距股深静脉约 0.5cm 处切断大隐静脉,结扎大隐静脉近端,经切断大隐静脉断端向下逆行送入剥脱器,在膝下或踝部大隐静脉主干处做 0.5cm 小切口,引出静脉剥脱器。沿大隐静脉走行注射 TLA 液(0.9%生理盐水 500mL、2%利多卡因 20mL,肾上腺素 1mL),以减少出血及减轻术后疼痛,将剥脱器由远端拉出,逆行、内翻拖出大隐静脉,向大隐静脉血管床再注入 TLA 液 50～100mL,压迫止血。然后按术前标记在有交通支处做 0.3～1cm 的切口,切断,结扎交通支。对于表浅曲张静脉,根据其病变程度、范围选择手术切除或用粗丝线行"8"字缝合,将其闭塞,用弹力绷带加压包扎,术毕。

(3)术后处理:建议术后早期活动,术后持续使用弹力绷带或弹力袜至少 8～10 天。推荐穿弹力袜 1～3 个月。

(4)手术结果:传统手术长期随访结果差异性很大,复发率为 6%～60%,2006 年 Fisher 报道一项多中心的近 7 年的随访结果,复发率在 19.2%。目前国际上比较认可的结果在 20%左右。复发的原因为:手术不彻底(包括大隐静脉剥脱不完全和交通支未处理),解剖异常,疾病继续发展,肥胖和血管新生等。

**2.腔内激光治疗(EVLT)**

激光的特性是可以通过光纤能够传递热能量使管腔收缩、内膜损伤继而迅速机化并形成纤维条索,最终使静脉闭合,以达到消除反流的目的。

(1)术前准备:同传统手术。

(2)手术方法:在下肢消毒前,先用 18G 套管针做患肢踝静脉穿刺,肝素帽封管备用。常规消毒铺巾,将患肢垫高30°;由套管针处置入0.035mm超滑导丝,引导5F可透光造影导管至股隐静脉交界点以远1～2cm处(可通过术中超声定位),肝素盐水封管留置。如套管针穿刺踝静脉失败或经套管针导入超滑导丝、导管失败,可在术前标记明显曲张且有交通支处切开皮肤,切断交通支并找到大隐静脉主干,在此处沿主干导入造影导管。打开激光引导光源,沿造影导管置入激光光纤,引导光源可透过皮肤,准确将激光光纤送至股隐静脉交界点以远1～2cm处,激光发射仪设定参数,准备发射激光治疗。有2种治疗方法:

1)间断治疗法,设定参数功率12W,作用时间1秒,间隔时间1秒,此种设定后,激光间断发射,激光发射时激光纤维停留,间隔时回撤光纤,速度以0.5cm/s为宜,此种方法疗效取决于静脉的直径,其缺点是治疗不均匀。

2)连续治疗法,激光以连续方式发射,光纤也连续回撤,此时作用能量取决于设定发射量和回撤速度;是否作用均匀取决于术者回撤光纤的状况。除参数设定正确外,大隐静脉直径也是治疗效果的重要因素,对于直径粗大且静脉壁较厚的患者可适当减缓退行速度,而对主干细且壁较薄的患者可适当加快激光退行速度;助手用手沿大隐静脉行程压迫,闭合大隐静脉全程。

(3)手术禁忌证:如果患者有静脉炎史、血小板减少症、大隐静脉迂曲严重或脉囊性扩张以及大隐静脉十分表浅时,不适合采用激光治疗。

(4)术后处理:同前。

(5)手术结果:目前仅有中短期手术结果发表,报告只提到大隐静脉闭合率,而静脉曲张复发率很少提及。在1～3年随访时,大隐静脉闭塞率在95%左右,3年的复发率有报道是6%。

3.射频腔内闭合术

射频腔内闭合术是通过射频治疗系统将射频能量传递到静脉壁,足够的热量作用于静脉壁,使胶原质收缩、内皮细胞裸露,从而导致静脉壁增厚、管腔闭合。目前最先进的射频腔内闭合系统为ClosureFAST系统(美国VNUS医疗技术公司),以节段性消融为特点,治疗大静脉及小隐静脉的反流。ClosureFAST导管远端附有1个7cm长的双极电极,其机制为该电极直接作用于静脉壁释放射频能量,与静脉壁的直接接触导致血管内皮损伤、静脉壁胶原纤维收缩至血管闭合及血管内血栓形成,最终导致静脉内纤维化,新的胶原基质形成致使静脉管腔收缩最终血管闭合。

(1)手术方法:取仰卧位,将患肢垫高约30°,根据静脉的直径大小选择治疗合适直径的电极导管;采用静脉穿刺或静脉切开方法,将血管鞘导入静脉内备用,将治疗电极导管与主机相连并连接好肝素盐水。沿大隐静脉走行皮下注入TLA液,经血管鞘将治疗电极导管置入大隐静脉主干,电极头端送至股隐静脉交界处以远1～2cm。治疗开始时,打开射频发生器,备好射频装置,应用ClosureFAST系统节段性消融技术时,每20秒治疗时间针对性治疗每7cm静脉节段。按下导管手柄的按钮即可释放射频能量,每20秒治疗周期完成,能量释放自动停止。治疗起始部位时需要2个20秒治疗周期已达到有效地静脉闭合。此外,针对静脉瘤或局部扩张明显的静脉段,由操作者决定必要时也应用进行两个20秒治疗周期。在每1个20秒治疗周期中,能量开始释放后5秒内温度即达到120℃,如果5秒内未达到这个温度值,该节段静脉应再进行1个20秒治疗周期。射频发生器监控整个治疗周期内的所有参数,如果参数未达到有效值会报警提醒操作者。同一节段静脉不能接受3个以上的治疗周期。完成每个7cm节段静脉的治疗后,在导管轴上应用1个6.5cm长的分段标志物将导管回撤至下1个节段。6.5cm的空间使相邻两节段存在0.5cm的重叠,以避免两节段间存在未治疗区域。重复进行这一过程直至靶静脉全段完成治疗,全过程一般需要1～5分钟,时间取决于病变静脉的长度和治疗节段的数量。

(2)手术结果:目前报道3～5年射频治疗后的大隐静脉闭合率在85%左右。

**4.透光直视旋切术**

透光直视旋切术(TIPP)方法适合于曲张静脉团的治疗,尤其适合大面积广泛而严重静脉曲张团。透光旋切仪器由电动组织旋切器及内镜照明装置组成。

治疗方法在完成对大隐静脉主干反流处理后,根据静脉曲张的范围设计切口(2～6个,长0.3～0.5cm),以照明光棒和电动组织旋切器均能达到为标准。一切口置入照明光棒,以此透射皮下曲张的静脉团并注入TLA液,该液体通过一个直接连于照明光棒的加压灌输装置进行灌注,灌注压力200～400mmHg。关闭手术室灯光,将照明光棒自切口送入静脉深处,暗色条状的曲张静脉就会被映照在皮肤上。从另一切口导入电动组织旋切器。

该装置含有一个旋转的管状刀头,于曲张静脉平面内沿着曲张静脉的行走慢慢推进,将组织旋切器刀头窗口对准曲张静脉,启动开关,该处的曲张静脉会被吸入并在直视下被碎解,同时立刻被连接在旋切器手柄后方的吸引器吸出。吸引器选择400～700mmHg的压力,可确保所有的曲张静脉均被切除。照明光棒和旋切器可在任一切口进行交换操作,使其能在切口最少的情况下进行最大面积的切除。透光直视旋切术对静脉团的处理十分理想,治疗彻底,但创伤较大,TLA液充分冲洗有助于抑制出血及血肿形成,并助于术后镇痛。

**5.局部麻醉下选择性静脉曲张切除术(SAVLA)**

腔内血管技术(激光、射频)的开展,对传统的腹股沟处大隐静脉切断结扎做法的必要性提出质疑,有学者发现在行血管腔内闭合大隐静脉后,隐-股连接点处的反流有恢复的现象,也有学者发现在切除完大隐静脉的属支后,大隐静脉主干内的反流消失,还有报道大隐静脉反流处理后,深静脉反流消失,以及大隐静脉远端属支处理后,近段大隐静脉直径缩小。以上种种现象促使人们提出了下肢静脉曲张的新的病理生理概念,即静脉曲张开始于最薄壁,最浅表的静脉网水平。根据超声波的检查,数目众多的文章发表已经对传统认为的大隐静脉流从上至下发展的共识提出异议,同时他们提出了曲张静脉起源于远端或多点自下而上发展的假说。有相当多的下肢静脉曲张患者在超声波检查时并未发现有隐-股连接点处的反流现象也支持这样的假设。在一项有关静脉反流的程度与年龄的研究中,研究者对2275例研究对象进行下肢静脉超声检查时也发现静脉反流有从下至上顺行发展的趋势,即反流先从浅表的大隐静脉属支开始,扩展到大隐静脉,最后止于隐-股连接点处。根据这样的假设,我们认为如果患者大隐静脉未发现有反流现象而发生静脉曲张,则切除静脉曲张可以避免反流向大隐静脉发展。另外,如果患者的大隐静脉有反流但程度不重,切除属支曲张静脉则有可能使大隐静脉的反流恢复,从而减小手术创伤,保留大隐静脉。局麻下选择性静脉曲张切除术由此产生,此手术是真正意义上的微创手术方法,且保留了大隐静脉,最大限度地减少因处理大隐静脉而造成的隐神经损伤的并发症。据部分文献报道该手术术后2～3年的随访结果,大隐静脉血流动力学改善率达 90％,临床症状缓解率达 80％～90％,外观改善率达 90％,静脉曲张复发率 15.7％,与传统手术结果相近。但该方法远期结果有待研究,另外该理论还需得到绝大多数专家的认可。

6.其他治疗静脉曲张的方法

(1)超声引导下/透视下大隐静脉主干硬化剂注射治疗通过硬化剂对静脉壁的作用使静脉闭合。

(2)电凝法:将电凝导管送入大隐静脉主干内,另一端与手术电刀连接,将大隐静脉通过热损伤将其闭合。

(3)微波法:将微波腔内辐射器置入大隐静脉主干内,采用 2450MHz 微波将大隐静脉热凝固封闭。

综上所述,静脉曲张的手术治疗由对大隐静脉反流的处理,对交通支的处理及曲张静脉的处理三部分组成。每一部分的处理方法多种多样,在临床中应结合各种方法治疗。随着对静脉曲张疾病的深入认识,新技术的不断出现,血管外科医生在治疗大隐静脉曲张的手术方法上有了更为多的选择,由于目前还没有哪一种方法是治疗静脉曲张最为有效和完美的方法,因此,根据患者不同病情,患者意愿,并结合各自医院的仪器设备给予个性化治疗是今后的方向。

**(三)并发症及其处理**

单纯性下肢静脉曲张病变较重且长期未经治疗者,可发生血栓性静脉炎、瘀积性皮炎、静脉性溃疡、曲张静脉团破溃出血等并发症。处理方法如下。

1.血栓性静脉炎

血栓性静脉炎为下肢静脉曲张常见的并发症。表现为局部疼痛,静脉表面皮肤潮红、肿胀,皮温升高,静脉呈索条状或团块状,伴压痛。治疗应抬高患肢,局部热敷或理疗,穿弹力袜,多不需应用抗生素,当合并全身感染或局部皮肤细菌感染可适当应用抗生素治疗。待炎症控制后行手术切除受累静脉,而且解决静脉曲张的根本问题。若发现血栓扩展,有向深静脉蔓延趋向者,应早期施行高位结扎术。

2.瘀积性皮炎

多位于足靴区,严重者可广泛受累整个小腿。早期表现为皮肤红斑,有轻度鳞屑,伴皮肤瘙痒,逐渐出现皮肤粗糙、脱屑、渗液,皮肤增厚、皲裂,呈苔藓化样损害。反复发作或加重,以冬季为甚。皮肤易继发葡萄球菌或链球菌感染。治疗包括休息时抬高患肢,应用弹力袜或弹力绷带改善静脉回流,避免长久站立或重体力劳动。合并感染者选择敏感抗生素控制,保持局部清洁和干燥,分泌物多时,可先用 0.1％～0.5％ 依沙吖啶湿敷,待分泌物减少后再外用药物。其治疗的根本方法是针对静脉曲张手术治疗,减少下肢静脉高压及静脉瘀血,通过改善下肢内环境缓解症状。

3.静脉性溃疡

为下肢静脉曲张病情进展后期常见的并发症。多发生于足靴区和小腿下端前内侧。溃疡肉芽苍白水肿,表面稀薄分泌物,周围皮肤色素沉着,有皮炎和湿疹样变化,有时呈急性炎症发作。局部治疗以控制感染和保持创面清洁为主。加压疗法为静脉性溃疡非手术治疗的主要措施,包括应用弹力袜、弹力绷带、间歇性气囊加压疗法等,改善静脉汇率,促进溃疡愈合。而手术治疗是静脉性溃疡的首选方法,包括对浅静脉主干反流的手术治疗、溃疡周围曲张静脉团缝扎及穿通支结扎手术。对面积较大的溃疡可同期或二期行溃疡清创、皮肤移植术或游离皮瓣移植术。

4.曲张静脉破裂出血

曲张静脉团因静脉压力较高,静脉壁缺乏弹性,在轻微外伤下即可出血甚至自发出血,出血特点为出血量多且多无痛觉,很难自行停止。出血发生后应紧急处理:立刻抬高患肢,加压止血,有明显破裂的静脉可予缝扎止血。手术治疗下肢静脉反流及切除曲张静脉团是根本的治疗方法。

# 第五节　多发性大动脉炎

多发性大动脉炎(TA)是一种慢性非特异性炎性动脉疾病,主要受累主动脉及其主要分支如头臂干、颈动脉、锁骨下动脉、椎动脉和肾动脉,以及冠状动脉、肺动脉等。以前报道好发于东南亚青年女性,但现在研究表明,此病男女均可发病,并且呈全球性分布,女性患者与男性患者的比率从东南亚到西方逐渐降低。其主要症状是由于病变动脉阻塞引起的眩晕、昏厥、视力减退、头痛、无脉、偏瘫、失语等。此病名称较多,除了多发性大动脉炎外,以前又称无脉症、主动脉弓综合征、突发性大动脉炎或不典型性主动脉缩窄症等。

## 一、病因

多发性大动脉炎的病因及发病机制目前尚不清楚,各种文献报道均认为多发性大动脉炎发病多与自身免疫因素、内分泌失常及遗传因素有关。多数学者认为本病是一种自身免疫性疾病,可能由结核菌或链球菌、立克次体等在体内的感染,诱发主动脉壁和(或)其主要分支动脉壁的抗原性,产生抗主动脉壁的自身抗体,发生抗原抗体反应引起主动脉和(或)主要分支管壁的炎症反应。其理论依据:

(1)动物实验发现长期给兔补含高效价抗主动脉壁抗原的患者血清、可产生类似动物炎症改变。

(2)临床发现多发性大动脉炎患者可有血沉、黏蛋白增高,$\alpha$、$\gamma$ 球蛋白及 IgG、IgM 的不同程度增高,服用肾上腺皮质激素有效。

(3)本病患者血中有抗主动脉壁抗体,同时发现主动脉壁抗原主要存在于动脉中层组织。

最近日本学者推测本病与 HLA 系统中 BW40、BW52 位点有密切关系,属显性遗传,认为有一种先天性遗传因子与本病有关。此外,大剂量雌激素可造成主动脉肌层萎缩、坏死和钙化,主要发生于主动脉及其分支,即承受动脉血流和搏动最大的机械应力部位,从而推测在内分泌不平衡最显著时期,雌激素过多和任何营养不良因素(如结核病)相结合,导致主动脉平滑肌萎缩,抗张力下降,成为致病因素之一。总之,综合致病因素在不同的环境下作用于主动脉和(或)其主要分支,产生多发非特异性动脉炎。

## 二、病理

多发性大动脉炎可在主动脉全长任何部位发生,并可受累所有主要大分支、肺动脉和其叶段分支,大多数可受累 2 支以上的动脉分支,但以头臂干动脉、胸主动脉、腹主动脉及肾动脉最常发生。病变血管大体标本呈灰白色,管壁僵硬、钙化、萎缩,与周围组织有粘连,管腔狭窄或闭塞。上述病变的发展均较为缓慢,在逐渐引起动脉狭窄、闭塞的同时,常在周围产生侧支血管。病变早期或活动期以肉芽肿型炎症为主。动脉的外膜、中层、内膜全层均有淋巴细胞、巨噬细胞、单核细胞等炎性细胞浸润,然后纤维组织增生,外膜滋养血管改变明显。外膜可与周围组织形成粘连,纤维增生。中层基质增多,弹性纤维肿胀断裂破坏。平滑肌坏死,肉芽组织形成,淋巴细胞、浆细胞浸润,中层还常有上皮样细胞和朗格汉斯细胞形成结节样改变,增生纤维化使管壁变厚,纤维收缩及内膜增厚使整段动脉变细狭窄,壁内也可有钙化。壁内中层坏死、变薄,可有局部扩张或动脉瘤形成。此外冠状动脉也可受累,典型表现为局限在开口处及其他端的狭窄性病变。左、右冠状动脉可同时受累,但弥散性冠状动脉炎较为常见。

## 三、临床表现及分型

多发性大动脉炎的临床表现一般分为早期和晚期 2 个阶段。早期表现为一些非特异性症状如低热、身体不适、体重减轻、易疲劳等,由于缺乏特异性的表现,所以早期诊断较为困难。随着病情发展,到了疾病晚期,将出现眩晕、昏厥、视力减退、头痛、无脉、偏瘫、失语、血管杂音、主动脉反流、心肌炎、心包炎、心肌缺血、扩张性心肌病以及肾小球病变等临床表现。按受累血管部位不同分型如下。

### (一)头臂型

病变位于左锁骨下动脉、左颈总动脉或无名动脉起始部,可受累一或多根动脉,以左锁骨下动脉最为常见。此型病变可致脑、眼及上肢缺血,表现为耳鸣、视物模糊。少数患者诉眼有闪光点或自觉眼前有一层白幕,逐渐出现记忆力减退、嗜睡或失眠、多梦、头晕、眩晕、一过性黑矇等。当颈动脉狭窄使局部脑血流降至正常的 60% 以下时,可产生意识障碍,出现发生性错厥,甚至偏瘫、昏迷、突发性失明、失语、失写等。体检可发现颈动脉搏动减弱或消失,颈动脉行径可闻及粗糙响亮的Ⅲ~Ⅳ级收缩的期血管杂音,眼部出现眼球震颤、角膜白斑、虹膜萎缩、白内障和视网膜萎缩。在无名动脉或锁骨下动脉近端受累时,还可出现患侧肢体发凉、麻木、无力、无脉、血压测不到,锁骨上区可闻及Ⅲ~Ⅳ级血管收缩期杂音。由于患侧椎动脉压力下降,可致血液从椎动脉倒流,脑供反流入左锁骨下动脉使脑遭受缺血损害,出现"锁骨下动脉窃血症",表现为患肢运动后脑部缺血症状加重甚至产生昏厥。1978 年 Ishikava 指出,在颈动脉阻塞的多发性大动脉炎病例,眼底检查可显示视网膜病变,共分四期。Ⅰ期:小动脉扩张;Ⅱ期:小血管瘤形成;Ⅲ期:动一静脉吻合;Ⅳ期:眼部并发症。Ⅰ、Ⅱ期属于轻、中度,Ⅲ、Ⅳ期为重度。

### (二)胸腹主动脉型

病变受累左锁骨下动脉以远的降主动脉和(或)腹主动脉。主要病理生理改变为受累主动脉近侧高血压、远侧供血不足,因而加重心脏负担和增高脑血管意外发生率。临床表现为上半身高血压并伴有头痛、头晕、心悸以及下肢供血不足症状,如酸麻、乏力、发凉,可有间歇性跛行,严重者可有心功能减退表现。有时腹腔干、肠系膜上动脉等腹主动脉分支可受累,但因病变时间长,常有丰富的侧支循环,较少引起胃肠道症状。当病变在肾动脉以上时,继发肾缺血性高血压。体检可见上肢脉搏宏大有力,血压高达 18.7~32/12~18.7kPa(140~240/90~

140mmHg)甚至更高,而下肢股、腘、足背动脉搏动减弱甚至消失。于胸骨左缘、背部肩胛间区、剑突下或脐上等处可闻及Ⅱ～Ⅲ级血管收缩期杂音。

### (三)肾动脉型

多为双侧肾动脉受累。单纯肾动脉病变仅占16%,主要受累肾动脉起始部,合并腹主动脉狭窄者达80%。动脉炎性狭窄使肾脏缺血,激活肾素－血管紧张素－醛固酮系统,引起顽固性高血压。临床表现以持续性高血压为特征,幅度高而且舒张压也非常高,用一般降压药物效果不佳,严重时可产生高血压危象,表现为头痛、头晕、血压骤然升高、视物不清、眼底出血、恶心及呕吐,腹部可闻及血管杂音。

### (四)混合型

混合型的患者其血管受累的范围较广,在临床表现上可同时出现上述头臂型、胸腹主动脉型及肾动脉型的症状和体征。其中肾动脉同时受累者最为常见。

### (五)肺动脉型

病变主要受累肺动脉。目前国外报道45%～50%的多发性大动脉炎合并有肺动脉病变,可见于单侧或双侧肺叶动脉或肺段动脉。前者多见,并呈多发性改变。单纯肺动脉型临床上一般无明显症状,肺动脉缺血可由支气管动脉侧支循环代偿,只有体检时于肺动脉瓣区听到收缩期杂音。

此外,多发性大动脉炎引起的冠状动脉狭窄也值得重视。1951年Frovig首先报道这一现象。1977年Lupi报道在107例多发性大动脉炎中,16例有冠状动脉狭窄,其中8例有心绞痛症状。起初症状常与神经系统症状(头痛、一过性脑缺血等)同时出现,也可同时出现心肌梗死症状。有些病例可出现心力衰竭,以左心衰竭较为常见。

## 四、辅助检查

### (一)血液检查

多发性大动脉炎病因未明,早期无特异性检测标准。红细胞沉降率(ESR)在提示本病活动性方面有一定意义,尤其是年轻患者,在活动期83%ESR加速(>20mm/h)。然而,随着年龄增长,ESR有下降趋势。ESR的高低与急性发作并不成正比,故ESR不能提示本病活动程度。此外本病在活动期抗O抗体上升,C－反应蛋白可呈阳性,白细胞轻度增高,组织因子、vWF因子、血栓烷、组织型纤溶酶原激活因子、ICAM－1、VCAM－1、PECAM－1、α1、α2、γ球蛋白增高,IgM、IgG可先后呈不同程度增高,但与正常人对照无显著性差异,类风湿因子、抗主动脉抗体可阳性。1982年Hideo在研究本病的血液凝固改变病原学方面指出,在初期,患者血液均显示高纤维蛋白原而纤维蛋白活性下降;晚期血中纤维蛋白原恢复至正常范围而纤维蛋白活性增高,Hideo指出,高凝状态在本病的发生中起着一定作用。因此血液流变学检查可有异常。

### (二)超声血管检查

多普勒超声血管检查,对多发性大动脉炎患者可用于测定病变动脉的近远端血流及波形,尤其是对颈动脉的检查诊断的正确率高达96%,对临床诊断有十分重要的意义。经颅多普勒超声可评价Wills环的血流量和血流方向。这些检查项目简单实用,为无创伤检查,患者无痛苦。患者可重复进行,因此在临床上应用较广泛。但彩色多普勒超声及频谱分析在精确性及符合率上不及常规造影。

### (三)节段性肢体血压测定和脉波描记

采用应变容积描记仪(SPG)、光电容积描记仪(PPG)测定动脉收缩压并可以在指、趾描记动脉波形,了解肢体各个平面的动脉血供情况。多发性大动脉炎患者若同侧肢体相邻段血压或两侧肢体对称部位血压差>2.67kPa(20mmHg)提示压力降低的近端动脉狭窄或阻塞。由于此法简单、方便、无痛苦,乐于被患者接受,可做为本病客观指标之一广泛应用于临床,并可用于随访病变进展。

### (四)脑血流图

头臂型大动脉炎,颈动脉严重受累者,脑供血不足,脑血流图可显示脑血流量明显减少。

### (五)眼底检查

眼底检查有常规眼底检查、荧光素血管检查、电子视网膜照相检查。颈动脉重度狭窄或闭塞者可致眼底缺血,眼底检查可发现视网膜缺血性变性或萎缩等病变。荧光素血管检查可见视网膜静脉扩张、动静脉短路、新生血管及缺血管区。

### (六)肾素活性测定

肾动脉型患者肾素－血管紧张素体系的升压作用已被公认,肾素活性测定也已被广泛应用。测定两侧肾静脉肾素活性比值(患侧肾素/对侧肾素)以及周围循环肾素的水平或对侧肾静脉肾素与周围血肾素的比值,不仅有助于证实血管病变对肾功能的影响程度借以明确手术指征,对术后预后有较明确的估价周围血肾素活性高,两侧肾静脉肾素活性差>2倍,外科疗效良好;周围血肾素活性差>2倍,外科疗效良好;周围血肾素活性正常或对侧肾静脉肾素与周围血肾素比值低于1.3,两侧肾静脉肾素活性差>1.4倍,术后血压也都恢复正常或明显下降;两侧静脉肾素活性比值<1.4,手术效果不佳。2肾静脉肾素活性比值对于鉴别肾血管性高血压与原发性高血压也有价值,在后者比值基本<1.4或相等。静脉注射对肾素分泌有立即刺激作用的药物如呋塞米0.33～0.36mg/kg,在肾动脉狭窄可使原血液肾素活性差更为显著。有别于肾实质性病变的肾素活性增高。

### (七)磁共振检查(MRI)

MRI和MRA是较先进的无创影像学检查方法,使机体组织显像发展到解剖学、组织生物化学和物理学特性变化相结合的高度,使许多早期病变的检测成为可能。多发性大动脉炎引起血管狭窄或阻塞,相应脏器缺血所致的代谢障碍,可通过MRI诊断。由于本病为动脉全层的非化脓性炎症及纤维化,MRI可观察到动脉壁异常增厚,受累的胸腹主动脉狭窄。MRA与常规血管造影相比,避免了动脉腔内操作,减轻了痛苦,是无损伤血管检测技术的一大发展,尤其是对于动脉内膜和管壁的早期病变参考价值较大。但1986年Miller在分析10例多发性大动脉炎用MRA和动脉造影进行诊断的前瞻性双盲对照研究时指出:MRA仅对主动脉、无名动脉和双侧髂总动脉或经细心选择的病例动脉显影清晰正确,MRA诊断多发性大动脉炎的敏感性仅为38%。因此目前此法尚不能完全取代动脉造影。

### (八)动脉造影

动脉造影(DSA)仍是主要的检查手段。可以详细了解病变的部位、范围及程度,以及侧支循环形成情况。动脉造影可为手术或介入治疗提供最有价值的影像学资料。早期患者可见主动脉管壁有多发局限性不规则改变；晚期可见管腔狭窄或闭塞，少数呈动脉扩张，主动脉分支病变常见于开口处，呈节段性。胸降主动脉狭窄多始于中段，逐渐变细表现为特征性"鼠尾巴"形状，侧支循环丰富。锁骨下动脉近端闭塞可见锁骨下动脉窃血现象。在肠系膜动脉闭塞或肠系膜上、下动脉间的腹主动脉缩窄，可见肠系膜血管弯曲等特异性动脉造影像。由于大动脉炎有多发的特点，造影时应注意了解降主动脉、腹主动脉、肾动脉等大动脉有无病变，必要时可用局部注射造影剂或分段造影来验证。头臂型大动脉炎造影时，锁骨下、无名、颈动脉造影的延期像有特别重要的诊断意义。在延期片上，仔细寻找通过侧支血管再通的颈总动脉或颈内动脉的影像，是争取动脉重建的最可靠的证据。

## 五、诊断

美国风湿病学会制订的多发性大动脉炎诊断标准如下：

（1）发病年龄＜40岁。

（2）患肢间歇性运动乏力。

（3）一侧或双侧肱动脉搏动减弱。

（4）双上肢收缩压差＞10mmHg。

（5）锁骨下动脉或主动脉杂音。

（6）主动脉及一级分支或上下肢近端的大动脉狭窄或闭塞，病变常为局灶或节段性，且不是由动脉粥样硬化、纤维肌性发育不良或其他原因引起。符合上述6项中的3项可诊断为多发性大动脉炎。

## 六、治疗

### （一）非手术治疗

活动期或早期患者，原则上不应该手术治疗，应该应用激素类药物治疗直至病情稳定。特别是血沉增快的患者，应尽量使用药物使其达到正常后方可考虑进一步的手术治疗。

1.激素类药物

可抑制炎症、改善症状，使病情趋于稳定。目前主张长期口服小剂量激素，不良反应小，症状控制理想。当血沉正常后，激素可逐渐减量，直至完全停用激素，病情经治疗后不见缓解或伴有恶性高血压者不得长期使用。在使用皮质激素基础上，加用丙种球蛋白对缓解症状有时有显著作用。文献报道显示，术前和术后的激素治疗有利于改善预后。

2.免疫抑制药

免疫抑制药如硫唑嘌呤、环磷酰胺等可与激素合用。但应注意药物反应。甲氨蝶呤对小孩也能较有效地控制病情。

3.血管扩张药物

在控制炎症发展基础上，还可辅以血管扩张药物如妥拉唑啉，每次25mg每日3次，甲巯咪唑，每次100mL每日3次，以改善缺血症状。此外己酮可可碱可提高红细胞的可变性，从而增加组织灌流功效，常用剂量为400mg，分3～4次，其临床疗效有待进一步观

4.祛聚类药物

如低分子右旋糖酐、复方丹参和川芎嗪注射液有祛聚作用，肠溶阿司匹林、双嘧达莫等药物能有效抑制血小板聚集，可做为辅助药物，有助于改善症状。

5.降压药

患者常有肾素－血管紧张素活性增高，特别是肾动脉型患者，因此血管紧张素转化酶抑制药卡托普利和受体拮抗药类药物降压效果较为理想。

### (二)介入治疗

近年来，随着介入技术及材料的不断进步，介入治疗已被广泛地应用于多发性大动脉炎的治疗，包括经皮腔内血管成形术(PTA)及支架置入术。自 1978 年 Gnmtzig 首次报道用 PTA 扩张肾动脉获得成功后，给本病的治疗开辟了新途径。其治疗机制是病变动脉经带囊导管扩张后，动脉内膜断裂与血管深层分离，弹性纤维拉长、平滑肌细胞核呈螺旋形畸形，进一步导致内膜及中层破裂使动脉扩张。此后新内膜及瘢痕形成使动脉愈合，产生类似动脉内膜剥脱术的效果。PTA 具有微创、简单、住院时间短、易行及可重复应用等优点，不成功也不妨碍手术治疗。一般采用经皮穿刺途径，但对于双侧股动脉搏动减弱者，如果穿刺困难，可切开暴露股动脉，在直视下穿刺插管，既安全又简便。支架置入常运用于扩张失败或反复狭窄患者。当然 PTA 作为一种有创治疗也存在一定并发症，如穿刺部位血肿、假性动脉瘤、远端继发血栓形成、血管破第二章下肢骨、关节损伤裂等，术中应予重视。介入治疗近年来得到了广泛的应用，其远期疗效与手术相比目前虽无大宗病例的比较，但越来越受到学者的重视，并被不少学者作为多发性大动脉炎治疗的首选。

### (三)手术治疗

由于本病病变广泛，后期病变血管全层破坏、僵硬，与周围广泛粘连，切除病变血管直接做血管移植术渗血多，游离困难，组织不牢靠，血管缝合不可靠，术后容易形成吻合口瘘，假性动脉瘤，疗效欠佳，目前已较少应用。采用血管重建、旁路移植术无须广泛分离粘连，手术操作较简单，可保留已建立的侧支循环，疗效尚满意，是首选方法。其原则是重建动脉，改善远端血液供应。因手术为解剖外途径转流，手术方案的确定主要根据病变部位、范围，受累长度以及患者一般情况来设计。有以下式可供选择。

1.升主动脉－无名动脉(或颈动脉)－锁骨下动脉旁路术

当主动脉弓的分支发生多发性病变，特别是无名动脉或颈总动脉、锁骨下动脉所累时，为改善脑或上肢的血供，可应用此术式。此手术需全身麻醉开胸，手术创伤较大。

2.锁骨下动脉－锁骨下动脉－颈动脉旁路术

主要适用于左锁骨下动脉和左颈总动脉起始处狭窄和闭塞、无名动脉通畅者，以及无名动脉分叉处狭窄、闭塞使右锁骨下动脉和右颈总动脉血流发生严重障碍、左锁骨下动脉通畅者。

3.锁骨下动脉－颈总动脉旁路术

适用于颈总动脉或锁骨下动脉起始部狭窄或闭塞者。对伴对"锁骨下动脉窃血现象而同侧颈动脉或无名动脉通畅者，为使术中脑血流能充分氧合，一般采用低温气管插管全身麻醉，降低脑细胞代谢率，增长脑血流阻断时脑细胞耐受缺血、缺氧的安全时限。

4.锁骨下动脉－颈总动脉－颈总动脉旁路术

适用于无名动脉和左颈总动脉起始处狭窄闭塞，而左锁骨下动脉通畅者。

5.颈总动脉－颈总动脉旁路术

适用于无名动脉或左颈总动脉狭窄闭塞者。

6.腋动脉—腋动脉旁路术

适用于锁骨下动脉狭窄闭塞,患者高龄、高危,不适合更复杂的术式,可有效改善患侧上肢缺血及椎动脉窃血。

7.胸降主动脉—腹主动脉旁路术

适用于胸腹主动脉狭窄或闭塞,有明显上肢高血压及下肢缺血患者。

8.升主动脉—腹主动脉旁路术

适用于胸腹主动脉长段狭窄闭塞,无法行胸—腹主动脉旁路术的患者。

9.腋动脉—双侧股动脉旁路术

对全身情况较差而又有胸腹主动脉狭窄闭塞导致下肢缺血者,为改善下肢动脉供血,可应用此术式。

10.腹主—肾动脉旁路术或自体肾移植术

肾动脉型可导致严重高血压,应积极恢复肾脏血供,腹主—肾动脉应为首选。对肾动脉条件不佳,行动脉旁路术有困难时,可考虑行自体肾移植术。

# 参考文献

[1]田浩.普通外科疾病诊疗方法与手术要点[M].北京:中国纺织出版社,2022.05.

[2]周辉,肖光辉,杨幸明.现代普通外科精要[M].广州:世界图书出版广东有限公司,2021.07.

[3]黄仁平.实用外科手术治疗要点[M].长沙:湖南科学技术出版社,2021.08.

[4]王利滨,袁刚,刘波,等.普通外科疾病临床诊疗分析[M].北京:科学技术文献出版社,
    2021.03.

[5]陈宁恒,等.临床普通外科疾病诊断与治疗[M].开封:河南大学出版社,2021.06.

[6]牛刚,等.普外科疾病诊治与治疗策略[M].郑州:河南大学出版社,2021.11.

[7]徐冬,肖建伟,李堃,等.实用临床外科疾病综合诊疗学[M].青岛:中国海洋大学出版社,
    2020.12.

[8]赵彦宁,党治军,马苏朋.外科疾病诊疗[M].北京:华龄出版社,2021.12.

[9]平晓春,李孝光,邢文通.临床外科与诊疗实践[M].汕头:汕头大学出版社,2021.08.

[10]黄朔,等.常见外科疾病诊疗学[M].重庆:重庆大学出版社,2021.05.

[11]邵存华,等.普通外科疾病临床诊疗思维[M].哈尔滨:黑龙江科学技术出版社,2021.09.

[12]仲崇柏.普通外科临床实践[M].北京:华龄出版社,2021.06.

[13]张福涛,等.普外科常见疾病诊疗新进展[M].上海:上海科学普及出版社,2021.02.

[14]王杉主编.外科与普通外科诊疗常规[M].北京:中国医药科技出版社,2020.11.

[15]倪强,等.外科疾病诊疗学[M].天津:天津科学技术出版社,2020.09.

[16]王科学,等.实用普通外科临床诊治[M].北京:中国纺织出版社,2020.06.